四川省干部保健科研项目
编号：川干研ZH2022-101

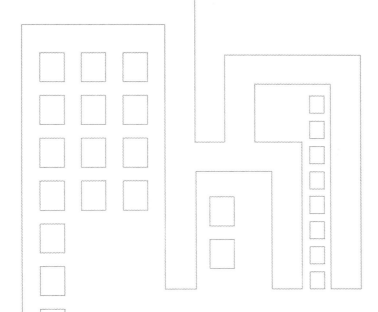

常见急症护理
重难点解析

张建娜　周越　主编

U0254860

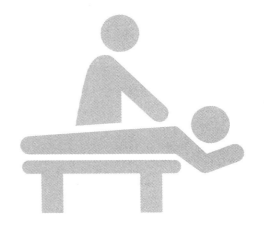

四川科学技术出版社

图书在版编目（CIP）数据

常见急症护理重难点解析 / 张建娜，周越主编 . --
成都：四川科学技术出版社，2023.7
ISBN 978-7-5727-1064-3

Ⅰ.①常… Ⅱ.①张… ②周… Ⅲ.①急性病–护理
学 Ⅳ.①R472.2

中国国家版本馆 CIP 数据核字（2023）第 138925 号

常见急症护理重难点解析

CHANGJIAN JIZHENG HULI ZHONGNANDIAN JIEXI

主　　编　张建娜　周　越

出 品 人　程佳月
责任编辑　兰　银
助理编辑　翟博洋
封面设计　成都众芯源文化传播有限公司
责任出版　欧晓春
出版发行　四川科学技术出版社
　　　　　成都市锦江区三色路 238 号　邮政编码　610023
　　　　　官方微博 http://weibo.com/sckjcbs
　　　　　官方微信公众号　sckjcbs
　　　　　传真 028-86361756
成　　品　185mm×260mm
印　　张　26.5　字数 600 千
印　　刷　成都蜀通印务有限责任公司
版　　次　2023 年 7 月第 1 版
印　　次　2023 年 9 月第 1 次印刷
定　　价　96.00 元

ISBN 978-7-5727-1064-3

邮　　购：成都市锦江区三色路 238 号新华之星 A 座 25 层　邮政编码：610023
电　　话：028-86361770

本书编委会

名誉主编　曹　钰

主　　编　张建娜　周　越

副 主 编　郝丽群　牛振东　谢　娟

编　　者　韩存巧　龙丽西　李丽萍　李　佳

　　　　　孟　佳　彭　敏　张　莎　章爽路

　　　　　周　莉　赵洪玥　史小媛

秘　　书　陈晓莉

▌目 录▌

第一章

呼吸系统急症的护理

第一节　急性肺栓塞

【案例】

患者，女，63岁，诊断：急性肺栓塞、直肠癌、腰椎间盘突出症。因"直肠癌化疗后伴双下肢水肿3天，突发胸闷、憋气30分钟"于2021年1月23日19：10入急诊抢救室。既往史有"腰椎间盘突出伴坐骨神经痛，未规范治疗。患者体型肥胖，查体：体温（T）36.3℃，脉膊（P）108次/分，呼吸（R）34次/分，血压（BP）140/90 mmHg，动脉血氧饱和度（SaO₂）83%，来时患者神志清楚，痛苦面容，有胸闷、呼吸困难、口唇发绀、恶心、呕吐等症状。床旁血气分析示：氧分压65.3 mmHg（鼻导管吸引8 L/min），二氧化碳分压（PCO₂）28 mmHg*，乳酸4.8 mmol/L，B型脑利钠肽（BNP）520 pg/mL，D-二聚体12.89 μg/L。肝肾功能正常。床旁心电图示：窦性心动过速，心率135次/分，自理能力评分75分，Caprini评分为7分。立即给予鼻导管吸氧3 L/min，呼吸困难不能缓解，改为面罩吸氧6 L/min，甲泼尼龙琥珀酸钠40 mg静脉注射，静脉滴入生理盐水100 mL+甲泼尼龙琥珀酸钠40 mg，低分子肝素钠0.25 mL皮下注射治疗。

【概述】

肺栓塞（PE）是以各种栓子阻塞肺动脉或其分支为主要发病因素的一组疾病或临床综合征的总称。常见的栓子有血栓、羊水、空气、脂肪等。

肺血栓栓塞症（PTE）是PE的最常见类型，当栓子为血栓时，引起的PE即为PTE。

深静脉血栓形成（DVT）是引起PTE的血栓主要来源，DVT与PTE为同一种疾病发展过程中在不同阶段、不同部位的临床表现，两者合称为静脉血栓栓塞症（VTE）。急性PE是急诊科常见的凶险疾病，被列为重点病种之一，位列三大临床致死性心血管疾病之一。PTE主要由静脉系统或心房内血栓阻塞肺动脉或其分支所致，以肺循环和呼吸功能障碍为主要的临床和病理生理特征。下肢和盆腔DVT是急性PE病因的首要因素，

---

　　* 1 mmHg=0.133 kPa。

任何因素导致的静脉血流淤滞、血管内皮损伤和血液高凝状态均为 PE 的危险因素，如重大创伤、手术、下肢骨折、高龄、静脉曲张、心肌梗死、心房颤动（简称房颤）等。

PE 的病理生理变化主要包括血流动力学改变和呼吸功能改变。主要表现为呼吸系统和循环系统的体征改变，其中呼吸频率（RR）增加（>20 次/分钟）、呼吸急促、口唇发绀、心率加快（>90 次/分钟）、血压降低；低血压和休克较少发生，若出现休克状态，常提示为血流动力学储备严重降低和（或）中央型急性 PE。常见的临床症状有 a.突发呼吸困难：常伴有口唇发绀，肺部可闻及哮鸣音或细湿啰音，以活动后气紧尤为显著，为急性 PE 最为常见症状之一；b.烦躁不安、惊恐焦虑甚至濒死感；c.咯血：以小剂量咯血多见，大剂量咯血少见；咯血是急性 PE 典型三联征之一；d.咳嗽、心悸等：临床上仅有 20% 患者可见肺梗死三联征，即同时出现呼吸困难、胸痛、咯血。e.晕厥：肺血流灌注减少、右心衰竭导致左心室灌注不足，引发低血压、脑血管灌注不足而发生晕厥。PE 使得心脏负荷增加，出现缓慢性或快速性心律失常导致晕厥，有研究报道晕厥在 PE 患者中的发生率为 9% ~ 35%，晕厥的总体发生率为 11.9%，有学者研究认为发生 PE 时，发生晕厥与低血压、休克相关。院前、院内、预检分诊时急救护士应快速有效地评估患者、及时诊断，并针对急救护理过程中的关键环节仔细观察，给予及时有效的护理干预。早期抗凝治疗是降低住院死亡率及防范 VTE 复发的关键。

【护理重点】

（1）急性 PE 症状评估、早期预警。

（2）快速准确分诊。

（3）初步处置及分流。

（4）如何保证患者安全，早期采取溶栓、抗凝治疗。

（5）抗凝药物治疗，注射部位的选择及注意事项。

（6）并发症观察及处理。

（7）VTE 预防流程。

（8）患者心理护理：缓解焦虑。

（9）健康宣教及自我管理。

【护理难点】

难点一：准确掌握急性 PE 的高危因素，正确识别静脉血栓栓塞症

解析： PE 常见病因如制动过度、骨折或骨科手术、心脏疾病、血液高凝状态、恶性肿瘤、长期口服避孕药等均是高危因素。PE 症状特异性低，不易分辨，容易漏诊、误诊。未经治疗的 PE 病死率大约为 30%，死亡率居肿瘤、心肌梗死和脑血管病之后为第四位，在致死病例中，约 60% 的患者被漏诊，只有 7% 的患者得到及时与正确的诊断和治疗，10% 的院内死亡为 PTE 所致，因此掌握急性 PE 的高危因素，进行 VTE 识别是重中之重。如患者表现为胸闷、胸痛，床旁心电图提示心肌缺血改变，易误诊为冠心病。如患者表现为发热、胸痛、气促甚至咯血，虽与其他肺部疾病症状相近，可通过高热、中性粒细胞升高，监测 D-二聚体及影像检查进行鉴别。

临床通过 Virchow 三联征及 Caprini 风险评估量表正确识别 VTE。首先应了解血栓形成的三大因素——Virchow 三联征及 Caprini 风险评估量表。

1. Virchow 三联征

①静脉血栓滞缓：下肢 DVT 的首要因素；

②静脉壁损伤包括：化学性损伤、机械性损伤、感染性损伤；

③血液高凝状态。

2. Caprini 风险评估量表

Caprini 风险评估是通过定量方法预测静脉血栓发生风险，量表中每个危险因素有自己的得分，将一个患者所有风险评估因子得分进行累加，得出总分，根据不同得分所对应不同危险分层，提出预防措施。Caprini 教授在研究中发现，危险因素越多，患者血栓发生的可能性越高；早期正确识别高危 VTE 患者，及时预防疾病进展，可以明显降低院内 VTE 的发生率。

难点二：掌握急性 PE 处理流程

解析： 急性 PE 是 VTE 最严重的表现形式。早识别、早治疗，可降低患者住院死亡率，预防 VTE 复发。急性 PE 的临床表现通常较为隐匿，掌握如何与其他疾病区分，及早诊断，可提高治疗效果，因此，院前急救护理评估的重点是早期准确评估危及患者生命的指征，正确识别急性 PE，为给予药物干预提供充足时间，降低患者住院天数和死亡率。

由于急性 PE 病情凶险，病程发展快，在确定患者进入绿色通道后，应严格按照重点病种处理流程执行，分秒必争，快速完善相关检查，并在患者推床上方的检查单和检验标本上做好重点病种标识，护理工作中，护士应做好应急准备工作，加强病情观察，提前预测危急情况，避免不良事件发生。

难点三：急性 PE 并发症预防及处理

解析： 急性 PE 常见并发症有出血（颅内出血、腹膜出血）、低血压休克、低氧血症、肝肾功能衰竭、脑梗死、心律失常、肺心病等，应严格按照医嘱行事，并时刻密切观察患者生命体征及病情变化，通过监测仪器监测的各项指标与患者沟通反馈得到的信息，综合判断治疗方案是否存在安全隐患。如实记录观察指标及病情动态变化，及时报告医生及护理组长，护士需做好各项应急准备，做到在危险来临之际，从容面对，及早发现，及时处理。为患者提供最安全的治疗、护理服务。

难点四：急性 PE 的药物治疗——规范注射及观察要点

解析： 规范的抗凝剂皮下注射操作流程，旨在使操作者掌握正确的抗凝剂皮下注射技术，达到降低注射局部不良反应的发生率的目的，提高护理质量，增加患者用药依从性，保证抗凝治疗的临床疗效，提高患者满意度和医疗安全。

难点五：健康宣教及自我管理

解析： 急性 PE 健康宣教及自我管理是提高疗效、降低复发率、提高患者生活质量的主要措施。在护士的指导下，让患者学会自我管理、学会控制病情，为每一个初患急性 PE 的患者制订详细的防治计划和随访方案。

【护理对策】

对策一：准确掌握急性PE的高危因素，正确识别静脉血栓栓塞症

（1）急性PE的高危因素分为原发性危险因素和继发性危险因素：

①原发性危险因素：由遗传变异引发，包括V因子突变、蛋白C缺乏、蛋白S缺乏和抗凝血酶缺乏等，常以反复静脉血栓形成和栓塞为主要临床表现。

②继发性危险因素：是指后天获得DVT和PTE的多种病理和病理生理变化。包括骨折、创伤、手术、恶性肿瘤和口服避孕药等。以上危险因素可以单独存在且协同作用。但年龄是独立的危险因素，随年龄的增长，发病率可逐渐上升。

护理工作中，对存在危险因素，特别是同时存在多种危险因素的病例，应当提高预防和及时识别的意识。当未发现患者危险因素时，应警惕其中隐藏的危险因素，提前预警。在急救期间，协助患者进行各项检查，开通绿色通道，提前与检查科室做好沟通工作，做好转运工作，减少对患者的搬动、避免颠簸，造成栓子脱落，加重病情。

（2）基于临床经验和大量的循证医学证据，新指南推荐使用Caprini风险评估量表。

①对普外科患者进行VTE风险评估。Caprini风险评估量表（表1），每个危险因素根据危险程度的不同赋予 1 ～ 5 不同的分数，最后根据得到的累计分数将患者的VTE

表1　Caprini风险评估量表

下列每项1分		
年龄41～60岁	急性心肌梗死	严重肺部疾病（包括肺炎）（<1个月）
下肢肿胀	充血性心力衰竭（<1个月）	口服避孕药或激素替代疗法
静脉曲张	需卧床休息的内科疾病	妊娠或产后状态（<1个月）
体重指数>25 kg/m²	炎症性肠病病史	不明原因死胎、反复流产（≥3次）、因脓毒血症或胎儿生长停滞造成早产
计划小手术	大手术史（<1个月）	其他风险因素
脓毒血症（<1个月）	肺功能异常（如慢性阻塞性肺气肿	
下列每项2分		
年龄61～74岁	中心静脉置管	
关节镜手术	大手术（>45分钟）	限制性卧床（>72小时）
恶性肿瘤	腹腔镜手术（>45分钟）	石膏固定（<1个月）
下列每项3分		
年龄≥75岁	凝血酶原20210A突变	抗心磷脂抗体升高
深静脉血栓形成/肺血栓栓塞症病史	狼疮样抗凝物质	其他先天性或获得性易栓症
V因子突变	高半胱氨酸血症	
血栓家族史	肝素引起的血小板减少症（避免使用普通肝素或低分子肝素）	
下列每项5分		
卒中（<1个月）	择期下肢主要关节成形术	急性脊髓损伤（瘫痪）（<1个月）
多处创伤（<1个月）	髋部、盆腔或下肢骨折	

发生风险分为低危（0 ～ 1分）、中危（2分）、高危（3 ～ 4分）、极高危（≥5分）4个等级，不同的风险等级推荐不同的VTE预防措施，包含预防措施的类型及持续时间等。

②对非手术住院患者静脉血栓评估使用Padua风险评估量表（表2），根据危险程度的不同赋予1 ～ 3个不同的分数，最后根据得到的累计分数将患者的VTE发生风险分为低危（得分≤4分）、高危（得分≥4分）两个等级，包括进行疼痛肢体检查，测量双腿腿围，根据血栓危险因素评估分，进行血栓分级，向患者进行健康宣教，详细解说进行血栓干预治疗的方法及其重要性，引导患者积极配合医生治疗。尤其是大于60岁的老年人，伴有肥胖、血栓性静脉炎，有下肢骨外伤或手术史，右侧肢体功能障碍，以卧床休养为主，长时间制动时，护士应做好宣教，如虽然可以适当活动，但是不宜按摩下肢，否则容易导致PE病情加重。临床护理工作中提高辨别能力和警惕性，加强对患者的病情观察及宣教，积极采取早期的干预措施。

表2　Padua风险评估量表

危险因素	分数（Padua预测分数）
活动性癌症[1]	3
既往VTE病史（不包含浅表性静脉血栓）	3
活动减少[2]	3
已知的易栓症[3]	3
近期（1个月）发生过创伤和（或）手术	2
年龄≥70岁	1
心衰和（或）呼吸衰竭	1
急性心肌梗死或缺血性卒中	1
急性感染和（或）风湿性疾病	1
肥胖（BMI≥30 kg/m²）	1
目前正在接受激素治疗	1

1　患有局部扩散或远处转移和（或）在近6个月内接受过放化疗；

2　卧床至少3天（由于患者活动受限或遵医嘱）；

3　遗传性抗凝血酶缺乏症、遗传性蛋白C、蛋白S缺乏症、V因子突变、凝血酶原G20210突变，抗磷脂综合征。

危险因素总分		
VTE风险度	Padua评分	不采取预防措施的VTE发生率
低度危险	<4分	0.30%
高度危险	≥4分	11%

临床护理工作中熟悉不同风险条目的评分，应特别注意VTE病史、VTE家族病史和易栓症检测阳性在VIE风险评估中占有很高的权重（单项加3分），因为这些患者具有很高的遗传倾向，相对其他人员，在面临着其他获得性危险因素存在时，具有更高的VTE发生率。人工评估结合智能评估（医疗HIS），能有效杜绝漏评，筛查出高风险患者并给予关注，贴上醒目标识以警示工作人员。

（3）由于肺动脉扩张和肺节段性梗死，大面积 PE 的临床表现可以是剧烈的心肌梗死样胸痛，护士应在第一时间认识到潜在的危险信号。急性肺动脉高压是发生急性大面积 PE 的原因之一，患者表现出急性右心衰竭的体征，甚至发生休克、低血压，应警惕发生休克猝死。应指导患者休息、进行心电监护，密切观察病情变化，如呼吸、心率、血压，发现危险因素，立即报告医生，及时查看患者，做好抢救准备，及早采取抢救措施，挽救患者生命。

对策二：熟练掌握严重急性肺栓塞处理流程

1.紧急处理

进行氧气治疗，是对呼吸困难、明显发绀或低氧血症的紧急处理方法之一，根据病情给予患者适当的鼻导管吸氧、面罩给氧或机械通气。

2.病情观察

遵医嘱给予安置心电监护，密切监测患者生命体征及病情变化，特别是呼吸及血压情况，当出现心率加快、呼吸浅表、血氧饱和度（SO_2）下降时，考虑呼吸功能受损。肺功能不全导致心功能不全，肺泡通气不好，通气与血流比例失调，导致换气功能发生障碍，引起缺氧和二氧化碳（CO_2）潴留，出现不同程度的低氧血症和高碳酸血症。患者表现为低氧血症，通过协助舒适体位、及时正确供氧，改善呼吸困难体征。

3.抗栓治疗

包括抗凝治疗、溶栓治疗、外科手术及经皮导管介入治疗，其目的是使肺组织血液再灌注快速恢复，预防潜在致命性栓塞的再发。

1）抗凝治疗

抗凝治疗是 PTE 的基础治疗手段，可以有效地防止血栓再形成和复发，同时促进机体自身纤溶机制溶解已形成的血栓。一旦 PTE 诊断明确，宜尽早开启抗凝治疗。急性 PE 初始抗凝治疗的目的是减少死亡及避免再发栓塞。

（1）抗凝适应证：

①针对中度或高度怀疑 PE 的患者，在等待诊断结果时段，应遵医嘱同时给予抗凝治疗。

②对已明确诊断为急性 PE［亚段 PE（SSPE）除外］者，且无抗凝禁忌证者，需立即开始抗凝治疗。

③患有 SSPE，且无下肢近端 DVT，存在低 VTE 再发风险的患者，可进行临床观察，而伴高 VTE 再发风险的 SSPE 患者，可进行抗凝治疗。

（2）抗凝药物：

①对于高危 PE 患者，指南推荐立即静脉给予普通肝素（UFH）抗凝治疗。

②对于中、低危 PE 者，临床推荐给予低分子肝素（LMWH）或磺达肝癸钠抗凝治疗。

③对于大多数中、低危患者，推荐以每日两次利伐沙班，每次 15 mg，持续治疗 3 周后改为利伐沙班 20 mg，每日一次，替代肠道外抗凝药物维生素 K 拮抗剂治疗。

④对于大多数中低危患者，推荐以达比加群（每日两次，每次 150 mg；其中年龄＞80 岁或使用维拉帕米者，推荐剂量为每日两次，每次剂量 110 mg）替代维生素 K 拮抗

剂治疗，并联合肠道外抗凝治疗。

⑤新型口服抗凝药对有严重肾功能不全者不推荐使用。

⑥达比加群、利伐沙班使用于PE（不合并恶性肿瘤）需要长期（＞3个月）抗凝者。

⑦对于合并恶性肿瘤的患者，推荐应用LMWH作为长期抗凝药。

（3）抗凝治疗疗程：

①在已明确病因（如创伤、手术、妊娠、卧床制动、口服避孕药或激素替代治疗等）的急性PE患者中，推荐抗凝治疗时间周期为3个月。其优于短期（抗凝疗程＜3个月）抗凝，长期（如6、12、24个月）抗凝，以及延长抗凝（无预期抗凝终点）。

②无明显诱因首次发生PE者，当存在低中度出血风险时，推荐延长抗凝治疗（无预期抗凝终点）；当患者伴有高度出血风险时，推荐3个月抗凝治疗。

③对于无明显诱因的复发PE，伴有低度出血风险的患者，推荐延长抗凝治疗（无预期抗凝终点）；伴有中度出血风险的患者，推荐延长抗凝治疗（无预期抗凝终点）；高度出血风险的患者，推荐3个月抗凝治疗。

2）溶栓治疗

溶栓治疗可迅速溶解血栓和恢复肺组织再灌注，逆转右心衰竭，改善肺毛细血管容量及降低病死率和复发率；常用药物有尿激酶、链激酶、重组组织型纤溶酶原激活剂（rt-PA）。

①溶栓治疗时间窗：急性PE溶栓疗效最好的时间窗是发病48小时内；在6～14天内溶栓治疗对于有症状的急性PE患者具有作用。PE溶栓治疗适应证：急性高危PE、急性非高危PE。

②溶栓治疗禁忌证。绝对禁忌证：缺血性卒中（3～6个月）；出血性卒中；已知的结构性脑血管疾病（如动静脉畸形）或恶性颅内肿瘤；消化道出血（1个月内）；疑似主动脉夹层；有重大外伤、手术或头部外伤史（近3周内）；已知的高出血风险患者。相对禁忌证：年龄≥75岁；妊娠或分娩后1周；15天内的严重创伤；在6个月内有短暂性脑出血发作（TIA）发作；应用口服抗凝药；不能压迫止血部位的血管穿刺；近期曾行心肺复苏；严重肝功能不全；感染性心内膜炎；活动性溃疡；难以控制的高血压（收缩压＞180 mmHg或舒张压＞110 mmHg）。对于有生命危险的急性PE患者大部分禁忌证应视为相对禁忌证。

③溶栓治疗方案：尿激酶150 000～200 000 U加5%葡萄糖100 mL于30分钟内静脉滴注（简称静滴），随后每小时200 000 U单位静滴12～24小时，或以20 000 U/kg持续静滴2小时；链激酶首剂150 000～200 000 U加入5%葡萄糖100 mL于30分钟内静滴。随后每小时100 000 U持续静滴12～72小时，给药前半小时先给盐酸异丙嗪25 mg肌内注射（简称肌注）或静脉注射（简称静注）地塞米松5～10 mg，防治过敏，rt-PA：50～100 mg持续静脉滴注2小时。尿激酶及链激酶溶栓时可以不必同时用肝素治疗，而以rt-PA溶栓时一般同时使用肝素溶栓。溶栓期间每2～4小时监测出凝血时间，当PT/APTT降低至正常值2倍时开始继续用肝素抗凝治疗。

尿激酶、rt-PA是国内临床上常用的溶栓药物，且大多数医院采用rt-PA，剂量100 mg，持续静滴2小时。部分研究显示，低剂量rt-PA与标准剂量的rt-PA相比，前者的有效性及安全性更好，并且在体重<65 kg和右心功能障碍的患者中效果更为明显。针对国人的一项RCT研究显示，半量rt-PA（50 mg在2小时内静滴）溶栓治疗与全量rt-PA（100 mg在2小时内静滴）的疗效相似，安全性更高。在rt-PA使用剂量方面，专家共识推荐体重<65 kg的患者总剂量应≤1.5 mg/kg，临床使用剂量为50～100 mg持续静滴2小时。

3）经皮导管介入治疗

①当患者存在全身溶栓禁忌证或全身溶栓治疗失败时，经皮导管介入治疗可作为替代方法。

②若患者溶栓治疗的出血预期风险很高，可考虑对存在中高危患者中进行经皮导管介治疗。

4）外科血栓摘除术

外科血栓摘除术可用于高危急性PE和选择性的中高危急性PE患者，对溶栓禁忌或失败的患者进行外科血栓摘除术效果较好，但目前相关循证医学证据较少。术前溶栓存在增加出血风险，并非外科血栓摘除术的绝对禁忌证。

对策三：急性PE并发症预防及处理

在溶栓抗凝治疗时，严密监测治疗效果及并发症。急性PE的并发症包括：①出血（颅内出血、腹膜出血）；②低血压休克；③心律失常；④肝肾功能衰竭；⑤脑缺血；⑥肺动脉高压。

1.出血

使用溶栓、抗凝药物，如尿激酶、链激酶、rt-PA、uFH、华法林等药物，可诱发血小板减少症，警惕颅内出血或腹膜后出血，少量出血，可局部压迫止血，大出血可应用6-氨基己酸对抗纤溶蛋白溶解系统（简称纤溶），补充纤维蛋白原或新鲜血浆治疗。临床护士应动态关注凝血功能，若国际标准化比值及血小板值持续下降，应报告医生，及时遵医嘱调整溶栓药物、抗凝药物剂量或者采取其他拮抗剂进行治疗。

2.休克

肺循环受阻，肺静脉回流减少，引发左心室充盈下降，右心室充盈压升高，导致体循环减低，可出现休克症状。右心室室壁压力增加，体循环低血压，使右心功能下降，右心房压力增加，出现心内左右分流，加重低氧血症。在治疗和观察过程中出现低血压、休克，立即报告医生，协助患者端坐位或半卧位休息，安置心电监护，监测血压、呼吸和血氧饱和度，建立静脉通道，保持给药途径顺畅，做好抢救物资及药品准备，随时准备进行抢救。且治疗期间应定时动静脉采血，关注动态血气及血浆D-二聚体、血小板变化情况。

3.心律失常

对发生心律失常的患者，应及时处理，避免导致恶性心律失常，常采取严密监护，嘱卧床休息，保持大便通畅，防止因为用力排便而血栓脱落，且给予循环支持治疗，运用正性肌力药物和血管活性药物改善循环衰竭。在扩容治疗时，需关注输液速度，不宜过快，密切观察生命体征，防治加重心力衰竭。当患者右心功能不全，但血压正常时，遵医嘱给予肺血管扩张药物和正性肌力药物，如多巴酚丁胺和多巴胺治疗。

4.肝肾功能衰竭

急性PE患者病情如果未得到有效控制，将引发肝肾供血不足，严重情况引起肝肾功能受损，特别是肾脏，可发展为尿毒症，应及时准确给予干预措施，如使用血管升压药及溶栓、抗凝治疗，改善循环状态。

5.脑缺血

PE发展未得到控制，引发脑血管供血不足，出现脑缺血，给患者带来危害，遵医嘱及时准确给予溶栓、抗凝治疗，改善静脉淤血状况，改善肺静脉缺血缺氧，避免脑部缺血发生。

对策四：急性PE药物治疗的规范注射

1.抗凝药物治疗

皮下注射部位主要有腹部、双大腿前外侧上1/3、上臂双侧，一般来说，注射部位的选择是上臂＞大腿＞腹部。腹部注射时，患者采取屈膝仰卧，放松腹部。长期注射时，应指导患者有规律轮换注射部位，同一部位，不可反复注射，此方法可降低注射局部药物浓度过高导致疼痛出血等不良反应的概率。

2.常用注射技巧

a.垂直皱褶注射法；b.注射前不排气；c.注射前不回抽血；推10秒，停10秒，不用按压。注射前无须排气。目前临床常用抗凝剂采用预灌式注射剂，针筒内预留0.1 mL空气，在注射完毕后，刚好填充，使针筒无药物残留，保证剂量准确。注射时推10秒，注射完毕应停留10秒后，再拔出针头。常规注射后需用无菌棉签按压，因预灌式注射剂比普通注射器短、小细，创伤小，且按压不当（如时间过短、时间过长、用力过猛等），易引发毛细血管破裂出血，因此拔针后无须按压。

对策五：健康宣教及自我管理

由医护人员指导患者进行自我健康管理控制病情，主要为以下几点：

（1）对PE患者启动胃肠外初始抗凝治疗后，会根据临床情况转换为口服抗凝药物，最常用的是华法林，所以，医护人员一定要关注其他药物对华法林的影响，比如阿司匹林、布洛芬等可以增强华法林的抗凝效果。而维生素K、雌激素、长期口服避孕药等会减弱华法林药效。告诉患者按时、按量服药，不可擅自更改药物剂量或停药，应在医生的指导下进行药物调整。急性PE药物注射后应观察注射部位有无出血、有无不良反应，及时监测凝血功能。向患者讲解相关注意事项，如注射后，为避免皮下出血或硬结，禁忌热敷、理疗或用力在注射部位按揉。患者使用皮带、裤带避免束缚过紧。应定期复查血常规、肝肾功能、凝血功能。指导患者识别出血征兆：如牙龈出血、鼻出血、便血、血尿、全身出血点，一旦发生，应立即报告医护人员进行处理。指导患者自我防护措施，如禁食坚硬刺激食物、使用软毛刷、避免口鼻出血、避免意外受伤。

（2）使患者充分相信，配合医生进行长期、充足、恰当的医学治疗，可以有效控制病情，提高生活质量。查找急性 PE 的病因，结合患者个体情况，去除病因，促进康复，避免复发。

（3）学会急性 PE 紧急自救方法，指导患者掌握氧气吸入、雾化吸入、咳嗽咳痰的技巧方法，改善机体舒适度。

【前沿进展】

急性 PE 诊断与治疗专家共识曾提出，急性 PE 治疗方案中，若急性 PE（高危 PE）合并低血压或休克状态，患者住院期间，出现休克或持续低血压时死亡率呈上升趋势，特别是入院后数小时发生的死亡率极高。临床工作中应注重呼吸与循环系统，及时给予呼吸和血流动力学治疗。起始抗凝使用 uFH 治疗，首选静脉注射。高危急性 PE 患者的最佳治疗选择是直接再灌注治疗，如行外科血栓清除术。对溶栓治疗有禁忌证或溶栓失败者经皮管介入治疗。当（中危或低危急性 PE）不伴持续低血压或休克时，不推荐全身溶栓治疗。临床工作中，对于高度怀疑急性 PE 的患者，其临床表现不明显，CT 肺血管造影（CTPA）可能亚段以下显示不清，D–二聚体升高，护理观察时，仍应提高警惕，在第一时间进行快速辨别、及时诊断，给予有效的护理处置，提前干预，预防不良事件发生。

（郝丽群）

第二节　支气管哮喘

【案例】

患者，男，63 岁，诊断"哮喘急性发作"，因"哮喘病史，未规范治疗，反复咳嗽、咳痰、喘息 28 年，加重 10 天入院，入院后第 3 天，使用甘露聚糖增强免疫力治疗时，突发呼吸困难、端坐呼吸、口唇发绀、大汗淋漓、心悸，于 3 月 18 日 17：00 由外院 120 转入。外院曾使用氨溴索祛痰，沙丁胺醇、多索茶碱平喘，转入前 6 小时，第一次使用甘露聚糖静脉治疗。患者体型微胖，CT 提示支气管炎，血常规：白细胞计数（WBC）1436/μm；BNP 205 pg/mL；查体：双肺散在哮鸣音，心界不大，心率（HR）148 次/分，率齐，双下肢无水肿。T 36.7℃，P 148 次/分，R 40 次/分，BP 148/93 mmHg，SaO$_2$ 85%。遵医嘱给予鼻导管吸氧 8 L/min），床旁血气提示：PO$_2$ 53 mmHg、PCO$_2$ 24 mmHg、乳酸 3.8 mmol/L，肝肾功能正常，床旁心电图示：窦性心动过速，HR 148 次/分。入院后给予面罩吸氧 8 L/min，甲泼尼龙琥珀酸钠 40 mg 静脉注射后，静滴生理盐水 100 mL+甲泼尼龙琥珀酸钠 40 mg，布地奈德 2 mL+特布他林 2 mL 雾化治疗。

【概述】

支气管哮喘（简称哮喘）是由嗜酸性粒细胞、肥大细胞和T淋巴细胞等多种炎性细胞参与的呼吸道慢性炎症性疾病，是临床上较为常见的疾病类型，以气道梗阻及高反应性为主要病征。常因接触刺激物、变应原（鱼、虾、花粉、乳胶、螨虫、动物皮毛、冷空气等）或呼吸道感染而诱发哮喘，常以夜间干咳发作。

哮喘的病因包括遗传因素、环境因素。进行流行病学调查发现肥胖、吸烟、非母乳喂养、宠物饲养，一级亲属患有哮喘、过敏性鼻炎、花粉症以及本人患有过敏性鼻炎、湿疹均为哮喘发病的危险因素。哮喘发病机制还尚不明确，可能与以下几点相关：a.免疫机制；b.气道炎症；c.气道高反应性（AHR）；d.神经调节机制。依据变应原吸入后哮喘发作的时间段分为：速发型哮喘反应（IAR）、迟发型哮喘反应（LAR）、双相型哮喘反应（OAR）。

哮喘的临床表现是以发作性伴有哮鸣音的呼气性呼吸困难，可伴有咳嗽、胸痛出现。病情严重者表现为被迫坐位或者被迫端坐位，咳嗽、咳痰，多为干咳或大量白色泡沫痰，甚至出现发绀。咳嗽有时可以是唯一症状（咳嗽变异型哮喘）。哮喘发作持续时间不定，查体患者哮喘发作时肺呈过度充气状，呼吸音延长伴有广泛哮鸣音。当轻度或重度哮喘发作时，哮鸣音可降低或者不出现。严重哮喘发作时，患者端坐呼吸、发绀明显、大汗淋漓、心率加快和胸腹反常运动。

哮喘急性发作期治疗目的是消除病因，迅速缓解气道阻塞，纠正低氧血症，尽快恢复肺功能，控制发作和复发，防止并发症发生。处理原则：吸氧、抗过敏、解痉、使用糖皮质激素、止咳化痰、通畅气道、通畅微循环等治疗，重度哮喘时，根据病情行机械通气，预防感染。以下为治疗要点：a.消除哮喘发作诱因；b.使用舒张支气管药物，如β_2受体激动剂，首选沙丁胺醇口服、茶碱类静滴，特布他林雾化治疗；c.使用抗炎药物，防治哮喘最有效的药物为糖皮质激素，如泼尼松、氢化可的松等；d.其他治疗，使用抗生素控制感染发生；如使用酮替芬、阿司咪唑等药物用于季节性哮喘和轻症哮喘，雾化治疗，湿化气道，静脉输入稀释痰液药物，正确合理氧疗，纠正低氧状态，采用脱敏疗法、药物等避免发作。使用常规药物治疗哮喘效果不好时，可演变为难治性哮喘。据统计，我国近些年来，哮喘疾病的发病率呈上升趋势，极大威胁到人们生活质量和身体健康，因此疾病的防治护理对策，是本节学习重点。

【护理重点】

（1）气道管理，查找并消除原因及诱因，对需要机械通气的重症患者，设置呼吸机参数设置和调节特点。

（2）病情观察，观察呼吸、心率、血压、血氧饱和度变化情况。

（3）哮喘预防及治疗。

（4）通过对哮喘患者的健康教育，达到提升患者自我管理能力。

【护理难点】

难点一：准确掌握哮喘发作的高危因素，早期识别处理哮喘急症

解析：哮喘症状常在病毒感染后、运动、大笑、接触变应原、烟雾或者强烈刺激性气味时发作，哮喘是一种异质性疾病，具有不同的临床表现，如发作性伴有哮鸣音的呼气性呼吸困难或发作性胸闷和咳嗽严重时患者被迫取坐位或端坐位，干咳或咳大量白色泡沫痰，甚至发绀。少数青少年表现为运动时出现胸闷、咳嗽和呼吸困难。与哮喘临床表现有相似之处的疾病有左心功能不全、慢性阻塞性肺疾病、上气道阻塞性病变、嗜酸性肉芽肿性多血管炎、变态反应性支气管肺曲霉病等，应加以鉴别，以免误诊。因此要准确掌握哮喘发作的高危因素，做到早预防、早识别、早诊治。

哮喘发作时，由于支气管平滑肌痉挛，气管、支气管内大量黏液栓形成。患者胸廓呈过度充气状，可闻及哮鸣音，呼吸音延长，RR增快，端坐呼吸，大汗淋漓，血氧饱和度降低。根据病情严重度，分为轻度、中度、重度、危重度，轻、中度哮喘急性发作时，患者表现为说话连续成句，喜欢坐位休息而非卧位休息，情绪稳定，RR增加，采取鼻导管吸氧≥3 L/min或面罩吸氧≥5 L/min，P 100~120次/分，SaO_2 90%~95%，PEF>50%的预计值或最佳值；而重度哮喘急性发作时，患者表现为说话以单词形式表达，端坐休息，患者烦躁，需使用辅助呼吸机，P>120次/分，SaO_2<90%，PEF≤50%的预计值或最佳值；因此，急救护理评估的重点在于早期准确评估哮喘发作高危因素以及危及患者生命的指征，有效识别急性哮喘。

难点二：清理呼吸道无效，护理评估与干预

解析：活化的辅助性T细胞2（Th2）分泌的细胞因子，可以直接激活肥大细胞、嗜酸性粒细胞及肺泡巨噬细胞等多种炎症细胞，使之在气道浸润和聚集。使支气管平滑肌痉挛、痰液黏稠、咳嗽无力、无法（或较少）自主排除呼吸道分泌物；使患者呼吸急促，RR加快，全身乏力，引发气急不适。护理工作中，护士应加强巡视，掌握清理呼吸道最好且有效的方法，选择正确的排痰方法，提高治疗效果。

难点三：雾化吸入疗法注意事项

解析：雾化吸入疗法是呼吸系统疾病的重要治疗手段，吸入疗法是指将药物以气溶胶、干粉或溶液形式通过呼吸道吸入，使药物作用于呼吸道黏膜，起到解痉作用。此治疗方法是直接作用于靶器官，具有起效快、疗效佳，全身不良反应少，不需要患者刻意配合等优点。临床护理工作中，护士应充分了解各种药物在同一雾化器中配伍使用的相容性和稳定性，如异丙托溴胺为常用短效抗胆碱药物（SAMA），不能与其他药物混合于同一雾化器使用，以免发生沉淀、变质。在雾化吸入时，正确指导患者卧位及雾化后的口腔护理等护理细节的实施，可提高治疗效果，预防不良反应发生。

难点四：焦虑

解析：焦虑与反复哮喘发作时呼吸困难，濒死感有关。哮喘发作时间不定，常发生于深夜或清晨。导致患者紧张、恐惧、烦躁不安等，使患者心理压力加重，产生陌生感、恐惧感，表现为焦虑。对焦虑患者，熟练运用干预及沟通技巧，为患者排除焦虑情绪。护士给患者和家长进行健康宣教，讲解疾病相关知识及会诊医生的意见，以及预后情况，减轻患者对疾病的陌生感、恐惧感，缓解焦虑情绪。

难点五：健康宣教及自我管理

解析： 哮喘是一种异质性疾病，受环境、遗传相互作用。多种环境因素如生物因素和社会因素，可能对哮喘发生起重要作用，这些危险因素集中在营养、变应原（包括吸入和摄入）、污染（环境和交通相关空气污染）、微生物和社会心理因素等方面。因此，在临床工作中，护士应针对哮喘患者及家属进行相关知识宣教，以避免因接触变应原及特异性刺激物而引发哮喘。

【护理对策】

对策一：正确掌握哮喘发作的高危因素，早期识别处理哮喘急症

（1）哮喘是一种特异性疾病，常以慢性气道炎症为特征，包括随时间不断变化而加剧的呼吸道症状（喘息、气短、胸闷、咳嗽），一旦发生呼吸困难，且时间稍长，可导致呼吸衰竭而危及生命。因此，护理措施首先应保持患者呼吸道通畅，清理口腔分泌物，遵医嘱给予鼻导管、面罩吸氧，必要时行机械通气。

（2）询问病史时必须注意对患者既往病史、用药史的采集，分析导致急性哮喘发作的因素及诱因，注意与呼吸衰竭、慢性阻塞性肺疾病等区分。掌握急性哮喘的临床表现，注意哮喘分级、伴随症状、肺功能检查、特征CT影像。存在急性哮喘的症状和体征：使用哮喘扩张剂前后，成人1秒率（FEV_1/FVC）正常，FEV_1/FVC正常值≥80%，见于哮喘；成人FEV_1/FVC<70%提示存在气流受限但可自行缓解或经治疗缓解；用药后第一秒用力呼气容积（FEV_1）>预计值80%，可见于哮喘（哮喘控制良好或症状间歇期）；用药后FEV_1<预计值80%，可见于哮喘（哮喘加重期的危险信号）；用药后FEV_1增加≥12%且绝对值较基线增加≥200 mL（气流受限可逆），此情况通常病程中某一时期出现，但在控制良好或者接受控制时一般不出现；用药后FEV_1增加≥12%且绝对值较基线增加≥400 mL（气流受限显著可逆），哮喘可能性大。

（3）当发生CO_2潴留时，首选给予鼻导管低流量吸氧或使用呼吸机辅助通气。动态复查血气分析，监测PO_2、PCO_2变化情况，及时调整呼吸机参数。熟练掌握呼吸机参数及报警处理流程，确保呼吸机正常运行。

（4）建立静脉通道，准确及时给予药物治疗，安置心电监护，监测患者生命体征，观察药物治疗效果及不良反应。

（5）轻、中度哮喘急性发作的处理如下：

①反复吸入短效 β_2 受体激动剂（SABA）。在第1小时可每20分钟吸入4~10次，随后根据治疗反应，轻度急性发作可调整为每3~4小时吸入2~4次，中度急性发作每1~2小时重复吸入6~10次。对初次吸入SABA反应良好，呼吸困难显著缓解，呼吸流量峰值（PEF）占预计值>（60%~80%），3~4小时，通常不需要使用其他药物。也可以采用雾化吸入SABA和SAMA雾化治疗且疗效维持。

②糖皮质激素治疗。对SABA初始治疗效果不佳或在控制药物治疗基础上发生急性发作者，使用泼尼松0.5~1 mg/kg或等效剂量的其他糖皮质激素口服5~7天，症状缓解后迅速减量或完全停药。对全身使用糖皮质激素有禁忌者，如糖尿病、胃十二指

肠溃疡等，可以用吸入型糖皮质激素（ICS）吸入治疗。

（6）中、重度哮喘急性发作的处理如下：

①支气管舒张剂的应用。遵医嘱首选吸入SABA治疗，采取压力定量气雾剂经储雾器给药，或使用SABA的雾化溶液经喷射装置雾化给药。初始治疗阶段，间断（20分钟）或连续雾化给药，随后根据病情间断给药（每4小时1次）。对中、重度急性哮喘发作后经SABA治疗效果不佳者可采用SABA联合SAMA雾化溶液治疗，还可以联合静脉输入氨茶碱类药物治疗。伴有休克和血管性水肿的患者可以肌内注射肾上腺素治疗，但常规不推荐使用。

②全身用糖皮质激素的应用。中、重度哮喘急性发作应尽早使用全身用糖皮质激素。使用口服泼尼松或其他糖皮质激素（每天<60 mg）。重度急性发作者或者不宜口服糖皮质激素者，尽早静脉给药。使用甲泼尼龙80～160 mg/d，或琥珀酸氢化可的松100～400 mg/d分次给药。静脉和口服给药的治疗方法可减少糖皮质激素用量和不良反应，如静脉使用糖皮质激素2～3天，继之口服糖皮质激素3～5天。

③氧疗。给予氧疗，使患者血氧饱和度维持在93%～95%。

④重度和危重度哮喘患者经上述药物治疗，若效果不佳，患者呼吸困难症状及肺功能无法改善或继续恶化，应及时给予机械通气治疗。机械通气指征主要包括意识改变、呼吸肌疲劳、动脉血二氧化碳分压（$PaCO_2$）≥45 mmHg等。

（7）意识不清者应取平卧位，头偏向一侧，避免呼吸道堵塞、窒息。

（8）准备好急救物资，随时待命，如气管插管或者气管切开准备工作，及时吸痰，清理呼吸道分泌物，做好个人防护，防止交叉感染。

（9）查找原因，去除诱因，改善呼吸困难。

对策二：协助排痰，清理呼吸道

（1）由于受炎症细胞浸润和聚集气道，支气管平滑肌痉挛、痰液黏稠，患者出现咳嗽无力，无法（或较少）自主排除呼吸道分泌物，呼吸急促，频率加快，护士应加强巡视，及时清理呼吸道，保障呼吸通畅，可采用协助拍背排痰或负压吸痰。a.根据病情，采取正确体位引流（侧卧位或坐位），注意体位引流，宜选餐前，每日2～3次，每次15～20分钟，并辅助拍背，利用重力作用排出痰液；b.负压吸引排痰，低氧血症患者，吸痰前后给予高浓度吸氧1～3分钟，危重患者必要时可给予100%纯氧1～2分钟，成人选12或14号吸痰管，婴幼儿多选10号，新生儿选6或8号。每次负压吸引<15秒，连续吸痰次数不超过2次，每次吸引间隔至少1分钟，连续吸引总时间不超过3分钟。吸痰管插入深度一般为15 cm左右，经鼻咽吸痰深度约为16 cm，经鼻气管内吸引插入深度一般为20 cm。成人吸痰负压控制在0.02～0.026 mPa，儿童<0.02 mPa。

（2）掌握吸痰方法，动作轻柔，防止侵入性损伤，保持呼吸道通畅。吸痰时注意观察患者痰液颜色、黏稠度、量。对咳嗽无力患者，应行吸痰治疗。痰液黏稠，不易咳出时，嘱患者多饮水，指导患者咳嗽咳痰，遵医嘱给予静脉输液，纠正失水、稀释痰液。

对策三：掌握雾化吸入疗法注意事项

（1）临床常用的雾化药物有布地奈地德、特布他林、N-乙酰半胱胺酸、盐酸氨溴、复方异丙托溴铵等，注意复方异丙托溴铵不能与其他药物混合在同一雾化器中同时雾化。

（2）雾化吸入治疗常见不良反应：a.感染，来源于药物污染、雾化管污染，病菌群在患者中传播而引发感染；b.气道高反应，气溶胶过冷、浓度过高均易诱发气道高反应性，尤其对肺部感染患者；c.其他，如口干、气促、心悸、胸闷、呼吸困难、血氧饱和度下降及口角皮肤黏膜损伤等。因此，护理工作中，护士应针对患者进行相关知识宣教，如雾化时，患者应取端坐位，有利于药液充分达到支气管及肺部，且减少呛咳。雾化前不可涂抹油性面膏，并清除口腔分泌物及食物残渣，雾化时药物浓度不可过大、速度由慢到快，雾化量由小到大；雾化后及时清洁口腔及面部，防止药物在咽部聚积及避免药物通过眼睛、皮肤被吸收。雾化后及时翻身拍背，协助排痰，保持呼吸道通畅。

对策四：掌握疾病相关知识，进行疾病知识宣教，提高患者信任度，缓解患者焦虑情绪

因哮喘常常有多个呼吸道症状（成人单纯咳嗽较少由哮喘引发），症状常在夜间或清晨较重，症状会随时间改变，症状的严重程度也会改变。反复哮喘发作，呼吸困难，患者会烦躁紧张，恐惧等，进而造成心理压力加重，产生恐惧感，表现出焦虑。

当患者发生哮喘时，护士应立即报告医生，遵医嘱及时准确给予药物治疗，使用沙丁胺醇、氨茶碱、泼尼松口服、特布他林雾化、丙酸倍氯米松气剂吸入等治疗。给予鼻导管低流量吸氧，必要时呼吸机辅助通气治疗，改善呼吸困难。并向患者宣教哮喘的相关知识，取得患者信任，缓解患者紧张情绪，达到缓解患者焦虑的目的。

对策五：进行健康宣教，提升患者及家属的健康管理能力

（1）制作健康宣教漫画卡，发放给患者及家属，并进行知识讲解，增加其对支气管哮喘的诱因、发病机制的理解，鼓励患者保持乐观情绪，做好治疗配合。

（2）提醒患者日常生活中避免接触变应原及特异性刺激物，禁止食用过敏性食物，如鱼、虾、牛奶等。

（3）提醒患者及家属保持居住室内空气新鲜，不放置花草、不饲养猫狗等宠物。冬季外出佩戴口罩，注意保暖。

（4）向患者讲解哮喘发作的先兆症状，指导患者及家属掌握正确药物吸入技术，并随身携带，出现发作迹象时，立刻吸入并保持镇静。

【前沿进展】

哮喘是呼吸道疾病类型之一。相关专家学者做了大量关于哮喘的发病机理研究工作，但尚未形成统一共识，部分专家认为变态反应、气道慢性炎症以及病毒感染等因素与哮喘存在密切的关系。呼气性呼吸困难、咳嗽、咳痰、胸闷、气急伴哮鸣音等为哮喘主要临床症状，症状加重常发生在夜间及清晨。有研究显示，过敏体质、母亲哮

喘史和父亲哮喘史，是哮喘发作常见因素，另外母亲孕期环境、气候变化、使用药物、感染，或被动吸烟史和刺激性气体等也是哮喘发病的因素之一。过敏体质患者容易对特定的变应原产生气道慢性反应性炎症，这是过敏体质导致哮喘发病的主要机理。

急性哮喘疾病的预防十分关键，减少接触变应原，可降低发病率。哮喘管理的现状：a.依从性差普遍存在；b.吸入装置使用不当十分常见；c.患者对哮喘疾病的认知存在误区；d.患者自我管理不佳；e.医护人员对患者的管理和教育还有待加强和重视。哮喘管理是医护人员和患者共同参与的过程，主要内容为构建伙伴式、互动式医患关系；良好的沟通技巧；培训患者提供清晰的信息；提供和增强患者病情自我管理能力。因此向哮喘患者进行健康宣教，指导患者学会自我管理，控制病情，如指导哮喘患者寻找和避免职业性因素（如油漆、电焊等工作），以免导致哮喘急性发作；劝导患者戒烟，避免呼吸道感染；避免从事高风险运动等。提高患者自我管理能力可提高此类患者生活质量，能提高患者治疗疗效，减少复发。

（郝丽群）

第三节　急性呼吸窘迫综合征

【案例】

患者，女，45岁，诊断"急性呼吸窘迫综合征、重症肺炎"，因"憋气4天，加重1天，于6月11日19：00外院转入急诊抢救室。既往史有"左侧股骨骨折手术史"，否认冠心病、糖尿病、高血压等慢性病史，曾长期吸烟，已戒烟5年。患者体型偏胖，查体：T 36.3℃，P 108 次/分，R 34 次/分，BP 90/40 mmHg，SaO_2 74%，患者镇静状态，平车推入病房；急性病容，双侧瞳孔等大等圆，对光反射灵敏，左肺呼吸音增粗，右侧呼吸音较弱，双肺散在湿啰音，左肺为主，心律齐，心脏各瓣膜区听诊未闻及心脏杂音，腹部检查：腹软无压痛反跳痛，双下肢无水肿，Babinski：征阴性。辅助检查示：血常规 WBC：$7.31×10^9$/L，中性粒细胞百分比（NEUT%）81.3%，血红蛋白（HBG）148 g/L；血小板（PLT）$167×10^9$/L；炎性指标C反应蛋白（CRP）114.5 mg/L，降钙素原（PCT）1.26 ng/mL；生化总胆红素（TBIL）21.4μmol/L、直接胆红素（DBIL）7.9 μmol/L，血糖（Glu）10.25 mmol/L，血肌酐（Cre）161μmol/L，尿素（Urea）8.4 mmol/L，血K 3.635 mmol/L，血Na 140.15 mmol/L，Cl：103.25 mmol/L；凝血纤维蛋白原（FIB）688 mg/dL、D-二聚体：1 076 μg/mL；BNP 248 pg/mL；肌钙蛋白（TnI）67.3 pg/mL；肌红蛋白（MYO）（-），肌酸激酶同工酶（CK-MB）（-）。血气分析（未吸氧状态）：pH值7.47，PaO_2：35 mmHg，$PaCO_2$：25.9 mmHg，乳酸（Lac）2 mol/L；胸片提示双肺间质纤维化并感染可能。右肺中上野肺气肿伴肺大疱。CT肺动脉造影（PA）提示：肺动脉主干及肺叶大分支未见明显栓塞征象。双肺弥漫间质病变，伴炎性渗出可能，纵隔及右肺门稍大淋巴结。双肺肺气肿、肺大疱。入院后给予有创呼吸机辅助通气，静脉输入注射用亚胺培南西司他丁钠、莫西沙星、甲泼尼龙琥珀酸钠抗感染，达肝素钠抗凝，乌司他丁纠正循环衰竭。

【概述】

急性呼吸窘迫综合征（ARDS）是指患者原有心肺功能正常，由肺内、肺外多种不同致病因素所引发的急性肺损伤（ALI），导致以肺血管阻力增加、顺应性降低、肺泡萎缩、毛细血管分流和渗透性增加为主要表现的一种急性进行性呼吸衰竭，临床上以RR加快、呼吸窘迫和进行性低氧血症为特征，是全身炎症反应综合征（SIRS）在肺部表现。ARDS是临床工作中常见的急危重症，常见病因有非心源性休克、创伤、严重感染、血液因素、有害气体、代谢疾病、药物过量与中毒、溺水与胃内容物呕吐误吸及其他因素。

其发病机制目前还不够清晰，怀疑与以下机制有关。a.直肠损伤；b.黏膜肠屏障损伤与细菌和毒素易位；c.炎性细胞与细胞介质；d.细胞凋亡；e.凝血功能障碍；f.遗传学变异。急性呼吸窘迫综合征发病突然，常见于原发病的治疗过程中，突发呼吸困难，心率加快，烦躁，发绀明显。患者常感到胸廓紧束、严重憋气，即呼吸困难，最早、最客观的表现是进行性呼吸窘迫和顽固性低氧血症，常规的氧疗无法纠正。

ARDS临床演变要经历以下4期：损伤期、相对稳定期、呼吸衰竭期、终末期。急性呼吸窘迫征的基本治疗原则是积极治疗原发疾病及诱因、纠正缺氧，给予氧疗、机械通气，保护机体器官功能，调节体液平衡，俯卧位通气，做好支持治疗。呼吸机辅助通气是ARDS的最重要通气方法，推荐采用肺保护性通气方法，临床常用措施为适当水平的肺呼气末正压（PEEP）和小潮气量，可迅速纠正低氧血症，改善呼吸困难，也是降低死亡率的重要手段。脓毒血症诱发的ARDS，应尽早使用有效抗生素，减慢病程发展。抗生素使用原则是细菌血培养和药敏试验未出报告前，可使用第三代或四代头孢类药物，必要时增加抗厌氧菌药物使用。取得药敏试验结果后，进行相应抗生素的选用。为减轻肺水肿，应合理控制液体入量，以能维持有效循环即可，保持肺脏相对"干"的状态。在血压稳定和保证组织器官灌注正常情况下，做到出入液体轻度负平衡（−500～−1 000 mL），可使用利尿剂促进水肿减轻或消失，但血流动力学不稳定时，不可使用利尿剂。ARDS患者处于高代谢状态，应保障营养供给，可用鼻饲或静脉补充，但应预防感染和血栓形成，鼓励使用全胃肠营养。其他治疗措施还有应用一氧化氮、糖皮质激素、表面活性物质和鱼油等。

【护理重点】

（1）ARDS的快速评估。

（2）呼吸机使用与管理。

（3）低氧血症的处理。

（4）体位护理。

（5）早期康复介入和心理支持。

【护理难点】

难点一：ARDS 评估与干预

解析： ARDS 为由各种原因引起的肺泡上皮细胞和肺毛细血管内皮细胞损伤，从而引发弥漫性肺泡损伤，造成肺容积减少、通气血流比例失调、肺顺应性下降，患者表现为进行性低氧血症和呼吸窘迫，在 ARDS 中，肺泡膜通透性增加、肺泡表面张力增高等，都会影响机体的弥散功能，从而引发低氧血症。严重 ARDS 患者的低氧血症很难纠正。由于缺氧刺激呼吸中枢，引发呼吸加快，产生过度通气，早期表现为 CO_2 排出过多，$PaCO_2$ 降低，引发呼吸性碱中毒，病情继续发展，ARDS 晚期，呼吸肌疲劳，呼吸困难持续加重。因 CO_2 潴留引发高碳酸血症，大量代谢产物乳酸进入血液，引起代谢性酸中毒，最终形成混合性酸中毒。在护理工作中，应密切观察病情变化，如意识状态和生命特征，监测呼吸、心率、血压，是否发生血流动力学障碍，观察 RR、节律及深度，外周氧饱和度及动脉血气动态变化情况，及时正确采取干预措施，减少不良事件的发生。

难点二：掌握呼吸机的使用与管理

解析： 在治疗过程中，关注氧疗效果进行血气分析动态监测，根据 pH、$PaCO_2$、碱剩余（BE）或实际碳酸氢盐（AB）判断酸碱失衡，PaO_2 及 $PaCO_2$ 反映机体缺氧及通气情况，根据患者临床表现及动脉血气分析结果，给予有效的氧疗或机械通气方式，掌握呼吸机正常参数范围及报警处置，做好气道管理，提高急救效果。

难点三：正确操作俯卧位通气并发症与处理

解析： 俯卧位通气原理是提高肺泡通气功能，提高通气血流比值，可降低吸入氧浓度（FiO_2）和 PEEP，改善氧合以及预防呼吸机相关肺损伤。有研究分析指出俯卧位通气联合小潮气量可以提高生存率，并且延长俯卧位通气时间降低死亡率。俯卧位通气联合使用 PEEP 在减少呼吸机相关肺损伤方面可能存在协同作用。俯卧位联合 PEEP 更有益，在 ARDS 时，增加 PEEP 可以预防肺泡萎缩，但能引起非依赖区通气良好的肺泡过度膨胀而发生肺泡损伤。俯卧位可以减少局部过度膨胀和小气道反复开闭引发肺泡损伤。俯卧位联合肺复张改善氧合更显著，俯卧位还可改善引流，减少呼吸机相关性肺炎发生。采取俯卧位通气可以降低右心后负荷，在前负荷容许下增加前负荷，并减轻少皮肤压力性损伤的发生率。

中、重度 ARDS 顽固性低氧血症，常见俯卧位通气翻转方式主要有三人法、翻身床、五人法和信封法。对于 ARDS 患者推荐使用信封法，方法更安全和方便。进行俯卧位通气时常发生并发症有非计划拔管、血流动力学紊乱、压力性损伤、视神经、周围神经损伤。有报道指出，掌握俯卧位通气护理技术，可减轻右心衰竭，降低死亡率。因此，熟练掌握操作流程，提前预防并处理并发症发生，可有效改善患者氧合，降低病死率。

难点四：镇痛剂、镇静剂与肌松剂的运用及观察

解析：一般口服和肌内注射药物作用时间及效果不易预测，所以对气管插管患者使用镇静剂、镇痛剂及肌松剂时，一般选择静脉单次或静脉连续给药。当静脉连续给药时，特别是肌松剂易造成药物蓄积，引发高钾血症，若长期使用肌松剂会引起暂时性肌力降低或肌肉麻痹，因此护理工作中，需观察药效及不良反应。

【护理对策】

对策一：详细询问病史，迅速评估病情，明确诊断并给予干预措施。

多种因素可导致肺等器官的损伤，严重时引发ARDS，及时正确地排除ARDS所涉及的危险因素，将会减少不良事件发生。护士在观察病情时早期发现直接或间接肺损伤因素，并及时采取干预措施，去除病因，对患者后期康复十分重要。因此护士应掌握评估内容及干预措施。

1.急性呼吸窘迫症诊断

（1）急性呼吸困难：明确诱因下1周内出现的急性或进展性呼吸困难。

（2）双肺弥漫浸润：胸部X线平片或胸部CT显示双肺浸润影；不能完全用胸腔积液、肺叶或全肺不张和结节影解释。

（3）排除心脏原因：呼吸衰竭不能完全用心脏衰竭和液体负荷过重（床旁超声心动图未见心脏扩大等异常）排除大面积肺不张、心源性肺水肿、弥漫性肺泡出血等。

（4）低氧血症，分为以下轻度、中度、重度。

①轻度：200 mmHg＜PaO_2/FiO_2≤300 mmHg；

②中度：100 mmHg＜PaO_2/FiO_2≤200 mmHg；

③重度：PaO_2/FiO_2≤100 mmHg。

护士在采集病史时要详细询问患者及家属，以便以最快的速度评估病情，确定诊断，采取干预措施。密切监测患者生命体征、意识、瞳孔等变化，做好抢救记录。针对此疾病的患者，首先要保证患者的呼吸道通畅，做好呼吸机气道管理。严密观察患者神志及生命体征，对RR、节律及深度变化重点关注，如呼吸急促，RR可高达60次/分，患者表现为烦躁、发绀；若存在感染时，会出现发热、畏寒、咳嗽咳痰，X线和CT检查可出现延迟。若血气分析早期提示呼吸性碱中毒、肺泡-动脉氧分压差升高，并大于35 mmHg，提示呼吸功能不全，应提高警惕，可考虑ARDS先兆表现，立即报告医生，查找原因。

2.干预措施

当患者呼吸形态发生改变，如叹气样呼吸、发绀明显，血气分析提示$PaCO_2$＞50 mmHg伴PaO_2＜60 mmHg，患者神志淡漠或者定向障碍。可考虑ARDS先兆表现，立即报告医生，进行急救治疗，遵医嘱给予有效氧疗，如经鼻导管和面罩治疗，经上述两种方法氧疗无效者，必要时呼吸机辅助通气。

ARDS的治疗原则：纠正缺氧、提高全身氧气输送、维持组织灌注、防止组织缺氧加重，避免医源性损伤如氧气中毒、负荷过重、容积伤和院内感染。呼吸支持治疗是ARDS低氧血症的重要治疗手段，其目的是纠正缺氧，初期使用鼻导管吸氧，如效果不佳，改用面罩吸氧或文丘里面罩。机械通气是借助人工装置的机械力量，使呼吸机产生的正压建立气道口与肺泡间的压力差，进而完成吸气动作，而呼吸动作与正常人相同。改善呼吸困难，迅速纠正缺氧状态。临床上根据病情和使用时间选择呼吸机。保护性机械通气是ARDS的主要方法之一，其中常采用PEEP和小潮气量治疗。

3.呼吸机治疗适应证生理指标

成人的呼吸生理符合以下标准中任意1项时，即可进行呼吸机治疗。

①自主呼吸潮气量小于1/3者。

②自主RR大于正常3倍或小于1/3者。

③肺活量＜10 mL/kg者。

④生理无效腔/潮气量＞60%者。

⑤$PaCO_2$＞50 mmHg（慢性阻塞性肺疾病除外），且有继续升高趋势，或出现精神症状者。

⑥$PaCO_2$＜正常值的1/3者。

⑦呼吸纯氧时PaO_2＞300 mmHg者。

⑧呼吸空气时PaO_2＞50 mmHg者。

⑨肺内分流＞15%者。

⑩最大吸气压力＜25 cmH_2O*（闭合气路，用力吸气时的气道负压）。

4.禁忌证

当患者出现呼吸衰竭，应考虑运用呼吸机治疗，虽没有绝对禁忌证，但若遇到以下情况，需先处理，否则可能带来不良后果。

（1）大咯血或误吸严重者，易发生窒息时，应立即清理呼吸道内容物，进行气管插管后给予机械通气。

（2）伴有肺大疱的呼吸衰竭，使用呼吸机易引起张力性气胸，因此应注意以下几点：

①评估患者肺部情况，了解肺大疱范围、程度，是否存在自发性气胸病史。

②使用正压通气时可适当降低潮气量和平台压。

③预防张力性气胸，在使用呼吸机前应行闭式胸腔引流。

对策二：掌握ARDS患者常用机械通气模式、参数设置及气道管理

（1）机械通气的目的包括改善通气功能、改善换气功能、减少呼吸功耗。机械通气按患者与呼吸机连接方式分为：a.无创机械通气（NIV），不需要建立人工气道，呼吸机通过口鼻、面罩、鼻罩等方式与患者连接；b.有创机械通气，呼吸机通过经口/鼻气管插管、喉罩、经气管切开插管等人工气道与患者连接。临床工作中，若经鼻导管和面罩给氧管和面罩给氧治疗效果不好，但神志清楚者，可给予面罩持续气道正压通

---

* 1 cmH_2O=0.1 kPa。

气（CPAP）或双相气道正压通气（BiPAP），但 $PaCO_2$ 升高者不适宜使用。ARDS病情严重者可选择气管插管和容量辅助/控制通气模式。初期选择潮气量为 $10\sim15\ mL/kg$，通气频率 $10\sim16$ 次/分。使用PEEP治疗对ARDS患者具有重要价值。有研究表明，肺保护性通气策略与传统机械通气模式相比，能提供更好的氧合并减少气压伤的发生。在机械通气的治疗中采用同步间歇指令通气（SIMV）+压力支持通气（PSV）+PEEP，可采用较小潮气量 $5\sim8\ mL/kg$，严格限制跨肺压，避免肺泡过度扩张，PEEP设为 $5\sim12\ cmH_2O$，合适的PEEP可以增加功能残气量，使萎陷的肺泡复原，同时可升高肺泡压，减少肺毛细血管有效滤过压、有利肺间质水肿的吸收，提高肺顺应性，改善气体交换，减少肺内分流量，并提高 PO_2 增加RR至 $12\sim16$ 次/分钟，并允许存在一定范围内的高碳酸血症。肺保护性通气策略与传统的机械通气对 PaO_2 及 $PaCO_2$ 均较治疗前有明显改善。在美国胸科学会临床实践指南中提出，为ARDS患者设置参数时，采用较低的吸气压力（Pplat $<30\ cmH_2O$）和较低的潮气量（ $4\sim8\ mL/kg$ 预计体质量）进行呼吸机辅助通气。ARDS患者机械通气治疗倡导从最优化肺保护性通气开始，并允许存在一定程度的高碳酸血症。肺保护性通气策略与传统机械通气模式相比，能提供更好的氧合并减少气压伤的发生。临床上应以改善患者预后为目标，更有利于减少并发症，减少患者病死率。

（2）呼吸机报警功能是重要功能之一，引起呼吸机报警的原因繁多，但发生报警需立即处理，否则易危及患者生命安全。

（3）评估机械通气治疗效果，及时发现相关并发症及通气期间不良反应，是提高机械通气的安全性的重要保障。机械通气治疗过程中，遵医嘱辅助进行科学、合理的气道管理，降低呼吸机相关性肺炎并发症，提高预后生活质量。

（4）气道管理，应从人工气道建立与管理、气道解剖生理维护、相关并发症预防三方面进行管理。

①插管前评估气道解剖结构是否畸形，警惕呼吸道畸形。根据呼吸模式，评估患者是否存在气道梗阻，对有气道梗阻的患者切忌进行自主呼吸抑制，给予适当剂量的镇静药物进行镇静。为避免气道受损，插管前选择合适的导管，插管时动作轻柔，使用呼吸机管道时，确保管道中立位。护士班班交接，随时监测呼吸气囊压力，确保压力数值稳定，防止脱管。因此做好气囊护理十分重要，可防止气囊漏气、破损，引发不良事件。根据呼吸道分泌物情况，正确吸痰，切忌频繁吸痰。在吸痰前，护士应对患者整体情况进行评估，通过静脉滴注生理盐水稀释痰液，使用纤维镜清除痰痂。每个护士须熟练掌握吸痰技术，能快速解除气管痉挛。

②确认患者近期是否出现上呼吸道感染情况，若患者出现上呼吸道感染情况，机械通气治疗时要格外留意患者病情，预防机械通气期间不良反应。

③插管前对患者进行评估，做好全身准备，如清除气道分泌物，做好镇静工作。建立人工气道后，要再次确定导管位置、固定牢靠，防止导管脱落，进行班班交接，交接内容如导管深度、气囊压力等，若发现导管外露长度过长，需给予及时的处理。

有研究表明，优化气管导管的管理，能有效减少呼吸机相关性肺炎，人工鼻装置湿化气道常用于临床中，其原理是将患者呼出水分及部分能量返至呼吸冷凝液，及时彻底清理管道中积水，定时消毒，避免积水过多，出现误触发，预防外源性细菌侵入呼吸道。

对策三：俯卧位通气

进行俯卧位通气前，应先评估患者病情，并以安全为主，为患者做好心理护理，给予鼓励与支持，缓解患者焦虑不安的感受；协助指导患者采取正确体位，密切关注患者生命体征，特别是呼吸、心率、血压，并做好抢救准备。随时检查监护仪器设备，并进行治疗导管护理，预防导管脱落、堵塞等，保障仪器正常运转，保持导管畅通，预防出现扭曲、打结受压等问题。密切观察引流液性质，一旦发现异常情况，立即上报医生进行处理，严格遵守操作指南，使用信封法进行翻转通气，由5人协同配合，进行俯卧位通气治疗，如患者行体外膜肺氧合（ECMO）时，建议使用5人翻转法，5人负责ECMO管理及转运情况。具体分工：第一人位于床头，负责呼吸机管路的妥善固定、头部的安置及发出口令；第二人位于左侧床头，负责监护仪导联线、左侧上身导管的安置；第三人位于左侧床尾，负责导尿管及左侧下半身各类导管的安置；第四人位于右侧床头，负责该侧静脉置管及右侧上半身各类导管的安置；第五人位于右侧床尾，负责右侧下半身各类导管的安置。密切关注患者气管插管导管是否居中、管路血流及外周血氧情况。

ARDS患者进行俯卧位通气治疗时，宜早期开始、时间每天大于16小时；对面部、颈部、脊柱创伤者，大面积腹部烧伤或近期胸骨切开患者，颅内压升高者，消化道大咯血、需要心肺复苏或除颤的危重患者非必要不进行俯卧位通气，俯卧位通气无绝对禁忌证。

对策四：镇痛剂、镇静剂与肌松剂运用及观察

当清醒或者躁动患者进行气管插管时，需要制动或消除自主呼吸与机械通气对抗，以及消除全身痉挛性疾病，首选使用镇静剂和镇痛剂，若无法达到预期目标，可在有效镇痛、镇静的基础上使用肌松剂。遵医嘱给予地西泮 10 mg ~ 20 mg，静脉推注或肌注；或苯巴比妥 100 mg 肌注或采用亚冬眠疗法：氯丙嗪 25 ~ 50 mg 加入盐酸氯丙嗪 25 ~ 50 mg 肌注。镇痛剂可选用布桂嗪 100 mg 或哌替啶 75 ~ 100 mg 肌注。此类药物具有降低氧耗，减少呼吸次数及吸气峰压值作用，哌替啶过量可造成呼吸抑制，因此需谨慎使用。有研究表明，半衰期短的非去极化肌松剂更适合持续给药，不提倡去极化肌松剂持续给药，警惕引发高钾血症，长期使用肌松剂会引起暂时性肌力降低或肌肉麻痹。因此，顺式阿曲库铵和阿曲库铵因其不利于器官进行代谢，对患有肾功能或肝功能障碍者使用时，无须调整剂量，并作为危重患者首选药物。但使用神经肌肉阻滞剂（NMBA）会增加了静脉血栓栓塞的风险。除非有禁忌证，才为接受 NMBA 治疗的患者，同时提供深静脉血栓塞预防措施。NMBA 曾在临床实践指南提出，建议对 $PaO_2/FiO_2 < 150$ mmHg 的 ARDS 患者，早期使用神经肌肉阻滞剂治疗。

对使用镇痛剂、镇静剂与肌松剂运用后观察要点：a.观察呼吸的频率、深度，当发生人机对抗时，首先排除机械通气对抗的原因包括呼吸机故障、参数设置不当、回路漏气及管道分泌物堵塞，如呼吸道内痰栓等；b.使用镇静、镇痛及肌松药物时，注意观察肾功能情况，特别是肾功能衰竭者，应避免使用肌松剂，避免发生高钾血症；c.长期卧床可引发肌肉失用性萎缩，使用此类药物，会加重肌萎缩；d.长期使用镇痛剂、镇静剂及肌松剂可产生耐药性。

对策五：心理护理

长期处于患病状态，患者易出现悲观、抑郁、焦虑等心理现象，增加家属负担，专业的康复指导和心理护理可以提高患者生活质量，如向患者宣教该疾病相关知识，与患者分享康复病例，鼓励患者配合治疗。

【前沿进展】

ARDS常发生在合并严重疾病的前提下，是危重疾病之一，目前尚无有效疗法进行治愈，死亡率极高。临床治疗目标是改善患者预后，降低患者死亡率。治疗上应积极治疗原发疾病，及时控制感染及纠正低血压或休克状态，减少脏器受损，应以保护性通气策略为主，辅以药物治疗。

（郝丽群）

第四节　慢性阻塞性肺疾病

【案例】

患者，男，66岁，因"反复咳嗽、咳痰、喘息20余年，再发伴呼吸困难1小时"就诊于急诊科。患者20余年来反复出现咳嗽、咳痰，喘息不适，曾住院诊断为"慢性阻塞性肺疾病急性加重期、慢性肺源性心脏病、心功能Ⅲ级、Ⅱ型呼吸衰竭"，给予治疗后症状好转，但反复发作。此次因1小时前无明显诱因下突发呼吸困难，无发热，头痛、头晕，无胸闷胸痛，无腹痛、腹泻。测得T 36℃，P 106次/分，R 30次/分，BP 141/95 mmHg，SaO_2 87%。

既往史：冠状动脉粥样硬化心脏病，2型糖尿病。

吸烟史：20+年，每天20～30支。

体格检查：患者来时神志清醒，对答切题，皮肤、巩膜无特殊，双瞳等大等圆直径约3 mm，对光反射灵敏，呼吸急促，桶状胸，听诊心音减弱、律齐，双侧肺呼吸音对称，双肺呼吸音低，双肺可闻及干湿啰音及哮鸣音。

实验室检查：查血气分析示pH值7.22，PaO_2 52 mmHg，$PaCO_2$ 40 mmHg，HCO_3^- 15 mmol/L。

CT示：肺气肿、肺大疱，双肺散在炎症，部分支气管扩张、壁增厚，支气管内黏液栓形成可能。

【概述】

慢性阻塞性肺疾病（COPD）简称慢阻肺，是一种常见的以持续性呼吸系统症状和气流受限为特征的可以预防和治疗的疾病，呼吸道症状和气流受限是由有害颗粒或气体导致的气道和（或）肺泡异常引起的。COPD主要累及肺脏，也可以引起肺外的不良反应。COPD是呼吸系统疾病中的常见病和多发病，患病率和死亡率均居高不下。由于肺功能进行性减退，严重影响患者的劳动力和生活质量。预计到2030年，每年可能有超过450万患者死于COPD及其相关疾病。COPD病情多反复发作，每一次的急性加重会降低患者的肺功能，大大增加住院率和再住院率。

COPD的症状表现为长期咳嗽、咳痰、气短、喘息、呼吸困难。其中长期咳嗽以晨起和夜间阵咳为主；咳痰多伴随着咳嗽出现，痰液常为白色黏液浆液性，常于晨起时剧烈阵咳，咳出较多黏液浆液性痰后症状缓解；气短、喘息以活动后为主；活动后呼吸困难是COPD的标志性症状。

慢性阻塞性肺疾病急性加重期（AECOPD）是一种急性起病的过程，其特征是COPD患者出现了超越日常状况的症状的持续恶化，并且需要改变原有的常规的治疗。

CAT评分与mMRC分级可作为评估COPD患者生活质量、健康状况、呼吸困难程度的方法之一。

CAT评分主要包括咳嗽、咳痰、胸闷、爬坡或上1层楼有无气喘、能否做家务、出门有无信心、睡眠质量、精力情况等8个方面，其严重程度用0~5数字进行表示。各项目评分相加的总分，分值为0~40分，≤10分为轻度影响，11~20分为中度影响，21~30分为重度影响，31~40为极重度影响（见表3）。mMRC问卷主要反映呼吸困难的严重程度（见表4）。

表3　CAT评分

症状	评分
我从不咳嗽	0　1　2　3　4　5
我肺里一点痰都没有	0　1　2　3　4　5
我一点也没胸闷的感觉	0　1　2　3　4　5
当我在爬坡或爬楼梯时没有喘不过气的感觉	0　1　2　3　4　5
我在家里的任何活动都不受到慢阻肺的影响	0　1　2　3　4　5
尽管有肺病，我仍有信心外出	0　1　2　3　4　5
我睡得好	0　1　2　3　4　5
我精力旺盛	0　1　2　3　4　5

表4　mMRC问卷

呼吸困难评价等级	呼吸困难严重程度
0 级	剧烈活动时出现呼吸困难
1 级	平地快步行走或步行爬小坡时出现气短
2 级	由于呼吸困难，平地行走时比同龄人慢或者需要停下来休息
3 级	在平地行走约 100 m 或数分钟后需要停下来喘气
4 级	因为严重呼吸困难而不能离开家，或在穿脱衣服时即出现呼吸困难

【护理重点】

（1）遵医嘱正确给予氧疗，积极抗感染，同时给予祛痰、止咳、松弛支气管平滑肌药物，缓解患者的呼吸困难。

（2）协助患者咳嗽、咳痰，必要时给予吸痰，保持呼吸道通畅。

（3）控制诱因，预防 COPD 急性加重。

（4）患者心理护理：缓解焦虑、恐惧。

（5）COPD 健康教育。

【护理难点】

难点一：正确给予氧疗

解析： COPD 是一种老年临床非常常见的慢性病，由于该疾病的治疗周期较长，因此对患者的身心健康有非常大的影响。患者的治疗依从性相对较差，一些老年患者认为吸氧费用高、活动时吸氧不方便而拒绝吸氧，对于氧疗缺乏足够的认识。正确地指导患者氧疗，可以缓解患者的呼吸困难。

难点二：促进排痰

解析： 老年患者咳痰无力，痰液不易咳出，引起气道的堵塞，加重患者的呼吸困难，有效地指导患者咳嗽咳痰、雾化吸入、振动排痰对呼吸道疾病的预防和治疗都非常有帮助。

难点三：控制诱因

解析： 引起 COPD 的诱因有多种，空气污染、感染、粉尘及化学物质吸入、吸烟、职业、居住环境、呼吸道家族病史等都可成为 COPD 发病的诱因。积极地控制诱因，才能预防 COPD 的发病，COPD 患者若得不到有效治疗可出现呼吸衰竭，造成长期缺氧缺血，引起心功能不全，甚至出现心力衰竭。

难点四：并发症的预防、处理

解析： COPD 是全世界范围内第四大致死病因，在我国 40 岁以上人群中，COPD 发病率高达 8.2%。COPD 并非单一的疾病，主要累及肺部，但也可以引起肺外各器官的损害，常伴随各种并发症的发生，它不仅损伤肺组织，同时还会损伤肺外器官和组织。早期诊断及预防对提高 COPD 患者的生存率和生活质量尤为重要。

难点五：COPD患者出院后的健康宣教

解析： 对COPD有充分认识之后，要教导患者出院后注意适当的氧疗、正确的呼吸方式，并养成合理的饮食生活习惯，这些都是非常有效的避免诱因、防治COPD加重的必要手段。

【护理对策】

对策一：正确给予氧疗

（1）护士首先需要向患者讲解氧气吸入的重要性及必要性，让患者对于吸氧治疗的作用有更加深入的认识，并告知患者配合护士的护理工作，能够有效改变病情，从而提升患者的治疗依从性。指导患者持续低流量吸氧，一般吸入氧浓度为28%～30%（1～2 L/min），应避免吸入氧浓度过高而引起CO_2潴留及（或）呼吸性酸中毒，当吸氧浓度大于60%，持续时间大于24小时，则可能发生氧中毒。在护理过程中，护士可以借助有关COPD康复治疗方面的宣教片、宣传板报和疾病宣传手册展开合理的宣传教育工作。让患者认识到正确的氧疗能够提高血氧的含量、减少呼吸道症状、改善生存质量，延缓COPD向肺心病的发展，对改善心肺功能都是非常有帮助的。

（2）对于经鼻吸氧未能改善患者缺氧的情况下，可以采用无创机械正压通气或有创机械正压通气。

对策二：促进排痰

（1）遵医嘱正确给予药物治疗，给予患者支气管扩张剂、糖皮质激素对症治疗。

（2）患者咳嗽咳痰时，护士要指导患者进行有效咳嗽，患者取坐位或者半卧位，屈膝，上身前倾，有助于膈肌上升，双手抱膝或在胸部和膝盖上置一枕头并用两肋夹紧，进行数次深而缓慢的腹式呼吸，于深吸气末屏气，然后缩唇，缓慢地通过口腔尽可能地呼气，再深呼吸后屏气3～5秒，从胸腔进行2～3次短促有力的咳嗽，将痰液咳出。

（3）对于咳痰无力的患者，可以帮助患者翻身拍背，用手轻叩背部，五指并拢，掌指关节屈曲呈120°，指腹及大小鱼际肌着落，腕关节用力，从下至上，从外向内，由边缘至中顺，有节律地叩拍患者背部，拍打过程中，患者如有不适感，应立即停止。

（4）对于痰液浓稠的患者，取吸入用布地奈德混悬液1～2 mg、硫酸特布他林雾化液5 mg，和2 mL生理盐水溶液混合，借助高压氧气雾化吸入的方式，对患者予以治疗。每日1次或2次，雾化吸入时间为20分钟。可改善肺功能指标和血气指标。

（5）在常规治疗的基础上，每日使用振动排痰机，根据患者的耐受能力选择适当地叩击头及振动频率，且调整叩击头与患者的接触角度，维持振动叩击，患者取侧卧位并身体前倾，按从外到内、从下到上、先右肺后左肺的顺序叩击，操作排痰仪缓慢移动，同时指导患者咳嗽排痰，无法自主排痰的患者进行负压吸痰，防止肺泡萎缩及肺不张。振动排痰仪能够有效减少急性发作期COPD患者的痰液量，保证呼吸通畅，从而降低肺部痰液细菌感染的发生率。

对策三：控制诱因

（1）COPD多由吸烟引起，经常吸烟者，香烟烟雾中的有害颗粒，会重创纤毛，摧毁保护肺部免受污染毒害的机制，这样各种污染物，包括病毒病菌，就会大举侵入。烟雾中的一氧化碳（CO）进入体内，可抑制细胞内呼吸，形成的氧自由基会直接损伤肺组织，病毒、病菌直接导致肺组织炎症，这些损伤都会引起肺部的"炎症—修复"的连锁反应，因此戒烟非常重要，不论是在家庭还是医院，一定要督促患者戒烟。

（2）减少职业性粉尘和化学物质吸入，对于从事接触职业粉尘的人群如：煤矿、金属矿、棉纺织业、化工行业及某些机械加工等的工作人员应做好劳动保护，工作时规范佩戴口罩是很有必要的。

（3）预防受凉感冒，老年人抵抗力比较差，天气变化时容易受凉导致呼吸道感染，冬天的时候注意保暖，夏天的时候注意吹空调、吹风扇的时间不宜过长。

（4）加强营养，积极锻炼。

对策四：并发症的预防、处理

1.心血管疾病（CVD）

COPD在春冬季节发病频繁，患者极易出现气道狭窄，纤毛运动度差，导致肺泡弹性减退和充血，使得痰液难以咳出，阻塞气道，引起全身炎症反应、氧化应激、血管功能障碍、缺氧等一系列全身症状，导致患者动脉僵硬度增加，血管内皮功能紊乱、炎症因子分泌增加、血流动力学改变，从而诱发患者CVD。既往研究表明COPD合并CVD发病率高，占所有并发症的首位。β受体阻滞剂是治疗CVD的一线用药。COPD患者一旦合并CVD，有明确的β受体阻滞剂使用指征，其益处往往大于潜在风险。同时，需注意的是，在COPD患者的CVD治疗过程中，选择性β_1受体阻滞剂的耐受性及安全性优于非选择性β受体阻滞剂，因此，如需应用β受体阻滞剂，应优先应用选择性β_1受体阻滞剂。遵医嘱给予美托洛尔缓释片进行治疗，患者每天使用12.5～25 mg，每天分两次使用，口服治疗。服用半个月后，若情况有所好转，可以在医生的指导下减少药物服用的剂量。

2.骨质疏松症

COPD肺功能受损的严重程度与骨质疏松密切相关，气流受限越严重，骨质疏松的风险越大，当患者合并椎体骨折时，对肺功能、身体活动、生活质量和生存等就会产生消极影响，并有增加看护的要求。对于晚期骨质疏松患者，咳嗽可导致肋骨骨折，进一步阻碍痰液清除，并增加COPD急性加重风险。髋部骨折与死亡率相关，使COPD患者死亡率进一步增加。补充钙剂和维生素D是预防和治疗骨质疏松的有效方法，钙剂必须与维生素D联合使用。一般认为每日钙剂摄入量＞1 200 mg，维生素D每日摄入量＞800 U才具有较好的治疗作用。

3.肺癌

原发性肺癌是我国常见的恶性肿瘤之一，是我国癌症死亡的首要原因。COPD患者的癌症发病率较非COPD患者高。两种疾病有共同的发病机制。COPD合并肺癌患者中两种疾病的治疗无须改变，但因为长期的COPD病史导致患者肺功能很差，丧失了行手术治疗的机会。很多肺癌患者在发现时已经是晚期，对于COPD患者而言，定期进行低剂量CT肺癌筛查有利于肺癌早期发现，可提高治愈率。

4.感染

COPD是一种全身慢性炎症性疾病，老年人肾上腺皮质功能减退，细胞免疫功能下降，溶菌酶活性下降，容易造成呼吸道的反复感染。感染作为COPD急性加重最主要的诱因其诊断和治疗需要临床医生关注。国内研究发现，COPD患者最常见的感染因素为革兰氏阴性菌。其中较为常见的是铜绿假单胞菌和肺炎克雷伯菌，真菌感染也是常见感染，主要和患者大剂量使用糖皮质激素，反复使用广谱抗生素所引起菌群失调以及机械通气等因素有关，临床表现无特异性，治疗周期长，因此对于COPD合并感染患者，针对性应用抗感染治疗，提高疗效，减少死亡率。

5.糖尿病和代谢综合征

COPD可累及全身器官，糖尿病和代谢综合征是其重要的并发症。同时会在COPD的急性期内加重患者的代谢紊乱，使得患者的糖尿病病情急速恶化，住院次数增多，死亡率增加，给患者带来很大的痛苦。此时，不论哪一类型的糖尿病也不论应用哪一类药物，均应按实际需要使用胰岛素治疗以度过急性期，待急性期并发症缓解后再调整糖尿病治疗方案。代谢综合征是一组以肥胖、高血糖、血脂异常以及高血压集结发病的临床综合征。这些因素直接促进动脉粥样硬化性心血管疾病的发生、发展，也增加了2型糖尿病的发病风险。

6.支气管扩张症

支气管扩张症是COPD重要的并发症之一。随着CT检查技术在COPD患者管理中的应用不断增加，越来越多的COPD患者被发现存在支气管扩张的影像学改变，从轻度管状支气管扩张到更严重的曲张性改变均有发现，囊状支气管扩张较为罕见。合并支气管扩张症与COPD患者急性加重期延长、死亡率升高有关。

7.抑郁症

COPD患者除了要忍受呼吸困难带来的躯体痛苦之外，还受到长期受精神的折磨，COPD病情的加重会给患者带来严重的精神负担，甚至渐渐转化为抑郁症。抑郁症会影响患者的食欲和生活兴趣，导致患者的抵抗力进一步降低，造成病情的加速恶化。护士应帮助患者消除焦虑、恐惧的原因，做好健康宣教、心理护理，教会患者缓解焦虑的方法，如听音乐、游戏等娱乐活动，以分散其注意力，减轻焦虑、抑郁情绪，增强患者战胜疾病的信心。

对策五：健康教育

1.合理的氧疗和戒烟

要指导患者进行合理的氧疗治疗工作，让患者每天坚持进行氧疗15小时以上，强调用餐、如厕、活动时需氧量增加，不宜中断吸氧。也要告知患者并不是长期、长时间进行氧疗就是好的，避免患者因为吸入高浓度的氧而出现呼吸中枢被抑制的情况，进而让患者出现氧中毒症状。吸烟危害远远大于大气污染和工业污染，强调戒烟的重要性，越早越好，尽量避免被动吸烟，不去人流量大的公共场所。

2.加强呼吸肌功能锻炼

加强呼吸肌功能锻炼包括缩唇呼吸、腹式呼吸和呼吸操康复训练。

（1）缩唇呼吸：患者用鼻子吸气，在嘴唇半闭时呼气，呼气时将口收拢为吹口哨状，慢慢呼气，尽量将气体全部呼出，吸气和呼气的时间比例以1∶2进行，以慢慢达到时间之比为1∶4为目标，每天练习数次。

（2）腹式呼吸：取仰卧位或舒适的冥想坐姿，放松全身。观察自然呼吸一段时间。右手放在腹部肚脐，左手放在胸部。吸气时，最大限度地向外扩张腹部，胸部保持不动。每天2次，每次10~20分钟，7~8次/分。练习时要注意放松全身，消除紧张情绪，减少不必要的氧消耗。

（3）呼吸操康复训练：以缩唇、腹式呼吸为基础，主要方法为呼吸引导，一共分为七个步骤：

①平静呼吸，双脚分开站立，之后行顺式的腹式呼吸。

②上举运动，双脚分开站立，双手自体前拉起，直至上丹田，之后缓缓分开，用鼻子进行吸气，待合拢时用口进行呼气，再将双手下降至下丹田，用鼻进行吸气，待合拢时用口进行呼气。

③扩胸运动，患者自然地用双脚站立，从身体的一侧慢慢抬起手臂，手掌向下，用鼻子吸气，直到手臂伸展，将手掌翻过来，并在手掌向上后关闭身体前方的胸部，并用口呼气。

④转体运动，一只脚迈开，上身缓缓转90°，用鼻吸气，之后向另一侧转体90°，转体时用口呼气。

⑤抬腿运动，单腿交替抬高，同时吸气、呼气。

⑥腹式呼吸，自然站立，之后左手从身体前部向上拉到下丹田，拉动时用鼻子吸气，然后从身体前部向上拉起右手，拉动时用嘴呼气。

⑦平静呼吸，每组重复4次。

3.合理的饮食

避免进食油腻、辛辣、易产气食物，宜进食高能量、高蛋白和高维生素食物，并补充适量无机盐。患者每日饮食摄入的能量应在2 500千卡*以上，可一日多餐，避免每餐吃得过饱即少量多餐，提高总能量，避免加重喘憋。鼓励患者少量多次饮水，每日饮水量不少于1 500 mL，以稀释痰液利于排出。

【前沿进展】

COPD患者治疗中，家庭动力学能有效影响患者的疾病观念、个性化、系统逻辑和家庭氛围得分与延迟就医时间。老年患者运用无创正压通气联合雾化吸入法治疗可获得良好的临床效果，可显著提升患者的总体疗效，减少不良反应，缩短患者的症状

---

* 1千卡＝4.185千焦。

改善时间，促进患者的生活质量提升。噻托溴铵联合多索茶碱在COPD患者中的疗效较好，可显著改善患者的呼吸阻抗，因此在COPD患者中的应用价值相对较高。常规治疗联合呼吸康复训练可延长患者的呼气、吸气时间，从而控制了RR；膈肌运动幅度加大也可改善患者呼吸肌的耐力及肌力，同时增强患者的咳嗽力度，促进痰液的排除，也可加大最大通气量与肺活动，提高供氧，极大缓解了患者的缺氧症状，从而提高了患者肺功能。

将优质护理应用于老年COPD患者的治疗中，对老年COPD患者应用心理护理和舒适护理十分可行，可消除其焦躁、抑郁等负性情绪，改善心理状态，提高患者的肺功能，降低并发症发生率，促使生活质量有效提高，并提高护理满意度。

（龙丽西）

第五节　气　胸

【案例】

患者，男，18岁，因"胸痛10+天"就诊，患者10+天前无明显诱因出现胸痛、胸闷、气紧，活动后气紧明显，无咳嗽、咳痰、咯血，无畏寒、发热，无消瘦、盗汗，无水肿、少尿、腹痛、腹泻，未重视，未给予系统诊治，昨日患者感症状无明显好转，就诊于当地医院诊断为"右侧气胸"，未行特殊治疗，现为求进一步诊治来我院。来时测得 T 36.9℃，P 100次/分，R 20次/分，BP 130/78 mmHg，SaO_2 99%。

体格检查：患者来时神志清醒，对答切题，皮肤、巩膜无特殊，双瞳等大等圆直径约3 mm，对光反射灵敏，听诊双侧肺呼吸音不对称，右侧呼吸音低。

影像学检查：CT示右侧大量气胸，右肺组织压缩约90%，纵隔向左移位，双肺散在炎症，右肺为著。

【概述】

气胸，就是气体进入胸膜腔造成积气状态。通常情况下，胸膜腔内两层胸膜完全贴合，其中间的间隙会存在少量液体。但是若因肺部疾病或胸膜疾病使胸膜出现破裂情况，气体便会经胸膜进入胸膜腔内，导致人体正常的气体交换功能出现障碍，若未及时就医，便会严重损害患者的肺功能，严重可能会出现生命危险。

气胸可以发生在剧烈咳嗽、运动后，以及对于提起或者上臂高举过于沉重的物体，如举重运动，用力解大便、钝器伤等，引起肺泡内的压力急骤升高，出现破裂，而使气体进入到胸膜腔。COPD、肺结核、肺癌、肺脓肿等肺部基础疾病引起细支气管的不完全堵塞，形成肺大疱破裂，气体不断进入胸膜腔，压缩了正常的肺组织，导致呼吸困难，甚至呼吸衰竭。由于患者身体比较瘦弱，胸腔壁层比较薄弱，也容易发生气胸。在使用呼吸机机械通气时，如果输送气体的压力过高，也有可能发生气胸。

临床典型的症状为突发的一侧胸痛，呈针刺样或刀割样，呼吸困难，常伴有咳嗽、胸闷等症状。患者不能平卧，需采取健侧卧位缓解。

（1）根据病因不同可以分为自发性气胸、外源性气胸和医源性气胸。

①自发性气胸：指非外伤或非人为原因引起的肺组织或脏层胸膜破裂，引起肺和支气管内空气进入胸膜腔，导致胸膜腔内积气。

②外源性气胸：指胸部外伤引起的气胸，如胸部贯通伤。

③医源性气胸：指医疗操作和治疗时，如胸腔穿刺、气管切开、锁骨下静脉插管、胸膜活检、肺活检、呼吸机机械通气等造成胸膜损伤，导致气胸。

（2）根据脏层胸膜破裂口状态可以分为闭合性气胸、开放性气胸及张力性气胸。

①闭合性气胸：又称单纯性气胸，胸膜破裂口较小，空气经脏层胸膜裂孔进入胸腔后，胸腔压力升高，肺脏萎陷，裂孔随肺萎陷而关闭，空气停止继续进入胸腔，胸膜腔内压接近或稍超过大气压。抽气后，胸膜腔内压下降，留针 $1 \sim 2$ 分钟压力不再上升。

②开放性气胸：又称交通性气胸，胸膜破裂口较大，脏层胸膜裂孔可因受纤维硬化组织而固定，或因胸膜粘连牵引而裂孔不能关闭，空气自由进出胸膜腔，胸膜腔内压接近大气压，在 $0\ cmH_2O$ 上下波动，抽气后可呈负压。呼吸时可听到空气进入胸膜腔伤口的响声，触及捻发音，伤侧胸部叩诊呈鼓音，听诊呼吸音减弱或消失，气管、心脏向健侧移位。

③张力性气胸：又称高压性气胸，胸膜腔的破裂口呈单向活瓣状或活塞作用，吸气时胸膜腔内压降低，活瓣开放，呼气时胸膜腔内压升高，活瓣关闭，空气滞积于胸膜腔内，胸膜腔内压急剧上升，常超过 $10\ cmH_2O$，甚至高达 $20\ cmH_2O$。肺部大面积受压，呼吸困难，纵隔推向健侧，伤侧胸部饱胀，肋间隙增宽，呼吸幅度减小，明显皮下气肿，叩诊呈鼓音，听诊呼吸音消失，循环受到障碍，抽气后，胸膜腔内压下降，片刻又迅速上升为正压。张力性气胸对机体呼吸循环功能影响最大，必须立即组织抢救。

（3）根据是否有肺部疾病可以分为原发性自发性气胸和继发性自发性气胸。

①原发性自发性气胸：指在无基础肺疾病条件下发生的自发性气胸，常见于瘦高体型男性青壮年，常规 X 线胸片检查无显著病变，但可有胸膜下肺大疱。该病因尚不清楚，但吸烟和气胸家族史是明确的危险因素。可能与身高、小气道炎症、弹性纤维先天性发育不良等因素有关。

②继发性自发性气胸：指自发于胸部或胸膜病灶基础上，所形成的肺大疱破裂所导致的气胸。多见于已有基础肺部疾病的患者，最常见的是 COPD 及肺结核。

【护理重点】

（1）严密观察患者的生命体征。

（2）观察患者的 RR 及幅度和缺氧的情况，患者一旦出现呼吸急促、呼吸困难、发绀，应立即通知医生。

（3）保持胸腔引流管的通畅，观察胸腔引流管有无脱落、打折，有无水柱波动，创口有无出血、漏气、皮下气肿及胸痛等情况，引流管内液面是否高于引流瓶内液面。

（4）观察患者的胸部和腹部的体征，患者的肢体活动的情况及疼痛评分。

（5）患者心理护理：消除焦虑。

（6）气胸患者的健康宣教。

【护理难点】

难点一：患者的疼痛护理

解析： 气胸持续存在的疼痛普遍会引发患者的不良情绪，负面情绪不仅会影响患者的治疗依从性，也会在一定程度上加重患者的疼痛。患者的疼痛与胸膜摩擦、胸腔闭式引流术有关。患者在咳嗽咳痰过程中对肺组织产生震动，有助于胸腔内气体的排出，让肺尽快复张到原来的大小，促进胸腔里的积气、积液通过所置的引流管流出。在此过程中伤口有轻微的疼痛，需做好疼痛的护理。

难点二：引流管的护理

解析： 引流管如果不通畅，应该及时处理，防止气胸量增多，加重病情。保持引流管的通畅，准确的记录引流液体的量、性质、颜色，将各种并发症发生率降到最低，促进患者的康复。

难点三：氧疗的护理

解析： 患者得了气胸之后，由于胸膜腔内的压力是增高，对肺部组织进行压迫，导致肺组织出现塌陷。这时候患者会出现胸闷胸痛、呼吸困难等症状，为了避免身体出现缺氧，需要采取持续性吸氧，缓解呼吸困难，加速肺的复张。

难点四：并发症的预防、处理

解析： 气胸的常见并发症有复张后肺水肿、脓气胸、血气胸、纵隔气肿和皮下气肿等，准确的记录引流液体的量、性质、颜色，及早发现、及早处理各项并发症，防止病情的进一步加重。

难点五：对于气胸患者的健康宣教

解析： 对于气胸患者初次发病的患者会有些恐惧，对于知识的缺乏以及对疾病的诱因、发展会认识不足，加强健康宣教，指导患者术前术后的注意事项以及呼吸功能的锻炼，都是有效缓解患者疾病及心理状态的手段。

【护理对策】

对策一：患者疼痛的护理

（1）在术前及术后耐心询问患者身体感受，评估疼痛程度，同时指导患者采取音乐疗法或者聊天等方式分散注意力，教会患者如何调整心态，包含呼吸疗法与冥想等，提高其疼痛阈值。对患者加强心理护理。与患者接触时要保持亲切耐心的态度去倾听患者的需求，评估患者心态，积极引导患者发泄不良情绪，疏解其不良心理，调整好积极乐观的心态去面对疾病的治疗和护理，从而加大患者的配合度。若疼痛剧烈，也可对患者施以药物止痛治疗，常用药物包括：酮咯酸氨丁三醇注射液、地佐辛注射液、喷他佐辛注射液，选择其中任意一种，经生理盐水稀释后由注射泵持续泵入2～5 mL/h，并及时进行疼痛评分，根据评分调整用药，降低患者疼痛，改善患者舒适度，便于及时进行术后康复锻炼，促进早期下床活动。

（2）定时进行巡视，严密监测患者各项体征，注意检查引流情况，防止引流管牵拉引起患者疼痛，对于出现异常的患者要及时上报医生，并及时和主管医生沟通。

对策二：引流管的护理

1.保持管道的封闭

（1）检查水封瓶是否密闭，引流管有无脱落、打折，引流管周围应用缝线固定及油纱布包裹，胶布固定，进行操作及协助患者翻身时，避免牵拉，以防引流管脱出。

（2）水封瓶里的长玻璃管要没入水中1～2 cm，并始终保持直立；引流管周围用油纱布包盖严密。

（3）更换引流瓶时，需用两把止血钳双重夹闭引流管，以防空气进入，备两把止血钳在患者床旁。

（4）引流管连接处脱落或引流瓶损坏，立即嘱患者屏气，用两把止血钳夹闭胸壁引流导管并消毒，更换引流装置。

（5）若引流管从胸腔滑脱，立即嘱患者屏气，用手捏闭伤口处皮肤，消毒处理后，用凡士林纱布封闭伤口，并协助医生做进一步处理。

2.严格执行无菌操作，防止逆行感染

（1）引流装置应保持无菌，保持胸壁引流口处敷料清洁，一旦伤口渗液，及时更换敷料。

（2）引流瓶应放于低于引流口平面60～70 cm处，以防引流瓶内液体逆流进入胸膜腔。

（3）定时更换引流瓶，注意观察引流液的量、颜色、性状和流速，更换时严格遵守无菌操作流程，防止感染。

3.保持引流管通畅

（1）患者半卧位，任何情况下引流瓶不能高于患者的胸部，以利于呼吸和引流。

（2）检查胸膜腔引流管，防止引流管阻塞、扭曲、受压。

（3）鼓励患者咳嗽，深呼吸并改变其位置，以促进胸腔排出液体和气体并促进肺扩张。

4.观察和记录

（1）注意长玻璃管内水柱的波动。一般来说，水柱会上下波动4～6 cm。如果水柱波动过高，则可能存在肺不张，在没有波动的情况下，引流管可能堵塞或肺部可能完全扩张。

（2）若患者出现胸闷、气促等状况，检查引流管有无打折或堵塞，如有堵塞须设法捏挤或使用负压间断抽吸引流瓶的短玻璃管，促使其通畅，并立即通知医生处理。

（3）注意观察引流液体的量、性质、颜色，并准确记录，出现血性液体及时报告医生处置。

5. 拔管

拔除引流管前，保持引流量每天少于 100 mL 并持续一周，胸片复查肺膨胀度良好，无明显压缩缘，胸液颜色淡、清亮，无明显血性积液。24 小时引流液 <50 mL，脓液 <10 mL，X 线胸片示肺膨胀良好无漏气，患者无呼吸困难，即可拔管。护士协助医生拔管，嘱患者深吸气，屏住呼吸，迅速拔出胸腔引流管，同时用凡士林纱布覆盖引流口，然后轻柔按摩引流口周围组织，促进闭合。拔管后注意观察患者有无胸闷、呼吸困难，切口有无漏气、渗液、出血、皮下气肿等，如发现异常应及时通知医生处理。

对策三：氧疗护理

氧疗不仅能够改善患者缺氧症状，还能够促进皮下气肿的吸收，有效促进肺复张。患者肺萎缩面积大，呼吸困难明显，遵医嘱予以鼻导管持续吸氧，告知患者氧疗的必要性，指导患者勿随意调节氧流量。对于保守治疗的自发性气胸，患者短时间高流量氧疗（吸氧时间 <4 h/d，吸氧浓度 >6 L/min）能更显著缩短住院时间及肺复张时间，促进患者康复，高浓度吸氧对肺压缩的疗效，考虑主要是因为胸膜两侧气体分压差在吸氧治疗气胸机制中占重要作用。高浓度吸氧后可迅速提高血中氧分压，降低血氮分压，增加胸膜腔与血液间氮分压差，促使胸膜腔中的氮气向血液转移，从而加快了胸腔内气体的吸收。患者虽然活动时仍感气急，但呼吸困难有所改善。

对策四：并发症及其处理

1. 复张后肺水肿

复张后肺水肿多发生于抽气过多或过快时，表现为胸闷、咳嗽、呼吸困难无缓解，严重者可有大量白色泡沫痰或泡沫血痰。处理包括停止抽气，患者取半卧位、吸氧、遵医嘱应用利尿剂等。

2. 复发性气胸

约 1/3 的气胸可 2～3 年同侧复发，对于多次复发的气胸，可考虑对手术耐受者进行胸膜修复，如果不能耐受胸外科手术，可进行胸膜粘连治疗。

3. 脓气胸

由金黄色葡萄球菌、肺炎杆菌、铜绿假单胞菌、结核分枝杆菌以及多种厌氧菌引起的坏死性肺炎、肺脓肿以及干酪性肺炎可并发脓气胸，常常会有支气管胸膜瘘形成，脓液当中可以查到致病菌，积极使用抗生素（全身与局部），必要时应根据具体情况考虑手术。

4. 血气胸

自发性气胸伴有胸膜腔内出血是由于胸膜粘连带内的血管被撕裂。肺完全复张后，出血多能自行停止，若继续出血不止，除抽气排液及适当输血外，应考虑开胸结扎出血的血管。

5. 纵隔气肿与皮下气肿

高压气胸抽气或安装闭式引流后，可沿针孔或切口出现胸壁皮下气肿，高压的气体进入肺间质，循血管鞘，经肺门进入纵隔，纵隔气体又可沿着筋膜进入颈部皮下组织以及胸腹部皮下，可引起皮下气肿。X线片可见皮下和纵隔旁缘透明带。皮下气肿及纵隔气肿随胸腔内气体排出减压而自行吸收。吸入浓度较高的氧可增加纵隔内氧浓度，有利于气肿消散。若纵隔气肿张力过高影响呼吸及循环，可做胸骨上窝穿刺或切开排气。

对策五：健康教育

（1）加强呼吸功能的锻炼，采用常规呼吸训练加吹气球呼吸训练法，指导患者采用鼻吸气，口唇呼气，吸气与呼气之比为1.2∶1.0，自行调节，保持深吸慢呼，3次/天，15分钟/次。在15分钟内吹起7个气球，根据患者自身恢复状态及呼吸功能调整气球数量，3次/天。

（2）向患者讲解疾病相关知识，包含气胸的病因、表现、防治方法、注意事项等，提高患者对疾病的认知，还可开设健康教育专题讲座、设立健康教育宣传栏及发放健康宣传手册等加强对自发性气胸患者的健康教育，以加深患者对自身病情的了解。

（3）保持休养环境安静、舒适，室内温、湿度适宜，空气新鲜，并根据天气变化增减衣服，减少与流感人群接触，预防感冒。

（4）术前应进食易消化、少渣食物，如牛奶、麦片等，防止术后便秘腹胀。术后早期进食应为易消化、少产气食物，如米汤、面条、肉粥等，以利消化道功能恢复。术后晚期可进高蛋白、高能量、高维生素食物；如肉类、鸡蛋、新鲜水果等以利康复及伤口愈合。患糖尿病、肝病、肾病等患者应注意有关饮食食谱。

（5）术后早期活动可促进整个机体功能的恢复，如促进呼吸加深，有利于肺扩张和分泌物排出，防止肺部并发症；促进血液循环，有利于伤口愈合，防止下肢DVT；促进胃肠蠕动，防止腹胀、便秘；促进排尿功能的恢复，防止尿潴留等。早期活动可分为早期卧床活动和早期下床活动。患者醒后鼓励做深呼吸、咳痰、协助翻身、拍背，血压平稳后取半卧位；次日扶坐在床沿，在床上期间可活动上肢、手足，做屈伸运动；4日后逐渐下床活动，先在床边站立，逐渐在室内缓步走动，再酌情外出散步，病重体弱及有并发症及限制活动的患者均不能早期起床，但仍需坚持卧床活动。

（6）在气胸痊愈后的1个月内，避免进行剧烈运动，如跑步、打球、骑自行车，避免提重物。适当活动，进行患侧上肢的运动（爬墙或摸对侧耳朵），促进康复，多做深呼吸运动，锻炼心肺功能。

（7）吸烟使肺及支气管的防御能力下降，易患支气管炎或肺炎，使先天性肺大疱加重或产生肺气肿而易引起气胸。术后更易出现肺部并发症，也使气胸更易复发。所以一定要督促患者戒烟。

（8）突发胸痛伴呼吸困难，应及时就医。

【前沿进展】

无管化单孔胸腔镜手术治疗青年自发性气胸安全、可行，术后麻醉复苏时间及术后住院时间均缩短。单孔胸腔镜下肺大疱切除术可有效改善肺大疱伴自发性气胸患者的肺功能指标，且出血少、疼痛小、术后恢复快、并发症风险低，有利于患者生活质量的改善。

胸腔镜手术治疗自发性气胸患者术后使用3M透明敷料封闭引流口安全可行，并可明显减轻拔管过程中的疼痛、缩短术后住院时间。

氧疗用于闭合性气胸的临床价值高于开放性气胸，而开放性气胸只有在脏层胸膜破口完全闭合后，氧疗才会起到作用。

强化咳嗽训练联合呼吸功能训练，从咳痰能力、肺复张时间、肺功能状态、术后并发症、生活质量等方面综合评估，对于肺康复有积极作用。

（龙丽西）

第六节　窒　息

【案例】

> 患儿，男，5岁，因"吞食异物3分钟"由家属抱入，10分钟前患儿将卫生纸含入口中玩耍，3分钟前突然窒息倒地，口唇发绀，随即失去意识，家属立即运用海姆立克急救法没能将异物全部取出，患儿仍口唇发绀，无意识，立即到医院求救。分诊护士接诊后立即继续运用海姆立克法同时送入抢救室，1分钟后患儿症状缓解，随后分诊护士完成相关挂号手续。

【概述】

窒息是指人体的呼吸过程由于某种原因受阻或异常，所产生的全身各器官组织缺氧、CO_2潴留而引起的组织细胞代谢障碍、功能紊乱和形态结构损伤的病理状态。当人体严重缺氧时，器官和组织会因为缺氧而广泛损伤、坏死，尤其是大脑。

1.根据病因可将窒息分为三类

（1）机械性窒息：因机械作用引起的呼吸障碍，如气道异物梗阻，创伤压迫胸部，缢、绞、扼颈项部，用物堵塞呼吸孔道，以及患急性喉头水肿或食物吸入气管等造成的窒息。

（2）中毒性窒息：吸入有毒气体，如CO中毒，大量CO被呼吸道吸入肺部，进入血流，并与血红蛋白结合形成碳氧血红蛋白，阻碍氧气与血红蛋白的结合和解离，导致组织缺氧引起窒息。

（3）病理性窒息：如溺水和大咯血等引起的呼吸面积的丧失；脑循环障碍引起的中枢性呼吸停止；新生儿窒息及空气中缺氧的窒息（如被关进箱、柜内，空气中的氧气逐渐减少等）。其症状主要表现为CO_2或其他酸性代谢产物蓄积引起的刺激症状和缺氧引起的中枢神经麻痹症状交织在一起。

2.病情评估与判断

（1）气道阻塞的原因，通过辅助检查如：心电图、动脉血气分析、影像学检查、纤维支气管镜检查等，可分别判断不同原因引起的窒息。

①心电图：用于评估患者是否发生心肌损害（ST-T改变室性期前收缩、传导阻滞等）和心律失常，对于无法明确原因的窒息症状可与其他心脏疾病相鉴别。

②动脉血气分析：可出现缺氧和CO_2潴留，$PaCO_2$升高，表现为呼吸性酸中毒。若缺氧明显，可合并代谢性酸中毒。用于判断窒息缺氧情况。

③影像学检查：颈部X线检查可判断呼气道异物梗阻。头部CT判断窒息对昏迷患者神经系统的影响，与其他引起窒息的疾病相鉴别。

④纤维支气管镜：明确异物阻塞气道者应尽早使用纤维支气管镜取出。

⑤其他：心肌酶谱、肝肾功能、脑电图等可用于判断窒息对脏器的损伤情况。

（2）临床表现：气道阻塞的患者常呈吸气性呼吸困难，出现"四凹征"（胸骨上窝、锁骨上窝、肋间隙及剑突下软组织）。按气道是否被完全阻塞可分为：

①气道不完全阻塞：患者张口瞪目，有咳嗽、喘气或咳嗽微弱无力，呼吸困难，烦躁不安。皮肤、甲床和口腔黏膜青紫。

②气道完全阻塞：患者面色灰暗青紫，不能说话及呼吸，很快意识丧失，呼吸停止。如不紧急解除窒息，将迅速导致死亡。

（3）气道阻塞引起窒息的严重程度分级如下。

①Ⅰ度：安静时无呼吸困难表现，当活动或哭闹时出现轻度的呼吸困难，可有轻度的吸气性喉喘鸣及胸廓周围软组织凹陷。

②Ⅱ度：安静时也有轻度呼吸困难，吸气性喉喘鸣及胸廓周围软组织凹陷，活动时加重，但不影响睡眠和进食，无烦躁不安等缺氧症状，脉搏尚正常。

③Ⅲ度：吸气期呼吸困难明显，喉鸣声甚响，胸骨上窝、锁骨上窝和下窝、上腹部、肋间等处软组织吸气期凹陷显著（四凹征），并出现缺氧症状，如烦躁不安、不易入睡、不愿进食、脉搏加快等。

④Ⅳ度：呼吸极度困难，由于严重缺氧和CO_2潴留，患者坐立不安、手足乱动、出冷汗、面色苍白或发绀、定向力丧失、心律不齐、脉搏细速、血压下降、大小便失禁、昏迷等。若不及时抢救，则可因窒息导致呼吸心搏停止而死亡。

【护理重点】

（1）观察患者生命体征、神志、瞳孔、面色、唇色的变化，有无呼吸困难和缺氧程度。

（2）窒息时的快速、及时干预。

（3）快速准确分诊。

（4）正确的急救方法。

（5）患者的心理护理：缓解焦虑、恐惧。

（6）窒息患者的健康教育。

【护理难点】

难点一：保持呼吸道通畅

解析：引起窒息的原因有多种，如气道异物梗阻、喉阻塞、CO中毒、大咯血、淹溺等，需要迅速清除阻塞呼吸道的异物，保持呼吸道畅通，以免因为缺氧而对各器官造成损害，正确的急救方法能解除患者窒息，保持呼吸道通畅，挽救患者的生命。

难点二：窒息解除后的护理

解析：窒息患者通常需要接受吸氧治疗，以缓解缺氧带来的器官损害，同时应注意患者的心理健康，及时消除恐惧情绪。

难点三：婴幼儿及老年患者的健康教育

解析：对于特殊人群，如婴幼儿及老年患者，平时加强健康宣教，告知患者及家属如何避免窒息的诱因及出现意外时的急救知识，都是相当有必要的，但这些特殊人群的依从性相对较差，所以健康宣教方面难度会相对增加。

【护理对策】

对策一：保持呼吸道通畅

救治的原则：当窒息发生时，保持呼吸道通畅是关键，其次是采取病因治疗。对于气道不完全阻塞的患者，应查明原因，采取病因治疗和对症治疗，尽早解除气道阻塞。对于气道完全阻塞的患者，应立即解除窒息，或做好气管插管、气管切开或紧急情况下环甲膜穿刺的准备。

1.气道异物梗阻的急救

（1）腹部冲击法（海姆立克法）：适用于神志清楚的患者，也适用于1岁以上的儿童。操作者站在患者身后，双臂环抱患者腰部，一手握拳，握拳手拇指侧紧顶住患者腹部剑突与脐间的腹中线部位，再用另一只手握紧拳头，快速向内、向上使拳头冲击腹部，反复冲击直到把异物排出。

（2）自行腹部冲击法：此为患者本人的自救方法，让患者可一手握拳用拳头拇指侧顶住腹部，用力一只手再握紧拳头，用力快速向内、向上使拳头冲击腹部。如不成功，患者应快速将上腹部抵押在一个硬质的物体上，用力冲击腹部，直到将异物排出。

（3）胸部冲击法：针对妊娠后期或过度肥胖患者，救助者双臂无法环抱患者腰部，可用胸部冲击法代替海姆立克法。救助者站在患者身后，把上肢放在患者腋下，将胸部环抱住。一只拳的拇指侧放在胸骨中线，避开剑突和肋骨下缘，另一只手握住拳头，向后冲压，直到把异物排出。

（4）若是小于1岁以下的婴儿，有呼吸道异物，则不可做海姆立克法，以免伤及腹腔内器官，应改为拍背压胸法。操作者跪或坐位将婴儿放在大腿上，让婴儿面部朝下使其头部略低于胸部，趴在操作者前臂，用手支撑婴儿的头部及下颌，注意避免压迫婴儿喉部软组织，用掌跟拍击婴儿肩胛之间正中背部，力量要足够使异物排出，5次拍背之后，将空余的手放在婴儿头部后方，双臂抱紧婴儿，一只手掌支持住其面部及下颌，另一只手掌支持住其头部后方，在小心固定好婴儿头部及背部的同时将其整体翻转，将前臂放在大腿上握住婴儿背部，保持婴儿头部低于躯干；在乳头连线下方给予5次快速向下的胸部冲击，每次1秒，制造"人工咳嗽"排出异物，重复5次拍背及5次胸部冲击直到异物排出，对于失去意识的婴儿应立即实施心肺复苏（CPR）救治。

（5）意识丧失者应立即给予CPR。如可看见口腔内异物，应立即清除口咽部异物。异物清除困难时，应进一步采取抢救措施（如Kelly钳、Magilla镊，环甲膜穿刺或切开术）开通气道。如异物清除、气道开通后患者仍未恢复呼吸，需立即给予辅助通气及高级生命支持（ACLS）。

2. 急性喉阻塞的急救

对急性喉阻塞患者的急救，须争分夺秒，就地实施，迅速解除呼吸困难，以免造成窒息或心力衰竭。根据病因、呼吸困难程度、患者情况和客观条件决定治疗。急性喉阻塞患者必须尽快解决呼吸困难，使患者脱离缺氧状态。按呼吸困难的程度，分别采用药物或手术治疗。如行气管切开术，除紧急及特殊情况外，应向家属或患者本人交代手术风险及签署知情同意书。

（1）Ⅰ度：明确病因，对因治疗。非特异性炎症引起者，使用抗生素和糖皮质激素治疗。

（2）Ⅱ度：非特异性炎症引起者，使用抗生素和糖皮质激素治疗，并做好气管切开准备；呼吸道异物及早取出；喉部肿瘤引起者，可考虑气管切开。

（3）Ⅲ度：非特异性炎症引起者，喉阻塞时间较短，在密切观察下使用药物和吸氧治疗，并做好气管切开的准备，经治疗无明显好转或患者全身情况较差者，应及早行气管切开术。若为肿瘤引起，则应立即行气管切开术。

（4）Ⅳ度：立即行气管切开术，十分紧急者先行环甲膜切开术或穿刺术等立即改善呼吸困难状态的各种手段，病情稳定后再改行正规气管切开术。

3. CO中毒的急救

尽快离开中毒现场，将患者转移到通风良好的地方，平躺，解开衣领，盖好被子和衣服，注意保暖，如果患者昏迷呕吐，将患者头部转向一侧，立即清除呕吐物和呼吸道分泌物，防止呼吸阻塞和窒息，保持呼吸道通畅，迅速纠正缺氧状态。吸入氧气可加速COHb解离。增加CO的排出。建立有效的静脉通道，输入甘露醇降低颅内压防止脑水肿，监测患者的生命体征，如心率、血压、呼吸、血氧饱和度等，观察指甲颜色。应首选、早期、足剂量、够疗程进行高压氧治疗（HBOT）。积极治疗感染和控制高热，应做咽拭子、血培养、尿培养，选择广谱抗生素。高热能影响脑功能，可采用物理降温方法，如头部用冰帽，体表用冰袋，使体温保持在32℃左右。如降温过程中出现寒战或体温下降困难时，可用冬眠药物。促进脑细胞代谢，应用能量合剂，常用药物有三磷酸腺苷、辅酶A、细胞色素C和维生素C等。昏迷期间护理工作非常重要。保持呼吸道通畅，必要时行气管切开术。定时翻身以防发生压疮和肺炎。注意营养，必要时鼻饲。急性CO中毒患者从昏迷中苏醒后，应尽可能休息观察2周，以防神经系统和心脏并发症的发生。如有并发症，给予相应治疗。

4.大咯血的急救

（1）紧急处理。

①患侧卧位，避免血液流向健侧呼吸道：取头低足高45°的俯卧位，头偏向一次，轻拍背部以利于引流，保持健侧肺及气道通畅，维持供氧，鼻导管3~6 L/min，持续心电及血氧饱和度监测和建立静脉通道。

②保持气道通畅：协助患者立即清除呼吸道血性液体及异物，必要时建立人工气道以保证气道通畅，对需外界辅助通气者，应行气管插管和辅助通气。心搏骤停者立即进行CPR及ACLS。

③镇静：患者常有恐惧、精神紧张，对无严重呼吸功能障碍者可适当给予镇静剂。

④镇咳：原则上不用镇咳剂，但剧烈咳嗽可能诱发再次出血，因此必要时可口服镇咳剂。年老体弱、呼吸功能不全者慎用镇咳剂，禁用抑制咳嗽反射和呼吸中枢的麻醉药物。

⑤输血：对于持续大出血出现循环容量不足者，应及时输血和补充血容量。

（2）止血。

药物止血：a.垂体后叶素，使肺循环压力降低而迅速止血；b.普鲁卡因，用于对垂体后叶素有禁忌者，用药前应做过敏试验，防止发生过敏反应；c.酚妥拉明，能有效扩张血管平滑肌，降低肺循环阻力及心房压、肺毛细血管楔压和左心室充盈压，有较好的止血作用，使用时监测血压并保持有足够的血容量；d.凝血酶，促使纤维蛋白原转化为纤维蛋白，应用于创口，使血液凝固而止血；e.蛇毒血凝酶，有类凝血酶样作用和类凝血激酶样作用，可以促进凝血。

（3）非药物治疗：

①局部止血治疗，适用于大咯血并发窒息和严重反复咯血者，病情严重，肺功能较差，不适合手术治疗者。放置气管插管或使用支气管镜时应边插管边吸血，支气管镜到达出血部位后，将聚乙烯导管由活检孔插入至病变部位，注入低温生理盐水（4℃）50 mL，留置30~60秒吸出，重复数次，通过冷刺激使血管收缩达到止血目的，或者注入凝血酶200~400 U，或去甲肾上腺素液1~2 mg局部使用。

②支气管动脉栓塞，经股动脉放置导管，在X线透视下，将导管插到对病变区域供血的支气管动脉内，注入明胶海绵碎粒或聚乙烯醇微粒，栓塞支气管动脉，达到止血的目的。

③手术止血，对于出血部位明确而无手术禁忌证者，经多种方法止血无效时，用急诊手术止血挽救生命。手术指征为肺部病变所引起的致命大咯血以及可能引起气道阻塞和（或）窒息的情况。

5.淹溺的急救

详见第八章第三节。

对策二：窒息解除后的护理

（1）迅速解除窒息因素，保持呼吸道通畅。

（2）给予高流量吸氧，使血氧饱和度恢复到94%以上，必要时建立或重新建立人工气道，给予人工呼吸支持或机械通气。

（3）建立静脉通路，遵医嘱给予药物治疗。

（4）监测生命体征：给予心电、血压、呼吸、血氧饱和度监测，遵医嘱采动脉血做血气分析。

（5）备好急救物品：如吸引器、呼吸机、气管插管、喉镜等开放气道用物。

（6）严密观察病情变化，随时注意患者呼吸、咳嗽及全身情况，如患者窒息后呼吸急促、口唇发绀、烦躁不安等症状仍不能改善或逐渐加重，应准备继续进行抢救。

（7）必要时，做好经纤维支气管镜或喉镜取异物的术前准备工作。

（8）心理护理，嘱患者安静休息，避免剧烈活动，对精神紧张的患者，做好患者的解释和安慰工作。

对策三：健康教育

（1）将食物切成小条状，细嚼慢咽。

（2）吃饭、饮水、吞咽时不要谈话大笑。

（3）避免大量饮酒，临床上饮酒引起呕吐窒息非常常见。

（4）对儿童和年老体弱者加强看护。

（5）加强急救知识和技能的宣传和培训。

【前沿进展】

成人气道异物患者年龄偏大，异物常位于右侧气道，临床特点各不相同，可弯曲支气管镜常作为治疗首选。对于威胁生命的大咯血患者，ECMO提供了潜在的治疗手段。对于该类患者的治疗，控制出血、稳定气道是关键，而ECMO的应用使得在治疗咯血原发病时无须考虑气道梗阻问题，且全身肝素化下运行ECMO并未增加出血风险。而且，认知功能在CO中毒患者焦虑与日常生活能力间发挥完全中介效应。

在小儿气道异物硬支气管镜窒息插管病例全麻诱导期使用湿化高流量鼻导管通气（HFNC）预充氧安全有效，可在小儿气道异物取出术中规范化选用。静脉注射甲泼尼龙联合氧气驱动雾化吸入布地奈德治疗小儿重症喉炎能迅速缓解喉梗阻症状、缩短病程、减少并发症，临床治疗效果显著。

（龙丽西）

第二章
循环系统急症的护理

第一节　急性冠状动脉综合征

【案例】

患者，女，69岁，因"胸痛、气短1年，加重1天"就诊。1天前患者无明显诱因出现胸骨后持续性压榨性疼痛，伴活动后呼吸困难，伴大汗淋漓。由院外急救中心转入院。自述近1年内有类似发作史3次，每次持续时间约2分钟，可自行缓解，未就诊。既往高血压病史10年，最高血压可达110/202 mmHg，规律口服降压药，高血脂病史1年。

查体：T 36.9℃，P 92次/分，R 19次/分，BP 74/171 mmHg，SaO_2 97%。

听诊：双肺呼吸音清，未闻及干湿啰音。

急诊诊断：急性冠状动脉综合征；不稳定型心绞痛；高血压病。

【概述】

急性冠状动脉综合征是指患者的冠状动脉发生粥样硬化病变的基础上，粥样斑块破裂或糜烂、溃疡，侵蚀，引起大量的促凝物质释放，通过内源性和外源性的凝血途径导致血栓形成，最后引起冠状动脉完全性或不完全性闭塞，进而引起与急性心肌缺血相关的临床综合征，是心血管内科常见的临床综合征。

急性冠状动脉综合征临床上包括不稳定型心绞痛（UA）、非ST段抬高型心肌梗死（NSTEMI）、ST段抬高型心肌梗死（STEMI），前两者又称非ST段抬高型急性冠状动脉综合征（NSTE-ACS）。其中，斑块破溃若形成微栓子或不完全血栓，可诱发不稳定型心绞痛或急性非ST段抬高型心肌梗死；若形成完全性血栓，可诱发急性ST段抬高型心肌梗死。急性冠状动脉综合征是一种常见的严重的心血管疾病，是冠心病的一种严重类型，是心脏性猝死的最主要原因。

【护理重点】

（1）急性冠状动脉综合征症状的评估。

（2）快速准确的分诊、识别。

（3）急性冠状动脉综合征患者的病情观察。

（4）急性冠状动脉综合征患者的心理护理。

（5）急性冠状动脉综合征患者的健康教育。

【护理难点】

难点一：院前急救的护理难点

解析：急性冠状动脉综合征病情发展迅速，常常危及患者的生命，必须采取措施进行救治，才能挽救患者的生命。所以，在院前急救护理评估的重点是早期、准确评估危及患者生命的指征，有效识别急性冠状动脉综合征，并进行一定的干预措施。如快速进行心电图检查，快速识别急性冠状动脉综合征，对于无禁忌证的急性冠状动脉综合征患者，立即舌下含服硝酸甘油，有条件的可给予"一包药"治疗（阿司匹林+氯吡格雷+阿托伐他汀）。转运过程中给予心电监护及氧疗。

难点二：急性冠状动脉综合征患者的评估

解析：急性冠状动脉综合征发病迅速、死亡率呈整体上升趋势。治疗结果受是否迅速诊断和治疗的影响。因此，及早发现，及早干预，可以降低急性冠状动脉综合征的死亡率。

难点三：急性冠状动脉患者心电图的解读

解析：心电图是早期快速识别急性冠状动脉综合征的重要工具，在急性冠状动脉综合征诊断方面有重要的作用。标准12或18导联心电图有助于识别心肌缺血部位、范围和程度。

根据发病时的心电图ST段是否抬高，可以将急性冠状动脉综合征分为非ST段抬高型心肌梗死和ST段抬高型心肌梗死。理论认为，冠状动脉急性完全闭塞可形成急性ST段抬高型心肌梗死；如果冠状动脉不完全闭塞，则无ST段抬高，而形成急性非ST段抬高型心肌梗死。

难点四：急性冠状动脉综合征的危险分层

解析：急性冠状动脉综合征的危险分层，对于急性冠状动脉综合征患者的预后判断和治疗策略选择有重要价值。

难点五：急性冠状动脉综合征的并发症

解析：急性冠状动脉综合征的并发症很多，一般包括心律失常、心源性休克、乳头肌功能失调或断裂、心脏破裂、栓塞、心力衰竭、心室壁瘤、心肌梗死后并发症、猝死等。

难点六：急性冠状动脉综合征患者的健康教育

解析：急性冠状动脉综合征严重时会危及患者的生命，必要的健康教育让患者及家属掌握基本的急救知识非常重要。

【护理对策】

对策一：院前急救的评估与干预

1.救援前的准备与护理评估

（1）急救人员在接到急救中心电话后，要第一时间与求助者电话联系。简要询问患者的既往史、现病史、现在基本情况，对患者的情况做初步了解。并嘱患者需立即停止一切活动或卧床休息，舌下含化硝酸甘油或速效救心丸，等待救援。

（2）根据患者的主诉，准备必要的仪器，如心电图、除颤仪和抢救药品等。并争取在最短的时间到达现场。

2.急救现场的评估及干预

（1）到达现场后，迅速评估现场环境，在确保安全的前提下，根据患者的主诉、既往史、心电图等检查，快速地识别出急性冠状动脉综合征。

（2）立即给予患者舌下含服硝酸甘油，有条件的可给予"一包药"治疗。转运过程中给予持续心电监护、氧疗、建立静脉通道，给予心理护理，缓解患者的紧张、焦虑情绪，提高患者的依从性及配合度。

（3）转运过程中，严密监测患者的意识、生命体征的变化，了解患者胸痛缓解情况，随时做好抢救准备。并联系院内人员，做好接诊患者的准备。做好院前与院内病情的交接，保证患者得到正确的后续治疗。

对策二：急性冠状动脉综合征患者的识别及处理措施

急性冠状动脉综合征患者的标志性症状是：压迫性、紧缩性或是带有烧灼感等胸痛，疼痛部位一般位于胸骨后，可放射到患者的左上臂、下颌、颈部、背部、肩部或左前臂。部分患者由于心脏缺血，也可在发作前感觉到牙痛、左手指尖或是胆区疼痛等不典型的症状。部分患者表现为胸闷，没有胸痛，症状持续时间较长，严重的可有濒死感，可伴大汗淋漓、恶心、呕吐、心慌、呼吸困难等，少数表现为上腹部疼痛。疼痛剧烈时常伴恶心、呕吐等胃肠道症状，严重者可出现呃逆，胸痛多在10分钟内到达高峰。少数患者无疼痛，一开始即表现为休克或急性心力衰竭，一般多发生在起病后数小时至1周内。

如果病情继续发展可导致心律失常、心力衰竭，甚至心搏骤停时可直接让患者失去生命，所以正确及快速地识别急性冠状动脉综合征患者尤为重要。

1.识别、评估

如患者为院前急救患者，要与院前急救的医护人员做好病情交接及转运途中的治疗交接，并进行下一步的后续治疗。如患者自行就诊时，需要收集主观资料、客观资料及相关检查，准确、快速地识别出急性冠状动脉综合征。

（1）主观资料：需及时询问疼痛的部位，疼痛持续的时间，疼痛的性质，疼痛的诱因，有无低血压、呼吸困难、乏力等症状，既往病史等。

（2）客观资料：行心电图检查，测量患者的生命体征，观察患者的意识、胸痛情况等。

（3）分诊护士要根据患者的病史、临床表现及体征、特征性心电图改变，快速识别急性冠状动脉综合征患者，立即安排患者前往胸痛中心或抢救室进行后续治疗。

2.急性冠状动脉综合征的临床表现及对应的护理措施

（1）不稳定型心绞痛患者临床表现：胸部不适的性质与典型的稳定型心绞痛相似，通常程度更重，持续时间更长，胸痛在休息时也可出现。原有稳定型心绞痛在1个月内疼痛发作的频率增加、程度更重、持续时间更长、诱因发生改变，硝酸酯类药物缓解作用减弱；1个月之内新发的较轻负荷所诱发的心绞痛；休息状态下发作心绞痛或轻微活动即可诱发，发作时变现有ST段抬高的变异型心绞痛；胸痛放射至新的部位；发作时伴有新的相关症状，如出汗、恶心、呕吐、心悸或呼吸困难。这些临床表现有助于诊断不稳定型心绞痛。此外，由于贫血、感染、甲亢、心律失常等原因诱发的心绞痛称为继发性不稳定型心绞痛。

不稳定型心绞痛和非ST段抬高型心肌梗死的病因和临床表现相似但程度不同，主要不同在缺血严重程度以及是否导致心肌损害。

①根据临床表现，不稳定型心绞痛可分为三种：

a.静息型心绞痛：发作于休息时，持续时间通常大于20分钟；

b.初发型心绞痛：通常在首发症状后1～2个月，很轻的体力活动可诱发；

c.恶化型心绞痛：在相对稳定的劳力性心绞痛的基础上心绞痛逐渐增强，患者的疼痛更剧烈，时间更长或更频繁。

常规休息或舌下含服硝酸甘油只能暂时缓解，并不能完全缓解症状。但是糖尿病患者及老年女性的症状不典型。

②护理措施：

a.一般护理。立即安置卧床休息，安置心电监护，严密观察患者意识、生命体（包括体温、心率、血压、RR、心律变化），患者的病情变化。

b.氧疗。对于低氧患者，遵医嘱给予吸氧，维持血氧饱和度大于90%。

c.药物治疗。遵医嘱正确使用药物，如镇痛剂（吗啡），当患者出现烦躁不安，剧烈疼痛者可给予吗啡5～10 mg皮下注射；硝酸甘油舌下含服或者静滴，直至患者症状缓解；使用阿司匹林、肝素或低分子肝素以防止血栓形成，阻止病情进一步发展为心肌梗死；抗心肌缺血药物可减少心肌耗氧量，缓解心绞痛；调脂治疗，不稳定心绞痛及非ST段抬高型心肌梗死患者应尽早24小时内开始使用他汀类药物。

同时积极处理可能引起心脏耗氧量增加的疾病，如感染、甲亢、贫血、低血压、低氧血症、心力衰竭、肺部感染等疾病。

d.严密观察药物疗效及不良反应，及时做好记录。

e.心理护理。对患者及家属进行急性冠状动脉综合征的相关知识宣教及注意事项，消除其紧张情绪和顾虑，必要时可遵医嘱应用小剂量的镇静和抗焦虑药物。

f.冠状动脉血运重建术。根据患者的病情，联系相关科室收治，并及时做好手术前准备，送入导管室进行经皮冠状动脉介入治疗（PCI）和冠状动脉搭桥术（CABG）。

不稳定型心绞痛治疗病情稳定，出院后应继续强调抗凝治疗和降脂治疗以促使斑块稳定。

（2）心肌梗死患者的临床表现：疼痛是急性ST段抬高型心肌梗死患者最早出现的、最突出的症状，一般多开始于清晨，其疼痛的程度更重、范围更广、时间更长，多伴有大汗、烦躁不安、恐惧及濒死感，休息和服用硝酸甘油不缓解，部分患者疼痛可向上腹部放射而被误诊为急腹症或因疼痛向下颌、颈部、背部放射而误诊为其他疾病。大部分患者都有心律失常，多发生在起病后1~2天，24小时内最多见。心律失常以室性心律失常多见。疼痛剧烈时常伴有恶心、呕吐、上腹胀痛（与迷走神经受坏死心肌刺激和心排血量降低，组织灌注不足等有关），肠胀气亦不少见，重者可发生呃逆。50%~81.2%的急性ST段抬高型心肌梗死患者在发病前数日有乏力、胸部不适、活动时心悸、心绞痛等症状。

（3）对老年患者，突然发生严重心律失常、休克、心力衰竭而原因未明，或突然发生较重、持久的胸闷或胸痛者，都应考虑心肌梗死的可能，并先按急性心肌梗死来处理。

对于ST段抬高的急性心肌梗死，强调早发现、早入院治疗，加强入院前的就地处理，并尽量缩短患者就诊、检查、处置、转运等的时间。

①护理措施：原则是尽早使心肌血液再灌注（到达医院后30分钟内开始溶栓或90分钟内开始介入治疗），以挽救濒死的心肌，防止梗死面积扩大或缩小心肌缺血范围，保护和维持心脏功能。

a.一般护理，立即给予心电监护，严密监测患者的意识、生命体征（包括体温、心率、心律、血压、RR），注意电极位置应避开除颤区域或心电图胸导联位置，必要时进行血流动力学监测。

b.休息，急性心肌梗死的患者在未行再灌注治疗前，需立即卧床休息，减少活动，减少探视，防止不良刺激。

c.氧疗，遵医嘱给予鼻导管吸氧，以改善PaO_2，有助于减轻患者的疼痛。严重低氧的患者，遵医嘱给予面罩吸氧或机械通气，必要时行气管插管。

d.无禁忌证者给予口服水溶性阿司匹林或嚼服肠溶性阿司匹林，一般首次剂量达到150~300 mg。

e.建立静脉通路，保持给药途径通畅。遵医嘱正确使用药物。疼痛患者疼痛较轻的，可以给予可待因或罂粟碱，较重者可给予哌替啶50~100 mg肌内注射或吗啡5~10 mg肌内注射，必要时可以重复使用。

f.按医嘱抽取动脉血、静脉血标本。准备好急救药物和抢救设备。

g.如果患者病情允许，协助患者进行X线、CT、MRI等影像学检查。

h.协助医生向患者及家属介绍PCI的目的、方法，做好手术前护理及准备，并尽快护送患者到介入导管室。

积极的治疗措施是起病后3~6小时（最多12小时）使闭塞的冠状动脉实现再通，心肌得到再灌注，濒临坏死的心肌可能得以存活或使坏死范围缩小，对梗死后心肌重塑有利，预后改善。

②再灌注心肌措施：

a.溶栓疗法：所有在症状发作后12小时内就诊的ST段抬高的心肌梗死患者，若无条件实行介入治疗，或无禁忌证均可考虑进行溶栓治疗。发病虽超过12小时但仍有进行性的胸痛和心电图ST段抬高的患者，也可以考虑进行溶栓治疗。

b.PCI：对于具备PCI适应证的患者，应尽快对患者实施PCI，可获得更好的治疗效果。

PCI的适应证：ST段抬高型心肌梗死患者（2个或2个以上相邻导联，胸导联≥0.2 mV，肢导联≥0.1 mV），包括发病12小时内，患者年龄小于75岁，或病史提示急性心肌梗死伴有新出现的左束支传导阻滞，或伴有严重的急性心力衰竭或心源性休克（不受发病时间限制）；发病12~24小时，具有临床或心电图进行性缺血证据；大于75岁的ST段显著抬高的心肌梗死患者，但如有进行性缺血性胸痛，经慎重权衡利弊仍可以考虑；发病12~24小时的ST段抬高的心肌梗死患者，如有进行性缺血性胸痛，广泛ST段抬高者可考虑。

PCI的禁忌证：既往发生过脑卒中（出血性的），1年内发生过缺血性脑卒中或脑血管相关病变的患者；可以主动脉夹层的患者；患者有严重而未控制的高血压（收缩压＞180 mmHg，舒张压＞110 mmHg），或者是有慢性高血压病史；近2~4周有活动性内脏出血、外科大手术、创伤病史；患有出血性疾病或出血倾向的患者，有严重肝肾功能损害及恶性肿瘤的患者。

对策三：急性冠状动脉综合征心电图的解读

对于疑似急性冠状动脉综合征的患者，应由专业的医护人员诊治并快速地进行12或18导联的心电图检查。心电图不仅可以可帮助诊断，而且根据其异常的范围和严重程度可提示预后。

不稳定型心绞痛及急性非ST段抬高型心肌梗死患者，症状发作时的心电图尤其有意义。少数不稳定型心绞痛患者可无心电图异常。

（1）不稳定型心绞痛心电图特征性变化：有一过的ST段的动态改变（抬高或压低）和T波改变（低平或倒置），其中ST段的动态改变≥0.1 mV的抬高或压低是严重冠状动脉性心脏病的表现。

症状发作时的心电图动态改变可随着心绞痛的缓解完全或部分消失，症状发作时的心电图与之前心电图对比可提高诊断价值。若心电图改变持续12小时以上，则提示急性非ST段抬高型心肌梗死的可能。

若患者具有稳定型心绞痛的典型病史或冠心病诊断明确（既往有心肌梗死，冠状动脉造影提示冠状动脉狭窄或非侵入性试验阳性），即使没有心电图改变，也可以根据临床表现做出不稳定型心绞痛的诊断。

（2）急性ST段抬高型心肌梗死心电图特征性改变：

①异常Q波（病理性Q波、坏死型Q波），在面向透壁心肌坏死区的导联（aVR）

上出现。

②ST段明显抬高，呈弓背向上型，伴或不伴有病理性Q波，R波减低，在面向坏死区周围心肌损伤区的导联上出现。

③T波改变，在面向损伤区周围心肌缺血区的导联上出现T波倒置。

④在背向心肌梗死区的导联则出现相反的改变，即R波增高，ST段压低和T波直立高耸。

⑤新发的完全左束支传导阻滞。

ST段抬高性心肌梗死的心电图演变过程：在起病数小时内可无异常或出现异常高度两肢不对称的T波；急性期的改变为数小时后，ST段出现明显的弓背性抬高，与直立的T波连接，可形成单相曲线；数小时至2天出现病理性Q波，同时R波减低，病理性Q波3～4天稳定不变；亚急性期的改变为如果急性心肌梗死在早期未进行相关的治疗干预，抬高的ST段可数天至2周内逐渐回到基线水平，T波逐渐平坦或倒置；慢性期的改变为数周至数月，T波呈V型倒置，两支对称。

（3）急性非ST段抬高型心肌梗死患者心电图的特征性改变：

①同基线心电图比较，至少2个相邻导联ST段压低≥0.1 mV或者T波改变，并呈动态变化。

②普遍压低的ST段（除aVR、有时V_1外）和对称倒置加深的T波逐渐恢复，但始终不出现Q波。

对策四：急性冠状动脉综合征的危险分层的判断标准

尽早对急性冠状动脉综合征进行危险分层，能更好地选择个体化的治疗方案。

（1）急性ST段抬高型心肌梗死高危特征包括：广泛ST段抬高、新发左束支传导阻滞、既往心肌梗死病史、Killip分级大于Ⅱ级、下壁心肌梗死伴左室射血分数≤35%或收缩压<100 mmHg或心率>100次/分或前壁导联ST段下移≥0.2 mV或右室导联V_{4R}ST段抬高≥0.1 mV、前壁心肌梗死且至少2个导联ST段抬高≥0.2 mV。

（2）急性非ST段抬高型心肌梗死危险分层包括：缺血症状在48小时内恶化，长时间静息时胸痛（疼痛时间>20分钟），静息心绞痛伴一过性ST段改变>0.05 mV，aVR导联ST段抬高>0.1 mV，新出现的束支传导阻滞，持续室性心动过速，心肌损伤标志物显著升高。

（3）不稳定型心绞痛的危险分层：根据2007年由美国心脏病学会及美国心脏协会（AHA/ACC）指南制定的分层标准：

①Ⅰ级：严重的初发型心绞痛或恶化型心绞痛，无静息疼痛，一年内死亡或心肌梗死发生率为7.3%；

②Ⅱ级：亚急性静息型心绞痛（一个月内发生过，但48小时内无发作），一年内死亡或心肌梗死发生率为10.3%；

③Ⅲ级：急性静息型心绞痛（48小时内有发作），一年内死亡或心肌梗死发生率为10.8%。

对策五：急性冠状动脉综合征的并发症及护理措施

急性冠状动脉综合征的并发症有很多，在临床工作中，需要严密监测急性冠状动脉综合征患者的病情转归，及时发现并发症并进行相应的对症治疗，以提高患者的预后。

1.心律失常

心律失常是发病率最高的冠状动脉综合征并发症，75%～95%的急性心肌梗死患者均会出现，尤以室性心律失常多见，比如出现了室性心动过速、心室颤动（简称室颤），或者出现严重的心动过缓、窦性停搏等，严重者可出现猝死。

护理措施：

①急性期严密监测心电、电解质和酸碱平衡状况，及时发现心率及心律的变化。

②准备好急救药物和抢救设备，如除颤器、起搏器等，随时准备抢救。患者一旦发生室颤或多形性室性心动过速，应立即报告医生，尽快采用非同步直流电除颤，或室上性快速心律失常使用药物（维拉帕米、美托洛尔、洋地黄制剂或胺碘酮）治疗不能控制时，可考虑使用同步直流电复律；一旦发现以下情况，遵医嘱用药，室性期前收缩或室性心动过速，可立即用利多卡因50～100 mg静脉注射，必要时可以重复使用，如室性心律失常方法发作者可用胺碘酮；对缓慢性心律失常可用阿托品0.5～1 mg肌内注射或者静脉注射；对于二度或三度房室传导阻滞者，伴有血流动力学障碍者宜用临时人工心脏起搏器（待房室传导阻滞消失后撤除）。

2.心源性休克

如果患者出现心率持续增快，血压有下降趋势（收缩压小于90 mmHg），血氧饱和度低于94%，皮肤颜色苍白或发绀、表情淡漠等症状，应高度警惕患者是否发生了心源性休克。

护理措施：

①密切观察病情变化、生命体征变化及皮肤颜色。

②遵医嘱补充血容量，注意观察患者有无呼吸困难、颈静脉充盈、恶心、呕吐、心前区加重等表现。

③遵医嘱使用药物，如血管活性药物（如多巴胺）、升压药、纠正酸中毒及电解质紊乱、补充血容量的药物。用药时需观察血压和输液部位的皮肤，根据医嘱和血压的具体情况调节输液速度。注意观察药物的疗效及不良反应。

④密切观察患者的尿量，并准确记录出入量。

3.心力衰竭

急性心肌梗死患者在起病前几天，甚至在梗死演变期间可发生心力衰竭，特别是急性左心衰竭，应严密观察患者有无出现呼吸困难、咳嗽、咳粉红色泡沫痰、发绀、颈静脉怒张、烦躁、心率加快等症状时，需立即采取紧急措施。

护理措施：

①立即将患者安置于半坐卧位或端坐位，保持呼吸道的通畅。

②给予高流量的面罩吸氧。

③遵医嘱给予各种抢救药物：如吗啡，可镇痛，缓解患者的恐惧感，同时可以降低心率，减轻心脏的负荷；应用氨茶碱，解除支气管的痉挛，缓解呼吸困难；洋地黄制剂，增加心肌收缩力和心排血量，但24小时内尽量避免使用，以免发生心律失常；应用硝酸甘油、硝普钠等血管扩张剂，扩张周围血管，减少静脉回心血量；给予呋塞米静脉注射，利尿，减少循环血量。

④避免情绪激动、饱餐、用力排便等可加重心脏负担的因素。

4.乳头肌功能失调或断裂

发生率可高达50%，二尖瓣乳头肌因缺血、坏死等收缩功能发生障碍，造成不同程度的二尖瓣脱垂及关闭不全，会引起左心衰竭及右心衰竭。临床上以左心衰竭症状为主要表现，轻者可无症状，重症可出现心悸、气促、咳嗽、乏力等。少数可造成严重的急性肺水肿。

护理措施：轻度者可考虑药物治疗，重度者可考虑手术治疗，但是手术死亡率高。

5.栓塞

发生率为1%～6%，多于起病后的1～2周发生。如为下肢静脉血栓脱落所致，则产生肺动脉栓塞；如为左心室附壁血栓脱落所致，则可引起脑、肾、脾或四肢等动脉血栓。如果患者出现胸闷、胸痛、心慌气短、头晕乏力、腹胀、腹痛、晕厥、黑蒙、大汗淋漓，肢体的肿胀、疼痛、冰冷、麻木、溃疡甚至坏死，肝肾区疼痛，偏瘫、失语等症状时要警惕是否发生了栓塞。

护理措施：遵医嘱使用溶栓药物和抗凝疗法，重要器官出现较严重的栓塞，可采用急诊手术治疗。使用抗凝药物时需要关注患者是否出现口腔出血、皮下淤斑、骨质疏松、皮疹、发热等不良反应。

6.心脏破裂

少见，常在起病1周内出现，多为心室游离壁破裂，偶有室间隔破裂。心脏破裂的典型表现为：低血容量征象（如面色苍白、呼吸浅弱、脉搏细速、血压下降等）；休克表现（如呼吸急促、心率快、脉率快、脉压小、颈静脉怒张等）。

护理措施：可考虑手术治疗，但是手术死亡率高。充分认识导致心脏破裂的原因，并积极地进行预防，是避免本症的关键。

7.心室壁瘤

发生率为5%～20%，主要见于左心室，较大的室壁瘤时可见左侧心界扩大，超声心动图可见心室局部有反常运动，心电图示ST段持续抬高。

护理措施：如引起严重的心律失常或者破坏心功能，宜行手术切除或做主动脉-冠状动脉旁路移植手术。

8.心肌梗死后综合征

心肌梗死后综合征表现为心包炎、胸膜炎或肺炎，有发热，胸痛等，可能为机体对坏死组织的过敏反应，如有症状时要警惕，其发生率为10%，常于心肌梗死后数周或至数月内出现，可反复发生。

护理措施：

①积极治疗心肌梗死原发病。

②遵医嘱使用糖皮质激素、阿司匹林、吲哚美辛的药物进行对症治疗。

9.猝死

心肌梗死造成的猝死主要为心源性猝死，其原因包括：心脏破裂、心律失常、心源性休克等。很多猝死是没有预警症状的，突然发生心脏停搏和意识丧失。有些情况下，少数患者会出现一些症状提示猝死的发生，如发病前几小时到几天，部分患者会感觉到胸闷、气短、疲惫、心悸等症状；疾病发作时，心脏停搏前，可能会出现剧烈的胸痛，迅速加重的呼吸困难、突然心慌、眼前发黑、持续的眩晕等；正在剧烈运动中的患者可能出现恶心、呕吐、头晕目眩等症状。

护理措施：

①积极治疗心肌梗死原发病，减少并发症的发生。

②已患急性冠状动脉综合征、冠心病等心脏疾病的患者，需要避免情绪激动、过度体力活动及不健康的生活作息及精神因素等诱因。

③严密观察患者的病情变化及意识变化。如患者突然出现剧烈的胸痛、呼吸困难、眼前发黑、眩晕、心慌等症状要警惕发生猝死的可能性，并准备好急救药物和抢救设备。

④如患者发生猝死，立即予心脑肺的复苏，同时进行高级的生命支持，纠正内环境紊乱，以挽救生命、减少致残，提高存活质量为目的。

对策六：急性冠状动脉综合征的健康教育

1.预防

①平时的生活中，患者要戒烟限酒，合理地进行体育锻炼，少食多餐，少食生冷、油腻以及刺激性的食物，保持良好的心态，避免情绪激动。

②有高血压、糖尿病、高脂血症的患者要积极治疗原发病，定期到医院体检。

③定期复查心电图、血管彩超等，如果出现头晕、胸闷、胸痛等症状，要及时就医。

④不能自行更改或停用医生制定的药物治疗方案。

⑤有冠心病病史的患者，随身配备一些急救药物，如硝酸甘油、速效救心丸等，一旦心绞痛发作，可舌下含服或口服。

2.急救

①急性冠状动脉综合征发生后，首先停止一切活动，采用坐位休息，保持呼吸通畅，保持镇定，同时舌下含服硝酸甘油，或口服速效救心丸，如果症状不缓解，可每5分钟重复一次，但总量不超过 1.5 mg。

②拨打急救电话，等待医护人员的到来，禁止呼救或者步行去医院。

③保持良好的心态，积极配合医生进行治疗和各项检查。

（李丽萍）

第二节　主动脉夹层

【案例】

患者，男，50岁，因"胸痛6小时"入院，患者6小时前夜间休息时出现了胸部剧烈疼痛，呈撕裂样疼痛，持续2小时，向背部放射，伴出汗，自服"速效救心丸"后症状稍缓解，仍有胸痛不适就诊。既往高血压病史5年。

查体：T 36.1℃，P 64次/分，R 19次/分，BP 165/98 mmHg，SaO$_2$ 97%。

辅助检查：夹层CT示，主动脉夹层，累计主动脉窦部、主动脉全段、头臂干、左右颈总动脉起始部，夹层向下累及腹主动脉、双侧髂总动脉及双侧髂内外动脉近段，真腔小于假腔。

急诊诊断：主动脉夹层；高血压。

【概述】

主动脉夹层又称主动脉夹层动脉瘤，是一种严重的血管疾病，是指主动脉内的血液经内膜撕裂口流入囊性变性的主动脉壁中层，形成夹层血肿，并随血流的压力驱动，沿主动脉壁纵轴延伸剥离导致。原有的主动脉腔为真腔，撕裂腔为假腔，真假腔之间由内膜与部分中层分隔，并有一个或数个破口相通，常因高血压、遗传性结缔组织紊乱病变如马方综合征、妊娠、血管炎性病变等因素诱发导致突发撕裂样的胸部疼痛。

本病分为急性期、亚急性期及慢性期。急性期是指发病2周之内，症状重，病死率高；亚急性期是指发病2周至2个月；慢性期是指发病后2个月以上的患者。

国外研究表明，急性主动脉夹层的发病率为（4~7）/10万，患者到达医院前的死亡率为18%，其中47.4%的A型主动脉夹层患者在30天内死亡，13.3%的B型夹层患者在30天内死亡。国内研究表明，若不能及时诊治，急性主动脉夹层24小时内死亡率每小时增加1%~2%，50%的患者在48小时内死亡，90%的患者可在1周内死亡。

【护理重点】

（1）主动脉夹层的症状评估。

（2）快速准确的分诊、识别。

（3）主动脉夹层的病情观察。

（4）主动脉夹层的心理护理。

（5）主动脉夹层的健康教育。

【护理难点】

难点一：主动脉夹层患者的评估

解析： 主动脉夹层的临床表现多变，病情复杂，抢救难度极大，死亡率极高，随时可以致命。

难点二：主动脉夹层的病理分型

解析：根据主动脉夹层病变部位及累及范围等解剖与病理体征，分类方法如下。

（1）De Bakey 分型：根据夹层起源及主动脉累及范围，将主动脉夹层分为Ⅰ型、Ⅱ型和Ⅲ型。

（2）Stanford 分型：根据手术需要将主动脉夹层分为 A、B 型。

（3）根据解剖特征的更为简单地描述性分类：近端夹层包括 De Bakey Ⅰ、Ⅱ型或 Stanford A 型；远端夹层包括 De Bakey Ⅲ型或 Stanford B 型。

（4）主动脉夹层的不典型类型：主动脉壁类血肿（IMA）是指因主动脉壁内滋养血管破裂，局部出血，并可继发夹层；主动脉穿透性溃疡（PAU）是主动脉粥样硬化性溃疡累及内膜及中膜，并导致血管内皮局部缺损。

难点三：并发症的预防及处理

解析：血管破裂为最危险的并发症，还有心力衰竭、心肌梗死、脑卒中、低血压及休克等。

【护理对策】

对策一：主动脉夹层患者的评估及对应的护理措施

主动脉夹层是一种严重的病症，通常是致命的，但它的临床表现又是多样的，对主动脉夹层患者的快速评估、识别，对于挽救患者的生命非常的重要。

1.临床表现

（1）疼痛的特点：高达80%的患者以剧烈疼痛为主诉，突然起病，发病时胸痛最明显。疼痛多为刀割样、撕裂样或针刺样的剧烈疼痛，一般难以忍受，可出现烦躁不安、大汗淋漓、恶心、呕吐等症状，伴濒死感；疼痛部位多位于胸骨区，可向肩胛部及后背部扩展。疼痛的部位往往与夹层病变的起源部位密切相关。主动脉夹层随夹层血肿的扩展，疼痛可从近心端向远心端蔓延，升主动脉夹层疼痛可向前胸、颈、喉放射，降主动脉夹层疼痛可向肩胛间、背部、腹部、腰或下肢放射。持续的时间长。部分患者因夹层远端内膜破裂使夹层中的血液重新回到主动脉管腔内而使得疼痛可以暂时缓解。若疼痛消失后再次出现，应警惕主动脉夹层有继续扩展并有向外膜破裂的危险。

（2）休克：部分患者可出现面色苍白、出汗、四肢皮肤湿冷和灌注不良等类似休克的临床症状，但真正发生休克的患者并不多，可见于合并急性左心衰竭。高血压、晕厥或意识障碍也可出现。一部分患者甚至以晕厥为首发症状（约16%的患者会发生晕厥），晕厥通常由一些严重并发症如心脏压塞、急性左心衰竭、脑动脉梗阻等引起，剧烈的疼痛也可能会引起晕厥。

患者就诊时要详细询问患者病史中疼痛及放射的部位、性质、持续时间、影响因素、伴发症状等，配合体格检查和辅助检查（CT血管造影及MRI血管造影检查，均有很高的决定性诊断价值），进行综合分析与判断，快速识别及分诊患者。

（3）夹层血肿延展、压迫而引起相关系统的表现：

①心血管系统：Stanford A型病变可合并严重的主动脉关闭不全，导致急性左心衰竭；波及冠状动脉可引起急性心肌梗死；夹层血肿破入心包会引起急性心脏压塞。

②神经系统：当夹层波及无名动脉及颈总动脉时，患者可有头晕、失语、嗜睡、定向力障碍及对侧偏瘫等表现。

③消化系统：当夹层病变延展至腹主动脉主干或肠系膜动脉时，患者会出现反复发作的腹痛、恶心、呕吐及黑便等症状。

④泌尿系统：当夹层累及肾动脉时，患者常出现腰痛、血尿、尿量减少、无尿甚至急性肾衰竭。

（4）主动脉夹层累及主动脉根部，可闻及主动脉瓣杂音；夹层破入心包引起心脏压塞可出现贝氏三联征，即静脉怒张、脉压减小，心音低钝遥远；夹层压迫锁骨下动脉可造成脉搏短绌、双侧收缩压和（或）脉搏不对称。

（5）主动脉急性期有近1/3的患者出现面色苍白、大汗淋漓、四肢皮肤湿冷、脉搏细速等休克的现象，但血压常不低，此现象可能与肾缺血、主动脉腔不完全阻塞、剧烈疼痛的应急反应、主动脉减压神经损伤有关。不少患者原有高血压，起病后剧烈疼痛使高血压更高。

（6）少数患者可无明显的疼痛症状，其原因可能为：发病早期患者就已出现的晕厥或神志严重改变而就诊，掩盖了疼痛；发病早期以主动脉关闭不全，心力衰竭、脉搏缺如为首发症状就诊的；发病即发生猝死。

（7）约2/3的主动脉夹层患者的外周动脉搏动会减弱或完全消失，出现非对称性的动脉搏动短缺，其中近端主动脉夹层约占50%，远端主动脉夹层只占15%（常常累及股动脉或左锁骨下动脉）。在疾病的发展过程中可能随时发生变化。

需要充分认识主动脉夹层的临床表现特点及不典型情况，以便临床上能更快地正确识别主动脉夹层并进行抢救治疗，以挽救患者的生命。

2.护理措施

（1）一般护理：安置心电监护，严密监测生命体征（心率、血压、血氧饱和度、RR等指标），意识变化，并严密监测四肢血压（可出现双侧上肢、上肢与下肢血压数值相差较大的情况，严重时可出现低血压）及心率（律）的变化，使血压维持在相对稳定和安全的水平。

控制目标：收缩压必须控制在 $100 \sim 120$ mmHg，心率控制在 $60 \sim 80$ 次/分。动态观察患者四肢动脉搏动及血压变化对提示主动脉夹层的诊断有非常重要的作用。

（2）观察胸痛缓解或加重情况，密切观察患者有无心动过缓、低血压和呼吸抑制等不良反应；关注患者辅助检查的结果，及时了解病情严重程度与发展趋势；主动脉夹层极易发生夹层破裂而危及生命，应评估有无中枢神经系统功能状态，随时做好抢救的准备。出现任何异常情况，要及时向医生汇报。

（3）药物治疗：遵医嘱正确使用药物，并观察疗效与不良反应。

①降压药：降压可以减轻或缓解患者胸痛，防止主动脉的破裂，争取手术机会，所以适当的降压非常重要。

一般静脉持续微量泵入扩血管药物，如硝普钠是常用且效果非常好的药物），同时配合应用β受体阻滞剂（不仅有降压作用，还可以降低心肌收缩力及心率），如美托洛尔、艾司洛尔等，将收缩压控制在相对安全的水平。

②止痛药物：如患者剧烈疼痛，应遵医嘱使用镇痛药物，临床常用吗啡，缓解患者的疼痛并可解除患者的焦虑情绪。

使用止痛药物时需关注患者胸痛缓解或加重情况，密切监测有无心动过缓、低血压和呼吸抑制等不良反应发生。

（4）休息：当患者急性发作或病情较重时，需绝对卧床休息，限制活动，尽量避免剧烈咳嗽、用力大便等。

（5）心理护理：行相关的健康宣教及心理护理，使患者保持放松，积极配合治疗，避免紧张、焦虑等不良情绪。医护人员在参与患者治疗及抢救时必须操作熟练、忙而不乱，保持镇静，使患者产生信任和安全感。

（6）在患者病情允许情况下，协助患者进行相关检查（CTA检查是主动脉CT血管成像检查，也叫主动脉CT血管造影检查，是目前临床上最常用于确诊主动脉瘤或者主动脉夹层的检查手段，其敏感性超过90%，特异性接近100%，CTA断层扫描可以观察到夹层撕裂的范围及程度，重建图像可提供主动脉全程的二维和三维图像），并做好介入治疗、手术或转运的准备：按照医院相关规定及患者的病情情况为转运过程中可能发生的病情变化做好充分的准备。

主动脉夹层极易发生夹层破裂而危及生命，应随时做好抢救的准备。病情一旦稳定，要及时做进一步的检查，明确病变的类型与范围，为随后的治疗提供必要的信息。

对策二：主动脉夹层的分型及治疗

1.主动脉夹层的分型

（1）De Bakey分型

Ⅰ型：夹层起源于升主动脉，近端累及主动脉瓣，远端累及主动脉弓、降主动脉、腹主动脉，甚至达髂动脉，范围广泛者可同时累及胸降主动脉和腹主动脉，临床上此型最常见。

Ⅱ型：夹层起源并局限于升主动脉。

Ⅲ型：夹层起源于降主动脉峡部，在左锁骨下动脉开口远端，并向远端扩展，可直至腹主动脉。其中Ⅲa型仅累及胸主动脉，Ⅲb型累及胸、腹主动脉。

（2）Stanford分型：根据手术需要将主动脉夹层分为A、B型。

A型：累及升主动脉，包括De Bakey Ⅰ、Ⅱ型夹层起源于左弓而逆行剥离至升主动脉者，次型占2/3，适合急诊外科手术。

B 型：夹层起源于胸主动脉，或向下延伸入腹主动脉或髂动脉，夹层病变不累及升主动脉，相当于 De Bakey Ⅲ型，此型约占 1/3，可先内科治疗，再开放手术或腔内治疗。

2.主动脉夹层分型的治疗措施

（1）A 型（Ⅰ型和Ⅱ型）主动脉夹层的患者是需要进行手术治疗的，手术的目的是预防主动脉破裂、心脏压塞并矫治主动脉瓣关闭不全，以减少患者死亡。

治疗措施：

①与家属进行相关沟通，做好相关手术准备，妊娠发生的 A 型主动脉夹层时，需联合多科室进行会诊，共同制定治疗方案，以挽救生命为主要原则。

②手术方式包括 Bentall 术（适用于马方综合征合并 A 型主动脉夹层患者）、Wheat 术（适用于非马方综合征合并 A 型主动脉夹层伴主动脉瓣关闭不全的患者）、升主动脉移植术（适用于主动脉瓣正常的 A 型主动脉夹层患者）、次全主动脉弓移植术（适用于Ⅰ型主动脉夹层伴主动脉弓部分支狭窄的患者）等。

（2）B 型（Ⅲ型）主动脉夹层的患者通常以内科治疗为主，在药物等内科治疗的基础上进行手术治疗。

手术适应证：剧烈疼痛不能缓解、急性胸（腹）主动脉扩张以及胸（腹）主动脉旁或纵隔内血肿形成等。

手术方式：胸主动脉腔内修复术、直视支架象鼻手术、复杂冠状动脉杂交手术（Hybrid 手术）、胸腹主动脉替换术等。

对策三：并发症的护理

1.血管破裂

血管破裂为最危险的并发症，一旦血管破裂，患者会在短时间内死亡，抢救成功的可能性非常小。主动脉夹层最常见的死亡原因就是向管腔外破裂，破口常位于升主动脉且在内膜撕裂处附近，最常引起心脏压塞，出现失血性休克的表现，如大汗淋漓、面色苍白、四肢湿冷、烦躁不安等，

护理措施：

①严密观察主动脉夹层患者的临床表现、生命体征及意识变化。

②如果患者在使用镇痛药时有突然加剧的疼痛，两侧肱动脉、股动脉搏动减弱甚至消失的，要及时通知医生。

③床旁备好抢救仪器，随时做好抢救准备及术前准备。

2.心力衰竭

心力衰竭几乎均由近端主动脉分离诱发的严重主动脉瓣反流引起。但是主动脉夹层患者的主动脉瓣反流杂音容易被心力衰竭的疾病征象，如严重的呼吸困难、肺部湿啰音和哮鸣音所掩盖。

护理措施：

①严密监测患者的意识、心率、血压、RR、血氧饱和度、血气分析、心电图、血

电解质、尿量等变化。

②严格掌握输液速度，记录出入量。

③遵医嘱给予氧疗。

④遵医嘱正确使用药物治疗，并观察药物的疗效及不良反应。

⑤安置患者半坐卧位或端坐位休息。

⑥做好心理护理及基础护理等。

3. 心肌梗死

心肌梗死1%～2%的主动脉夹层患者，冠状动脉血栓及近端主动脉夹层分离会累及冠状动脉开口，从而引起心肌梗死。由于夹层分离对右冠状动脉的影响大于左冠状动脉，所以临床上以下壁心肌梗死多见。但是主动脉夹层患者出现急性心肌梗死时，溶栓治疗是禁忌的。

护理措施：

①患者绝对卧床休息，严格制动，以降低心肌耗氧量。

②遵医嘱给予高流量地持续吸氧。

③遵医嘱正确使用相关对症的药物治疗。

4. 脑卒中

脑卒中是Stanford A 型主动脉夹层腔内治疗后的一个严重的并发症，发生率为5.8%～6.6%。

（1）出现脑卒中的原因为主动脉弓部斑块或附壁血栓脱落造成颈动脉或颅内血管栓塞；对于有些裂口在主动脉弓的 A 型夹层患者，覆膜支架不小心覆盖了无名动脉或左颈总动脉等重要供脑血管；对于有些裂口在左锁骨下动脉附近的逆行撕裂 A 型主动脉夹层患者，支架覆盖了左锁骨下而未予以重建，特别是当出现左椎动脉为优势或右椎动脉严重狭窄或闭塞等情况时。

（2）护理措施：

①手术后严密观察患者的神志、面部表情，查看患者是否出现口角歪斜、左上肢皮温、色泽及动脉搏动是否可触及，四肢活动是否正常，如异常，及时通知医生，并协助医生立即进行治疗。

②主动脉夹层的患者发生脑卒中后，主要的治疗是抗凝、溶栓或者是进行介入治疗。

5. 低血压及休克

主动脉向心包腔的破裂或出血可导致心脏压塞，表现为休克。

护理措施：

①主动脉夹层患者发生低血压计休克时，遵医嘱给予加速补液治疗。

②需要血管升压药以稳定血流动力学，遵医嘱选用去甲肾上腺素，避免使用肾上腺素和多巴胺。

【前沿进展】

主动脉夹层患者收缩压及心率的目标值

美国心脏病学会基金会（ACCF）/AHA 2010年发布的指南与欧洲心脏病学会（ESC）2014年发布的指南中均指出收缩压控制目标为100～120 mmHg，心率<70次/分。

根据 ESC 2014年发布的指南指示主动脉夹层患者血压应降至能保持重要器官（心、脑、肾）灌注的最低水平，避免出现少尿（尿量<25 mL/h）、心肌缺血及精神症状等重要器官灌注不良的症状。药物治疗的原则是降低左心室最大射血分数和降低收缩压。

（李丽萍）

第三节　急性心力衰竭

【案例】

> 患者，女，54岁，因"活动后胸闷20+年，加重伴不能平卧12小时"就诊。患者入院前20+年出现无明显诱因活动后出现胸闷，伴呼吸困难、心慌、乏力感，偶有双下肢水肿，症状呈发作性，平静休息后可缓解。近20+年上述症状反复发作，伴活动耐力进行性下降，上2层楼即出现上述症状。于10年前就诊于外院诊断为"扩张型心机病"给予药物控制治疗，具体不详。半年前患者自觉上述症状加重，平地行走100米左右即出现胸闷、呼吸困难、偶伴有不能平卧，伴咳嗽，咳粉红色泡沫样痰。就诊12小时前患者突发呼吸困难、不能平卧，伴咳嗽，咳粉红色泡沫样痰，胸闷、心慌，症状呈持续性，遂拨打120呼救。医护人员到达现场时患者端坐位休息、大汗淋漓、咳嗽，咳粉红色泡沫样痰。
>
> 查体：T 36.4℃，P 89次/分，R 32次/分，BP 135/96 mmHg，SaO_2 89%。听诊：双肺满布湿啰音及哮鸣音，舒张期奔马律及收缩期杂音。
>
> 急诊诊断：急性心力衰竭、扩张性心脏病。

【概述】

急性心力衰竭是心力衰竭（简称心衰）的一种类型，是指患者的心肌收缩力明显降低，或心室容量负荷或者压力负荷加重而导致急性心排血量骤降、肺循环或体循环压力升高、周围循环阻力增加，引起肺循环充血而出现急性肺淤血、肺水肿并伴组织器官灌注不足和心源性休克的一组临床综合征。

根据心衰发生的部位可分为急性左心衰竭、急性右心衰竭和全心力衰竭。临床上以急性左心衰竭最常见，以急性肺水肿或心源性休克为主要表现，其发病急，进展迅速，是严重的急危重症，应分秒必争地进行有效抢救治疗，否则可危及生命。急性心衰可在原有慢性心力衰竭的基础上急性加重或突然发病，发病期患者多数合并器质性心血管疾病。

大多数急性心衰的患者表现为收缩压正常或升高（收缩压大于 140 mmHg，高血压型急性心力衰竭），仅少数（5%~8%）患者表现为收缩压低（收缩压小于 90 mmHg，低血压型急性心力衰竭）。低血压急性心力衰竭患者预后差，尤其同时存在低灌注时。

【护理重点】

（1）急性心力衰竭的症状评估、早期预警。

（2）快速准确的分诊、识别。

（3）致命性心力衰竭症状的快速及时干预。

（4）急性心力衰竭的病情观察。

（5）急性心力衰竭患者心理护理。

（6）并发症的观察及处理。

（7）急性心力衰竭的健康教育。

【护理难点】

难点一：院前急救的护理难点

解析：（1）救援前的准备与评估：急性心力衰竭是一种急危重症，一旦发生，猝死的风险就非常高，需要立刻进行对症处理，以挽救患者的生命。院前急救护理评估诊断的重点在于能及时、准确地评估危及患者的生命指征，有效识别急性心衰。

（2）急救现场的护理评估及干预：现场急救的处理及时与否，关系到急性心衰患者的预后及挽救患者的生命能否成功。第一时间快速有效地进行现场处置，及时采取必要的护理干预，可以减轻患者心衰的进展及挽救患者的生命。在转运患者的过程中，加强患者的病情观察，采取必要的药物干预，减轻患者的心力衰竭症状。

难点二：急性心衰患者的快速分诊

解析：急性心衰是急救中常见的急危重症，具有起病急、病情重、变化快的特点，随时可能危及患者的生命，这就要求分诊护士能在最短的时间内做好患者的病情评估，并且能够准确地分诊，根据患者的病情轻重，分诊到相应的就诊区域，以便患者能进行最有效的抢救救护。

难点三：急性心衰患者的临床表现及护理措施

解析：急性心衰是在原本正常的心脏或已有的病变的心脏急性发作或加重心衰的症状和体征，一般的临床表现为急性肺水肿、心源性休克的表现。抢救措施主要为强心、镇静、扩血管、利尿和减少回心血量的相应措施。

难点四：心力衰竭的分期

解析：ACC/AHA 2001 年版《心力衰竭的评估及处理指南》将心力衰竭分为 A、B、C、D 4 个阶段，该分期方法包括了发展为心衰的危险因素和心脏结构的变化，重点锁定在心衰的预防和左心室射血分数正常或降低。

难点五：心脏功能的分级

解析：将患者按心功能状况给予分级，可大体上反映病情严重程度，对治疗措施的选择，劳动能力的评定、预后的判断等有实用价值。目前通用的是美国纽约心脏病协会（NYHA）提出的一项分级方案，主要是根据患者的自觉活动能力将心功能分为4级。

难点六：急性心衰患者的并发症及处理

解析：急性心衰可能有的并发症为急性肺水肿（急性左心衰竭主要的并发症）；低心血量综合征（急性右心衰竭的主要并发症）、心源性休克（为急性心衰最严重的并发症）心律失常、电解质紊乱等。

难点七：急性心衰患者的健康教育

解析：心衰是各种心脏疾病导致心功能不全的一种综合征，所以对于有心脏疾病的患者进行健康教育是非常有意义的，可降低心衰的发病率。

【护理对策】

对策一：院前急救精准评估与干预

1.救援前的准备与评估

（1）及时电话沟通：急救医护人员在接到120指挥中心的派车任务后，应第一时间电话联系求助者，简要询问患者的既往史、现病史，从而对于需求助的患者的病情进行初步的了解，并可以简单地对于急性心力衰竭患者进行远程指导。

（2）急救前的充分准备：医护人员在接到急救中心的出车任务后，要及时准备必要的抢救药品及抢救设备，并争取在最短的时间内抵达求助者现场。

（3）紧急评估处置：到达现场后，迅速评估现场环境，在确保安全的前提下，对患者的既往史、现病史进行采集，并采用ABCS（A，airway畅通呼吸道；B，breathing检查呼吸；C，circulation检查脉搏；S，sensation检查神志）方法紧急评估（5～20秒）患者有无危及生命的紧急情况，如有立即解除，包括开放气道、保持呼吸道通畅、进行心肺复苏等。

2.急救现场的护理评估与干预

（1）准确评估病情：根据患者的既往史及出现的组织灌注不足和急性淤血的临床表现：突发呼吸困难、呼吸急促、伴咳嗽，咳粉红色泡沫样痰，伴胸闷、心慌、大汗淋漓。查体：双肺满布湿啰音及哮鸣音，舒张期奔马律及收缩期杂音。可考虑患者为急性心力衰竭。

（2）护理措施：

①氧疗：第一时间给予患者高流量吸氧，保持血液的高氧状态（$PaO_2 > 90\%$）。

②保持患者端坐卧位，双腿下垂，以减少回心血量对心脏的负荷作用，增加胸廓容量。

③建立静脉通道：最好选择比较粗大的静脉及留置针，以保证抢救药物能顺利进入患者体内；治疗的媒介液体一般选择5%的葡萄糖注射液，避免使用含有氯化钠溶

液（因为氯化钠溶液会增加患者的心脏负担，从而加重患者的病情，有糖尿病的患者注意加入胰岛素治疗）。

一般抢救药物为：吗啡，可以使患者镇静，减轻患者烦躁引起的心脏负担；去乙酰毛花苷0.2 ~ 0.4 mg以强心（如果患者的心律不规则，心率小于60次/分，暂停使用）；呋塞米20 ~ 40 mg，以利尿。

（3）在确保患者病情稳定且相关症状得到控制后，向患者家属交代转运途中的危险性后安全转运患者，转运过程中维持并密切关注患者的基本生命体征，进行心理护理，减轻患者及家属的焦虑情绪，提高患者的依从性，积极配合治疗，并适时向家属及患者履行告知义务。

（4）做好院前急救与院内的病情交接：在转运过程中，联系院内120指挥中心，并通知院内人员做好接诊患者的准备。到达医院后，将患者的院前救护情况及生命体征向院内医护人员进行详细的交接，以保证患者尽快得到有效的后续治疗。

对策二：急性心衰患者的分诊、识别

1.主观资料的收集

病情问诊时需要详细询问患者的既往史及现病史，根据患者的临床表现，做出初步的判断。

2.客观资料的收集

测量患者的生命体征，特别是呼吸、血氧饱和度等。

3.根据收集的资料对患者进行综合的评估

根据患者病情的轻重缓急，按照"三区四级"的原则安排患者到相应的就诊区域就诊。

4.准确分诊

分诊护士为患者及病患家属讲解院内就诊流程，确保患者信息无误。如果患者病情危重，需要安排抢救区就诊，需要同抢救区医生护士做好病情交接工作。

对策三：急性心衰患者的临床表现及护理措施

1.急性心衰患者的临床表现

急性心衰包括急性左心衰竭和急性右心衰竭，临床上主要以急性左心衰竭为主。

（1）急性左心衰竭的临床表现为：严重的呼吸困难，端坐位呼吸，RR常可为30 ~ 40次/分，面色灰白、口唇发绀、大汗淋漓、烦躁不安，同时频繁咳嗽，咳粉红色泡沫样痰，表情恐惧、急重者可因脑缺氧而致神志模糊。听诊两肺满布湿啰音和哮鸣音，心率增快、舒张早期奔马律。甚至因为低血压的出现会出现面色苍白，甚至低血压休克的临床症状。其中突发呼吸困难、咳粉红色泡沫样痰、两肺满布湿啰音和哮鸣音为典型症状与体征，一般就可以做出诊断。

（2）急性右心衰竭的临床表现为：右心衰竭的主要以右心扩大，右心功能急剧下降，临床表现以体循环淤血症状为主：水肿、消化道相关症状、颈静脉怒张、肝大、胸腔积液、腹水等。

（3）全心衰竭的患者，左、右心衰竭同时出现（即同时存在呼吸困难和水肿的症状）。因为右心衰竭，右心排血量的减少，可使呼吸困难减轻，但发绀加重。大多数患者有心脏病病史、冠心病、高血压和老年性退行性心脏瓣膜病，且为老年人的主要病因；风湿性心瓣膜病、扩张性心肌病、急性重症心肌炎等常为年轻人的主要病因。

2.急性心衰患者的护理措施

（1）急性左心衰竭患者的护理措施：

①一般护理：严密监测患者意识、心率、血压、RR、血氧饱和度、血气分析、心电图、血电解质、尿量等变化，严格记录出入量。

②体位：协助患者采取坐位或者端坐位，双腿下垂，以减少静脉回流，减轻心脏的负荷。注意保护患者，拉好床档，防止发生跌倒、坠床。

③氧疗：首先保证气道通畅，立即遵医嘱给予患者高流量吸氧（一般6~8 L/min），必要时在氧气湿化瓶内加入20%~30%的乙醇溶液进行湿化，以降低肺泡内泡沫的表面张力，使泡沫破裂，改善肺泡通气，如果患者不能耐受，可间断吸入。病情严重者可给予面罩吸氧或采用机械通气，并根据血气分析的结果调节氧流量，必要时进行气管插管治疗。通过氧疗将血氧饱和度维持在95%~98%的水平是非常重要的，以防止器官出现功能衰竭甚至多器官功能衰竭。

④药物治疗：建立静脉通道，减慢输液速度，保持输液管路的通畅，遵医嘱正确使用药物，并观察药物疗效与不良反应。

a.镇静剂：吗啡（可使患者镇静，降低心率，同时扩张小血管而减轻心脏负荷）可5~10 mg皮下或肌内注射，或3~5 mg静脉推注，必要时可重复应用1次，可减轻患者烦躁不安，降低心率，减轻心脏负担。老年患者应减量或改为肌内注射。

使用镇静类药物时要注意观察患者有无呼吸抑制或者心动过缓，对于已有呼吸抑制、昏迷、颅脑出血、COPD患者禁用。

b.血管扩张类药物：

硝普钠：为动、静脉血管扩张剂。一般剂量为12.5~25.0 μg/min，维持收缩压在100 mmHg左右。硝普钠含有氰化物，连续使用时间不得超过24小时。硝普钠见光易分解，应现配现用，注意避光使用，每24小时需更换溶液。

硝酸甘油：可扩张小血管，降低回心血量。患者本身对硝酸甘油耐受量个体差异很大，一般从低剂量10 μg/min开始进行静脉滴注，根据血压变化调整输入剂量，硝酸甘油也可以选择舌下含服0.5~1.0 mg，每10~15分钟重复1次。

酚妥拉明：以扩张小动脉为主。从0.1 mg/min开始，每5~10分钟调整一次，最大剂量可增至1.5~2.0 mg/min。

血管扩张类药物以静脉滴注，并严格按照医嘱定时监测血压，血压低者，可以联合使用多巴胺。有条件者可用输液泵泵入药物以更好地控制滴速，并根据实时监测的血压值进行泵入剂量的调节，维持收缩压在100 mmHg左右，对于既往有高血压病史的患者，血压降低绝对值以不超过80 mmHg为宜。

c.洋地黄制剂：尤其适用于快速房颤或已知患者有心脏增大伴左心室收缩功能不全者。一般用毛花苷0.4～0.8 mg加5%葡萄糖注射液缓解静脉推注，必要时2～4小时可再酌情给予0.2～0.4 mg。病情缓解后，可给予地高辛口服维持。对急性心肌梗死24小时内者，不宜使用洋地黄类药物。二尖瓣狭窄所致肺水肿，洋地黄类药物也无效。

使用洋地黄类药物时，要注意静脉使用时要稀释，推注速度要缓慢，使用前需要数脉搏，当脉搏<60次/分或节律不规则应暂停服药，同时观察心电图变化。

d.氨茶碱：对解除支气管痉挛有效，并有一定的正性肌力及扩血管、利尿的作用，缓慢静脉推注地塞米松10～20 mg有助于肺水肿的控制。

e.利尿药：静脉注射呋塞米20～40 mg，10分钟内可起效。

应用利尿药时要注意记录24小时尿量，监测水、电解质变化和酸碱平衡情况，监测体重。

⑤必要时进行四肢轮扎，用止血带或血压计袖带适当地给四肢加压，要求阻断静脉回流，但动脉仍需要畅通，每隔5～10分钟轮流放松一侧肢体的止血带，可有效地减少静脉回心血量，待症状缓解后，可逐渐解除止血带。积极治疗原发的心脏病，去除诱发因素等。

⑥出入量管理：每天摄入液体量一般控制在1 500 mL左右，以不超过2 000 mL为宜，保持每天出入量负平衡500 mL，严重肺水肿患者负平衡控制在1 000～2 000 mL/d，以减少水钠潴留，从而缓解症状。如肺淤血、水肿明显消退，应逐渐减少负平衡量，逐步过渡到出入量大体平衡。严密监测输液量及速度，严格记录24小时出入量，并做好交接班。

⑦饮食：摄取低盐、低脂、易消化的清淡饮食，少食多餐，减轻心脏负担，避免过多进食产气的食物。

⑧心理护理：对患者进行急性心衰疾病相关的心理护理，减轻患者的紧张、焦虑情况，因为恐惧或焦虑可导致交感神经系统兴奋性增高，使呼吸困难加重。要向患者解释恐惧对心脏的不良影响，提高患者的依从性，提高患者的配合度。医护人员在参与患者的治疗及抢救时必须保持镇静，操作熟练、忙而不乱，使患者产生信任和安全感。

⑨健康宣教：向患者及家属进行急性心衰相关的知识宣教及相关疾病健康宣教，以缓解患者紧张、恐惧的情绪，增加医患配合度，指导其避免及去除诱因，积极治疗。

（2）急性右心衰竭患者的护理措施：

①一般护理：安置半卧位或端坐卧位休息，减少活动；安置心电监护，严密监测生命体征及意识。

②遵医嘱及时给予高流量吸氧。

③药物治疗：使用强心利尿药物，以减轻右心负荷，减轻体循环淤血，消除水肿；遵医嘱使用扩血管及抗心律失常等药物，纠正酸碱代谢紊乱等情况。需要尽早明确引起急性右心衰竭的病因或诱因，并积极处理原发疾病。

④严密监测24小时出入量，水、电解质，酸碱平衡，水肿及胸腹腔积液改变情况，并做好记录。

⑤饮食：低能量、低钠、清淡易消化的饮食，戒烟酒，少食多餐，以减轻心脏的负担。

⑥心理护理：做好患者的心理护理及健康宣教，减轻患者的焦虑及紧张情绪。

⑦基础护理：保持床单的清洁干燥，护理动作要轻柔，防止皮肤擦伤，对于水肿严重的患者应加强皮肤护理。

3.急性全心衰患者临床表现

继发于左心衰竭而形成的右心衰竭，当右心衰竭出现后，右心排血量减少，因此阵发性呼吸困难等肺淤血症状反而有所减轻。早期会有心脏的一些不适。护理措施同急性左心衰竭。

老年患者中常见无症状性左心衰竭，临床上可无肺淤血症状，但是左心室收缩功能障碍，射血分数降低，早期或潜在性左心衰竭，因缺乏典型症状而诊断困难。临床上对有冠心病、心肌梗死、高血压性心脏病、心肌病、糖尿病及尿毒症等的老年患者，应高度警惕无症状性左心衰竭存在的可能，防止各种增加心脏负荷和诱发心衰的因素。

对策四：认识心衰的分期及各期的特点

A期：有发生心衰的高危因素，但无心脏结构或功能异常，也无心衰表现。

B期：有心肌重塑或心脏结构异常，但无心衰表现。

C期：已有心脏结构改变，既往或目前有心衰的表现，包括射血分数降低和射血分数正常两类。

D期：难治性终末期心衰。尽管采用了严格优化的药物治疗，患者症状仍未得到改善或迅速复发，典型表现为休息仍有症状，常伴心源性恶病质，须反复长期住院。

对策五：心功能分级患者的休息与活动

Ⅰ级：心脏病患者日常活动量不受限制，一般活动不引起乏力、心悸、呼吸困难、心绞痛等心衰症状。

Ⅱ级：心脏病患者的体力活动轻度受限，休息时无自觉症状，但平时一般体力活动时可出现疲乏、心悸、呼吸困难或心绞痛，休息后很快缓解。

Ⅲ级：心脏病患者体力活动明显受限，休息时无症状，低于平时一般活动量即会引起心衰症状，休息较长时间后症状方可缓解。

Ⅳ级：心脏病患者不能从事任何体力活动，休息状态下亦出现心衰症状，体力活动后明显加重。

心功能和心衰不是完全等同的概念，但有关联，一般心功能Ⅰ级时患者的无症状期，为心脏病的早期，尚无心衰等心脏病的并发症；心功能Ⅱ级时，很可能有早期不明显的心衰，也被称为急性心衰；心功能Ⅲ～Ⅳ级时，有明显的心衰症状，是心脏病的严重或晚期表现。

过去，一直认为体力活动可能会加速左心室功能的恶化，一般建议心衰患者应该避免体力活动，尽量卧床休息，以能最大限度地减轻症状。近年来有关研究表明，适当的运动锻炼可以减少神经激素系统的激活和减慢心室重塑的进程，对减缓心衰患者自然病程有利，是一种能改善患者临床状态的辅助治疗手段。

根据患者心功能情况合理安排休息与活动。

①心功能Ⅰ级：不限制患者一般的体力活动，但必须避免重体力劳动。

②心功能Ⅱ级：患者应多卧床休息，中度限制一般的体力活动，避免比较强的活动。

③心功能Ⅲ级：患者应卧床休息，严格限制一般的体力活动。

④心功能Ⅳ级：患者应绝对卧床休息，根据病情的需要选择半坐卧位或端坐位休息。利用重力作用可将部分血液滞留在下腔和盆腔，使静脉回心血量减少，从而减轻肺部淤血和心脏的负担。

对策六：急性心衰患者并发症及处理

1.急性肺水肿

心衰引起肺水肿，主要是急性左心衰竭引起，因为肺毛细血管的压力增高而引起血管里的液体外渗后到肺泡，最后严重到全肺形成肺水肿。

护理措施：

①协助患者采取坐位或者端坐位，双腿下垂，以减少静脉回流，减轻心脏负荷。

②给予鼻导管高流量吸氧，氧气湿化瓶内可加入20%～30%乙醇进行湿化。

③遵医嘱使用药物，特别是利尿药物的使用（一般呋塞米20～60 mg静脉注射，以扩张容量血管，效果不明显或伴肾功能不全时可加大剂量），并严密观察各种药物的疗效及不良反应。

2.低心排血量综合征

它是一组以心排血量下降、同时伴有外周器官灌注不足为特点的综合征，主要表现为神志淡漠、末梢性发绀、动脉压降低、尿少、PO_2降低等。

护理措施：

①调节心脏前负荷，遵医嘱予静脉补液治疗，增高心室的充盈压。

②增加心肌收缩力，并舒张血管，降低血管阻力，改善心排血量。

③降低左心后负荷，遵医嘱使用血管扩张剂如硝普钠来降低动脉压、肺动脉压、左房压等，从而影响心排血量。

3.心源性休克

急性左心衰竭，导致心排血量急剧降低，造成器官和组织微循环灌注不足是引起心源性休克的最常见的原因，主要表现为血压下降、心率增快、皮肤湿冷、面色苍白或发绀、烦躁不安、尿量减少、意识模糊等。

护理措施：

①将患者置于中凹卧位，促进下肢血液回流，减少腹腔脏器对胸腔压迫，保证重要脏器血液供应。

②遵医嘱使用鼻导管或面罩吸氧（吸氧有助于缓解重要器官缺氧状况），鼻导管

一般调节为 2 ~ 4 L/min，面罩吸氧一般调节为 8 ~ 10 L/min。

③遵医嘱给予静脉补液治疗，但扩容时要充分评估患者的心功能，评估循环是否良好，决定输液的量和输液的速度，抢救心源性休克的患者，需要保证必要的药物（如升压药、抗心律失常药、溶栓药、扩血管药等）得到及时的使用，并严密观察各种药物的疗效及不良反应。

4.心律失常

急性心衰的患者常伴发快速性心律失常，比较常见的有房颤、房扑。

护理措施：

①嘱患者卧床休息，保持情绪稳定，以减少心肌耗氧和对交感神经的刺激。

②遵医嘱给予氧气吸入，一般 2 ~ 4 L/min，改善因严重心律失常造成血流动力学改变而引起的机体缺氧。

③建立静脉通道，遵医嘱正确使用纠正心律失常的相关药物及其他抢救药物，并观察药物的作用效果和不良反应。

④准备好除颤仪、临时起搏器等。

5.电解质紊乱

急性心衰患者的治疗过程中，使用大剂量利尿剂，容易造成低血钠、低血钾等。

护理措施：

①积极治疗原发病，去除引起电解质紊乱的原因。

②动态观察患者的临床表现，监测钠、钾等电解质水平。

③遵医嘱经口或静脉补入电解质。

补钾要遵循：尽量口服补钾，禁止静脉推注钾，见尿补钾（一般尿量超过 40 mL/h 或 500 mL/d 方可补钾），限制补钾总量（补钾量为 60 ~ 80 mol/d），控制补液中钾浓度（钾浓度不宜超过 40 mol/L，氯化钾 3 g/L），滴速勿快（补钾速度不宜超过 20 ~ 40 mol/L）。

对策七：急性心衰患者的健康教育

急性心衰的患者要积极控制原发病，如果出现相关症状，建议及时拨打 120 或者到急诊科就诊，积极治疗。

①积极治疗原发疾病，包括控制血糖、血压、血脂等，严格遵医嘱服用药物，禁忌自行更改或停用药物。

②避免各种诱发因素如避免呼吸道感染，避免受凉，避免过劳，避免情绪激动等，要合理休息，适当运动。

③要规律饮食，少食多餐，避免过饱；进食清淡、高营养、高维生素饮食，多食新鲜的蔬菜、水果，预防便秘；戒烟酒；限制钠盐的摄入；适当限制水分的摄入。

④自我监测，注意观察脉搏、血压、体重的变化，如有不适及时就医。

⑤定期体检，注意复查心电图及心功能。

⑥保持乐观开朗的心态，积极配合治疗。

（李丽萍）

第四节　急性心律失常

【案例】

患者，男，55岁，因"间断心慌、胸闷2+月，复发加重3天"入院。2+月前患者无明显诱因出现心慌、胸闷，测得心率约170次/分，持续时间不详，后自行缓解，未予以治疗；3天前患者无明显诱因再次出现心慌、胸闷，3天来反复发作，心率波动在120～180次/分，持续时间几分钟至半小时，自行服用"稳心颗粒、心舒宝"后缓解，1天前患者上述症状加重，就诊于当地医院，完善心电图检查示：阵发性室上性心动过速？为求进一步治疗，转入我院。

患者既往高血压病半年余，最高150/108 mmHg，目前服用硝苯地平缓释片。

2022年3月10日，常规经食管超声心动图（TEE）：左房及左心耳内未见明显附壁血栓声像。

2022年3月10日，常规超声心动图：双房稍大 二尖瓣反流（轻–中度）、主动脉瓣反流（轻度）、左室收缩功能测值正常。

入院诊断：a.心律失常，阵发性室上性心动过速？阵发性心房颤动？b.高血压病2级。

【概述】

心脏传导系统是能够形成和传导心电冲动的特殊心肌组成，包括窦房结、结间束、房室结、希氏束、左右束支和浦肯野纤维。心律失常是指心脏冲动的频率、节律、起源部位、传导速度或激动次序的异常。

1.按心律失常发生原理分类

可分为冲动形成异常和冲动传导异常两大类。

1）冲动形成异常

（1）窦性心律失常：a.窦性心动过速；b.窦性心动过缓；c.窦性心律不齐；d.窦性停搏。

（2）异位心律：

①被动性异位心律：a.逸搏（房性、房室交界区性、室性）；b.逸搏心律（房性、房室交界性、室性）。

②主动性异位心律：a.期前收缩（房性、房室交界区性、室性）；b.阵发性心动过速（房性、房室交界区性、室性）；c.心房扑动、房颤；d.心室扑动、室颤。

2）冲动传导异常

（1）生理性：干扰和房室分离。

（2）病理性：心脏传导阻滞：a.窦房传导阻滞；b.房内传导阻滞；c.房室传导阻

滞；d.束支或左、右束支分支传导阻滞或室内阻滞。折返性心率：阵发性心动过速，常见房室结折返、房室折返、心室内折返。

（3）房室间传导途径异常：预激综合征。

2.按照心律失常发生时心率的快慢分类

可将其分为快速性心律失常与缓慢性心律失常两大类。

（1）快速性心律失常是指心率＞100次/分，可导致临床症状的快速性心律失常通常心率＞150次/分；

（2）缓慢性心律失常是指心率＜60次/分。

心室率过快或过慢，均可使心脏有效射血功能不全，血流动力学不稳定而导致生命危险。可以迅速导致晕厥、心绞痛、心衰、休克甚至心搏骤停的心律失常称之为严重心律失常或危险性心律失常。严重心律失常是临床常遇到一种急危重症，如果不能及时识别和处理，患者可在短期内死亡。如快速性心律失常中的室颤、室性心动过速、尖端扭转型室性心动过速（TDP）、房颤、室上性心动过速（SVT）等；还有缓慢性心律失常中的二度Ⅱ型房室传导阻滞和三度房室传导阻滞。严重心律失常有许多潜在的病因，可由下列病理状况引起：a.器质性心脏病变：急性冠状动脉综合征、心肌病、先天性心脏病、病态窦房结综合征等；b.药物中毒：洋地黄、奎尼丁、胺碘酮等；c.电解质紊乱：低血钾、高血钾、低血镁等；d.长QT间期综合征等。

【护理重点】

（1）心律失常的病情观察。

（2）根据心电图快速准确分诊。

（3）及时终止心律失常，改善血流动力学状态，积极治疗原发病。

（4）急性心律失常的用药护理。

（5）积极与医生配合电复律。

（6）介入治疗准备及时按医嘱做好心脏起搏、导管射频消融治疗的准备工作。

（7）健康宣教。

【护理难点】

难点一：急性心律失常的治疗指征

解析：急性心律失常本身不是一个独立的疾病，而是一组综合征。其病因多数是病理性的，但亦可见生理性的。因此心律失常的疾病必须是综合分析的结果，诊断和鉴别诊断时应结合病史、体格检查及心电图检查。

快速性心律失常可使心脏病的患者发生心绞痛、心衰、肺水肿、休克。心率过于缓慢的心律失常可发生阿-斯综合征，引起晕厥或抽搐。严重心律失常时如不及时处理可加重病情，甚至危及生命。

难点二：如何为急性心律失常患者进行准确分诊

解析：心律失常的严重程度主要取决于心律失常类型、心率快慢、持续时间、有无血流动力学变化及潜在心脏疾病。如阵发性室上性心动过速严重程度取决于心率快速程度与持续时间。房颤病情的轻重取决于心室率的快慢，如快速房颤（心室率超过120次/分），患者出现心悸、胸闷等现象，则需要处理。心室率超过150次/分，患者可发生心绞痛与充血性心衰。心室率超过180次/分，可能引起室颤。室性心动过速病情严重程度因发作时心率、持续时间、有无血流动力学变化而不同。非持续性室性心动过速（发作时间小于30秒，可自行终止）的症状和病情较轻微。持续性室性心动过速（发作时间超过30秒，需药物或电复律终止）常伴有明显血流动力学障碍与心肌缺血的症状。尖端扭转型室性心动过速是多形性室性心动过速的一个特殊类型，可进展为室颤和猝死。室颤是心室静止前的心电图征象，临床表现为意识丧失、抽搐、呼吸停止甚至死亡。三度房室传导阻滞的症状取决于心率的快慢与伴随的基础病变，心室率过低（<40次/分）时，患者将有发生晕厥的危险。

因此，早期识别心电图，掌握对心电图的判读，提前进行干预避免发生疾病出现更严重的后果。进行准确分诊，对急性心律失常患者预后有着极其重要的意义。

难点三：典型心律失常的解读

解析： 在心电图学所有的研判中，没有比心律失常更能引起焦虑（及心悸）的症状了。对这点是毫无疑问的。首先，一旦学习识别心律失常的基本类型，就没有比识别一个典型的心律失常更容易的症状。其次，难识别的心律失常对每位医生来说都不易识别，也包括心电图学专家。此时，要对患者进行其他辅助检查来综合判断。

难点四：针对快速性心律失常和缓慢性心律失常的临床处理

解析： 1.快速性心律失常

当阵发性房性或房室结性心动过速在心电图上难以区分时，可统称为阵发性室上性心动过速。突然终止，可持续数秒、数小时甚至数日，发作时患者可感心悸、头晕、胸闷、心绞痛，甚至发生心衰、休克。症状轻重取决于发作时的心率及持续时间，听诊心室率可为150~250次/分，大多心律绝对规则，心尖部第一心音强度恒定。

室性心动过速多见于各种器质性心脏病的患者，最常见于冠心病的急性心肌梗死患者，其他如心肌病、心衰、心脏瓣膜病等。室性心动过速发作时的临床症状轻重可因发作时心室率、发作持续时间、基础心脏病变患者的心功能状况而各异。非持续性室性心动过速的患者通常无症状。持续性室性心动过速常伴明显血流动力学障碍及心肌缺血，使心、脑、肾等脏器血液供成骤然减少，临床上可出现心绞痛、呼吸困难、少尿、低血压、晕厥、休克甚至猝死。

心房扑动与颤动的病因基本相同，绝大多数见于器质性心脏病患者，最常见于风湿性心脏病二尖瓣狭窄、冠心病，心肌病及甲状腺功能亢进、洋地黄中毒。其临床症状取决于心室率的快慢，如心室率不快者可无任何症状，心室率快者可有心悸、胸闷、头外，乏力、心绞痛等症状。心房扑动者听诊时心律规则，亦可不规则。房颤患者体检第一心音强弱变化不定，心律绝对不规则，心室率快时有脉搏短绌发生。另外，房颤是心衰的最常见诱因之一，还易引起心房内附壁血栓的形成，部分血栓脱落可引起体循环动脉栓塞，常见脑栓塞、肢体动脉栓塞、视网膜动脉栓塞等。

2.严重缓慢性心律失常属于严重的或致死的心律失常范畴

根据心脏内激动起源或激动传导不正常引起整个或部分心脏活动的变化可将严重缓慢性心律失常分为两型：即停搏型过缓心律失常和阻滞型过缓心律失常。

停搏是指某一起搏点在一定时间内不能形成并发出激动，称该起搏点停搏。分为窦性、房性、交界性、室性以及心室和全心停搏。窦性停搏常见而重要，而全心停搏和心室停搏更需关注。心脏的激动在传导过程中发生障碍称为传导阻滞，按其部位可分为窦房传导阻滞、心房内传导阻滞、房室传导阻滞和室内传导阻滞。房室传导阻滞又可分为Ⅰ度、Ⅱ度莫氏Ⅰ型和莫氏Ⅱ型、Ⅲ度（完全性）房室传导阻滞。心室内阻滞分为单束支、双束支、三束支传导阻滞。其中Ⅱ度Ⅱ型、Ⅲ度房室传导阻滞，双束支和三束支室内阻滞为严重的致命性传导阻滞，需紧急处理。

心电图是诊断心律失常最重要的一项无创性检查技术，护士应掌握心电图机的使用方法，在患者心律失常发作时及时描记心电图并标明姓名和时间，另外，详细病史的掌握以及必要的体格检查有利于诊断和鉴别诊断。

【护理对策】

对策一：急性心律失常的治疗指征

（1）若出现没有脉搏，立即进行心肺复苏。如果存在脉搏，判断患者血流动力学状态是稳定还是不稳定，血流动力学不稳定的心律失常往往需要立即处理。

（2）尽管心律失常种类很多，但许多心律失常本身并不需紧急处理，有下列情况被认定为是心律失常的治疗指征。

①快速心律失常引起明显血流动力学改变和心脏功能损害时，如心室纤颤、室性心动过速以及部分心房纤颤伴快速心室反应者。

②虽然心律失常不会立即导致心功能障碍，但持续时间较长，则可能引起心功能受损，如房性心动过速、房室结折返性室上性心动过速、房室折返性室上性心动过速等。

③在特定条件下，心律失常可引起更恶性的心律失常，从而使心脏功能恶化，如急性心肌梗死条件下的RonT现象室性期前收缩或连续的多源性室性期前收缩，如不及时控制，有导致室性心动过速或室颤的危险。

④尽管表面上危害性不大，但可给患者带痛苦的心律失常，如多源房性期前收缩等。

⑤虽无明显血流动力学障碍，但治疗可明显改善患者的生存质量，如慢性完全性房室传导阻滞者。

对策二：如何为急性心律失常患者进行准确分诊

1.健康史评估

询问患者是否曾经有心律失常、器质性心脏病、心悸、电解质紊乱等病史。病史采集通常能帮助判断：a.心律失常的存在及其类型；b.心律失常的诱发因素，如烟、酒、咖啡、运动及精神刺激等；c.心律失常发作的频繁程度、起止方式；d.心律失常对药物和非药物方法的反应。

2.进一步评估

快速性心律失常患者血流动力学稳定时,评估心电图,确定 QRS 波是宽还是窄,是规则还是不规则。规则的窄 QRS 波(< 0.12秒)心动过速常为室上性心动过速。规则的 QRS 波(>0.12秒)心动过速可能为室性心动过速。快速房颤可表现为不规则的窄 QRS 心动过速。伴随差异性传导的房颤、预激综合征伴房颤、尖端扭转型室性心动过速等亦可表现为不规则的宽 QRS 心动过速。

病态窦房结综合征无症状者应做密切观察,不必治疗;有症状者应选择起搏器治疗。应用起搏器治疗后,患者仍有心动过速发作,则可同时应用抗心律失常的药物。

对策三:各型心律失常

1.快速性心律失常

(1)阵发性心动过速是一种快速而规律的异位心律,由3次或3次以上连续发生的期前收缩形成。根据异位起搏点的部位不同,可分为房性、房室交界区性和室性心动过速。由于房性与房室交界区性阵发性心动过速在临床上难以区别,故统称为室上性心动过速。

①阵发性室上性心动过速:由连续3次以上得快而规则的心房或房室结性期前收缩所组成。

心电图特征:室上性心动过速:a.频率大多在160~250次/分,节律规则;b. P波形态异常,PR间期 >0.12秒者为房性,P 波呈逆行性(Ⅱ、Ⅲ、aVF 导联倒置,aVR 导联直立)或 PR 间期 <0.12秒著为房室交界性,多数情况下 P 波与 T 波融合,无法辨认;c. QRS 波群形态和时限正常,若伴有预激综合征、室内差异性传导或束支传导阻滞时,QRS 波群可宽大畸形。

②阵发性室性心动过速:阵发性室性心动过速系由连续3次以上的室性期前收缩组成,目前国际上以6次以上为准。

心电图特征:心电图表现为3次或3次以上的室性期前收缩连续出现;宽大畸形 QRS 波群,时限超过0.12秒;ST 段、T 波方向与 QRS 波主波方向相反;心室率通常为100~250次/分;心律规则,亦可略不规则,常呈现房室分离。根据发作时 QRS 波群形态,又可分为单形性室性心动过速和多形性室性心动过速。

③尖端扭转型室性心动过速:尖端扭转型室性心动过速是介于阵发性室性心动过速与室颤之间的一种特殊的快速室性心律失常。通常在原发性或继发性 QT 间期延长的基础上发生,又称 QT 间期延长综合征(LQTS)。临床上常常表现为反复发作的晕厥和心源性猝死。

心电图特征:QRS 波群的振幅与波峰围绕等电位线上下扭转,呈周期性改变,频率200~250次/分,QT 间期通常超过0.5秒,U 波显著。

(2)心房扑动与颤动:

心电图特征:

①心房扑动表现为 P 波消失，代之以频率为每分钟240 ～ 400次、间距匀齐、形状相似的锯齿形 F 波，QRS 波与 F 波呈一定比例。

②房颤表现为 P 波消失，代之以频率每分钟350 ～ 600次的大小不同、形状各异、间距不等的 f 波，心室搏动间隔不匀。

（3）心室扑动与颤动：

心电图特征：

①心室扑动：表现为频率在每分钟250次以上的匀齐而连续的大波动，QRS 及 ST-T 波不能辨认。

②室颤：表现为频率在每分钟250～500次极不匀齐的波动，QRS、T 波完全消失，形状及大小各异。

2.严重缓慢性心律失常

（1）病态窦房结综合征：病态窦房结综合征是由于窦房结或其周围组织的器质性病变导致机能障碍，从而产生多种心律失常和多种症状的综合病症。本病男女均可发病，发病年龄平均在60～70岁，患者常患有不同类型的心脏病，在此基础上发生心动过缓、心律失常或心脏停搏致使心排血量降低，出现不同程度的脑、心、肾供血不足的临床表现。临床特点：起病隐匿。由于病变程度轻重不一，病情发展的快慢也有差异，但一般紧张缓慢。主要临床表现是器官灌注量不足的表现，由于心室率缓慢及可伴有反复发作的快速性心律失常，导致心排血量下降所致。所累的器官主要为心、脑、肾，脑血流减少引起头晕、乏力、反应迟钝等，严重者可引起阿-斯综合征反复发作。心脏供血不足可引起心悸、心绞痛、心功能不全甚至心脏停搏。体征为体检窦性心动过缓心率常慢于每分钟50次，心尖第一心音低钝及轻度收缩期杂音。窦性停搏时，心率及脉搏可有明显间歇；双结病变出现完全性房室传导阻滞时，可闻及大炮音及第四心音，发生房颤或室上性心动过速时，心率变快，心律不规则或规则。

心电图特征：

①显著的窦性心动过缓，心率常在40～50次/分，可伴有逸博。

②窦性停搏及窦房阻滞，较常见。

③窦性心动过缓可伴有反复发作得房性心动过速或房颤（即心动过缓—心动过速综合征）。

④阿托品试验阳性。

（2）窦性停搏：又称窦性静止。临床特点有头晕、昏晕，甚至出现阿-斯综合征。

心电图特征：

①窦性心律之后，较长的间歇内无 P 波发生，或 QRS 波群、T 波均不出现。

②较长时间的间歇和正常的 PP 间期不成倍数关系。

③如停搏间歇较长，常伴有逸博或逸博心律（多为交界性或房性）。

（3）心室停搏与全心停搏：指数秒钟或更长时间内无 QRS 波，可见，此时心房可处于窦房结或异位节律点控制下，也可以与心室一样同时处于静止状态，广义地说，心室停搏包括室颤及全心或心室停搏。临床特点有停搏短暂者引起头晕，停搏时间长者可出现阿-斯综合征而死亡。

心电图特征：

①P波、QRS波群、T波消失，基线稳定，心脏无搏动现象，称全心停搏。

②QRS波消失，仍有窦性活动，可以看到整齐或不整齐的P波；如有房颤可只看到细小凌乱的f波。称心室停搏。

③心室停搏往往和室颤交替出现。

（4）房室传导阻滞：指因房室交界区不应期病理性延长而引起激动从心房到心室的传导异常延缓或阻断。根据阻滞的程度可分为一、二、三度，一、二度为不完全性三度为完全性，高度阻滞往往是完全性阻滞的前奏。

一度房室传导阻滞患者除可有原发病症状外，通常无其他症状，听诊第一心音强度减弱。

二度房室传导阻滞可分为Ⅰ型与Ⅱ型，Ⅰ型又称文氏阻滞，患者可有心悸与心搏脱漏感，听诊第一心音强度逐渐减弱并有心搏脱漏。Ⅱ型又称莫氏现象，患者可有头晕、乏力、心悸、胸闷等症状，有间歇性心搏脱漏，但第一心音强度恒定，该型易发展成完全性房室传导阻滞。

三度房室传导阻滞临床症状取决于心室率的快慢与伴随病变，患者可出现疲惫、乏力、头晕、心绞痛及心衰，如心室率过慢导致脑缺血，则可出现暂时性意识丧失，甚至抽搐，即阿-斯综合征。严重者可发生猝死。听诊第一心音强度不等，可闻及心房音，血压偏低。

心电图特征：

①一度房室传导阻滞PR间期超过0.20秒，无QRS波群脱落。

②二度房室传导阻滞：

Ⅰ型：是常见的二度房室传导阻滞类型。表现为：a.PR间期进行性延长，直至QRS波群脱落；b.相邻的RR间期进行性缩短，直至P波后QRS波群脱落；c.包含QRS波群脱落的RR间期比两倍正常窦性PP间期短；d.最常见的房室传导比例为3：2或5：4。

Ⅱ型：心电图表现为a.PR间期恒定，间断或周期性出现P波后QRS波脱落，下传搏动的PR间期大多正常；b.阻滞位于希氏束—浦肯野系统，QRS波群增宽，形态异常。

③三度房室传导阻滞：心电图特征为a.PP间期和RR间期有各自的规律性，P波与QRS波群无传导关系；b.P波频率较QRS波群频率为快；c.心室起搏点位于希氏束及其近邻，ORS波群正常，为交界逸搏心律，心室率40～60次/分；d.若位于室内传导系统的远端，则QRS波群增宽，为室性逸搏心律，心室率可低至40次/分以下，心室率常不稳定。

对策四：心律失常的处理

1.快速性心律失常的处理

（1）血流动力学稳定的快速性心律失常：对于血流动力学稳定的心动过速患者，立即描记与评估12导联心电图，确定QRS波群时限，判断QRS波是窄还是宽。

①规则的窄 QRS 波心动过速：多为室上性心动过速，如血流动力学稳定，可先尝试刺激患者迷走神经的方法。如按摩颈动脉窦（患者取仰卧位，先行右侧按摩，每次 5～10 秒，注意不要双侧同时按摩）、采取 Valsalva 动作（即深吸气后屏气再用力做呼气动作）、刺激恶心反射或咽反射、压迫眼球、冷水面部浸浴等方法。如无效，遵医嘱给予药物治疗。腺苷可终止约90%的折返性心律失常，但对于合并心绞痛、哮喘、室性心律失常、年龄大于60岁者应该慎用或禁用。亦可遵医嘱给予普罗帕酮、维拉帕米、胺碘酮等药物治疗。或医嘱协助患者办理住院手续，准备接受经食管心房调搏复律和射频导管消融术等其他治疗。

②不规则的窄 QRS 波心动过速：很可能为房颤。主要是处理心律失常及预防发生血栓栓塞。对于阵发性房颤伴快速心室率，最初的治疗目标是减慢心室率，可遵医嘱给予静脉注射β受体阻滞药、钙通道阻滞药或地高辛。将房颤转复为窦性心律的方法包括药物转复、电转复及导管消融治疗。IA（奎尼丁、普鲁卡因胺）、IC（普罗帕酮）或Ⅲ类（胺碘酮）抗心律失常均可能转复房颤。目前常用胺碘酮，因其致心律失常发生率最低。奎尼丁可诱发致命性室性心律失常，目前已很少使用。IC 类药亦可导致室性心律失常，严重器质性心脏病患者不宜使用。药物复律无效时，可改用电复律。导管消融被列为房颤的二线治疗，不推荐作为首选治疗方法。遵医嘱给予肝素或华法林进行抗凝治疗，预防血栓栓塞。

③规则的宽 QRS 波心动过速：多为室性心动过速，在做好专科医生会诊准备的同时，可遵医嘱给予静脉注射抗心律失常药物或同步电复律，首选药物为胺碘酮，也可以使用普鲁卡因胺、利多卡因等。对于血流动力学尚稳定但持续时间超过24小时或药物治疗无效的室性心动过速也可选择电复律。

④不规则的宽 QRS 波心动过速：做好专科医生会诊的准备。如出现尖端扭转型室性心动过速，应立即遵医嘱给予硫酸镁，并做好随时进行心肺复苏的准备。

（2）血流动力学不稳定的快速性心律失常：如快速性心律失常患者伴有晕厥、持续的胸部不适或疼痛、低血压或其他休克征象，应立即准备进行同步电复律。对于规则的窄波，通常给予初始能量为50～100 J的双相波同步电复律；对于不规则的窄波，通常给予初始能量为120～200 J的双相波同步电复律；对于规则的宽波，通常给予初始能量为100 J的双相波同步电复律。如果首次电击无效，可采用逐级提高模式增加电击能量。如果可能，对清醒的患者，按医嘱给予镇静剂，但不要延误对血流动力学不稳定患者进行电复律。房颤给予紧急复律治疗可选用静脉肝素或皮下注射低分子肝素抗凝。

（3）室颤：立即进行心肺复苏（CPR），尽早实施非同步直流电除颤，首次单相波除能量为360 J，双相波除颤能量选择120～200 J，除颤之后立即继续5个周期（约2分钟）的CPR，CPR 后再次分析心律，必要时再次除颤。遵医嘱给予肾上腺素和抗心律失常药。

2.缓慢性心律失常的处理

对于心动过缓患者，在气道开放良好和呼吸顺畅的前提下，如果出现血流动力学不稳定的表现，应遵医嘱给予静脉注射阿托品 0.5 mg，必要时重复使用，最大剂量不超过 3 mg。如果患者对阿托品没有反应，应做好专科会诊和起搏治疗的准备，等待起搏治疗期间，如果患者出现低血压，可遵医嘱静脉滴注肾上腺素、多巴胺或异丙肾上腺素等药物。

【前沿进展】

胺碘酮可用于治疗急性心肌梗死后的室性心律失常。

急性心肌梗死是指由于持久严重的心肌缺血而导致的部分心肌急性坏死，常伴有室性心律失常，可引起血流动力学障碍、心功能不全加重等，甚至会发生致命性心律失常及心源性猝死。急性心肌梗死发生后，有 75%～95% 的患者会发生心律失常，其间最多见的是室性心律失常，其中恶性心律失常是心肌梗死发生后早期的主要死因。早期识别和对症治疗尤为重要。

胺碘酮是一种广谱抗心律失常药物，具有较长半衰期。将胺碘酮使用于急性心肌梗死兼并室性心律失常患者医治中，其可以有用改进患者心肌缺血与心肌电活动不稳定等症状体现，对推迟病况开展及降低临床病死率均具有重要效果。不仅治疗效果显著，而且不会对心、肺等造成明显的不良反应。因此，心律失常首选药物应为胺碘酮。

（彭　敏）

第五节　高血压危象

【案例】

> 患者，女，36 岁，因"发现血压升高 2+月，加重 2 小时"于 2022 年 2 月 28 日入院。2+月前，在家自测血压发现血压最高 180/110 mmHg，不伴有头晕、呕吐等症状，未做任何处理。于 2 小时前自觉心悸明显，伴有头晕、头胀，无肢体感觉障碍，自测血压 200/121 mmHg，到我院急诊治疗。测得右下肢血压 170/104 mmHg，左下肢血压 163/111 mmHg。
>
> CT 胸部平扫+薄层高分辨扫描：双侧肺野清晰，双肺透光度正常，双肺纹理走行、分布正常，气管及叶、段支气管未见狭窄、闭塞及扩大。肺门及纵隔淋巴结无肿大。心脏未见增大，心包未见积液。双侧胸腔未见积液。女性泌尿系彩超：肾脏、膀胱、输尿管未见明显异常。
>
> 实验室检查：肝肾糖脂酶+肾小球滤过率（eGFR）+总胆汁酸（TBA）+β 羟基丁酸，肌酐 80.00 μmol/L，钠 136.8 mmol/L，钾 3.28 mmol/L，血清羟基丁酸测定 0.30 mmol/L，钙 2.54 mmol/L，镁 0.73 mmol/L。

【概述】

高血压危象定义为急性血压升高，是指原发性和继发性高血压疾病发展过程中，在某些诱因作用下，使周围小动脉发生暂时性强烈痉挛，引起血压急骤升高病情急剧恶化以及由于高血压引起的心、脑、肾等主要靶器官严重受损的并发症。它常常由于情绪变化、过度疲劳、气候变化、停用降压药或绝经期内分泌失调所诱发。发作时收缩压高达 200 mmHg，舒张压 120 mmHg，高血压危象出现时可表现为头痛、烦躁、眩晕、心悸、气急、恶心、呕吐、视物模糊等征象。同时出现以下症状：高血压脑病、脑血管意外、充力性心衰、急性冠状动脉综合征、主动脉夹层、子痫等。少数高血压急症患者病情急骤发展，可形成恶性高血压，并造成全身其他组织器官损伤。

高血压危象的发病机制如下。

1.中枢神经和交感神经系统的影响

反复的精神刺激和长期的过度紧张使大脑皮质兴奋与抑制过程失调，皮质下血管运动中枢失去平衡，交感神经活动增强，引起全身小动脉收缩，外周血管阻力增加，血压升高。

2.肾素-血管紧张素-醛固酮系统（RAAS）的影响

由肾小球旁细胞分泌的肾素，可将肝产生的血管紧张素原水解为血管紧张素Ⅰ，再经血管紧张素转换酶的作用转化为血管紧张素Ⅱ，后者有强烈的收缩小动脉平滑肌作用，引起外周阻力增加；还可刺激肾上腺皮质分泌醛固酮，使钠在肾小管中再吸收增加，造成水钠潴留，其结果均使血压升高。

此外，血管内皮系统生成、激活和释放的各种血管活性物质、胰岛素抵抗所致的高胰岛素血症参与发病。

【护理重点】

（1）高血压危象临床症状及病情观察。

（2）高血压危象的紧急处理。

（3）高血压危象患者的心理护理。

（4）高血压危象日常预防与保健。

【护理难点】

难点一：高血压危象的临床表现

解析：高血压危象包含高血压急症和亚急性，二者均具有发病急、进展迅速的特点，未及时治疗是造成患者致残和致死的主要原因。但由于个体差异，很多患者的临床表现不一，有部分患者发作时会毫无症状，所以在临床工作中高血压危象的临床表现是护理的一个难点。

难点二：高血压危象的紧急处理

解析：应加强对患者的护理，提高救治效率，减少靶器官损伤。护士应密切关注患者的血压、脉搏和心率等情况，给予患者吸氧、输液等治疗，同时遵医嘱使用降压药，实施分段降压治疗。常用药物有硝普钠、硝酸甘油、尼卡地平等，尽控制血压水平。必要时使用镇静止痛药，稳定患者情绪。降低颅内压，控制抽搐发生，加强安全护理，随时做好抢救的准备。本病一般不需要手术治疗，但如是嗜铬细胞瘤引起继发性高血压，进而引起高血压危象，一般需要行嗜铬细胞瘤切除术。

【护理对策】

对策一：高血压危象的临床表现

高血压危象表现在高血压病程中，血压在短时间内剧升，血压持续性升高，收缩压＞200 mmHg，舒张压≥120 mmHg，伴剧烈头痛、耳鸣、眩晕或头晕、恶心呕吐、视物模糊等。最终造成脑、心脏、肾脏、眼底等损伤，出现相应并发症。

1.脑

血压骤然升高可引起脑动脉破裂而致脑出血。高血压也促使动脉粥样硬化发生，可引起短暂性脑缺血发作及脑动脉血栓形成。

2.心脏

长期血压升高使左心室后负荷加重，心肌肥厚与扩大，逐渐进展可出现心衰。长期血压升高有利于动脉粥样硬化的形成而发生冠心病。

3.肾脏

肾小动脉硬化使肾功能减退，出现多尿、夜尿、尿中有蛋白及红细胞，晚期可出现氮质血症及尿毒症。

4.眼底

可以反映高血压的严重程度，分为四级。Ⅰ级：视网膜动脉痉挛、变细；Ⅱ级：视网膜动脉狭窄，动脉交叉压迫；Ⅲ级：眼底出血或絮状渗出；Ⅳ级：出血或渗出伴有视神经盘水肿。

对策二：高血压危象的紧急处理

1.对症处理

（1）解除躁动，制止抽搐。

患者应绝对卧床休息，取半卧位，给予吸氧，并给予适量镇静剂，以降低心、脑耗氧量。

（2）观察药物疗效及护理。

①用快速降压药静脉注射时，注意调节液体的流量，不宜过快，保持匀速，以免造成血压波动较大。

②应用硝普钠时应严格避光静脉输入，配制的药液每6小时更换1次，以免药效降低，失去降压作用。硝普钠能扩张周围血管，降低外周阻力，具有较强的降压作用，静脉滴入2分钟即可出现明显的降压效果，故应掌握小剂量开始，通常从12.5 μg/min开始，同时连续监测血压，根据血压监测的数值逐渐增加滴入量直至血压控制在稳定状态。硝普钠的不良反应有头痛、恶心、呕吐、体位性低血压，因此应注意观察。

③应用甘露醇脱水剂治疗时：应30分钟内将药液全部滴入静脉，同时注意观察患者尿量及生命体征的变化。

2.加强防护，确保安全

（1）遇有抽搐及癫痫样发作的患者，除迅速用解痉剂外，还应加强保护措施，可在患者上下齿间置以舌垫，以防咬破舌面；加强吸痰，保持呼吸道通畅，防止窒息。

（2）高血压脑病、子痫、蛛网膜下腔出血的患者，如出现头痛、视物模糊、躁动、抽搐、昏迷等神经精神症状时，应加床档，避免发生坠床。

3.预防并发症

对昏迷患者应加强皮肤、口腔及背部护理，预防口腔、肺部感染及压疮的发生。

4.病情观察

高血压危象患者病情易突变，护士要加强巡视，密切观察患者的生命体征、神志及精神状态的变化，做到及时发现问题、及时报告医生、及时进行处理。

5.抢救准备

备好各种急救药品及器械，熟悉其使用方法，并熟练掌握抢救技术。

对策三：预防

通过改变自己的行为或生活方式预防：

（1）坚持低盐、低脂、低胆固醇饮食，限制动物脂肪、内脏、鱼子、甲壳类食物，多吃新鲜蔬菜、水果，防止便秘。

（2）减轻体重，减少能量摄入，膳食平衡，增加运动，BMI保持在 $20 \sim 24 \ kg/m^2$。

（3）减少膳食脂肪，适量补充优质蛋白质，应增加含钾多、含钙高的食物，如绿叶菜类、鲜奶、豆制品等。

（4）增加及保持适当体力活动，一般每周运动 $3 \sim 5$ 次，每次持续 $30 \sim 60$ 分钟。

（5）减轻精神压力，避免情绪激动。

（6）戒烟、限酒。

（7）自我监测血压，遵医嘱服用药物，避免突然停药，避免服用限制降压治疗效果的药物，如非甾体消炎药、胃黏膜保护剂。另外，注意预防电解质紊乱和酸碱失衡，积极治疗引起继发性高血压的疾病，也有助于避免复发或远离高血压。

（彭　敏）

第三章

消化系统急症的护理

第一节　急性消化道大出血

【案例】

> 患者，男，57岁，因"反复黑便4+年，大便鲜血1天"入院。4年前无明显诱因解黑便（具体量不详），伴腹胀、腹痛，无恶心、呕吐、发热，分别于2020年7月24日、2021年3月23日、2021年7月16日、2021年11月18日在我科行食管曲张静脉套扎术。1天前夜间休息时解鲜红色水样便，约1 000 mL，伴头晕、全身乏力，当地医院输血、止血等治疗后转至我院。急诊予以输注红细胞悬液2 U、止血、抑酸护胃、补液、纠正电解质紊乱等治疗后，今晨解鲜红色软便，约200 mL，转入我科进一步诊治。
>
> 入院查体：神志清楚，对答切题，腹部平坦，双肺触觉语颤对称无异常，未触及胸膜摩擦感，双肺即诊呈清音，双肺呼吸音清，未闻及干湿音，心界正常，心律齐，各瓣膜区未闻及杂音。腹软，全腹无压痛及反跳痛，腹部未触及包块，肝脾肋下未触及，双下肢无水肿。移动性浊音阴性。肠鸣音正常。
>
> 辅助检查：2022年5月1日血细胞分析结果为血红蛋白89 g/L，血小板计数26×10⁹/L，白细胞计数2.48×10⁹/L，中性分叶核粒细胞百分率70.6%；2022年5月2日生化检查为总胆红素30.0 μmol/L，直接胆红素12.8 μmol/L，总蛋白58.8 g/L，白蛋白34.0 g/L，钠131.7 mmoI/L，钙2.02 mmol/L；弥散性血管内凝血（DIC）常规检查为凝血酶原时间13.2秒，国际标准化比值（INR）1.20。

【概述】

急性消化道大出血根据其病变部位可分为上消化道大出血和下消化道大出血。

上消化道大出血是指屈氏韧带以近的消化道，包括食管、胃、十二指肠、胰管和胆管病变引起的出血，以及胃空肠吻合术后的空肠病变的出血。常见病因有消化性溃疡、食管胃底静脉曲张、急性胃黏膜损伤和胃癌等。

　　下消化道出血是临床常见的症候群，可由多种疾病导致，具体是指回盲部以远的消化道出血，包括升结肠、横结肠、降结肠以及直肠病变引起的出血。不包括痔、肛裂引起的出血，占消化道出血的20%。其出血的原因多为消化道自身的炎症、机械性损伤、血管病变、肿瘤等。包括肠道原发疾病，其中结肠癌、直肠癌是最常见的病因，其他原发性疾病包括肠道息肉、结肠炎、肛直肠疾病、结肠憩室；全身疾病累及肠道：白血病等出血性疾病、腹腔邻近的恶性肿瘤浸润肠道。

　　急性消化道大出血的临床表现取决于病变的性质、部位和出血量及速度。

　　（1）呕血与黑便：通常是上消化道出血的特征性表现。上消化道出血之后，均有黑便，但不一定有呕血。出血部位在幽门以下者为黑便，幽门以上者为呕血与黑便，如出血量较小，速度较慢，也可无呕血，仅有黑便；幽门以下的部位出血量较大、速度较快，血液可反流入胃，除黑便外也可以有呕血。呕血与黑便的颜色，与出血量和速度有关。呕血多为棕褐色，呈咖啡渣样，如呕血呈鲜红色或有血块，提示出血量大、速度快，在胃内停留时间短，未经胃酸充分混合即呕出。黑便如呈柏油样，黏稠而发亮，是血红蛋白的铁经肠内硫化物作用形成硫化铁所致。

　　下消化道出血即为便血，便血可表现为鲜红色或暗红色，有时为柏油样便。多出现不同程度的腹痛。伴随呕吐、腹泻、里急后重、发热、出血量大可出现休克。

　　（2）失血性周围循环衰竭：消化道大出血时常发生急性周围循环衰竭，其程度轻重因出血量大小和失血速度快慢而异。当出血量大而快（大于1 000 mL）时，由于循环血容量急剧减少，静脉回心血量相应不足，致心排血量明显降低，可引起头昏、心悸、出汗、恶心、口渴、晕厥等一系列组织缺血的表现。严重者呈休克状态，精神萎靡、烦躁不安、面色苍白、四肢湿冷、口唇发绀、意识模糊、尿少、血压下降、心率加快。

　　（3）发热：多数患者出血后24小时内出现发热，一般不超过38.5℃，持续3~5天，可自行消退。

　　（4）氮质血症：上消化道大出血后，由于大量血液进入肠道，其蛋白质消化产物被吸收，血液中尿素氮浓度可暂时增高，称肠源性氮质血症。同时，出血导致周围循环衰竭而使肾血流量减少、肾小球滤过率下降，也可导致血尿素氮增高。当休克纠正后，尿素氮继续升高或持续增高超过3天，临床上无明显脱水或肾功能不全证据，则常提示有上消化道继续出血或再次出血。

　　（5）血常规的改变：消化道出血后，均有继续失血性贫血，为正细胞正色素性贫血。出血早期血常规检查无变化，4小时后，因组织液渗入血管内，使血液稀释，才出现贫血。贫血程度取决于失血量、出血前后有无贫血、出血后液体平衡状态等因素。一般出血24小时内网织红细胞即见升高，4~7天可升高为5%~15%，出血停止后逐渐降至正常，如出血不止可持续升高。

【护理重点】

（1）解除患及家属恐惧心理。

（2）密切观察病情变化，及时配合抢救处理。

（3）止血药物的应用。

（4）判断出血是否停止。

（5）饮食与休息。

【护理难点】

难点一：急性消化道大出血的诊断与鉴别诊断

解析：急性消化道大出血临床以呕血常见，急性大咯血则是属于呼吸系统出现的病症，均经口排出。很多患者在就诊时描述不清楚自己到底是消化道还是呼吸道的问题，分诊时一定要多询问病史，问清症状，做好鉴别。

难点二：急性消化道大出血的病情观察与抢救

解析：密切观察神志、生命体征、皮肤与黏膜颜色及温度变化，判断有无出血性休克和继续出血的情况。观察呕血、黑便的颜色、次数、量、形状，估计出血量及程度，准确记录24小时出入量。应警惕一次出血超过1 000 mL，且临床出现急性周围循环衰竭的表现，严重者还会引起失血性休克。应提前进行干预，配合好医生做好抢救，避免更为严重的情况发生。

难点三：止血药物的应用

解析：包括药物止血治疗、三腔或四腔气囊管压迫止血，内镜直视下止血及手术治疗。一般消化道出血经内科积极治疗大多数患者可止。临床通常应用为去甲肾上腺素、H_2受体拮抗剂和质子泵抑制剂、血管加压素、生长抑素等。如出血不止危及患者的生命时需不失时机行手术治疗。

难点四：三（四）腔气囊管的使用

解析：三腔或四腔气囊管压迫止血。注意充气量和压力，以达到切实压迫、止血的目的；做好三腔气囊管的护理，用石蜡油滴入插管的鼻腔内，每日三次，以减少管腔对鼻黏膜的刺激。定时放气、充气，以防止压迫局部组织；及时抽取胃内容物及引流物，并注意观察胃内容物及引流物的颜色和量等，以判断有无继续出血。出血停止后，放气留置观察24小时后方可拔出，拔出前口服润滑剂润滑食管。

难点五：如何判断出血是否停止

解析：患者大便转黄色，血压、脉搏稳定在正常水平，提示出血停止。只有出血停止病情平稳后才证明期间的治疗是有效的，若无效，则要继续进一步找出出血的原因，制定进一步治疗方案。

难点六：饮食与休息

解析：急性消化道大出血期间患者应绝对卧床休息，也应禁食，待出血停止、病情稳定后患者是可以逐渐过渡到正常饮食的，所以对于这类患者，护士应做好健康宣教。及时对患者及家属做好沟通，避免患者因恐慌出现一系列不良饮食习惯。

【护理对策】

对策一：急性消化道大出血的诊断与鉴别诊断

急性大咯血是指喉及其以下呼吸道部位的出血经口排出。一次咯血量在 500 mL 以上者。咯血是呼吸系统急症之一。急性消化道大出血是指以消化道的出血，一般以呕血与黑便作为临床表现，往往伴有血容量减少引起的急性周围循环衰竭。

对策二：急性消化道大出血的病情观察与抢救

当大量呕血患者口渴、烦躁、面色苍白、心率大于 120 次/分，收缩压低于 90 mmHg 时，应立即建立两条静脉通道，一条通道输入止血药物，另一条通道用于维持有效的血容量。保持气道通畅，用三（四）腔气囊管压迫止血，必要时胃镜直视下止血或手术止血。同时对患者及家属做好心理护理，避免恐慌。

对策三：止血药物的应用

（1）口服去甲肾上腺素：可使局部血管收缩而止血，去甲肾上腺素 8 mg 加入 100 mL 生理盐水中分次口服或经胃管滴注胃内，适用于胃十二指肠出血。

（2）H_2受体拮抗剂和质子泵抑制剂：均能抑制胃酸分泌，质子泵抑制剂为抑制胃酸分泌作用最强的药物。奥美拉唑每次 40 mg，每 12 小时 1 次；法莫替丁每次 20 mg，每 12 小时 1 次；雷尼替丁 50 mg，每 6 小时 1 次；西咪替丁 200～400 mg，每 6 小时 1 次。急性出血期均为静脉给药。适用于消化性溃疡或急性胃黏膜损害引起的出血。

（3）血管加压素：其作用机制为通过对内脏血管的收缩作用，减少门静脉血流量，降低门静脉及侧支循环的压力，从而控制食管胃底静脉曲张破裂出血。

（4）生长抑素：目前用于临床的药物有注射用天然生长抑素。生长抑素及抗乙型肝炎转移因子因不伴有全身血流动力学改变，短期使用无严重不良反应，为治疗食管胃底静脉曲张破裂出血的最常用药物。

对策四：三腔或四腔气囊管压迫止血

（1）对于食管胃底静脉曲张的患者，可起到良好的止血效果，应故掌握三（四）腔气囊管的操作方法。

①插管前：向患者解释操作的过程及目的、配合方法等，减轻患者的恐惧心理。检查三腔管通畅，确保食管引流管、胃管、食管囊管、胃囊管通畅漏气并分别做好标记，备用。

②插管中：嘱患者半卧位，自鼻腔插入三（四）腔气囊管到达 65 cm，在胃管内回抽，抽到胃液，提示三（四）腔气囊管在胃内。用注射器向胃囊内注入 250～300 mL 空气，将开口部反折并用血管钳夹住，向外牵拉三（四）腔气囊管，遇到阻力后提示胃囊管到达胃底部，用胶布固定于患者脸部；用注射器向食管囊注入 100～150 mL 空气，再将开口部反折并用血管钳夹住；将管外端用绷带接一重约 500 g 的沙袋，通过滑轮固定于床架上，持续牵引。

③插管后：观察出血是否停止，防止三腔管滑脱和气囊破损引起呼吸困难甚至窒

息，如出现异常，应立即取下管口弹簧夹，抽出食管囊内气体或剪断三腔管，放出气体。定时放气，三腔管放置24小时后，食管囊应放气15～30分钟，同时放松牵引，注意营养供给和局部用药，按医嘱注入8 mg/dL去甲肾上腺素溶液局部止血。三腔管一般压迫3～4天，若出血停止可考虑拔管。可在放气留管再观察24小时，24小时后仍无出血，即可拔管。如有出血征象，可再次上管压迫止血。

（2）内镜直视下止血

①对出血灶喷洒去甲肾上腺素溶液、凝血酶等止血药。

②内镜下局部注射止血：可于内镜下对出血部位进行人工局部多点注射，达到止血目的，常用的局部注射止血药物有1∶10 000肾上腺素溶液、无水乙醇、高渗盐水等。

③注射硬化剂至曲张的食管静脉，或用皮圈套扎曲张静脉，不但能达到止血效果，而且可以预防早期再出血，是目前治疗食管胃底静脉曲张破裂出血的重要手段。硬化剂可用无水乙醇、鱼肝油酸钠、乙氧硬化醇等。

④糜烂性胃炎、消化性溃疡出血不止者，可用高频电灼、激光、微波或上止血夹等方法止血。

对策五：判断出血是否停止

患者血压、脉搏稳定在正常水平，大便转黄色，提示出血停止。以下情况说明患者仍有出血。a.反复呕血，黑便次数增多，色泽转为暗红色或鲜红色；b.周围循环衰竭的表现；c.红细胞计数与比容、血红蛋白测定不断下降，网织红细胞计数持续升高；d.足量补液、尿量正常的情况下，血尿素氮持续或再次增高；e.门静脉高压的患者原有脾大，在出血后应暂时缩小，且不见恢复。

对策六：饮食与休息

大出血时患者应绝对卧床休息，取平卧位，头侧向一边，防止误吸或窒息，略抬高下肢，保证脑部血液供应。

（1）大量呕血伴恶心呕吐者应禁食。消化道溃疡患者少量出血无呕吐者，可进温凉、清淡饮食，因进食可中和胃酸，促进溃疡愈合，有利止血。出血停止后可逐渐改为营养丰富、易消化、无刺激性半流质、软食，开始少量多餐，以后改为正常饮食。

（2）食管胃底静脉曲张破裂出血的患者，急性期应禁食，止血后可进食，限制钠和蛋白质摄入，避免诱发肝性脑病和加重腹水。避免粗糙、坚硬、刺激性食物，且应细嚼慢咽，防止损伤曲张静脉而再次出血。

（3）禁食期间应保证充足能量供给，静脉补液，维持水、电解质平衡，积极预防和纠正体液不足。

（彭　敏）

第二节　急性胰腺炎

【案例】

患者，男，43岁，因"上腹痛9小时"入院。患者9小时前无明显诱因出现上腹痛，伴嗳气，无发热、恶心呕吐、腹泻腹胀等不适，现为进一步治疗来诊。

入院后查血细胞分析示：白细胞计数10.68×10⁹/L，中性分叶核粒细胞绝对值7.56×10⁹/L，单核细胞绝对值0.67×10⁹/L，嗜碱粒细胞绝对值0.07×10⁹/L。

生化检查：甘油三酯6.64 mmol/L，高密度脂蛋白胆固醇0.78 mmol/L，淀粉酶328 U/L，脂肪酶441 U/L，胰淀粉酶273 U/L，乳酸脱氢酶466 U/L，羟丁酸脱氢酶383 U/L。

CT全腹部平扫：胰腺实质饱满，胰腺头颈部周围脂肪间隙欠清，主胰管未见扩张，上述不除外胰腺炎可能，肝脏实质稍减低，炎症累及？轻度脂肪肝？肝脏多个低/稍低密度结节，囊肿可能？右肾小结石，腹主动脉及右侧髂内动脉壁少许钙化。

【概述】

急性胰腺炎是指多种病因造成胰酶激活后引起胰腺组织自身消化，从而导致水肿、出血甚至坏死的炎症反应，可伴有其他器官功能的改变。

按照病理改变，急性胰腺炎可分为急性水肿型和急性出血坏死型。轻症患者仅有胰腺间质炎症水肿，重症患者可有胰腺坏死、出血，且炎症波及胰腺周围组织，甚至累及远处器官，引起全身系统性并发症。

急性胰腺炎的病因甚多，常见的有胆石症、酗酒和暴饮暴食、胰管阻塞等。本病临床表现为左上腹或上腹部剧烈疼痛（持续刀割样痛，在几小时内疼痛达到高峰，可向左背部放射，蜷曲或前驱体位稍可缓解）。一般为中等程度发热，持续3~5日。在腹痛时或腹痛后出现恶心、呕吐不适，呕吐物多为胃内容物，可混有胆汁，呕吐后一般腹痛无改善。重症胰腺炎可在肚脐周围或两肋部出现皮下青紫，常伴有休克表现，四肢厥冷，心率增快，体温增高，血压降低。可有上消化道出血和黄疸。

【护理重点】

（1）支持及对症治疗，禁食、胃肠减压、镇痛治疗。

（2）做好心理护理，维持有效呼吸功能，防止低血容量性休克。

（3）抑制胰腺分泌，肠外营养/肠内营养（根据情况决定，建议予空肠营养管行肠内营养），抑制胰酶分泌（生长抑素）、抗生素治疗（考虑为胆石症胰腺炎时应用）。

（4）介入治疗，如有胆道结石，应行内镜逆行胰胆管造影（ERCP）取石治疗；无法行ERCP时，可行经皮经肝胆道穿刺引流术（PTCD）缓解胆道梗阻症状。

（5）必要时手术治疗。

【护理难点】

难点一：病情观察与鉴别诊断

解析： 严密观察患者生命体征、神志、皮肤黏膜颜色变化，判断有无休克表现，准确记录24小时出入量；观察患者疼痛的部位及性质，有无放射痛、腹胀等，经治疗后疼痛有无减轻、疼痛性质和特点有无改变，若疼痛持续存在，则考虑是否有局部并发症发生；遵医嘱定期复查电解质和血、尿淀粉酶。

急性胰腺炎可根据其疼痛的性质、部位及疼痛的特点加以诊断。应与以下腹痛相鉴别：a.消化性溃疡急性穿孔；b.胆石症和急性胆囊炎；c.急性肠梗阻；d.心肌梗死。

难点二：疼痛的护理

解析： 腹痛的患者在未明确病因之前不能随意止痛，所以帮助患者减轻痛苦则成为护理的一个难点。对于止痛药物的使用，也有特别的要求。

难点三：药物治疗

解析： 1.控制胰腺分泌

胰腺含有丰富的消化酶，正常情况下除脂肪酶、淀粉酶、核蛋白酶以活性型存在外，其他均非活性状态；在病理情况下，这些酶在胰腺管内和细胞内被激活后对胰腺组织自我消化，损害细胞本身，而发生胰腺炎。急性胰腺炎急性期应禁饮禁食，安置胃肠减压，应用减少胃酸分泌药物从而减轻胰腺分泌。

2.抗休克治疗

急性重症胰腺炎患者常因胰周组织液渗出严重可导致大量液体丢失，造成有效血容量减少。胰腺组织对血流量的变化极为敏感，有效血容量的减少会引起胰腺微循环灌注不足而加重胰腺组织的坏死，因此补液量要大。常用鲜血、血浆、白蛋白、平衡液以及血浆代用品等。

3.纠正水、电解质和酸碱平衡紊乱

重型胰腺炎时脂肪酶将中性脂肪分解为甘油和脂肪酸，当脂肪酸和钙结合发生皂化，而引起急性低钙。起病6小时后血容量下降20%~30%，病情进展及重症者下降更显著而发生低血容量性休克，应快速补液，先给晶体液，必要时给低分子右旋糖酐、血浆等，及时纠正水、电解质和酸碱平衡紊乱。

4.抗感染治疗

重症胰腺炎不但长期不能进食，而且机体处于高分解状态，患者处于负氮平衡，急需全胃肠外营养补充各种营养物质，这样有利于消化道完全休息，减轻疼痛，有利于预防和治疗感染。抗感染是降低重症患者死亡率的重要措施。通常选用第三代头孢菌素类抗生素，注意联合用药，足量使用。

难点四：腹腔双套管引流护理

解析： 适用于腹内大量渗液或伴急性肾功能不全者，灌洗可使腹内含毒素作用的酶、肽类等排出体外，对改善一般情况，防止并发症是有益的。

难点五：手术并发症的处理

解析：对于急性胰腺炎怀疑有肠穿孔、胰腺脓肿、胆道梗阻加重者宜行手术治疗。最常用的为坏死组织清除加引流术。其他术式有：a.坏死组织清除术；b.灌洗引流术；c.造瘘术；d.伴有胆道下端梗阻或胆道感染的重症患者，应急诊或早期（72小时内）行胆管探查术。

手术可能出现下列并发症：

①出血：重症胰腺炎易引起应激性溃疡出血。

②肠瘘：为胰液或（和）感染侵犯肠管所致。若术后出现明显的腹膜刺激征并进行性加重，或引流出胃肠液，即可明确诊断。

③胰瘘：重症急性胰腺炎经引流或坏死组织清除术后常遗留胰瘘，经腹壁切口渗出或引流管引流出无色透明的液体，应考虑胰瘘；合并感染时引流液可呈脓性。

④胰腺假性囊肿：急性胰腺炎患者术后2周出现发热，腹部触及肿块，应检查有无胰腺脓肿或腹腔脓肿的发生。

【护理对策】

对策一：诊断依据及鉴别诊断

1.消化性溃疡急性穿孔

有典型的溃疡病史，腹痛突然加剧，腹肌紧张，肝浊音界消失，完善X线检查可鉴别。

2.胆石症和急性胆囊炎

常有胆绞痛史，疼痛位于右上腹，常放射至右肩部，Murphy征阳性，血及尿淀粉酶轻度升高；完善B超及X线胆道造影可明确诊断。

3.急性肠梗阻

腹痛为阵发性腹胀，呕吐，肠鸣音亢进，有气过水音，无排气，可见肠形。腹部X线可鉴别诊断。

4.心肌梗死

有冠心病史，突然发病，有时疼痛限于上腹部。心电图显示心肌梗死图像，血清心肌酶升高，血、尿淀粉酶正常，可鉴别诊断。

对策二：止痛

遵医嘱给予抗胰酶药物、解痉剂和抑制胰腺分泌的药物，必要时4～8小时可重复使用。明确诊断和治疗措施后，可适当应用镇痛剂。一般采用哌替啶或间苯三酚肌内注射；禁用吗啡，因为吗啡可引起Oddi括约肌痉挛，加重疼痛。协助患者选择舒适体位，使腹肌放松以减轻疼痛，如弯腰、屈膝侧卧；按摩背部，增加舒适感。

对策三：药物治疗

1.控制胰腺分泌

（1）禁食禁饮：急性期禁食、禁饮1～3天，可使胰腺免受食物和胃酸刺激，以使胰腺分泌减少到最低限度待其恢复。禁食期间口渴时可用温开水含漱或湿润口唇。

（2）胃肠减压：以减少胃酸对胰腺分泌的刺激和改善胃肠道胀气，减轻胰腺外分泌各种酶的破坏作用，使胰腺的急性炎症消退。一般胃肠减压2～3天。胃肠减压期间，每天可用消毒液状石蜡涂抹鼻腔和口唇，定时用生理盐水清洗口腔，并做好皮肤护理。

（3）全胃肠外营养：重症胰腺炎不但长期不能进食，而且机体处于高分解状态，患者处于负氮平衡急需全胃肠外营养补充各种营养物质，这样有利于消化道完全休息，减轻疼痛，有利于预防和治疗感染。每日应静脉补液3 000 mL以上，注意补充电解质，维持水、电解质平衡。待2～3周，病情稳定，血尿淀粉酶恢复正常，肠麻痹消失、肠功能恢复后，可在肠外营养的同时，通过空肠造瘘管给予肠内营养，以选择要素膳或短肽类制剂为宜。若患者无不良反应，可逐步过渡到全肠内营养和经口进食。开始时进食少量米汤或藕粉等流质饮食，再逐渐增加营养素量，但应忌高脂肪、高蛋白饮食防止复发。

2.防止低血容量性休克

a.准备抢救用品，如静脉切开包、人工呼吸机、气管切开包等；b.最好转入重症监护病房监护，密切监测血压、神志及尿量的变化；c.嘱患者取仰卧位，注意保暖及吸氧；d.迅速建立静脉通道，快速输液积极抗休克治疗，必要时配血、备血、输血或血浆以纠正低血容量，如血压仍不上升，按医嘱给予升压药物，根据血压调整给药速度。必要时放置中心静脉导管，监测中心静脉压的变化，以决定输液量和速度，改善休克症状。

3.纠正水、电解质和酸碱平衡紊乱

急性期患者禁食、禁饮1～3天，每日应静脉补3 000 mL以上，胃肠减压时补液量应适当增加，注意补充电解质，维持水、电解质平衡。

4.积极预防和控制感染

严格执行无菌操作，遵医嘱合理使用抗生素，并评估效果。协助并鼓励患者多翻身，深呼吸、有效咳嗽及排痰；加强口腔、肺部和尿路护理防止感染。禁食期间口渴时可用温开水含漱或湿润口唇。胃肠减压期间，每天可用消毒液状石蜡涂抹鼻腔和口唇，定时用生理盐水清洗口腔，并做好皮肤护理。

对策四：腹腔双套管灌洗引流护理

（1）用生理盐水加抗生素，每分钟滴速20～30滴为宜，冲洗液应现配现用。

（2）保持引流管通畅，维持一定的负压但吸引力不宜过大，以免损伤内脏组织和管。

（3）观察并准确记录24小时引流液的颜色、质地、流量；开始引流液为淡红色混浊液体，内含血块及坏死组织，2～3天颜色逐渐变淡、清亮。若引流液呈血性，并有脉搏增快和血压下降，应考虑大血管破裂继发性出血，应立即通知医生处理，并积极做好急诊手术的准备。

（4）保护引流管周围由肤：局部涂氧化锌软膏，防止胰液腐蚀。

（5）动态监测引流液淀粉酶值，了解病情变化；若引流液混浊时，应作细菌培养。

（6）拔管护理：体温正常并稳定10天左右，白细胞计数正常，引流液少于5 mL/ d，淀粉酶值正常后可考虑拔管。拔管后应注意拔管处伤口有无渗漏，若有渗出应及时更换敷料。

对策五：手术并发症的处理

1.术后出血

按医嘱给予止血药物，定时监测生命体征，观察患者呕吐物及引流液色、量、性质。若因胰腺炎引起胃肠道黏膜糜烂出血，胃肠减压引流液为血性；若腹腔出血，腹腔引流液为血性。应及时清理血迹和倾倒引流液，避免不良刺激，并做好急诊手术止血的准备。

2.肠瘘

肠瘘的治疗一般首选非手术方法，将瘘口与切口隔开，局部可用0.3%乳酸溶液持续灌洗，应注意：a.保持引流通畅；b.维持水、电解质平衡；c.加强营养支持。必要时做好术前准备，部分瘘口可愈合。对经久不愈的肠瘘行手术治疗。

3.胰瘘

除保持引流通畅外，还应保护切口周围皮肤，可涂以氧化锌软膏，防止胰液腐蚀皮肤。多数患者在6个月内经引流可自愈。不能自愈者需手术治疗。

4.胰腺或腹腔脓肿

囊肿较小，增大不显著，无感染、全身中毒症状较轻者，可行非手术治疗。囊肿已成熟或存在并发症者应及时手术治疗。

【前沿进展】

重症急性胰腺炎病情发展迅速，病情凶险，且并发症多，死亡率较高，治疗极为棘手，发病率约占急性胰腺炎的20%，是常见的外科急腹症。随着对重症急性胰腺炎治疗研究的不断深入，微创化治疗重症急性胰腺炎的理念已广泛应用于临床，使重症急性胰腺炎治愈率不断提高，大大降低了病死率。虽然微创化治疗重症急性胰腺炎技术在不断地进步与完善，但在重症急性胰腺炎治疗的过程中诸多细节问题尚无统一标准，而对于胰腺和或胰腺周围组织感染行经皮穿刺置管引流术已基本达成一致。重症急性胰腺炎早期行腹腔穿刺置管引流对患者预后具有肯定意义。研究表明，重症急性胰腺炎伴胰腺炎相关性腹水起病0~2天为最佳早期行腹腔穿刺置管引流时机，可降低进阶概率。

妊娠合并急性胰腺炎好发于妊娠晚期，以特发性急性胰腺炎最常见。妊娠合并急性胰腺炎严重威胁胎儿的生命安全，治疗后放弃胎儿是胎儿丢失的主要原因。

妊娠期胆结石相关疾病患者接受手术治疗较保守治疗疾病复发率及胎儿丢失率低，并且不增加胎儿早产的风险，因此，手术可能是治疗妊娠期胆结石相关疾病的更优选择。

（彭　敏）

第三节　急腹症

【案例】

> 患者，女，31岁，腹痛1+小时，以下腹疼痛为主，伴恶心、呕吐，呕吐胃内容物2次，无畏寒、发热，无头痛、眩晕，无胸痛、背痛，无腹泻等。后由家人拨打120呼救。医护人员到达现场见患者烦躁，急性痛苦面容，皮肤、巩膜苍白，查体示：T 36.2℃，P 109次/分，R 26次/分，BP 87/26 mmHg，血氧饱和度为98%，全腹有压疼，下腹紧张，有反跳痛。遵医嘱予生理盐水500 mL建立静脉通道，哌替啶50 mg肌内注射，护送转回医院，入抢救室后予查血、交叉配血等，嘱暂禁食、禁饮，绝对卧床休息，积极完善相关检查。
>
> 彩超示：右侧附件区查见大小约6.0 cm×4.0 cm的无回声团，边界清楚，形体规则，内见分隔，内未见明显血流信号。左侧附件区查见约6.6 cm×5.0 cm×4.6 cm囊实混合回声团块，边界欠清，形体不规则，内未见明显血流信号。盆腔内查见深约5.0 cm液性暗区。
>
> 查血示：血红蛋白109 g/L，白细胞计数10.09×10⁹/L，血钾3.3 mmol/L，钠135 mmol/L，ALT 23 U/L，AST 15 U/L，肌酐50 μmol/L，尿酸276 μmol/L，PT 13.5秒，INR 1.5，尿HCG阳性。

【概述】

急腹症是指腹腔内病变，包括腹外、胸部和系统性疾病引起的以急性腹痛为主要表现，同时伴有全身反应的一组临床综合征。具有发病急、病情重、进展快、病因复杂等特点。发病时间短于一个星期，可能需要紧急干预，如手术，如若处理不及时，极易发生严重后果，甚至危及患者生命。

（1）急腹症的病因十分繁多且复杂，内、外、妇、儿各科的疾病均可引起急腹症。常见急腹症病因如下。

①炎症：细菌引起的炎症如急性阑尾炎、憩室炎等，化学物质引起的含有化学性物质的消化道液体刺激腹膜引起的腹部剧烈疼痛。

②机械梗阻：如肿瘤等引起的肠梗阻、粘连性肠梗阻等。

③血管病变：如肠系膜血管血栓形成，腹主动脉瘤破裂、主动脉夹层等。

④创伤：是因腹部外伤引起肝、脾破裂等，诊断相对容易。

急腹症常见诱发因素，如胆囊炎或胆石症常于进食油腻食物后发作；部分机械性肠梗阻与腹部手术有关；急性胰腺炎发作前有酗酒、高脂饮食、暴饮暴食史；溃疡病穿孔在饱餐后多见；剧烈活动或突然改变体位后突发腹痛可能为肠扭转；腹部受暴力作用引起剧痛伴休克者，可能是肝、脾破裂所致。此外，创伤、受凉、精神因素等也是某些腹痛的诱因。

（2）根据病变性质将急腹症分为以下7种。

①炎症性腹痛：以腹痛、发热、压痛或腹肌紧张为主要特点，一般起病较缓慢，病程发展多表现为由轻到重，疼痛呈持续性进行性加重，炎症波及脏器时，呈典型局限性或弥漫性腹膜刺激征，以病变部位最为明显。常见于急性阑尾炎、急性胆囊炎、急性腹膜炎、急性胰腺炎等。

②梗阻性腹痛：以阵发性腹痛、呕吐、腹胀、排泄功能障碍为主要特点。常突然发作，呈阵发性剧烈绞痛，当梗阻器官合并炎症或血运障碍时，常呈持续性阵发性加重。常见于肾结石、输尿管结石、胆绞痛、胆道蛔虫病、肠梗阻、肠套叠、嵌顿性疝、卵巢囊肿蒂扭转等。

③穿孔性腹痛：以突发持续腹痛、腹膜刺激征，可伴有肠鸣音消失或气腹为主要特点。起病突然，呈剧烈的刀割样痛、烧灼样痛，后呈持续性，范围迅速扩大。常见于外伤、炎症或肿瘤侵蚀导致的空腔脏器破裂，如胆囊穿孔、胃十二指肠溃疡急性穿孔、胃癌急性穿孔、急性肠穿孔等。

④出血性腹痛：以腹痛、失血性休克与急性贫血、隐性（内）出血或显性（外）出血（呕血、便血或尿血）为主要特点。起病较急骤，呈持续性，但不及炎症性或穿孔性腹痛剧烈，由于大量积血刺激导致急性腹膜炎，但腹膜刺激症状较轻，有急性失血症状。常见于消化性溃疡出血。肝脾破裂出血、胆道出血、肝癌破裂出血、腹主动脉瘤破裂出血、异位妊娠破裂出血等。

⑤绞窄与扭转急腹痛：又称缺血性急腹痛。疼痛呈持续性，因受阵发牵拉，可有阵发性类似绞痛加剧，常可触及压痛性包块，早期无腹膜刺激征，随着坏死的发生而出现，可有频繁干呕、消化道排空症状。

⑥损伤性腹痛：以外伤、腹痛、腹膜炎或内出血综合征为主要特点。因暴力及着力点不同，可有腹壁伤、空腔脏器伤及实质脏器损伤造成的腹痛，原发性休克恢复后，常呈现急性持续性剧烈腹痛，伴恶心，呕吐。

⑦功能性紊乱及全身性疾病所致腹痛：常有精神因素或全身性疾病史，疼痛常无明确定位，呈间歇性、一过性或不规律性，腹痛虽严重，但体征轻，腹软，无固定压痛和反跳痛，如肠易激综合征，胃肠神经症、肠系膜动脉硬化或缺血性肠病、腹型癫痫、过敏性紫癜等。

【护理重点】

（1）急腹症症状评估，早期预警。

（2）致命性急腹症快速及时干预。

（3）快速准确分诊。

（4）减轻和有效缓解疼痛。

（5）并发症的观察及处理。

【护理难点】

难点一：院前急救的护理难点

解析：（1）救援前的准备与护理评估要点。

接诊时首先要排除潜在致命性腹痛，包括化脓性胆管炎合并脓毒症休克、异位妊娠破裂、腹主动脉夹层、空腔脏器穿孔、内脏破裂等。而该患者为青年女性，烦躁、急性痛苦面容，皮肤、巩膜苍白，血压为87/26 mmHg，以下腹部疼痛为主，高度怀疑宫外孕出血可能，已发生血流动力学障碍，尽早干预非常关键，这比明确诊断更重要。因此，院前急救护理评估的重点在于早期准确评估危及患者生命的指征，有效识别致命因素，及早干预。

（2）急救现场的护理评估与干预。

现场急救的处理是否及时与患者预后密切相关。首先，快速有效的现场处置，及时采取护理干预，为重症患者后续治疗争取时间。其次，安全转运患者至院内，转移途中加强病情观察，缓解腹疼，消除患者紧张、焦虑的情绪，提高患者就医体验，为患者后续治疗赢得时间。

难点二：对于重症急腹症患者，如何快速、准确分诊

解析：休克是急腹症患者极为严重的并发症，发病急、病情进展迅速。而导致休克的原因多种多样，这就要求分诊护士迅速、准确地对患者疾病进行分诊，让患者最快进入最佳治疗途径。

难点三：急腹症患者疼痛管理

解析：疼痛是机体自身对外界释放的一种信号，可诱发心肌细胞的缺血、血压升高等生理病理变化，导致急腹症的恶化及并发症的出现。同时患者就诊时常伴有剧烈的疼痛，导致患者无法配合医生进行体格检查或影像学检查，而影响疾病诊治。早期有效的镇痛治疗可缓解痛苦，减少患者对未来的担心和恐惧，改善焦虑接受检查及治疗的顺应性，可快速明确诊断，尽早治疗，可遵医嘱给予肌内注射或者皮下注射止痛药缓解疼痛，体现现代医学人文关怀。

难点四：急腹症并发症的观察及预防

解析：由于急腹症涉及多个组织器官，病情复杂且起病急、变化快，又加之剧烈腹痛可引起呕吐、大汗淋漓等伴随症状，极易发生休克、电解质紊乱等并发症，急腹症导致休克的常见原因有疼痛性休克、出血性休克及感染性休克等，如果不及时纠正，患者可出现多器官功能衰竭而死亡。因此，在急腹症治疗过程中急救护士能快速有效地评估患者、及时诊断，并针对急救护理过程中的关键环节、重点环节加强观察，给予及时有效的护理干预，可减少并发症给患者带来的不良后果，也使患者尽早得到有效治疗。

【护理对策】

对策一：院前急救精准评估与干预

1.救援前的准备与护理评估

（1）及时电话沟通：急救人员在接到指挥中心电话后第一时间与求助者电话联系。简要询问现病史、既往病史、诱发因素、疼痛部位、疼痛性质、疼痛程度、发作时间与体位关系，以及伴随症状，从而对需救助患者的病情进行初步了解。

（2）急救前准备充分：争取在最短的时间内到达事发地点，接120指挥中心指令后，1分钟内迅速出诊，救护人员尽可能5~10分钟抵达现场，救护车抢救药品及设备齐全。

（3）准确而简要的病史询问，必须注意对患者既往病史、手术史、外伤史等的采集（女性患者，注意末次月经史、痛经史），分析导致腹痛发作的因素，评估患者有无急性胃肠炎、急性胆囊炎、急性胰腺炎、急性阑尾炎、泌尿系结石等疾病史。

（4）掌握各类急腹症的临床表现，注意疼痛的部位，开始疼痛时的性质，以及疼痛开始后有何表现。

（5）准确区分急腹症病情严重程度。可分为三类：a.危重，先救命后治病。患者出现呼吸困难、脉搏细弱、严重贫血貌，如腹主动脉瘤破裂、异位妊娠破裂合并重症休克，应立即实施抢救；b.重症，配合医生诊断与治疗。患者持续腹痛伴器官功能障碍，如消化道穿孔、卵巢囊肿蒂扭转、绞窄性肠梗阻等，应配合医生尽快完成各项相关检查，纠正患者一般情况，准备急诊手术和相关治疗；c.普通，但可能存在潜在危险性：通常患者体征平稳，可按常规程序接诊，细致观察，及时发现危及生命的潜在病因。如胃肠炎、消化道溃疡等，也可能有恶性肿瘤、结石的可能性。需要强调的是，面对每一例腹痛患者，均需重视并优先排查。

（6）护士对老年人和免疫功能低下的患者进行评估时应加强警惕，老年人和免疫功能低下的患者被认为是高危群体。老年患者罹患血管疾病和外科疾病的风险更高，高达40% 65岁以上的患者需要手术干预。与更年轻一些的类似患者相比，老年患者更容易有不典型的表现、无特异性的症状，以及在疾病进展后出现症状。除了对机会性致病菌易感外，免疫力低下的患者潜在感染后可能不累及腹膜，这是因为他们的免疫反应较为迟钝。这两个群体的患者，必须找到较低的疼痛阈值，以便进行关键诊断。

2.急救现场的护理评估与干预

到达现场后，急救人员需迅速明确诊断。

（1）在询问病史的同时，监测生命体征，将检测结果与患者临床症状综合评估。

（2）当患者血压不稳时，立即按以下方法处理：

①绝对卧床休息（不要随便按压下腹部，以免加重出血），协助患者取中凹卧位、保持呼吸道通畅、保温，应尽早进行氧疗，以增加氧输入；意识不清的休克患者要建立人工气道、人工辅助呼吸。

②迅速建立可靠有效的静脉通路1~2条，可选择中心静脉，无条件或患者病情不允许时，可选择表浅静脉，如颈外静脉、肘正中静脉、头静脉等比较粗大的静脉。万分紧急时，也可考虑骨髓腔输液。液体选择晶体液，常用的有乳酸钠林格注射液（首选）、0.9%生理盐水、复方氯化钠注射液等。一般采用300~500 mL液体在20~30

分钟输入，先快后慢，避免过快而导致肺水肿。

（3）在腹痛原因未明确前需暂禁食、禁饮。

（4）转运前应尽可能维持患者循环、呼吸的稳定，并对原发病进行针对性的处理，保证患者安全转至院内。

3.搬运和转送危重患者过程的注意事项

（1）搬运患者时，动作轻稳。

（2）保持呼吸道通畅，患者平卧头偏向一侧，以防误吸或舌根后坠阻塞气道，及时清除呼吸道分泌物。

（3）持续鼻导管/面罩吸氧4～6 L/min，以防全身细胞急性缺氧，而危及生命。

（4）密切监测患者意识、面色、腹痛程度、性质、生命体征的变化，做好抢救记录。

（5）对清醒患者和家属进行心理疏导。如宫外孕病情发展迅速，患者入院治疗的方式通常是急诊，所以患者及家属在入院前未做好良好的心理准备，担心后续治疗是否会导致发生不孕症、病情是否会再度复发等情况，因此患者易出现焦虑等不良心理。护士应多与患者进行沟通交流，积极配合医护人员完成抢治疗，可使患者的心理安全感得到提高。护士主动对患者进行引导，可防止患者出现不良情绪，帮助患者树立自信心，积极配合医护人员的诊治工作。护士耐心地将疾病相关知识详细讲解给患者听，使患者能够对手术治疗的有效性和必要性进行了解。护士对患者的心理状态进行了解，多与患者进行沟通交流，可使得患者的不良心理情绪得到缓解。

4.做好院前与院内病情交接

在救治患者的同时，与院内指挥中心保持动态联系并通知院内人员做好接诊患者的准备，力争在最短时间内将患者安全转送到院内实现安全对接。根据填写的院前急救病历，将患者在院前救护的情况及生命体征向院内交接清楚，保证患者得到合理、有效的后续综合治疗。

对策二：快速、准确分诊

在分诊时患者停留时间较短（3～5分钟），护士只能通过询问患者和家属一些具体情况，了解患者的发病原因和出现的相关症状后做出分诊。根据患者的病情特点，包括年龄、性别、症状、体征、月经史和既往史等，老年患者应排除心肺疾病。分诊过程应分为以下四点：

一看：用眼睛全面地对患者进行仔细观察，根据患者来院时的状态、神态和表情、行为和生理活动来判断疾病的严重程度。

二问：掌握问诊技巧，做出初步诊断，应用热情的态度、关切的语气仔细询问患者病情，仔细倾听患者主诉，询问腹痛发生的时间、最先腹痛的部位、性质、持续时间、间隙时间、疼痛程度及疼痛有无规律，肛门有无坠胀感或排便感，是否存在恶心、呕吐、腹泻、发热等相关症状。

三查：在问诊的同时，应进行护理查体，监测患者的意识清醒程度、体温、脉搏、呼吸、血压、血氧饱和度的变化，重点进行腹部的查体，若有异常需重点分析并判断。

四分：结合所见、所问、所查的初步资料，对病情进行全面的评价，评估其病情严重程度，判别分诊级别，根据不同等级安排就诊先后次序及就诊区域。例如本案例该患者为青年女性，烦躁，急性痛苦面容，皮肤巩膜苍白，血压为87/26 mmHg，以下腹部疼痛为主，应分为1级，启动绿色通道，立即安排患者至抢救区就诊，同时和抢救区医生护士做好患者评估与病情交接工作。

在分诊过程中，除按常规分诊程序进行分诊之外，还应注意以下几点：a.在初次评估时，如出现气道、呼吸、脉搏不稳定、不清醒，需立即送往抢救室抢救，实行先抢救后补办手续的原则；b.不是每一名患者都必须经过分诊处，才可进入抢救室。如生命危在旦夕时可不经过分诊处直接进入抢救室；c.再评估，即初次分诊完成后，在一定时间内或患者出现症状改变后需重新对其进行再次评估、分级，从而有效降低患者在候诊过程中因病情变化或误分诊等引起的死亡或致残。

对策三：及时给予镇痛药物，严密监测治疗效果及并发症。

患者就医时往往伴随着剧烈疼痛，很难接受体格检查及影像学检查，影响医护人员的观察及判断，早期有效镇痛，可稳定患者情绪，改善患者接受检查和诊治的顺应性，但必须严密观察止痛药物的不良反应，该患者如使用哌替啶，其不良反应有如呼吸抑制、头晕、头痛、出汗、口干、恶心、呕吐等。但对诊断不明的患者，不可随意放任，患者疼痛程度减轻可能会导致医患双方对病情严重程度的轻视，故严密观察患者生命体征、神志及腹部体征、用药后效果，急腹症的护理措施及病情变化都应及时做好记录，内容正确并注明时间。

对策四：并发症观察与预防

1.失血性休克

（1）绝对卧床休息，取平卧位，不准随意搬动患者及按压下腹部，因震动和按压腹部可使包块破裂或随胚胎发育增大破裂造成大出血。

（2）严密观察症状及体征，严密注意患者神态、表情，有无面色苍白，四肢发冷、出汗、口渴、心跳加快、脉搏细弱、血压下降等，此外，还要严密注意患者有无突然出现腹痛加重，若有腹痛的情况发生，要观察患者腹痛的性质、持续时间以及阴道流血，尿频等症状。

（3）建立两条以上的静脉通道，多选择上肢静脉，必要时可建立颈外静脉通路，或深静脉穿刺；对于失血性休克的患者应立即补充血容量。

2.急性肺水肿、心衰

为抗休克而快速补液，易导致急性肺水肿、心衰，因此结合患者病情调节输液速度，通常情况下，每1000 mL的液体，在45分钟内完成，早期型休克可80~100滴/分，重型休克可调到100~120滴/分，为防止并发症发生可使用容泵泵入来控制液体量，准确记录补液量、出血量及尿量。

【前沿进展】

止痛会不会掩盖病情？

疼痛是一种防御反射，是机体自身对外界释放的一种信号，同时又是一种刺激源。疼痛的刺激会增加血液中儿茶酚胺的含量，这种交感神经的兴奋剂导致心率增快和心肌氧耗的增加，诱发心肌细胞的缺血、血压升高等，进一步导致急腹症的恶化及并发症的出现。同时，在疼痛的应激反应过程中释放的化学介质和激素又可以作用于疼痛系统，加剧患者的疼痛。

事实上，关于急腹症的早期干预在医学界已经争论了一百年。传统的观点认为急腹症在诊断未明的情况下应严格禁止使用镇痛剂，以免掩盖病情，改变体征，最终延误诊断。现代疼痛学理论则认为疼痛不仅造成患者的痛苦，而且带来严重的生理、心理损害，从而引起患者的恐惧、焦虑，甚至增加并发症的发生率和延长病情恢复时间。近年来，传统观点受到越来越多质疑，大量文献及研究证实，早期使用镇痛剂并不增加急腹症患者诊断困难的因素，且积极主动的早期止痛治疗能改善患者诊治过程中的顺应性，提高诊断正确性。

2021年发表在《中国急救医学》上的《成人非创伤性急腹症早期镇痛专家共识》中写道：早期、正确地使用镇痛剂不仅可以明显减轻非创伤性急腹症患者的疼痛、改善患者的感受，而且不影响诊断的准确率。

（周　莉）

第四节　急性肠梗阻

【案例】

患者，男，68岁。因"腹胀腹痛伴停止排气排便10+天"入院。10天前患者无明显诱因出现腹部不适，伴停止排气排便，偶有打嗝，食欲差，近1月以来，体重突然减轻约10 kg。体格检查：T 36.7℃，P 94次/分，R 20次/分，BP 154/82 mmHg，SaO_2 81%。触诊全腹柔软，叩诊呈鼓音，全腹无压痛，无反跳痛，肝脾未触及，肠鸣音减弱。

辅助检查：CT示，腹盆腔肠管聚集，肠间隙模糊、显示不清，降结肠近端结肠管腔扩张，多发气粪影，降结肠远段、乙状结肠及直肠塌陷，显示欠清，直肠壁稍增厚，盆腔部分小肠腔扩张、积气，部分小肠淤张，腹盆腔散在少许积液。

【概述】

肠梗阻是急诊科常见的外科急腹症疾病之一，其发病率仅次于急性阑尾炎和胆道疾病，是指因各种原因如肿瘤、胃肠结石、肠憩室、肠粘连、肠扭转、疝气等引起的肠内容物通过肠道障碍或不能正常运行，从而导致肠内容物堆积、肠壁血运障碍等异常情况。肠梗阻不但可以引起肠管本身局部的形态和功能变化，而且还可引起全身性病理改变，常表现为恶心、呕吐、腹痛、腹胀以及停止排气排便等，临床表现复杂多变。

1.肠梗阻分类

（1）按肠梗阻发生的基本原因分类。

①机械性肠梗阻：由于各种机械因素导致的肠腔狭小、缩窄、不通，致使肠内容物不能顺利通过，是临床上最常见的肠梗阻类型。根据机械性肠梗阻发生的原因主要包括以下三类：肠管堵塞，如肠腔内有粪块、寄生虫团、结石、异物等；肠壁病变，如先天性肠道闭锁、肠套叠、肿瘤、肠吻合术后狭窄等；肠腔外因素，如肠道粘连或扭转引起的肠管扭曲、嵌顿疝以及腹腔内肿瘤压迫等。

②动力性肠梗阻：是指肠壁肌肉因毒素刺激或者神经反射导致功能障碍，导致肠管痉挛、肠蠕动减退或消失，使肠腔内容物不能正常运行，且肠腔本身无器质性狭窄或病变。动力性肠梗阻包括麻痹性肠梗阻及痉挛性肠梗阻，前者见于急性弥漫性腹膜炎、低钾血症、细菌感染及某些腹部手术后；后者较少见，可继发于尿毒症、慢性铅中毒和肠功能紊乱。

③血运性肠梗阻：肠管血液循环因肠系膜栓塞或血栓形成、血管受压等引起肠壁血运障碍，使肠腔蠕动功能减退或消失，最终导致肠腔内容物滞留肠道。可纳入动力性肠梗阻中，但是可迅速继发肠坏死，在处理上与其截然不同。在年老体弱者、动脉硬化等心脑血管疾病患者多见。

（2）按肠壁有无血运障碍分类。

①单纯性肠梗阻：只有肠内容物通过受阻，而无肠管血运的障碍。在机械性肠梗阻中，肠管堵塞、肠外受压所导致的肠腔空间狭小，均为单纯性肠梗阻。

②绞窄性肠梗阻：肠内容物通过受阻并伴有肠管血运障碍。所有的血运性肠梗阻都属于绞窄性肠梗阻，而动力性肠梗阻一般属于单纯性肠梗阻，但是单纯性肠梗阻可因病情的加重，肠腔内压急剧升高。肠壁小血管受压而导致肠壁血运障碍，甚至发生肠壁坏死、穿孔。确定肠梗阻的性质在临床上十分重要，绞窄性肠梗阻必须尽早手术，以免发生肠坏死。

（3）其他分类。

①根据梗阻部位：分为高位肠梗阻和低位肠梗阻。

②根据梗阻程度：分为完全性肠梗阻和不完全性肠梗阻。

③根据梗阻进程：分为急性肠梗阻和慢性肠梗阻。

2.临床表现

各种不同原因引起的肠梗阻的临床表现虽不同，但肠内容物不能顺利通过肠腔则是一致的，其共同的临床表现为腹痛、呕吐、腹胀和肛门停止排气排便等症状。这些症状的出现与梗阻发生的急缓、部位的高低及肠腔堵塞的程度密切相关。

（1）腹痛：腹痛是在肠道发生肠梗阻后最先出现的症状，大多出现在肚脐周围，呈阵发性绞痛，与剧烈的肠蠕动同时发生。疼痛呈间歇性，在每次肠蠕动开始时出现，由轻微疼痛至逐渐加重，达到高峰后消失，间隔一段时间后再次发生。如有持续性隐痛者，则提示有肠绞窄的存在。这种绞痛是由于肠蠕动亢进，企图使肠内容物挤过梗阻部位所引起。腹痛发作时，患者自觉有气体在肠内窜行，到达梗阻部位而不能通过时，疼痛最重。但若为不完全性肠梗阻，当气体通过后则感疼痛立即减轻或消失。若肠梗阻发展至绞窄时，有大量毒素和细菌的液体积聚在腹腔内，刺激腹膜，则转为持续性腹痛，阵发性加剧。至病程晚期，由于梗阻部位以上肠管过度膨胀，收缩能力减弱，则疼痛的程度和频率都减低。当出现肠麻痹后，则不再有阵发性绞痛，而是持续性胀痛。

（2）呕吐：呕吐也是肠梗阻的一个主要症状。在梗阻早期，呕吐多为反射性，呕吐物为之前所进食物，以后呕吐物与梗阻部位相关：高位的小肠梗阻可引起频繁呕吐，其内容物多为胃液、十二指肠液及胆汁和胰液，一般量较多；而低位小肠梗阻初期可出现反射性呕吐，之后呕吐不明显，待肠腔因积气、积液高度膨胀时引起肠祥逆蠕动，再次出现反逆性的呕吐，呕吐物先为胆汁样液体，继而出现具有臭味的棕黄色肠液，即所谓"呕粪"现象；结肠梗阻时一般不出现呕吐现象，这是因为回盲瓣起了活瓣作用，小肠内容物可进入结肠，而结肠的内容物却不能流回小肠。但长时间梗阻导致回盲瓣失效后也可出现呕吐。一般呕吐后腹痛能得到暂时缓解或减轻。

（3）腹胀：发生在腹痛之后，其程度与梗阻部位有关，高位肠梗阻腹胀不明显，但有时可见胃型。低位肠梗阻及麻痹性肠梗阻腹胀显著，遍及全腹；在腹壁较薄的患者，常可显示梗阻以上肠管膨胀，出现肠型。结肠梗阻时，如果回盲瓣关闭良好，梗阻以上肠祥可成闭祥，则腹周膨胀显著。腹部隆起不对称，是肠扭转等闭祥性肠梗阻的特点。

（4）肛门停止排气排便：完全性肠梗阻的患者多有此症状；但梗阻早期，尤其是高位肠梗阻，可因梗阻以下肠腔内尚存粪便和气体，仍可自行或灌肠后排出，不能因此而否认肠梗阻存在。某些绞窄性肠梗阻，如肠套叠、肠系膜血管栓塞或血栓形成时，则可排出血性黏液或果酱样粪便。

3.辅助检查

（1）实验室检查：单纯性肠梗阻早期变化不明显，随着病情发展，血红蛋白值及血细胞比容可因失水、血液浓缩而升高，尿比重也增高。绞窄性肠梗阻时白细胞计数和中性粒细胞比值常升高。肠梗阻严重时可出现水、电解质及酸碱平衡紊乱。如高位梗阻时，呕吐频繁，胃液大量丢失，可出现低钾、低氯与代谢性碱中毒；低位肠梗阻时，可有电解质普遍降低与代谢性酸中毒。腹胀明显影响呼吸时，可出现低氧血症及呼吸性酸中毒或碱中毒。当有绞窄性肠梗阻或腹膜炎时，血常规和血生化测定指标等改变明显。呕吐物和大便检查，有大量红细胞或潜血阳性，应考虑肠管有血运障碍。

（2）X线检查：在正常情况下，腹部平片上只能看到胃和结肠内有气体，但在肠梗阻发生后4~6小时的X线平片上即可显示出肠腔内的气体。检查时应行立位或侧卧位及仰卧位的透视或拍腹部平片。立位时，可见梗阻以上的肠腔内有液平面，仰卧位检查时，可见梗阻以上肠腔有不同程度的胀气。由于梗阻的部位不同，X线表现也各有其特点，空肠黏膜的环形皱襞在肠腔充气时呈鱼骨刺样；回肠扩张的肠祥多可见阶梯状的液平面；结肠胀气位于腹部周边，显示结肠袋形。

（3）CT及MRI检查：CT检查除能诊断肠梗阻外，在鉴别梗阻的原因与梗阻的部位时，是最为有效的辅助手段之一，特别在体征危重、需要手术干预的病例，但又不明确病因及病变部位时。通过MRI检查可减少肠蠕动导致的放射性检查局限性，对梗阻的原因与定位可能比CT更为精确。

此外还有复式多普勒超声、肠镜、腹腔镜等检查。

4.治疗

肠梗阻的治疗方法和步骤取决于梗阻的性质、类型、部位、程度以及患者的全身情况。治疗有手术和非手术两种不同措施，前者的目的在于解除肠道的梗阻，而非手术疗法主要在于矫正因肠梗阻而引起的生理紊乱。在无须手术治疗的情况下，非手术治疗也是解除梗阻的基本方法，而在需要手术治疗时，又是一种不可缺少的术前准备措施。

（1）非手术治疗（即基本治疗）

①禁食、胃肠减压：胃肠减压的目的是吸出胃肠道内气体和液体，减轻肠管膨胀，降低肠腔内压力，减少肠腔内细菌和毒素，减轻腹胀；改善肠壁血液循环，减少肠壁水肿，使部分因肠壁水肿而致完全性梗阻得以缓解，有利于改善局部病变和全身情况。胃肠减压还可以减轻腹内压，改善因膈肌抬高而导致的呼吸与循环障碍。目前多采用鼻胃管减压，对低位小肠梗阻，可采用较长的双腔Miller-Abbott管。

②纠正水、电解质紊乱和酸碱失衡：水、电解质与酸碱失衡是急性肠梗阻最突出的生理紊乱，应及早给予纠正。最重要的是静滴等张盐水。如肠梗阻已存在多日，也需补钾，在高位小肠梗阻以及呕吐频繁的患者尤为重要。输液所需液体量和种类需根据呕吐情况、缺水体征、血液浓缩程度、尿量和尿比重，并结合血 Na^+、Cl^-、K^+ 和血气分析检测结果而定。单纯性肠梗阻，特别是早期，上述生理紊乱较易纠正。在单纯性肠梗阻的晚期或是绞窄性肠梗阻，常有大量血浆和血液渗出至肠腔或腹腔，需要补充血浆和全血。

③预防感染和中毒：肠梗阻后，肠壁血循环障碍，肠黏膜屏障功能受损而可能引起肠道细菌移位，有时肠腔内细菌可直接穿透肠壁至腹腔内产生感染。肠腔内细菌亦可迅速繁殖。同时，膈肌升高影响肺部气体交换与分泌物排出，易发生肺部感染。因此，肠梗阻时应给予抗生素以预防和治疗腹部或肺部感染。

④其他治疗：可从胃管注入液体状石蜡或用甘油栓剂润滑肠道，治疗蛔虫团、粪块等引起的肠梗阻；还可用低压肥皂水灌肠等刺激肠蠕动，促使肠内容物排出。疑有绞窄性肠梗阻时，禁用灌肠，需立即手术。根据病情可用镇静药物、解痉药物等，但

在诊断未明前禁用镇痛药物。为减轻胃肠道的膨胀，可给予生长抑素以减少胃肠液的分泌。

（2）手术治疗：手术室治疗肠梗阻的一个重要措施，大多数肠梗阻需要手术治疗。手术的目的是解除梗阻，去除病因。手术方法多种多样，其选择主要是决定于以下两个因素：梗阻的时间是早期还是晚期；梗阻的性质是单纯性还是绞窄性。在任何情况下以保证患者的生命安全为主，然后再以解除梗阻为首要任务。

①单纯解除梗阻的手术：这类手术包括粘连松解术，肠切开取肠石、蛔虫团、肠套叠或肠扭转复位术。

②肠切除吻合术：对肠管肿瘤、炎症性狭窄或局部肠袢已经失活坏死者，应做肠切除。对于绞窄性肠梗阻，应争取在肠坏死以前解除梗阻，恢复肠管血液循环。而正确判断肠管活力十分重要。如在解除梗阻原因后有下列表现，则表明肠管已无活力。a.肠壁已失去蠕动能力，用血管钳等稍加挤压刺激仍无收缩反应者；b.肠壁颜色为暗黑色或紫黑色而无好转者；c.该段肠袢终末嗯的动脉无搏动者；d.肠袢之浆膜面已失去正常光泽，肠管已呈瘫痪扩大者。手术中对肠袢生机的判断常有困难，当不能肯定小段肠袢有无血运障碍时，以切除为安全。但当发生较长段肠袢尤其全小肠扭转时，梗阻影响血运的因素解除后，可把肠管放回腹腔，关腹，术后密切观察，必要时24小时后再手术。如病情危重不能做肠切除，肠管已坏死，可做肠外置术，肠腔内插管引流，待病情好转后做吻合。

③肠造口术或肠外置术：肠造口术适应证包括a.病情危重，不允许做肠切除吻合术；b.局部病变不能切除的低位梗阻；c.结肠梗阻，由于回盲瓣的作用，结肠完全梗阻时多形成闭袢性梗阻，肠腔内压远较小肠梗阻时高，结肠的血液供应没有小肠丰富，易引起肠壁血运障碍，且结肠内细菌较多，污染重，无法做切除吻合术。肠造口目的是暂时解除梗阻，对小肠或结肠梗阻需做造口者，多行双口造瘘，但高位小肠梗阻做肠造口可造成大量液体及电解质的丢失，故尽量不用此手术。对结肠梗阻造口部位的选择，多在盲肠或横结肠，因其肠系膜游离，易于拉出。

④肠短路吻合：当梗阻的部位切除有困难，如肿瘤向周围广泛侵犯，或是粘连广泛难以剥离但肠管无坏死现象时，为解除梗阻，可分离梗阻部远近端肠管，做短路吻合，旷置梗阻部，但应注意旷置的肠管尤其是梗阻部的近端肠管不宜过长，以免引起盲袢综合征。

急性肠梗阻手术大都是在急诊情况下进行，术前准备不如择期手术那样完善，且肠管高度膨胀伴有血液循环障碍，肠壁水肿致愈合能力差，腹腔内常有污染，故手术后易发生肠瘘、腹腔感染、切口感染或裂开等并发症。肠绞窄解除后循环恢复，肠腔内毒素大量被吸收入血循环中，出现全身中毒症状，有些晚期患者还可能发生多器官功能障碍综合征（MDDS）甚至衰竭。因此，肠梗阻患者术后的监测和治疗仍很重要。胃肠减压，维持水、电解质及酸碱平衡，抗感染，加强营养支持等必须予以重视。

【护理重点】

（1）禁食禁饮与胃肠减压：肠梗阻患者需禁食并安置保留胃管进行胃肠减压，需重点关注患者胃肠减压管引流的颜色、性状以及引流量。若引流管引流的量即胃内容物逐渐减少，说明胃肠道功能可能恢复，肠梗阻可以逐步获得缓解；若引流出血性液，应考虑绞窄性肠梗阻的发生。

（2）休息与卧位：患者需取半卧位休息，休克患者摆休克体位。

（3）用药护理：遵医嘱使用足量、有效的抗生素控制感染，观察用药后疗效及是否有不良反应。

（4）并发症的预防及护理：密切监测生命体征，观察腹部体征、症状及呕吐情况，警惕感染、肠瘘及休克等并发症的发生。

【护理难点】

难点一：疼痛与腹胀

解析： 不同类型的肠梗阻临床表现有其各自的特点，但同时存在腹痛、呕吐、腹胀及停止排便排气等共同表现。单纯性机械性肠梗阻由于梗阻部位以上的肠管因克服肠内容物通过障碍导致肠蠕动增加，临床表现为阵发性腹部绞痛，腹痛时肠腔内因肌体内气体及液体蓄积引起肠腔膨胀，最终导致患者腹胀不适。

难点二：体液不足与营养失衡

解析： 肠梗阻可在短时间内丧失大量的液体，引起严重的水、电解质及酸碱平衡失调。高位肠梗阻早期频繁呕吐，且需要及时禁食禁饮，早期易发生肌体脱水的情况，同时酸性胃液及大量氯离子呕吐丢失亦可发生代谢性碱中毒；低位肠梗阻由于肠管活力丧失，无法正常吸收胃肠道分泌的大量液体，加之毛细血管通透性增加，导致血浆渗出，积存在肠腔内、腹腔内；同时，因组织灌注不足导致尿量减少及酸性代谢产物增加，最终引起代谢性酸中毒。

难点三：并发症的预防与处理

解析： （1）肠瘘：肠梗阻发生后肠腔内压力迅速增加，导致肠壁静脉回流受阻；毛细血管及淋巴管淤积；肠壁充血、水肿，肠壁甚至呈暗红色。由于组织缺氧，毛细血管通透性增加，肠壁出现出血点，同时血性渗出液渗入腹腔及肠腔内，随着血液循环障碍的发展，动脉血运障碍发生，血栓形成，肠道壁活力减退或失去，肠管变成紫黑色。由于肠壁缺血、通透性增加及肠壁变薄，腹腔内出现含有粪氨臭味的渗出液，可引起腹膜炎，最终导致肠管缺血坏死等引起肠管破溃穿孔。

（2）感染和中毒：肠梗阻导致梗阻部位以上的肠腔内细菌数量大量增加，细菌繁殖产生大量毒素，由于肠壁血运障碍，肠壁通透性增加，细菌及毒素透过肠壁导致腹腔内感染，同时经腹膜吸收导致全身中毒性感染。

（3）休克或多器官功能衰竭：体液大量丢失、电解质紊乱、血液浓缩、酸碱平衡失调以及细菌大量繁殖、毒素释放等均可引起肌体休克。当肠坏死、穿孔，发生腹膜炎时，全身中毒尤为严重。最终可导致严重的低血容量性休克及全身中毒性休克。肠腔内气体大量积聚、腹腔内积液引起腹腔内压增高，膈肌上抬，影响肺的通气及换气功能；同时腹内压增高阻碍了下腔静脉的回流，从而导致呼吸、循环功能障碍，最终可因MDDS等引起机体衰竭而死亡。

【护理对策】

对策一：缓解疼痛与腹胀

（1）胃肠减压：胃肠减压是缓解肠梗阻导致腹胀的最有效的方法之一。利用胃肠减压将胃内容物抽空，保持持续低负压吸引，改善肠壁血运循环。胃肠减压留置期间保持管道通畅及负压引流减压装置有效，不能扭曲、折叠、牵拉管道，密切关注胃肠减压引流液的引流量、颜色及性状，准确记录胃肠减压的情况。

（2）休息与卧位：休克患者取休克体位。无休克患者取半卧位，有利于腹腔内渗液流向盆腔，减少吸收和减轻中毒症状；使腹腔内脏器下移，利于呼吸和循环；同时半卧位时腹肌松弛，有助于减轻腹肌紧张引起的腹痛、腹胀等不适。

（3）物理及药物止痛：明确肠梗阻病因后，为抑制胃肠道腺体分泌，解除胃肠道平滑肌痉挛，可适当使用抗胆碱类药物如阿托品、654-2等，以缓解腹痛。

对策二：维持体液平衡与改善营养不良

（1）补充液体：建立静脉通道，遵医嘱补充液体和电解质等，以纠正水、电解质及酸碱失衡。严密监测呕吐的次数，呕吐物的量、颜色及性状，尿量、尿比重、血液浓缩程度、血清电解质、血气分析结果以及皮肤的弹性等，根据病情补充液体的量和种类。

（2）营养与饮食：肠梗阻患者需要禁食，应及时给予肠外营养支持，提高机体的防御和修复能力，改善患者的营养状况。同时应加强口腔护理，以提高患者舒适度。若梗阻解除，可进流质饮食时，忌食用易产气的牛奶等。

对策三：并发症预防

（1）肠瘘：密切监测患者的体温、脉搏、呼吸和血压，以及腹痛，腹胀和呕吐等情况；及时了解患者各项实验室指标。

（2）感染和中毒：遵医嘱合理应用抗生素，积极给予营养支持和抗感染治疗。手术后安置引流管时应保持引流管通畅并妥善固定，观察记录引流液的颜色、性状和量。更换引流管时应注意监测生命体征变化及手术切口情况，若引流不通畅或感染不能局限时，需再次进行手术处理。

（3）休克及MDDS：快速补充血容量，补液期间密切监测CVP，以调节输液的速度、种类和及时引流脓液，清除感染病灶或坏死组织；及时控制感染，根据药敏试验结果选用抗生素。密切监测动脉血气分析，以纠正酸碱平衡失调。心功能受损时，应用心血管活性药物。早期应大量应用糖皮质激素。

【前沿进展】

数字减影血管造影（DSA）已被广泛应用于各个临床科室，为了导管能够直接达到梗阻部位，从而进行导管减压达到及时有效地改善临床症状的目的，经鼻肠梗阻导管置入术是在DSA引导下通过X线透视实施的经鼻肠梗阻导管置入术。具体方法如下：患者鼻咽部予以充分麻醉，使用改良双导丝辅助下置入导管，首先采用操控性好的交换导丝交替探查，在DSA引导与X线的透视下，将肠导管通过幽门，置入十二指肠屈氏韧带以下。随后退出单弯导管，从交换导丝尾端插入肠梗阻导管的侧孔，同时保留肠梗阻导管内导丝以增加导管支撑力，再沿着交换导丝，将肠梗阻导管置入梗阻部。与此同时，通过造影观察导管位置，必要时可进行调管，后连接负压吸引器，吸引出导管内液体，导管尾端固定于鼻外，完成置管。对于常规的肠梗阻导管置入术，DSA引导下改良经鼻肠梗阻导管置入术治疗急性肠梗阻，在缩短X线照射及置管时间方面均有利，更有利于患者症状的缓解，同时，DSA对患者胃肠功能影响较小，能够加快胃肠功能的恢复，安全性也较高。

（谢　娟）

第四章

神经系统急症的护理

第一节　急性出血性脑卒中

【案例】

> 患者，男，48岁，因"突发右侧肢体无力1+小时"入院，患者1小时前突发右侧肢体无力、言语不清。既往有高血压病史，未治疗。体格检查：T 36℃，P 82次/分，R 20次/分，BP 231/154 mmHg，SaO$_2$95%。来时神志清楚，语言失语，双侧瞳孔等大等圆约为3 mm，均对光反射灵敏。右上肢肌力0级，右下肢肌力2级。
>
> 辅助检查：CT示左侧脑室旁基底节区见大小约4.3 cm×2.1 cm的血肿影，周围见环状低密度影，血肿密度欠均，形状欠规整，邻近脑实质稍肿胀，左侧脑室稍受压，中线不偏，小脑及脑干因颅骨伪影干扰显示欠清，颅骨未见明显异常。CTA示头颈部大动脉及其主要分支未见明显狭窄、扩张及充盈缺血征象。

【概述】

急性出血性脑卒中是指各种原因引起的脑血管疾病急性发作，造成非外伤性的脑实质性出血，并引起相应临床症状及体征。多发生于50岁以上的高血压动脉硬化患者，男性多见，是高血压病死亡的主要原因，常因剧烈活动或情绪激动而引发，出血是因栗粒状微动脉瘤破裂所致。出血多位于基底节壳部，可向内扩展至内囊部，大的出血可形成血肿，压迫脑组织，造成颅内压增高甚至脑疝。血肿也可沿其周围神经纤维束扩散，致神经功能障碍，在早期清理血肿后可恢复。脑干内出血或血肿可破入相邻脑室，后果严重。表现为突然出现意识障碍，偏瘫，重症患者可出现昏迷，完全性瘫痪及去皮质强直、生命体征紊乱等。

急性出血性脑卒中从发病原因可分为：高血压脑出血、脑动脉瘤破裂出血、脑动静脉畸形出血及因其他疾病引起的急性出血性脑卒中等。

1.高血压脑出血

高血压脑出血是指由高血压病导致脑血管病变而引起的脑实质内出血，多见于50～60岁的男性患者，具有起病急、进展快、病情重、病死率及致残率高的特点。其发病机制倾向于微动脉瘤学说，认为高血压病可导致脑动脉壁纤维素样变性以及局灶性缺血、出血甚至坏死，血管壁强度减弱，局部扩张，在血流的冲击下形成微动脉瘤或者粟粒样动脉瘤，这些微动脉瘤破裂，最终引起脑出血。高血压脑出血通常在情绪激动、兴奋过度、剧烈活动、用力大便时发病，临床表现根据出血部位、出血量及机体反应而不同。起病方式可归纳为以下几类：a.起病呈暴发性，发病前无任何预感，突然起病，患者来不及诉说任何不适即已进入昏迷状态，表现为面色潮红，大汗淋漓，鼾性呼吸或潮式不规则呼吸，脉搏缓慢有力，血压极度升高，四肢肌张力异常，这类患者多为脑实质大量出血已破入脑室或脑干出血，生命中枢受累；b.起病急骤，患者突然头痛或头晕，伴恶心、呕吐及局灶性神经损害症状，如偏瘫、失语等，病情进行性恶化，意识障碍逐渐加深，肢体瘫痪不断加重，颅内压增高及脑疝相继出现，最终出现深昏迷、呼吸衰竭而死亡；c.起病急，但患者无意识障碍或意识障碍轻，病情很快稳定；d.起病较缓慢，无意识障碍，无明显神经损害症状，这类患者出血量较少而局限，多能完全恢复。

2.脑动脉瘤破裂出血

脑动脉瘤破裂可发生急剧的颅内出血，是一种潜在的、有生命危险的疾病，危险性很大。脑动脉瘤破裂的相关因素包括动脉瘤内压、动脉瘤内湍流、动脉瘤内搏动性血流、动脉瘤外环境情况以及动脉瘤的大小与病理状况。脑动脉瘤好发于颅内动脉分叉以及主干的分支处，动脉瘤的形成与该处动脉壁的中层，也就是肌层存在先天性发育缺陷。动脉瘤的形成是由于动脉壁受血流的冲击，使该处的薄弱点向外突出、扩张，从而形成圆形、梭形以及椭圆形的囊状膨大。大量病例资料显示：由于脑底Willis环以及某些动脉主干先天性发育异常而引起的局部血流动力学改变与脑动脉瘤的发生、破裂密切相关。动脉瘤的破裂，既有上述的解剖结构上的缺陷，也有一些后天的因素，如与高血压、脑动脉粥样硬化、糖尿病、颅内损伤、感染、药物、颅内肿瘤等因素有密切的关系。脑动脉瘤的瘤壁由胶原纤维组织层构成，而正常的动脉壁中层应有的肌层与弹力纤维几乎消失，内弹力层断裂和缺如，内膜增厚，可有局部白细胞浸润与纤维蛋白覆盖，动脉瘤的顶部最薄弱，甚至仅为一层内膜与纤维为蛋白，所以当动脉压骤然升高时，自然很容易在解剖结构最薄弱、失去弹性之处破裂。瘤壁机械性疲劳、滋养动脉血管闭塞和酶的作用使动脉瘤的破裂口位于动脉瘤顶部。基于这些病理改变，在一定限度内，动脉瘤越大，瘤壁越薄，瘤内压越高，破裂出血的危险越大。所以，凡因某种因素引起周身血压突然急剧升高都可能成为原有颅内动脉瘤破裂的诱因，情绪波动如过于激动是很重要的因素，此外尚有头部急剧地摆动、猛弯腰、急起身和饮酒等。由于周身动脉压突然升高、头部静脉回流受阻、脑组织及Willis动脉环与颅内固定结构的相对性移动，动脉瘤内压力瞬间上升并持续升高，短时间内超过动脉瘤壁薄弱点的弹性限度，加上动脉瘤内的湍流压力，导致在薄弱点破裂。所以这些诱因是一些危险因素，适当注意避免这些因素，对患有脑动脉瘤的患者起到可预防破裂出血的作用。

脑动脉瘤破裂后的并发症包括：

（1）蛛网膜下腔出血。脑动脉瘤破裂后，血液流入蛛网膜下腔，扩散至脑沟及脑池。部分血液随脑脊液循环进入脊髓蛛网膜下腔，或逆流入脑室内，但有时血液直接进入第三脑室或侧脑室。脑脊液内的血液可因重力关系积于脑室后部、后颅窝或椎管内。手术中可见脑表面呈紫色、血液浸渍，脑脊液呈血性，出血多时，脑表面有薄层血凝块，出血和血凝块可堵塞脑脊液通路，脑脊液循环与回吸收均受障碍，形成急性梗阻性脑积水，颅内压急剧增高。

①颅内血肿形成。动脉瘤破裂后，颅内血肿发生率高为33.5%～60%，是主要致死原因。脑室内血肿常伴有丘脑下部损害，出血积蓄于脑池则形成脑池血肿，这些血肿可阻塞脑脊液循环，使颅内压增高，加剧病情恶化。

②脑血管痉挛。也是很严重的并发症。脑血管痉挛的出现为"两期反应"，急性期在出血后数分钟开始，持续不到1小时，而慢性期在出血后3～24小时开始，持续数日。

③脑积水。几乎所有的动脉瘤破裂出血的病例都会并发脑积水，只是程度不同而已，急性脑积水发生于出血后48小时内，慢性脑积水出现在出血后2～6周，甚至迟到数月之后，脑积水在急性期加剧颅内压增高，在后期也是病情加重的原因。

④脑水肿与脑梗死。动脉瘤破裂出血后产生的有害物质、脑血管痉挛、脑受压、脑组织缺氧等因素都可以引起脑水肿。以出血后2～3天为严重。脑梗死是脑缺血的必然结局。

⑤丘脑下部损害。特别多见于前交通动脉瘤以及后交通动脉瘤破裂的患者，可因此引起丘脑下部损害症状如高热、昏迷、心脏功能损害、电解质紊乱等。

3.脑动静脉畸形出血

（1）脑动静脉畸形是脑血管畸形的一种，脑血管畸形可分为：a.毛细血管扩张症；b.海绵状血管畸形；c.静脉畸形；d.动静脉畸形；e.脑血管曲张。根据血管造影表现和血流动力学的情况可分为：a.脑血管畸形伴动静脉分流；b.脑血管畸形不伴动静脉分流。

（2）脑动静脉畸形出血的病理学基础包括：供血动脉扩大、变粗并伸长，甚至有邻近的动脉系统参与供血。静脉也因引流出过量的血流而扩张屈曲，静脉壁增厚，甚至静脉动脉化，久而久之，脑动静脉畸形逐渐扩大，形成含有发育不良的动脉和静脉的畸形血管团，这些血管团呈粗细不均、厚薄不等、错综迂曲排列。镜下见动脉壁变薄，内膜增生，内弹力层缺失，平滑肌菲薄或消失；静脉壁增厚呈纤维样及玻璃样变性。不少血管壁仅由增生的血管内皮细胞及胶原纤维构成。这些不健康的血管随时可能因动脉压的升高而破裂。

（3）脑动静脉畸形合并动脉瘤，这些动脉瘤可能是：a.供血动脉或其他动脉上的动脉瘤；b.畸形动脉壁软弱而形成的动脉瘤样扩张；c.畸形团内血管破裂形成的假性动脉瘤。

（4）脑动静脉畸形的生长主要由于：a.畸形血管的扩张、管壁增厚；b.周围脑组织缺血，脑动静脉畸形压迫及出血破坏所致的血管周围组织坏死，使血管支持及限制减弱，促进血管腔扩大；c.畸形血管团内动脉瘤形成。当血管壁扩张薄弱到难以承受供血动脉传导而来的搏动性血压时，即可发生出血。由于静脉的畸形改变，管壁发育不良及退行性变，比动脉更为脆弱，故出血一般发生在畸形血管的静脉部分。畸形血管团内湍流。这种血流可导致血管内皮损伤，内膜增生，血小板沉积及血栓形成，使引流静脉更加脆弱或狭窄闭塞，引流不畅，畸形血管团内压力升高，最终可引起畸形血管破裂出血。

4.烟雾病

烟雾病，又称脑底异常血管网症，是指脑底动脉环闭塞症或者Willis环发育不全，可发生急性出血性脑卒中及急性缺血性脑卒中。在脑血管造影上可见脑底部异常的血管网模糊不清，呈烟雾状，是一种少见病。由于多种病因引起血管（特别是双侧颈内动脉及基底动脉）闭塞、炎症、狭窄，周围动脉代偿性扩张，新生形成侧支循环，在脑底部出现异常毛细血管扩张样的血管网。其受累血管多为双侧性，主要改变为内膜增厚，内弹力板极度屈曲、增厚或变薄、分层、断裂、崩解。平滑肌细胞变性、坏死、增生和再破坏反复发生。闭塞的血管内腔可充满增生的结缔组织，外膜多无明显改变。

烟雾病多见于儿童及青少年，临床过程分为渐进型、反复发作型及脑卒中型。多呈进行性发展过程。表现为智力低下、头痛、失语、抽搐、肢体麻木、感觉障碍、视力障碍、偏瘫、脑神经麻痹、眼球震颤、局限性癫痫、四肢痉挛等，这些症状反复发作。随着脑底异常血管网形成，侧支循环建立，病情逐渐稳定。随着年龄的增长，新生血管网及侧支循环动脉增粗迂曲、扩张，血管壁张力增高，管壁脆弱，甚至形成动脉瘤。如某种因素使血管内压力骤增可导致破裂出血，临床上则表现为急性出血性脑卒中。因此患者年龄越小，缺血性脑卒中越多见，而年龄越大出血性脑卒中则多见，15岁以下患者95%以脑缺血为首发症状。

而成年人则半数以上与蛛网膜下腔出血为首发症状。烟雾病患者出血性脑卒中有如下特点：a.多发生于成年人，出血前可有长期的反复发作的短暂性脑缺血发作（TIA）先兆；b.多伴有较明确的偏瘫、失语、精神智力障碍等局灶性定位体征；c.蛛网膜下腔出血的典型症状如头痛、呕吐、昏迷等，如无危及生命的颅内血肿，一般预后良好；d.颅内出血多表现为蛛网膜下腔出血，但也可能为脑内血肿或脑实质内出血向脑室内破溃。

【护理重点】

（1）密切监测患者的血压，准确使用降压药物，记录24小时出入量。

（2）患者应绝对卧床休息，协助翻身，以免发生压力性损伤。

（3）早期肠内营养：出血性脑卒中患者早期需要消耗大量能量，机体分解代谢加强，而肠内营养将营养物质直接送入胃肠道，经胃肠道吸收利用符合患者的生理需求，有助于维持肠道黏膜结构和功能完整性，更好地保护患者肠道功能。

（4）康复护理：出血性脑卒中发病后的致残率比较高。康复护理是出血性脑卒中患者获得良好愈合的保障。积极对患者进行早期康复锻炼，可以使患者的治疗效果显著提高，缩短治疗时间。

【护理难点】

难点一：控制高血压、改善微循环

解析：急性脑出血时血压升高是颅内压增高情况下保持正常脑血流量的脑血管自动调节机制。急性出血性脑卒中患者常表现为入院时血压显著升高，随着病情进展，血压可有不同程度的下降。出血性脑卒中急性期短暂的血压升高可能影响脑组织的血液灌注，甚至引起血肿扩大并危及生命。降压可影响脑血流量，造成脑组织低灌注或脑梗死。降压过快可导致心、肾缺血性梗死。但持续高血压，可使脑水肿恶化。因此，应恰当地调整、稳定血压。必要时遵医嘱使用静脉降血压药物，使用降压药物过程中，严密观察用药反应，严防发生低血压等并发症。

难点二：躯体功能障碍

解析：急性出血性脑卒中可导致患者神经功能障碍，如意识障碍、偏瘫，重症患者可出现昏迷，完全性瘫痪等，导致生活自理能力下降或缺失。

难点三：疼痛

解析：急性出血性脑卒中患者颅内压增高常引起的头痛，通常疼痛呈搏动性头痛，严重时还可伴有呕吐，也可因术后血性脑脊液刺激脑膜引起头痛，严重影响患者舒适度，且疼痛可能导致患者躁动，依从性下降，从而导致颅内压增高的恶性循环。

难点四：并发症的预防和处理

解析：（1）颅内出血：是出血性脑卒中致残、致死的主要原因，也是临床表现为在病情平稳的情况下突然出现原有症状或神经体征地加重或再现，缓解或消失的脑膜刺激征再加重或出现新的症状或体征，颅脑CT发现新的高密度区。

（2）脑脊液漏。

（3）颅内压增高、脑疝：脑手术后均有脑水肿反应，故应适当控制输液量。

【护理对策】

对策一：严密监测患者生命体征及意识状态

出血性脑卒中的患者根据不同的出血部位出现不同的神经精神症状，通常出现头痛、恶心、呕吐、偏瘫、吐字不清及不同程度的意识改变，应严密监测患者生命体征、意识状态、瞳孔、呼吸、血压等的变化，发现病情变化及时告知医生并处理，对出血性脑卒中应于降低颅内压的同时慎重、平稳地进行降压治疗，必要时应用抗高血压药物，为避免造成脑低灌注，降低颅内压的幅度不宜过大。原有症状加重或脑疝先兆出血提示脑水肿加重或有再出血。

对策二：加强生活护理，防止意外发生

吞咽困难者，应防止进食时误入气管导致肺部感染。肢体无力或偏瘫患者需加强生活照料，防止坠床、跌倒或碰伤。患者卧床休息期间定时翻身，预防压力性损伤，保持肢体处于功能位，并在病情稳定后，尽早进行肢体被动或主动功能锻炼。

对策三：有效缓解或解除疼痛

患者头痛时，应分析头痛的原因，根据疼痛性质和程度，对症处理和护理。术后24小时内多发生切口疼痛，可遵医嘱给予一般镇痛剂缓解疼痛。但由于吗啡或哌替啶等药物有抑制呼吸、影响气体交换功能、缩小瞳孔等不良反应，影响病情观察准确性，脑手术后镇痛时此类药物不可轻易使用。颅内压增高导致头疼时需遵医嘱使用药物脱水、激素治疗等降低颅内压，以缓解疼痛，同时应注意脱水剂及激素治疗的时间安排。脑手术后发生血性脑脊液也可刺激脑膜导致患者头痛，应立即进行腰椎穿刺术接引流管引流出血性脑脊液，在减轻脑膜刺激症状的同时，降低颅内压，直到引流出清亮的脑脊液时，头痛可自行消失。

对策四：并发症预防

（1）预防再出血：患者应绝对卧床休息，避免不必要的活动，保持环境安静、床单位清洁，床头抬高15°～30°，以促进静脉回流，减轻脑水肿，降低颅内压；严格限制探视，避免各种刺激，避免用力咳嗽、用力排便，以免加重或再次出血。

（2）预防脑脊液渗漏：头部手术后应注意观察手术部位敷料有无渗血渗液以及脑脊液引流管引流的情况，比如引流液的量、颜色、性状等，做好记录，如果发生脑脊液漏，应立即告知医生并及时处理。患者宜采取半卧位休息，以抬高头部，减少漏液；为防止颅内感染，可使用无菌纱布及绷带包扎头部，头下垫枕，枕头上垫无菌治疗巾，定期更换，及时观察有无浸润，根据敷料上浸润范围，以估计渗出液量。

（3）预防颅内压增高及脑疝的发生：遵医嘱定点使用脱水剂、激素等，成年人每天入量为1 500～2 000 mL，包括含盐溶液500 mL。同时，因为脑水肿期需要使用高浓度脱水剂如甘露醇，尿量增加，所以要注意维持水、电解质及酸碱平衡，观察生命体征、瞳孔、意识状态以及肢体活动情况等，同时应保持大便通畅，避免便秘、躁动、咳嗽等导致颅内压增高的因素，密切监测颅内压变化，及时处理，避免诱发脑疝。

【前沿进展】

情志护理是一种经心理途径实施护理干预的护理方式，可以调节患者出现的心理情绪问题，需要护士与患者及家属之间的信任、医护患之间的有效沟通等为基础，经心理调节、健康宣教等方式缓解、改善患者的心理负面情绪，改善疾病预后。急性出血性脑卒中的发生给患者心理上造成了不同程度的心理创伤，而且急性出血性脑卒中发病突然，多数患者及家属担心预后恢复情况不良，心理状况较差，从而影响患者生活及睡眠质量，个性化情志护理措施可以改善患者心理负面情绪，提高生活、睡眠质量，促进患者康复。

（谢　娟）

第二节　急性缺血性脑卒中

【案例】

患者，男，54岁，因"左侧肢体无力伴言语不利3+小时"入院，3小时前患者突发左侧肢体无力伴语言语不利。来时嗜睡，双侧瞳孔等大等圆约为3 mm，均对光反射灵敏。体格检查：T 36.5℃，P 74次/分，R 20次/分，BP 169/99 mmHg，SaO_2 95%。患者语言构音障碍，左上肢肌力3级，左下肢肌力3级。

辅助检查：CTA示头颈部大动脉粥样硬化改变，散在钙化、软斑及混合斑。管腔不同程度狭窄，颅内大动脉管壁毛糙，粗细不均。左颈内动脉较对侧稍细，左颈内动脉虹吸部管腔局部中重度狭窄；右椎动脉优势型，左椎动脉全程纤细，局部显影浅淡、局部管腔重度狭窄/次全闭塞；双侧颈总动脉、右侧大脑中动脉M1段局部中度变窄，左侧大脑前动脉A2段局部管腔中重度狭窄；左侧大脑前动脉A1段未见确切显示。

【概述】

急性缺血性脑卒中各种原因引起的脑血管疾病急性发作，造成脑的供应动脉狭窄或闭塞，并引起相应临床症状及体征。脑动脉闭塞后，该动脉供血区的脑组织可发生缺血性坏死。同时出现相应的神经功能障碍及意识改变。栓塞部位以及颅内颈内动脉虹吸段和大脑中动脉，前动脉的起始段位多。此外，也可发生颅外的颈内以颈外动脉的分叉处或颈内动脉的炉底段。

1.急性缺血性脑卒中分类

急性缺血性脑卒中分类包括短暂性脑缺血发作、脑梗死、脑血栓形成和脑栓塞、腔隙性脑梗死。

（1）短暂性脑缺血发作是颈动脉或椎基底动脉系统的短暂缺血。临床表现为突然发病，几分钟至数小时的局部神经功能障碍。最长不超过24小时，可完全恢复，且不留后遗症，但患者可有反复发作。TIA是急性缺血性脑血管疾病最轻类型，但是脑梗死的先兆。TIA的发生多与高血压动脉硬化有关。TIA的发生机制包括：a.当颅内外动脉硬化，而这些动脉粥样硬化斑块及其溃疡上的血小板，纤维素及胆固醇或坏死的血管内膜混合物组成的附壁微血栓脱落，流向脑血管的末梢端，使小动脉栓塞，形成该动脉供血不良，出现脑部缺血区域的神经受损症状，但当血栓溶解、破碎后，供血不良得到改善，症状亦随之消失；b.脑血管供血不全，在急性血压降低导致脑血流量下降到临界水平[18 mL/（100 g·min）]以下，即可严重影响侧支循环，导致TIA；c.脑血管痉挛，由于颈内动脉或椎基底动脉系统有动脉硬化斑块，管腔狭窄，产生快速的血流漩涡，而对该区血管壁产生机械性刺激，导致脑血管痉挛而出现TIA。动脉硬化斑块处，由于血管平滑肌细胞增生、细胞内钙离子浓度增加或氢离子浓度降低，均可引起血管痉挛。

TIA发作的临床表现分为颈内动脉系统受累及椎-基底动脉系统受累两大类。其共同特点为起病突然且短暂，局灶性神经功能缺失，发作时无意识障碍，历时数分钟至数小时，24小时完全恢复。有的在数次发作后出现脑梗死，有的发作一段时间后自行终止，有的反复发作，次数不一，发作频率不一。a.颈动脉系统：TIA发病急，无先兆，神经症状较轻，按颈动脉分布区表现为不同神经功能缺损。包括不全瘫痪、感觉减退、一过性黑蒙或短暂性单眼失明、同侧偏盲、失语等。b.椎基底动脉系统：TIA最常见症状为眩晕，并有眼肌运动障碍或复视、共济失调、发音困难、吞咽障碍、听力减退等，眩晕伴有呕吐与变换体位有关。出现一侧不全瘫、全瘫和感觉障碍，两侧常常交替出现。

（2）脑梗死，由于动脉粥样硬化引起血管严重狭窄或闭塞，导致脑血流阻断使局部脑组织包括神经细胞、胶质细胞和血管发生缺血坏死。导致血管闭塞的因素主要有三个方面：a.脑动脉硬化性脑梗死；b.血液黏稠度改变，脂蛋白、胆固醇、纤维蛋白等增高、高血细胞比容均可导致血液黏稠度增高而增加卒中的危险性；c.脑血管供血不全，包括失血、心肌梗死、心律失常和血管迷走神经性发作造成的低血压所致的脑梗死，可产生边缘带梗死，又称分水岭梗死。

脑梗死常于安静状态下发病，发病可较缓慢，逐渐进展或呈阶段性进展，神经症状于6小时左右达到高峰，有颈动脉系统和椎基底动脉系统症状与体征，重症患者可有意识障碍，神经功能障碍长期不恢复或仅有轻微好转。

（3）脑栓塞通常由来自心脏的血栓碎片所引起，极少数为非心源性与来源不明的脑栓塞。心源性脑栓塞占缺血性脑卒中总数的15%左右，是缺血性脑卒中最急的发病，通常没有警告性发作，可在昼夜的任何时间发病。栓子一般在血管分叉处停留下来，通常在大脑中动脉，应尽快抗凝治疗。

（4）腔隙性脑梗死或称腔隙性脑卒中，是指脑深部穿支动脉阻塞所致的脑缺血性梗死区。最终形成豌豆或粟粒大小的腔隙。高血压一直被认为是腔隙性梗死的直接原因，好发部位为豆状核、尾状核、内囊、丘脑和脑桥。主要临床表现为单纯运动性轻偏瘫或纯感觉综合征等，预后良好，首要的治疗是控制高血压。

（5）烟雾病所致缺血性脑卒中，以缺血性脑卒中发病的患者多采用内科疗法，可按脑血栓的处理原则治疗。

2.治疗

1）急救处理

（1）保持安静并卧床休息，急性期应尽可能避免搬动患者和进行非急需的检查。对精神紧张或躁动不安者，可给予镇静、安眠药。

（2）保持呼吸道通畅，松解衣领、摘下义齿，避免舌后坠，头部略抬高并稍向后仰。若有呕吐，应防止误吸，头应偏向一侧，以免引起吸入性肺炎，适当吸氧，给予含氧空气间歇吸入，避免纯氧吸入过多导致脑血管痉挛。

（3）严密观察病情。观察患者意识、瞳孔、血压、脉搏、呼吸情况并予记录。应控制和调节血压。

（4）加强护理。对昏迷、瘫痪患者应定期翻身、吸痰、肢体活动，防止压疮、肺炎和尿道感染等。高热昏迷者应采取降温措施。

（5）保持营养和水、电解质平衡。昏迷患者可暂禁食及静脉补液。缺血性脑卒中患者，在保持正常尿量和尿比重前提下，每日入液量不宜过少，以免增加血液黏稠度。及时检测血钾、钠、氯化物及CO_2结合力，保持水和电解质平衡。

（6）手术。解除颈动脉颅外段阻塞或狭窄的手术宜在发病后12～24小时施行，24小时后向颅内方向延伸的血栓将与动脉壁粘连，清除困难。

（7）大面积脑梗死的患者。由于大范围脑缺血，必然发生严重的脑水肿。在积极脱水机降低颅内压治疗情况下，如出现意识障碍或意识障碍逐渐加深，特别是发生严重的急性脑受压或脑疝危象，当内科治疗无效时，可以考虑立即进行病变侧去骨瓣减压术。

2）非手术处理

（1）TIA的治疗：积极治疗高血压、糖尿病、高脂血症，因其是造成动脉粥样硬化的危险因素。

①抗凝治疗：对TIA有效，防止可能发生的脑梗死具有积极意义。但可伴发颅内出血及其他部位的出血，对于有出血倾向及严重肝、肾疾病者应禁用，对于高龄、高血压、高度动脉粥样硬化和缺乏必要的化验条件者应慎用。

a.肝素疗法：适合病情较重、发作频繁者，方法是用肝素12 500 U加入5%葡萄糖生理盐水或10%葡萄糖溶液1 000 mL中，以每分钟10～20滴输入静脉内。并选用一种口服抗凝药物（双香豆素乙酯制剂300 mg、华法林4～6 mg），也可用醋硝香豆素。同时检查凝血酶原时间及活动度。抗凝治疗开始时每日检查1次，稳定后可每周查1次，以调整口服药物的剂量。肝素的作用一般持续24～48小时，维持用药7～10天。要求凝血酶原时间维持正常值的2～2.5倍，凝血酶原活动度在0.20～0.30，以后口服药物维持量一般为上述剂量的一半，也可视凝血酶原活动度随时调整。

b.单纯口服抗凝药：适用于病情较轻者，宜选用上述一种抗凝药，服药方法及检测参照肝素疗法。口服抗凝药一般持续半年至1年。治疗期间应经常注意皮肤黏膜是否有出血点，反复检查尿有无红细胞，粪便有无潜血，并注意有无其他脏器出血，如发现异常应及时停药。并应避免针灸、腰椎穿刺等，以免引起出血。抗凝治疗可引起大出血，治疗管理非常麻烦，目前似有被血小板凝集抑制剂取代的趋势。

②抗血小板凝集药治疗：TIA及脑梗死的患者，不论年轻还是老年，其血小板凝聚率均增高，血小板的黏性较高。阿司匹林和双嘧达莫都是血小板抑制药，有阻止血小板凝集与粘连的效果，均可抑制磷酸二酯酶。联合应用阿司匹林与双嘧达莫，即可

增加疗效，又可减少不良反应，况且双嘧达莫有扩张冠状动脉作用，对有冠状动脉硬化的老年患者更为有利。双嘧达莫 25～50 mg，每日 3 次，口服；阿司匹林 75～125 mg，每日 3 次，口服，但多数给予 1.2 g/d。

（2）脑梗死的治疗：对已有 TIA 患者应积极预防及治疗，这是防止发生动脉硬化性脑梗死的重要环节。

①脑血管扩张药：用脑血管扩张药物改善脑血流，使脑循环恢复正常。但在急性缺血性脑梗死时，局部血管扩张，血流量超过正常，血液呈过度灌注状态，而且该部位血管处于麻痹状态，自动调节功能丧失。如果此时使用脑血管扩张药，病灶部位血管反而会收缩，而周围正常脑血管扩张，还会使血液流向正常区，相反使病灶部位的血流更加减少，即所谓"脑内盗血综合征"。目前认为，在发病 24 小时内没有出现脑水肿前使用血管扩张药，也许能防止脑梗死的发展。但发病后 24 小时，特别是大面积梗死急性期更不能用血管扩张药。发病 3～4 周脑水肿消退后是完全适合使用的。血压下降时不宜使用脑血管扩张药。临床上一般使用的主要是直接作用于血管平滑肌的药。最有效的是含 5%～7%CO_2 的氧气，每次吸 15 分钟，每日 1～2 次，1～2 周为 1 个疗程。或用 5% 碳酸氢钠 250 mL 静脉滴注，每日 1 次，1～2 周为 1 个疗程。临床上还常选用罂粟碱、烟酸或右旋糖酐-40 静脉滴注。

②抗血小板凝聚药：低分子右旋糖酐可降低血液黏稠度，减少血小板凝集性，增加血容量，改善微循环。剂量 500 mL，缓慢静滴，每日 1 次，10 天为 1 个疗程；肠溶阿司匹林 75～125 mg，双嘧达莫 25～50 mg，每日 3 次口服。此外，706 血浆代用品（羟乙基淀粉 40 氯化钠注射液）和羟甲基淀粉钠氯化钠均能扩充血容量，改善脑血液循环和微循环。

③降低颅内压药：急性脑梗死后在缺氧情况下，必然会产生不同程度的脑水肿，早期脱水能及时减轻或消除病灶区水肿，又可扩容，有利于病变区血液循环尽快恢复，脑细胞缺氧得以改善，维持正常功能，防止脑疝。最常用的 20% 甘露醇 120～250 mL，每 8～12 小时快速静脉滴注，也有用呋塞米（呋塞米）或 20%～25% 人血清白蛋白亦有疗效。

地塞米松等糖皮质激素能抑制神经细胞释放花生四烯酸而减轻脑水肿，而且糖皮质激素有清除自由基功能。但长期使用能诱发消化道出血等不良反应。

④钙拮抗药：急性缺血性脑卒中，如脑血流减少到所谓梗死阈 [10～12 mL/（100 g·min）]，细胞膜离子泵受损，广泛的钾离子外溢，同时钙离子内流，细胞内钙超载引起一系列破坏性反应而起着关键作用，受钙离子调节的磷酸酶、蛋白酶、核酸内切酶被激活，导致包括脂质溶解并产生游离脂肪酸及蛋白质溶解，钙离子进入染色体使之功能破坏，细胞骨架破坏，产生不可逆损伤。实验研究及临床应用表明，钙通道阻滞药能抑制细胞外钙的内流，减少细胞内结合钙的释放，刺激细胞内钙离子排出，从而阻止胞质内游离钙离子浓度的升高，增加神经元的抗缺血能力，减轻并防止梗死区的脑组织坏死。目前，临床常用的钙拮抗药有尼莫地平和盐酸氟桂利嗪等。尼

莫地平对血管有选择性扩张作用，能改善缺血区的血流和代谢，对脑缺血、脑血管痉挛有较好的疗效，而不良反应较少。

3）溶栓治疗

溶栓治疗可以尽早地恢复脑血流，改善半暗区的血流供应，缩小梗死面积，挽救未死亡的脑组织及其功能。

（1）静脉内（IV）溶栓治疗

①优点：简洁、快速、非侵袭性。

②缺点：有出血的危险，特别是出血进入梗死的脑组织；血管再通率较低。

IV溶栓治疗的使用：以脑卒中发作后3小时且CT正常时使用该疗法效果较佳，早期治疗及病例选择对减少脑出血的并发症有重要意义。

③方法：一般在2小时内完成输入50万～250万U尿激酶。开始30分钟内给予50万～200万U尿激酶。当临床症状明显恢复或肌力恢复1级以上，可按25万U/30 min缓慢静脉滴入，追加剂量一般不超过25万U。若在30分钟内已给予200万U尿激酶，15分钟后无明显临床效果，此时须有动脉仍然闭塞的影像学依据，方可再酌情追加20万～25万U尿激酶。

（2）动脉内（IA）溶栓治疗

IA溶栓是微导管技术发展的结果，它能允许脑内动脉的超选择性插管和溶栓剂直接注入阻塞的血栓处，又称之为"局部性治疗"。

①优点：较快的血管再通率，全部及部分再通率为60%～80%，约为IV溶栓再通率的2倍。以血管造影为基础的IA溶栓，可避免约30%急性半球缺血、但血管造影无明显主要动脉闭塞的患者行IA治疗。同时通过血管造影能了解血管受阻情况和治疗的结果。

通常栓子较短、较远端的闭塞再通的可能性大（70%～80%）；而近端闭塞、栓子较长、较大如颈内动脉栓子，再通概率较小。

②缺点：需要有大量人力和物力，患者需要送往较专业化，有DSA设备及神经介入专家的医疗单位，马上进行诊断性脑血管造影及治疗。因其治疗时限在6小时内完成，临床实际很多难于达到。

③方法：IA溶栓治疗，在血管造影下发现血栓部位，将多孔导管选择性插到血栓部位，在30分钟内缓慢注射50万U尿激酶，每隔15分钟复查血管造影1次，如不通可在30分钟内再注入25万U，但总量不超过75万U。

4）手术治疗

颈部动脉的狭窄或闭塞是引起缺血性脑血管病的主要根源，而颈动脉粥样硬化斑是最常见的原因。硬化斑好发于颈总动脉分叉部的颈内动脉起始部，也见于颈动脉或椎动脉的起始部位。脑梗死的治疗主要在于预防，除上述非手术治疗外，外科治疗也日益被重视，并提倡手术应在未发生脑梗死之前进行为好。

（1）颈动脉内膜切除术（TEA）。

（2）椎动脉内膜切除术。

（3）颅内动脉血栓或栓子摘除。

（4）颅外–颅内动脉吻合术（EIAB）。

（5）颞浅动脉–大脑中动脉皮质支（STA-MCA）。

（6）大网膜颅内移植术。

【护理重点】

为防止脑血流量减少，患者应绝对卧床休息，避免活动量过大，给予高蛋白、高维生素饮食，做好大小便护理，预防压力性损伤和呼吸道感染。注意观察生命体征及肢体活动以判断病情发展变化情况。

【护理难点】

难点一：躯体运动障碍

解析： 急性缺血性脑卒中根据脑动脉狭窄和闭塞情况，神经功能障碍表现为突发的单侧肢体无力、感觉麻木、一过性的黑蒙、失语、眩晕、步态不稳、复视、耳鸣等躯体运动障碍，重者发生意识障碍出现昏迷等，导致患者生活不能自理。

难点二：溶栓及手术介入取栓治疗

解析： 静脉溶栓是指通过静脉滴注纤维蛋白溶酶原激活剂，以激活血栓中的纤维蛋白溶酶原，使其转变为纤维蛋白溶酶而溶解血栓的一种治疗方法，从而使被堵塞的血管再通，其作用是恢复梗死区血流灌注、减轻神经元损伤，治疗关键要抓住治疗时机，掌握适应证，选择适当的药物。力争在3～4.5小时治疗时间窗内溶栓或取栓，以降低致残率及病死率。

难点三：并发症的预防和处理

解析： 静脉溶栓可能导致颅内出血、系统性出血（如皮肤黏膜出血、便血、血尿、牙龈出血或女性患者经期延长等）、血管源性水肿、过敏反应（包括发热、寒战、皮疹、瘙痒、过敏性休克等）。

【护理对策】

对策一：加强生活护理

保持环境清洁，安静，安全，空气流通，温湿度适宜。严格卧床休息，每两小时协助患者翻身，保持肢体功能位，协助肢体被动运动，做好口腔护理、皮肤护理及大小便护理。面瘫患者进食时食物易残留在麻痹侧口颊部，需要特别注意该侧颊部的清洁。清淡饮食，吞咽困难者给予糊状或半流质饮食。向患者讲解疾病的发病原因及相关危险因素，积极调整心态，稳定情绪，消除患者紧张、恐惧的心理，树立患者战胜疾病的信心，积极配合治疗与护理。

对策二：静脉溶栓及取栓护理

密切观察并记录患者的意识、瞳孔、肢体肌力、语言，以判断溶栓的效果及病情进展。严密监测体温，一旦体温增高，立即采取降温措施。若临床症状或体征加重，意识由清醒转为昏迷说明病情恶化，应立即通知医生积极处理。避免不必要的触及患者，24小时内绝对卧床，尽量减少肌肉、动静脉注射次数，药物注射完毕局部按压5~10分钟，观察注射部位有无发红、疼痛。观察有无出血征象，如果溶栓过程中出现严重头痛、急性高血压、恶心、呕吐等，应立即停止溶栓治疗。若患者及其家属拒绝溶栓、介入手术治疗，我们应积极维持生命功能和处理并发症，给予脑保护治疗、抗凝治疗、降纤治疗、抗血小板治疗及康复治疗。

对策三：并发症的护理

（1）颅内出血：应绝对卧床休息，保持呼吸道通畅，严密观察生命体征变化。

（2）系统性出血：如出血皮下淤紫，应尽量避免损伤皮肤，严密观察淤紫部位，遵医嘱给予相应处理；牙龈出血时，应避免食用过硬、过烫食物，用冰盐水漱口，出血不止时局部使用肾上腺素棉球；鼻腔出血时，用肾上腺素棉球或凡士林纱条填塞；如出现便血、血尿等应遵医嘱给予相应处理。

（3）血管源性水肿：如水肿仅限于唇舌部，可采取鼻咽通气，遵医嘱给予药物治疗；如出现喉头水肿、气道梗阻时，应配合医生及时行气管切开，保持呼吸道通畅。

（4）过敏反应：在溶栓过程中及溶栓后应密切观察有无过敏反应，如发热、寒战、皮疹、瘙痒等，应遵医嘱对症治疗；如突发面色苍白，意识淡漠，血压下降等过敏性休克表现则应遵医嘱立即给予抗过敏、抗休克抢救。

【前沿进展】

重组组织型纤溶酶原激活剂静脉溶栓是治疗急性缺血性脑卒中的有效方法，但对于大血管闭塞再通率低，机械取栓为主的血管内治疗可带来明确获益，Sofia Plus导管具有柔软的头端、强大的抽吸能力，可以缩短手术时间，提高一次再通成功率，减少如动脉夹层、穿孔、栓子逃逸等相关技术并发症，Sofia Plus导管直接推进技术在急性缺血性脑卒中血管内治疗上可以缩短手术时间、减少并发症及获得更好的临床预后，是安全有效的。

多时相CT血管成像（mCTA）是一种具有时间分辨力的脑血管成像技术，可以获得动脉期、静脉期和静脉晚期3个时相的影像，能够对急性缺血性脑卒中进行评估，且优于传统单时相CTA（sCTA）和CT灌注成像（CTP）。mCTA能够检测急性缺血性脑卒中患者颅内血管的闭塞，评估侧支循环状态及患者预后，评估血栓长度、血栓渗透性、血管壁通透性等。mCTA作为无创性检查技术，可以提高颅内血管闭塞检测的准确性，改善侧支循环状态的评估，评估血栓长度及血栓渗透性，对病变区血管壁通透性的检测也具有一定的潜能。mCTA为急性缺血性脑卒中个体化治疗方案的制订以及患者预后转归的预测提供重要依据，具有较高的临床应用价值。

（谢　娟）

第三节 脑 疝

【案例】

患者，男，45岁，因"发生意识障碍2+小时"入院。2小时前，家属发现患者意识不清，呼之不应，床旁有呕吐物。既往有高血压病史20+年，血压控制不佳（具体用药不详）。体格检查：T 38.4℃，P 119次/分，R 22次/分，BP 211/124 mmHg，SaO$_2$ 96%。来时患者神志深昏迷，对答不能回答，左侧瞳孔直径约为5 mm，右侧瞳孔直径约为3 mm。对光反射均消失。脑膜刺激征阳性，四肢肌力2级。

辅助检查：CT示左侧额颞叶、基底节区及丘脑见出血灶伴血肿形成，较大横截面约6.8 cm×4.4 cm，灶周水肿，周围脑实质肿胀，出血破入脑室系统，以左侧脑室及第三脑室为著，左侧脑室受压变窄，中线向右偏移。CTA示左侧大脑中动脉M1段管壁毛糙，周围见絮状影；右侧胚胎型大脑后动脉；右侧优势椎动脉。

【概述】

脑疝是颅腔内脑组织发生的压力和容积失去平衡状态所导致的一系列症状。颅腔由小脑幕分为上、下两部分，由小脑幕切迹沟通，小脑幕上部分称为幕上，而下部分称为幕下，幕上颅腔又由大脑镰分为左右两部分。幕上一侧颅腔由蝶骨嵴分为颅前窝、颅中窝，正常情况下各腔隙之间脑组织压力处于平衡状态。脑疝是指颅内压增高到一定程度时，尤其是局部占位性病变使颅内各分腔之间的压力不平衡，使脑组织从高压力区域移向低压力区域，使脑组织、脑血管及脑神经等重要结构的受压和移位，被挤入小脑幕裂孔、枕骨大孔、大脑镰下间隙等生理性或病理性间隙或孔道中，从而导致一系列严重的临床症状。脑疝是颅内压增高的严重后果，移位的脑组织压迫脑的重要结构或生命中枢，如不及时救治常危及患者生命。

不同类型的脑疝其临床表现各不相同，临床以小脑幕切迹疝和枕骨大孔疝最多见。

（1）小脑幕切迹疝是由一侧颞叶或大脑外侧的占位性病变引起（如硬脑膜外血肿），因疝入的脑组织压迫中脑的大脑脚，引起锥体束征和瞳孔变化。小脑幕切迹疝多见于脑肿瘤、硬膜下血肿、硬膜外血肿、颅内出血、大病灶脑梗死、普遍性脑肿胀、阻塞性脑积水及广泛巨大病变等。疝入脑部组织早期淤血、水肿，晚期可发生出血、梗死、软化。中脑主要是变形、移位、出血、水肿与导水管闭锁。颅神经损伤：常见动眼神经瘫，动眼神经本身于受压处发生压痕、缺血、局部水肿，甚至坏死。血管改变：由于血管牵拉移位使其供应区发生缺血、出血、软化坏死，使脑水肿加重。

脑脊液循环障碍：由于导水管的闭锁，使脑脊液循环受阻，结果形成梗阻性脑积水，使颅内压更高。可导致自主神经功能紊乱、代谢失调和内分泌障碍。

临床表现如下：

①颅内压增高症状：剧烈的头痛呈进行性加重，伴烦躁不安，且频繁伴有喷射性呕吐。

②瞳孔变化：早期因为患侧眼神经受到刺激造成患者瞳孔缩小，对光反射迟钝，随着病情发展，患侧的动眼神经麻痹，患侧的瞳孔逐渐散大，直接和间接的对光反射均消失，并有患侧上睑下垂、眼球外斜，如果脑疝加重，呈进行性恶化，影响脑干的供血，造成动眼神经瘫，脑干内动眼神经核功能丧失可造成双侧瞳孔散大，对光反射消失。

③运动障碍：颅内病变对侧肢体的肌力减弱甚至麻痹，病理征呈阳性。脑疝进行性发展可导致双侧肢体自主活动能力减退或消失，严重时可造成去大脑强直发作。

④意识改变：脑干内网状上行激动系统受累，患者随着脑疝进行性发展程度可出现嗜睡、浅昏迷甚至发生深昏迷。

⑤生命体征改变：由于脑干受压，生命中枢功能紊乱或者衰竭，可出现生命体征异常，表现为心率减慢或不规则，血压忽高忽低，呼吸不规则、大汗淋漓，面色潮红或者苍白。脑疝前期可出现呼吸深而快、脉搏加快、血压升高；脑疝代偿期血压可再度升高、脉搏变慢、呼吸节律不整齐；脑疝晚期呼吸变浅且不规整、心律失常、血压下降，最终因呼吸循环衰竭而导致呼吸停止、心搏骤停。

（2）枕骨大孔疝又称小脑扁桃体疝，枕骨大孔位于后颅窝最底部的中央，后颅窝容积小，其缓冲容积也很小，当颅内压增高和后颅窝占位病变时，小脑扁桃体首先被推向小脑延髓池，继而由枕骨大孔疝出。枕骨大孔疝有慢性疝和急性疝两种，慢性枕骨大孔疝多见于长期颅内压增高和颅后窝占位性病变，临床上一般情况良好。急性枕骨大孔疝多为突然发生的意识障碍，或是在慢性疝出的基础上又有附加因素。如行腰椎穿刺或腹压增加、咳嗽用力以致疝出程度加重，可突然恶化，出现延髓危象。临床上缺乏特异性表现，容易被误诊，患者常剧烈头痛，以枕后部疼痛为甚，反复呕吐，颈项强直，生命体征改变出现较早，常迅速发生呼吸和循环障碍，瞳孔改变和意识障碍出现较晚。当延髓呼吸中枢受压时，患者可突然呼吸停止而死亡。

临床表现如下：

①慢性枕骨大孔疝。

早期出现头痛、呕吐、颅内压增高症状。

后枕部疼痛及反射性项肌强直，出现颈强，甚至强迫头位，为疝出的脑组织压迫上颈段脊神经根引起。

后组颅神经受累，由于脑干下移，后组颅神经遭受牵拉，或由于延髓本身受压，以致产生眩晕、听力减退和吞咽困难。

感觉障碍：沿肩、臂、手等出现感觉异常和麻木，系因位于延髓和脊髓交界处背侧的传导束受压所致。

肌张力减低和腱反射减弱，或可有其他小脑症状。

意识障碍：慢性疝时可无意识障碍，多在使颅内压突然增加的附加因素，出现意识障碍。

②急性枕骨大孔疝。

脑疝前驱期：突然发生或再度加重的意识障碍、剧烈头疼、烦躁不安、频繁呕吐，以及轻度呼吸加速加深、脉搏增快、血压上升、体温升高。

脑疝代偿期：意识障碍加深，出现昏迷，呼吸再度加深而缓慢，脉搏变慢，体温及血压继而上升，全身肌张力增加等。

脑疝衰竭期：呼吸循环功能衰竭，深度昏迷，血压、体温下降，双瞳孔散大固定，四肢肌张力消失，呼吸停止，继之心跳停止。急性枕骨大孔疝病程短，大多数在24小时内便结束各期病程。

（3）治疗：脑疝的治疗可采取保守和手术的综合治疗方法。当患者脑疝在急性期时，绝对禁止进行腰椎穿刺和小脑延髓池穿刺。在小脑幕上下腔的脑脊液压力急剧上升并在脑干的中脑或延髓段出现脑疝的时候，即使排出很少量的脑脊液也可使脊髓蛛网膜下腔的液压降低（脑干损害体征可能出现在脑脊液排出的当时或经几小时以后）。

脑疝合并有中脑或延髓损害征象者，在病因性外科治疗上应针对：a.颅内高压；b.颅内占位性病变；c.脑干受压等问题。基于脑疝病因机制的复杂性，外科手术应从多方面考虑并且是综合性的，其目的是使颅内压恢复正常并消除脑干组织的受压，手术完成后还要进行颅内、外减压。外减压是指去除碎骨片和颅内异物体，其方法是施行减压性开颅和硬脑膜切开，以及切除占位性病变组织（血肿、肿瘤、脓肿以及其他脑内外病变）。内减压是指脑室引流、小脑幕切开术、大脑镰切开术。当实行外减压时，必须完全缓解式切除占位性病变（这是手术的第一步），然后进行内减压。

【护理重点】

密切观察病情变化，尤其是呼吸、心跳、瞳孔及意识的变化情况。及时发现脑疝发生并给予紧急处理，一旦发生，应立即给予脱水治疗以缓解病情，争取时间尽快手术。

【护理难点】

难点一：急救护理

解析：脑疝是由于颅内压急剧增高所致，应立即静脉快速输入高渗性药物，以达到降低颅内压的目的，争取时间尽快手术。因此应密切观察患者的意识、生命体征、瞳孔及肢体活动的变化以分析病情进展。应熟练掌握抢救指征，积极配合医生进行抢救。

难点二：亚低温治疗

解析：亚低温治疗是应用药物或物理方法降低体温。使患者处于亚低温状态，目的是降低脑的耗氧量和代谢率，增加脑对缺氧、缺血的耐受力，减少脑血流量，减轻脑水肿。儿童和老年人需慎用，休克及全身衰竭者禁用。

难点三：脑室引流

解析： 手术去除病因是最根本、最有效的治疗方法，如手术切除颅内肿瘤、清除颅内血肿、处理大片凹陷性骨折等。术中安置脑室引流管，快速引流脑脊液，包括侧脑室外引流术、脑脊液分流术、减压术等以降低颅内压和抢救脑疝患者。

【护理对策】

对策一：急救护理

保持呼吸道通畅，立即置患者于侧卧位或仰卧位，头偏向一侧。吸痰，清除口腔内、气道内分泌物及呕吐物，防止堵塞气道。迅速建立静脉通路，快速药物降压，如20%的甘露醇250 mL，行脱水治疗，降低颅内压。对于出现中枢性呼吸衰竭和呼吸心搏骤停患者立即行气管插管、心肺复苏等生命支持。协助医生行脑室穿刺引流术。脱水治疗期间应准确记录患者出入量，以防利尿药物引起机体电解质紊乱，同时使用高渗性液体后，血容量突然增加，可加重循环系统的负担，从而导致心衰或肺水肿。同时根据病情紧急做好术前准备。

对策二：亚低温治疗的护理

为患者提供安静、舒适的环境，室温18～20℃。遵医嘱先给予药物降温，当自主神经被充分阻滞，患者御寒反应消失，进入昏睡状态后，遵医嘱予物理降温。在亚低温治疗期间应密切观察并记录患者的生命体征，意识及瞳孔。因药物作用患者可能发生肌肉松弛导致吞咽、咳嗽反射减弱，护理中应注意加强呼吸道管理，以防发生肺部并发症。同时，在亚低温治疗期间机体基础代谢率降低，对能量及水分的需求减少，胃肠蠕动减弱，应密切观察胃排空情况，防止反流和误吸。物理降温时加强局部皮肤的观察与护理，防止压力性损伤及局部皮肤冻伤的发生。

对策三：脑室引流管的护理

严格无菌操作，防止感染，保持穿刺部位敷料清洁干燥，保持引流管固定妥善、引流通畅，防止引流管牵拉、受压、扭曲、脱落、折叠等，特别在搬运患者或翻身时，防止引流管牵拉导致管道脱落。妥善固定脑室引流管，引流管开口高于侧脑室平面10～15 cm以维持正常的颅内压，搬动患者时应夹闭引流管，防止脑脊液反流引起颅内感染。控制引流速度和引流量。在抢救脑疝的危急情况下，应先快速引流脑脊液，再接引流带缓慢引流。正常的脑脊液无色透明，若脑脊液中有大量的血液或颜色逐渐加深，提示脑室持续出血，应及时报告医生，及时处理。若脑脊液浑浊有絮状物，提示有颅内感染，应及时引流脑脊液并送检。

【前沿进展】

反常性脑疝（PH）是指骨瓣减压术后比较罕见的并发症，是指去骨瓣减压术后，大气压力高于颅内压，再加上重力作用引起颅内内容物塌陷，并最终导致脑实质通过小脑幕切迹或者枕骨大孔疝出的现象。主要表现为神经功能进行性恶化、中线移位、颅骨缺损处皮瓣塌陷和脑干受压。去骨瓣减压术后反常性脑疝的发生率约为3%，死亡率约为11%。反常性脑疝的治疗方法与脑疝的传统治疗方法相反，其治疗包括：液体复苏（2 500～4 000 mL/d）和Trendelenburg体位，以防脊髓腔之间脑脊液漏或停止引流，也可以使用硬膜外血液补片；极端情况下，需紧急返回手术室行颅骨成形术。颅骨成形术不仅可以保护脑组织免受机械损伤，也可以保护脑组织免受重力和大气压力的双重影响，从而使体位性脑组织移位消失。

（谢　娟）

第五章

内分泌系统急症的护理

第一节　糖尿病

【案例】

> 患者，女，21岁，口干，多饮、多尿、体重减轻5 kg，近两天因劳累，食欲减退、恶心、呕吐，腹痛而就诊。体格检查：T 36.7℃，BP 138/75 mmHg，呼吸深大，可闻到烂苹果味，皮肤干燥，烦躁和嗜睡交替。空腹血糖10.2 mmol/L，餐后2小时血糖18 mmol/L，甘油三酯、胆固醇升高，高密度脂蛋白胆固醇降低。尿pH值为7.0，尿酮（+++）。患者的诊断为1型糖尿病，糖尿病酮症酸中毒。

【概述】

糖尿病（DM）是一组由遗传和环境因素相互作用而引起的一组以慢性高血糖为共同特征的代谢异常综合征。因胰岛素分泌绝对或相对不足，以及胰岛素敏感性降低，引起糖、蛋白质、脂肪、水和电解质等一系列代谢紊乱的临床综合征。长期代谢紊乱可导致眼、肾、神经、心脏、血管等组织器官的慢性进行性病变，引起功能缺陷及衰竭。重症或应激时可发生糖尿病酮症酸中毒、高血糖高渗性昏迷、低血糖症等急性代谢紊乱，是糖尿病患者主要死亡原因。临床以高血糖为主要标志，典型症状为"三多一少"：即多尿、多饮、多食及体重减轻。

糖尿病酮症酸中毒

糖尿病酮症酸中毒（DKA）是糖尿病最常见的严重急性并发症之一，也是内科常见的危象之一。由于体内胰岛素活性严重缺乏，升糖激素不适当升高，造成糖、脂肪、蛋白质以及水、电解质及酸碱平衡失调而导致的高血糖、酸中毒、酮症、脱水等为主要表现的临床综合征。

1.病因与发病机制

糖尿病酮症酸中毒多见于1型糖尿病，2型糖尿病在某些诱因情况下也可发生。常见的诱因：a.感染，糖尿病酮症酸中毒最常见的主要诱因，尤其是2型糖尿病患者伴有急性全身性的严重感染，如胃肠感染、肺炎等。b.胰岛素剂量不足或者中断使用。c.饮食失调或者患有胃肠疾病，尤其是伴有呕吐、腹泻、厌食以及高热的患者导致严重失水和进食不足者。d.具有胰岛素抗药性，无论由于受体不敏感或者是产生抗体。胰高血糖素、儿茶酚胺类、皮质醇和生长激素等升糖激素过多和胰岛素活性的重度或绝对缺乏是DKA发病的主要原因。糖尿病酮症酸中毒发病的基本环节是由于胰岛素缺乏和胰岛素拮抗激素增加，导致糖代谢障碍，血糖不能正常利用，血糖增高，脂肪的动员和分解加速，产生大量酮体（乙酰乙酸、β-羟基丁酸和丙酮），使血酮体升高称酮血症；尿酮体排出增多，称为尿酮，临床上将二者统称为酮症。乙酰乙酸和β-羟基丁酸均为较强的有机酸，积聚超过机体的处理能力时，便发生代谢性酸中毒，称为糖尿病酮症酸中毒；出现意识障碍时则称为糖尿病酮症酸中毒昏迷。主要的病理生理改变包括酸中毒、严重脱水、电解质平衡紊乱、周围循环衰竭、肾衰竭和中枢神经系统功能障碍。

2.临床表现

临床早期仅有口渴、多饮、多尿、疲倦等。原有糖尿病症状加重，产生酸中毒时，出现食欲减退、恶心、呕吐、极度口渴、尿量显著增加，头痛、烦躁、嗜睡，呼吸深快有烂苹果味（丙酮味）。随着病情进一步发展，患者失水严重而出现尿量减少、皮肤黏膜干燥而弹性差、眼球凹陷、血压下降甚至休克，晚期各种反射迟钝甚至消失，最终至昏迷。少数患者临床表现为腹痛，以急腹症就诊。

3.治疗

糖尿病酮症酸中毒一旦明确诊断，应及时给予相应急救处理：a.尽快补液以补充血容量纠正缺水状态，是抢救DKA的首要措施；b.给予胰岛素治疗，控制高血糖；c.纠正电解质及酸碱平衡失调；d.积极寻找和消除诱因防治并发症，降低病死率：包括防止感染、脑水肿、心衰、急性肾衰竭。

【护理重点】

（1）严密观察和记录患者神志、瞳孔、生命体征、血糖、尿糖、酮体水平及24小时出入量的变化。

（2）迅速建立静脉通路，监测患者电解质及酸碱平衡变化。

（3）意识障碍者予床档保护，防止发生意外坠床；定时翻身，预防压力性损伤。

（4）心理护理，做好心理支持。

（5）糖尿病酮症酸中毒合并上消化道出血的观察：糖尿病酮症酸中毒合并上消化道出血者极为多见，主要原因是在糖尿病酮症酸中毒的基础上，胃黏膜应激性溃疡所致。临床表现为患者初期仅有腹胀、腹痛、恶心、呕吐，继之吐出咖啡样胃内容物或呕血、便血。应严密观察，及时发现并和医生共同抢救。

（6）饮食护理：清醒患者可给开放饮食，配合胰岛素，保证能量供给。昏迷者可采用完全胃肠外营养或静脉加鼻饲营养。严密观察脱水及改善情况。

（7）做好基础护理：根据病情做好口、鼻、眼、会阴部护理，保持呼吸道通畅。加强皮肤护理，防止压疮及感染的发生。及时抽血送检血糖、酮体、电解质及 CO_2 结合力等。

【护理难点】

难点一：病情观察

解析：

（1）严密观察患者生命体征的变化。低血钾的患者应做心电图监测，为病情的转归、疗效的判断提供依据。及时准确地采集血、尿标本，以便观察血糖、血酮，尿糖、尿酮及血电解质、血气的指标。准确记录24小时出入量。

（2）观察患者神志是否有改变，早期可有头痛、头晕、萎靡、继而烦躁、嗜睡、昏迷。造成昏迷的原因包括：乙酰乙酸过多、脑缺氧、脱水、血浆胶体渗透压升高、循环衰竭等。

（3）严密监测血糖、尿酮或血酮。血糖、尿酮或血酮为监测 DKA 病情变化和治疗效果的主要指标。DKA 时血糖多为 16.7～33.3 mmol/L，有时可达 55.5 mmol/L，一般 1～2小时监测1次，尿酮呈强阳性，血酮一般在 0.48 mmol/L 以上，严重时可超过 4.8 mmol/L。

难点二：补液

解析：

（1）补液：迅速建立两条静脉通道，立即补液，补液是抢救 DKA 首要、最为关键的措施。补液的目的是迅速补充丢失的液体，改善末梢循环灌注不足，同时可以增加机体对胰岛素的敏感性，大量补液还可部分改善 pH 值和血浆 HCO_3^-，有助于改善酸中毒。

2.液体选择：第一阶段首选等渗氯化钠或林格液，第二阶段可选择 5% 葡萄糖液及 5% 葡萄糖盐液，补液量及速度须视失水程度进行调节，一般按患者体重的 10% 估算。若无心衰，开始补液速度应快，最初 1～2 小时内补液量 1 000～2 000 mL，以较快的速度补充血容量，改善周围循环衰竭及肾功能；以后 6 小时每 1～2 小时滴入 500～1 000 mL，根据末梢循环、血压、尿量、心血管状态，必要时根据中心静脉压调整补液量及速度。第 1 个 24 小时补液总量为 4 000～6 000 mL，严重失水者，补液量要适当增加。当血糖已降至 13.9 mmol/L 时，可将氯化钠注射液改为 5% 葡萄糖溶液或葡萄糖盐水，按葡萄糖与胰岛素之比为（3～4）:1 计算。如治疗前已有低血压或休克，快速补液不能有效升高血压，应输入胶体溶液并进行抗休克处理。静脉补液为首选，胃肠道补液为辅，神志清醒无其他禁忌证者，可鼓励患者多饮水，昏迷患者可经鼻胃管鼻饲，不宜用于有呕吐、胃肠胀气或上消化道出血的患者。治疗过程中必须避免血糖下降过快、过低，以免发生低血糖、脑水肿，对老年、心血管疾病患者，输液尤应注意不宜太多、太快，以免发生肺水肿。

难点三：胰岛素治疗

解析：

目前均采用胰岛素（短效）小剂量治疗方案，胰岛素持续静脉泵入，既能有效抑制酮体生成，又能避免血糖、血钾、血浆渗透压降低过快带来的各种风险。胰岛素的用量按照标准体重计算0.1U/（kg·h），成人开始泵入剂量为4～6 U/h，一般不超过10 U/h，维持血糖平均每小时下降3.9～6.1 mmol/L。每1～2小时复查血糖，若2小时后血糖下降不理想或反而升高，且脱水已基本纠正，提示患者对胰岛素敏感性较低，胰岛素剂量可加倍。当血糖降至13.9 mmol/L时，可按医嘱输入5%葡萄糖溶液，按比例加入短效胰岛素，此时仍需每4～6小时复查血糖，调节输液中胰岛素比例。患者尿酮体消失后，可根据其血糖、进食情况等调节胰岛素剂量或改为每4～6小时皮下注射一次胰岛素，使血糖水平稳定在较安全的范围内。病情稳定后过渡到胰岛素常规皮下注射。注意治疗过程中避免血糖下降过快、过低，以防发生低血糖。

难点四：纠正电解质及酸碱平衡失调

解析：

（1）轻症患者经补液及胰岛素治疗后，酸中毒可逐渐得到纠正，不必补碱。重症酸中毒，CO_2结合力＜8.92 mmol/L，pH值＜7.1，应根据血pH值和CO_2结合力变化，给予适量碳酸氢钠溶液静脉输入，补碱的同时应监测动脉血气情况。酸中毒时细胞内缺钾，治疗前血钾水平不能真实反映体内缺钾程度，治疗后4～6小时血钾常明显下降，故在静脉滴注胰岛素及补液的同时应补钾，最好在心电监护下，结合尿量和血钾水平，调整补钾量和速度（注意见尿补钾）。

（2）补钾前应注意肾功能，要求尿量超过40 mL/h或500 mL/d时方可补钾；剂量不宜过多，依血钾浓度，每天需补充氯化钾3～6 g；浓度不宜过高，1 000 mL液体中氯化钾含量不超过3 g；速度不宜过快，因为细胞外液的钾总量仅为60 mmol，如果含钾溶液输入过快，血钾浓度可能在短期内增高许多，将有致命的危险。一般不超过40 mmol/h，成人静脉滴注速度不超过60滴/分，当血钾＞5 mmol/L时，应停止补钾。

高渗高血糖综合征

高渗性高血糖综合征（HHS）是糖尿病严重急性并发症之一，也被称为糖尿病高渗性非酮症昏迷，多发生于那些已有数周多尿、体重减轻和饮食减少病史的老年2型糖尿病患者，严重者最终可出现精神错乱，昏睡或昏迷的状态。临床上多表现为严重高血糖，而基本上无酮症酸中毒、血浆渗透压升高、失水和意识障碍等精神神经系统症状。一旦发病，死亡率远比糖尿病酮症酸中毒要高，糖尿病患者必须给予重视。

1.病因与发病机制

HHS是体内胰岛素相对缺乏，使血糖升高，并进一步引起脱水，最终导致的高渗状态。胰岛素相对不足，液体摄入减少是HHS的基本病因。一般是由于某种诱因，使糖尿病患者血糖过高，常可超过33.3 mmol/L或血钠常可超过150 mmol/L，使血浆渗透压大于330 mOsm/L所致。一般不发生明显酮症，这是因为：a.推动糖代谢所需的胰岛素量大，但在抑制脂肪组织分解，抑制酮体所需的胰岛素量则小得多，两者相差10倍。胰岛素分泌在糖尿病性高渗性非酮症性昏迷较酮症酸中毒为多，所以足以预防脂肪分解，但不足以防止肝脏葡萄糖的过度释放以及周围组织利用葡萄糖。b.高渗状态能抑制生长激素、儿茶酚胺、糖皮质激素等，而这些激素可促进脂肪分解，增加酮体生成。c.高渗状态本身可抑制脂肪分解，导致较少的游离脂肪酸进入肝脏，使生酮体较少。d.肝脏酮体合成在高渗状态时可发生障碍，或摄取游离脂肪酸发生障碍。HHS的发病机制复杂，未完全阐明，各种诱因下，升糖激素分泌增加，进一步抑制胰岛素的分泌，加重胰岛素抵抗，糖代谢紊乱加重，血糖升高导致渗透性利尿，大量失水，失水多于失钠，血容量减少，血液浓缩，渗透压升高，导致细胞内脱水和电解质紊乱，脑细胞脱水和损害导致脑细胞功能减退，引起意识障碍甚至昏迷。最常见的诱因为感染，高达30%，感染中以肺部感染最多见；其次为心肌梗死、脑血栓形成、胃肠道出血、胰腺炎，药物如利尿剂、肾上腺皮质激素、β受体阻滞剂、苯妥英钠、二氮嗪等；其他如中暑、灼伤、血液透析、腹膜透析、静脉高能营养、心脏手术、脑外伤、脑手术。

2.临床表现

（1）本病起病缓慢，可从数日到数周，常有口渴、多尿和乏力等糖尿病症状的出现或加重，多食可不明显，甚至食欲减退；反应迟钝，表情淡漠。病情逐日加重，逐渐出现显著的精神障碍和严重的脱水。具体表现为：失水明显，唇舌干裂；可有血压下降，心率加速；少数患者呈休克状态，严重失水可少尿或无尿。

（2）中枢神经系统的损害明显，严重患者可表现为不同程度的意识障碍。当血浆渗透压≥350 mOsm/L时，可有定向力障碍、幻觉、上肢拍击样粗震颤、癫痫样抽搐、失语、偏盲、肢体瘫痪等表现。

3.治疗

糖尿病高血糖高渗状态是糖尿病急性代谢综合征，病情危重，并发症多，病死率显著高于糖尿病酮症酸中毒，且渗透压越高死亡率也随之上升。因此，早期诊断，及时治疗对改善预后至关重要。治疗原则为：积极补液，以恢复血容量，纠正脱水和高渗状态；小剂量胰岛素治疗，纠正糖及代谢紊乱，消除诱发因素，防治其并发症，降低病死率。

【护理重点】

（1）生命体征观察：本病情危重，多数患者入院时处于昏迷或嗜睡状态，应密切观察神志、瞳孔、体温、脉搏、呼吸、血压变化，并做好记录。

（2）尿量和皮肤的观察：脱水是此病的主要表现，患者由于脱水，尿量减少、色深，甚至短期内无尿，皮肤由于干燥缺乏弹性，因此要准确记录尿量，为每小时补液量提供可靠依据。

（3）补液速度和补液量的控制：要快速建立双静脉通路，一条通路给予小剂量胰岛素输注，另一条通路则快速补液。由于大多为老年患者，静脉补液速度和量会影响患者的心功能，而严重影响预后，因此，根据患者的年龄、心血管、血压、血糖、电解质、血浆渗透压、尿量情况等随时调整补液速度和补液量。

（4）做好基础护理，防止并发症的发生。同时要注意颅内水肿和心衰的表现，以防脑水肿及心衰的发生。

【护理难点】

难点一：病情观察

解析：与糖尿病酮症酸中毒的病情观察基本相同，此外，仍需注意以下情况：a.补液量过多、过快时，可能发生肺水肿等并发症。b.补充大量低渗溶液，有发生溶血、脑水肿及低血容量休克的危险，应随时注意观察患者的呼吸、脉搏、血压、神志、尿量和尿色情况。

出现以下表现者提示预后不良：a.昏迷持续48小时尚未恢复；b.血浆高渗透状态于48小时内未能纠正；c.昏迷伴癫痫样抽搐和病理反射征阳性；d.血肌酐和尿素氮持续增高不降低；e.合并革兰氏阴性菌感染；f.出现横纹肌溶解或肌酸激酶升高。

难点二：补液

解析：

HHS失水比DKA更为严重，失水量多在发病前体液的1/4或体重的1/8以上，应积极谨慎补液以恢复血容量，纠正高渗和脱水状态。

难点三：胰岛素治疗

解析：胰岛素是促合成激素，能够促进蛋白质、脂肪和糖原的合成，抑制蛋白质、脂肪、糖原分解，是一种降血糖激素。高血糖时胰岛素活性的重度或绝对缺乏，以及升糖激素过多，进一步抑制胰岛素的分泌，加重胰岛素抵抗，进而血糖升高，最终导致DKA和HHS。

难点四：补钾

解析：HHS患者体内钾丢失严重，丢失 5～10 mmol/kg，总量可达 400～1 000 mmol。只要患者血钾不高，尿量充足，治疗开始时即可以补钾，可在 1 000 mL生理盐水中加入 10% KCl，每日可补 4～6 g，另外应鼓励患者同时口服补钾。

【护理对策】

对策一：病情观察

（1）密切观察患者神志、瞳孔、体温、脉搏、呼吸、血压变化以及24小时液体出入量的变化，每天定期监测血糖，了解血糖的控制水平，并做好记录。

（2）遵医嘱合理使用药物，保证静脉通路的通畅，并严密观察药物疗效。

（3）患者应绝对卧床休息，遵医嘱给予低流量吸氧。

（4）对有可能发生酮症酸中毒、高渗性昏迷的患者，应严密观察病情变化，一旦患者出现并发症，及时、有效地进行处理。

（5）对于昏迷的老年患者，脱水伴有尿糖或高血糖，特别是有糖尿病史并使用过利尿药、糖皮质激素、苯妥英钠或普萘洛尔者，应高度警惕发生高血糖高渗状态的可能。一旦发生，即应视为危重症，应及时给予干预措施。

对策二：补液

尽快补液，可以恢复血容量，纠正失水状态，发挥胰岛素的作用，降低血糖和消除酮体。

（1）补液种类既往认为应补充低渗溶液（0.45% NaCl），迅速补充液体而不至于输入大量的钠，但临床实践证明有效补充低渗溶液能降低死亡率，但会因渗透压下降过快而引起继发性脑水肿及溶血，因此强调要视患者的渗透压和血压等具体情况选择不同液体，目前主张开始即输等渗液，以便较快扩张微循环而补充血容量，迅速纠正低血压。

（2）治疗前已出现休克者，如血钠<155 mmol/L，宜先选用生理盐水和胶体溶液，以尽快恢复血容量纠正休克，但因生理盐水含钠量较高（154 mmol/L），偶可因水转移进入细胞内，使血钠和渗透压进一步升高而加重昏迷；如血钠≥155 mmol/L，宜选用0.6% 低渗液和胶体溶液。休克患者除补充等渗盐水外，可间断输血浆或全血。

（3）治疗前无休克或休克已纠正，如血钠≥155 mmol/L，血浆渗透压≥350 mmol/L，可输入0.6% 氯化钠低渗溶液，一般不超过2 000 mL/d，速度应较慢（大致每小时10 mL/kg），防止溶血或水中毒，同时密切监测血钠和血浆渗透压，当血浆渗透压降至330 mmol/L或血钠为150 mmol/L时，应改输等渗液。若血糖降至13.8 mmol/L（250 mg/mL）时，可开始输入5% 葡萄糖液或5% 葡萄糖氯化钠液，加入适当的胰岛素（3～4 g葡萄糖加1 U胰岛素）。

1）补液速度一般按快后慢原则，开始时应迅速恢复血容量，以纠正脱水和高渗状态。一般前1～2小时可输1～2 L，前4小时内输入失水量的1/3，前12小时内输入失水量的1/2加当天尿量。输液中要观察尿量、心功能、神经系统表现和体征变化，必要时监测中心静脉压。视病情可给予经胃肠道补液。

对策三：胰岛素治疗

目前临床上均采用小剂量（短效）胰岛素治疗方案，在血糖快速平稳下降的同时又不会发生低血糖，同时还可以抑制脂肪的分解和酮体的生成。大剂量胰岛素因使血糖降低过快而易产生低血糖、低血钾和促发脑水肿，故不宜使用。

临床一般将短效胰岛素加入生理盐水持续静脉滴注或微量泵泵入匀速使用，血糖下降速度一般以每小时下降3.9～6.1 mmol/L（70～110 mg/dL）为宜，遵医嘱定时监测血糖变化。当血糖降至16.7 mmol/L时开始输入5% 葡萄糖液并在每2～4 g糖加入1 U胰岛素，当血糖降至13.9 mmol/L，血浆渗透压≤330 mmol/L时，应及时报告医生，按医嘱停用或减少胰岛素使用量。

对策四：补钾

DKA患者会有不同程度失钾，只要患者血钾不高，尿量（尿量＞40 mL/h）充足，治疗开始时即可以补钾，可在1 000 mL生理盐水中10％KCl，每日可补4～6 g，另外应鼓励患者同时口服补钾。在治疗过程中需定时监测心电、血钾及尿量，根据结果及时调整补钾量及速度，血钾高于正常或无尿时，要暂缓补钾。

（谢　娟）

第二节　低血糖症

【案例】

> 患者，男，69岁。48年前开始出现多食、多饮、多尿，伴消瘦，未予重视，后出现昏迷，至医院就诊，诊断为"1型糖尿病"一直规律胰岛素治疗，常规三餐前皮下注射胰岛素8 U、6 U、8 U，22：00注射优泌乐10 U。
>
> 1周前患者反复出现失眠、易饥饿、手抖、心慌，患者每晚睡前口服阿普唑仑1片，3天前患者体力劳动后出现疲乏，进食正常，晚22：00注射赖脯胰岛素注射液10 U，于次日凌晨3点左右出现神志不清、大汗淋漓，持续时间约10分钟，家人为其测血糖为2.5 mmol/L，立即予糖水饮入、牙龈上涂抹蜂蜜。患者神志仍不清，于是拨打120呼救。医护人员到达现场时见患者抽搐、全身湿冷，大小便失禁，立即查血糖为1.7 mmol/L，予50％葡萄糖80 mL静脉注射。

【概述】

低血糖症是由多种原因引起的血葡萄糖浓度过低所致的一组临床综合征，是一种较为常见的内分泌代谢紊乱和内科急诊之一。凡是某种原因使血糖下降至正常以下，引起交感神经兴奋和中枢神经系统功能障碍为突出表现的一组临床表现，称为低血糖症。

低血糖症是血中葡萄糖浓度低于正常的一种病理状态，它不是一种独立的疾病。一般以成人血浆血糖浓度＜2.8 mmol/L或全血葡萄糖浓度＜2.5 mmol/L为低血糖。发生低血糖的常见原因包括：a.药物因素，药物选择不合理；胰岛素用量过多；在胰岛素作用最强时刻之前没有按时进食；服用镇静、安眠药物等加剧低血糖的药物。b.饮食因素，饮食不规律，未按时就餐，导致葡萄糖摄入不足，容易发生低血糖。有些患者通过刻意控制饮食，限制碳水化合物及糖分摄入，使糖分摄入不足，促进胰岛素更加敏感。喝酒、酗酒，酒精可抑制肝糖原分解及糖异生作用，增强胰岛素的降糖功能。c.运动因素，运动时间过长及运动运动时机不当（如空腹、餐前运动），导致能量消耗大于补充，运动中补充糖分不足，导致低血糖发生。

　　低血糖症是糖尿病患者在治疗过程中最常见且最易出现的不良反应，轻微的低血糖症状包括发抖、出汗、虚弱无力、呕吐、易激惹，有的患者可耐受很低的血糖而无症状，但持久而严重的低血糖将导致昏迷、抽搐，可造成永久性脑损伤，甚至死亡。若在院前、院中、预检分诊时急救护士能快速有效地评估患者、及时诊断，并针对急救护理过程中的关键环节、重点环节加强观察，给予及时有效的护理干预，可有效减少低血糖症带来的不良后果，对减少糖尿病和预防低血糖的发生有重要意义。

【护理重点】

（1）低血糖症状评估、早期预警。

（2）低血糖快速、及时干预。

（3）快速准确分诊。

（4）夜间反复低血糖发作预防。

（5）血糖监测。

（6）胰岛素的正确使用。

（7）患者心理护理：焦虑。

（8）低血糖健康教育。

【护理难点】

难点一：院前急救的护理难点

解析：1.救援前的准备与护理评估要点

　　葡萄糖为脑部主要的营养来源，但脑细胞储糖量有限，仅足够维持脑细胞活动数分钟，一旦发生低血糖即可出现脑功能障碍症状。因此，院前急救护理评估的重点在于早期准确评估危及患者生命的指征，有效识别低血糖。

　　2.急救现场的护理评估与干预

　　现场急救的处理是否及时与患者预后密切相关：首先，快速有效的现场处置，及时采取护理干预，使低血糖患者转危为安。其次，安全转运患者至院内，转移途中加强病情观察并结合健康教育，消除患者紧张、焦虑的情绪，可有效减少不良事件的发生。

难点二：对于低血糖所致昏迷的患者，如何快速、准确分诊

　　解析：低血糖昏迷是糖尿病患者较为严重的急性并发症，发病急、病情进展迅速。昏迷的原因多种多样，这就要求分诊护士在最短的时间内做好患者病情评估并准确分诊，同时注意与糖尿病酮症、高血糖高渗状态所致昏迷相鉴别，让患者进入最有效的抢救途径。

难点三：如何预防夜间反复低血糖发作

　　解析：因人的脑细胞几乎没有贮存能量的功能，全靠血中葡萄糖源源不断地供应，低血糖无疑会导致大脑识别功能异常，严重者常可导致不可逆的中枢神经损害以致死亡。若长期反复发生低血糖，症状较严重时，一般认为时间超过6小时，对人体脑细胞造成不可逆的损害。因此，在护理过程中，护士应针对低血糖反复发作的原因做好评估、采取有效的预防和干预，从而避免患者反复发生低血糖带来的不良后果。

难点四：准确的血糖监测

解析：血糖监测是糖尿病管理的重要手段之一，根据血糖监测结果制订更加合理的降糖治疗方案。血糖浓度的准确监测不仅能够为临床诊治提供可靠的参考依据，还能够在预防糖尿病方面发挥举足轻重的作用。目前糖尿病在临床上并没有十分有效的诊治手段，糖尿病患者在患病初期没有明显的患病特征，因此准确检测血糖浓度是目前判断、控制糖尿病最重要的依据。血糖检测结果也将影响医生的诊疗结果，若处理不当，甚至会危及患者的健康。护士每天都要进行大量的血糖检测操作，应掌握规范的血糖监测技术，提高血糖监测准确性。同时患者应掌握居家血糖监测技术，动态监测血糖，不仅能预防低血糖的发生同时对糖尿病患者血糖管理起着至关重要的作用。

难点五：正确使用胰岛素

解析：胰岛素是治疗糖尿病的主要手段。胰岛素的正确使用，患者高度依从性，对糖尿病治疗起着至关重要的作用。不正确使用胰岛素会导致血糖忽高忽低，出现高糖尿症病或低血糖症，严重出现昏迷。所以护士正确使用胰岛素同时指导患者正确使用胰岛素，对糖尿病治疗有重要意义。

难点六：心理护理

解析：低血糖频繁发生及严重化后果可引起患者对其关注，但疾病会影响到患者生活质量，导致其对低血糖产生不良认知，极易诱发恐惧心理。特别是糖尿病老年患者，自我管理意识薄弱，发生低血糖频率高，对低血糖产生恐惧。

难点七：低血糖健康教育

解析：低血糖的发生往往是由于患者知识缺乏，对付低血糖最好的方法是预防，即针对低血糖反应发生的原因采取措施。临床护理过程中，护士应落实低血糖健康教育，让患者重视预防低血糖，避免发生低血糖。

【护理对策】

对策一：院前急救精准评估与干预

1. 救援前的准备与护理评估

（1）及时电话沟通：急救人员接到指挥中心调度电话后，快速应急反应，立刻与呼救者取得电话联系。简要询问患者目前的状况、既往史；若为昏迷的患者，需确认昏迷前有无进食或服药，从而对需救助患者的病情进行初步了解。

（2）急救前准备充分：争取在最短的时间内到达事发地点：接就近派车指令后，1分钟内迅速出诊，救护人员尽可能在5~10分钟抵达现场，救护车必须配备有快速血糖监测仪，抢救药品及设备齐全。

（3）询问病史时必须注意对患者既往病史、用药史的采集，分析导致低血糖发作的因素，评估患者有无癫痫、癔症、脑血管意外、脑瘤等疾病史。

（4）掌握低血糖症的临床表现，注意低血糖的程度、伴随症状；静脉血或指尖血糖值是否低于正常值。

（5）准确区分患者低血糖的类型。当血糖＞2.8 mmol/L，存在低血糖的症状和体征时，为低血糖反应。当血糖＜2.8 mmol/L时，无相应的症状和体征，为低血糖。当血糖＜2.8 mmol/L时伴有低血糖的症状和体征为低血糖症。

（6）护士对老年糖尿病患者进行评估时应加强警惕，正确识别低血糖，提高预防及处理能力。除了掌握疲乏、饥饿、出汗、恶心、呕吐、脉速、面色苍白、嗜睡、烦躁、唇舌麻木、视物模糊或复视、反应迟钝等常见低血糖反应外，尤其应熟悉老年糖尿病患者的不典型低血糖症状如头晕、乏力、走路不稳、意识模糊、烦躁甚至肢体瘫痪等。必须详细询问饮食、运动、用药等病史，常规检查血糖，以便早期发现低血糖。

2.急救现场的护理评估与干预

1）到达现场后，急救人员需迅速明确诊断。

（1）立即使用快速血糖仪进行血糖测定，将血糖检测结果与患者临床症状综合评估。

（2）当患者发生低血糖时，立即处理：

①清醒患者立即给予口服糖水，或含糖饮料、面包、饼干等。注意不能用低能量饮料或甜味剂食品来治疗低血糖。

②重者低血糖时首选50%葡萄糖注射液静脉注射，起效快，作用效果佳。

2）现场急救首先要保证患者的呼吸道通畅，必要时建立人工气道、人工辅助呼吸。

（1）立即将患者平置于地，头偏向一侧，立即解开患者的衣领和腰带，检查口腔、鼻腔内有无异物及分泌物，并及时进行清理。开放呼吸道，保持呼吸道畅通。禁止对昏迷患者喂水、喂药、进食等行为，防止窒息。

（2）给予低流量氧气吸入，使脑部保持充足的血流量，防止脑组织及其他组织发生缺氧。出现抽搐的患者，强行按压身体会导致关节脱位或者发生骨折，避免患者自行抓、舌咬伤。

（3）建立2条以上静脉通道，维持水、电解质平衡，静脉注射50%葡萄糖注射液40～60 mL或静脉滴注5%葡萄糖注射液500 mL。

3.解除危险症状，保证患者安全转至院内

4.搬运和转送危重患者过程的注意事项

（1）搬运患者时，动作轻稳。

（2）保持呼吸道通畅，患者平卧头侧向一侧，以防误吸或舌根后坠阻塞气道，及时清除呼吸道分泌物。

（3）持续给予吸氧，以防脑部缺血缺氧导致大脑不可逆损害。

（4）密切监测患者意识、瞳孔、生命体征的变化，做好抢救记录。

（5）对已清醒患者和家属进行心理疏导，缓解其紧张、焦虑情绪，提高患者依从性，积极配合治疗，并适时向患者及家属履行告知义务。

5.做好院前与院内病情交接

在救治患者的同时，与院内急救人员保持动态联系，根据院前救护情况及患者生命体征通知院内急救人员做好相应的救护准备。确保患者安全的情况下，在最短时间内将患者转运回医院。到达院内，院前急救人员与院内急救人员无缝交接患者，保证患者连续、有效的后续综合治疗。

对策二：快速、准确分诊

（1）收集主观资料。问诊时要具有侧重点，使用问诊语言要简洁易懂。询问与观察的要点包括：用药史及有无低血糖病史和症状。对于使用胰岛素控制血糖者，一旦出现大汗淋漓、意识障碍、癫痫样发作的症状时，应高度怀疑属低血糖昏迷。

（2）收集客观资料。测量患者生命体征，评估患者有无呼吸道梗阻，有无意识、心跳、反应等，观察患者是否有面色苍白，口唇发绀，注意呼吸气味、皮肤潮湿度、有无脑膜刺激征等表现。

（3）根据收集到的资料进行综合评估，按照"三区四级"原则安排患者就诊。例如本案例患者神志不清、大汗淋漓，伴有抽搐、全身湿冷，大小便失禁，查血糖为1.7 mmol/L，应分为一级，立即安排患者至抢救区就诊，同时和抢救区医生护士做好患者评估与病情交接工作。

（4）分诊护士用简洁易懂的语言为患者家属讲解就诊流程，确保患者信息无误，提高患者就诊时效。

对策三：预防夜间低血糖反复发作

（1）进行护理评估时，以下低血糖情况应特别注意。

①夜间低血糖的发生：夜间监测发现，成年人及儿童糖尿病患者，夜间经常发生生化性低血糖，这些低血糖通常可维持数小时后不惊醒患者，夜间低血糖可能导致猝死。

②索莫吉反效应：即患者在夜间发生低血糖后，可以在第二天早晨出现严重的高血糖。原因是低血糖后拮抗激素的分泌反应，导致了胰岛素抵抗的产生，从而使患者出现了"反弹"性高血糖。

③"黎明现象"：即患者血糖水平于早晨5：00～8：00显著升高。原因是睡眠期间分泌的大量生长激素导致胰岛素抵抗，继而血糖升高。

④无意识性低血糖：即1型糖尿病患者病程超过20年后，有50%的患者可以出现无意识性低血糖，严格的血糖控制、以往的急性低血糖、睡眠期间均可诱发无意识性低血糖的发生或反复发生低血糖。动态血糖监测可以了解患者血糖波动情况。

（2）低血糖的预防措施

①定时血糖监测：观察有无低血糖症状，如饥饿、出汗、心悸等情况，且进一步观察有无注意力集中、嗜睡、健忘、偏瘫、共济失调、昏迷等症状，监测生命体征，及时处理。

②建议患者经常进行自我血糖监测，以避免低血糖再次发生，如患者睡前血糖水平低于7 mmol/L时，则在睡前可能需要加餐。当血糖低于3.9 mmol/L，即进食15～20 g含糖食物，15分钟后监测血糖。

③注意长效胰岛素及磺胺类药物所致低血糖不易纠正，可能需要长时间葡萄糖输

注，意识恢复后至少监测血糖24小时，注意观察是否有出汗、嗜睡、意识模糊等再度低血糖状态。

（3）评估进餐情况及胰岛素用量，使用胰岛素期间，勤观察、动态监测血糖。

（4）夜间低血糖护理

①生理病理因素引发的夜间低血糖昏迷的护理：护士应掌握低血糖的高危征象，将高危人群（如病程长、自主神经病变的老年患者，肾功能不全、高血压、冠心病患者，使用口服降糖药或胰岛素、近期为监测血糖者等）列入重点交接班对象，夜间密切观察并监测血糖。

②药物因素引发的夜间低血糖昏迷的护理：指导患者严格遵医嘱用药，严禁加大药物剂量，可适当提前使用降糖药物，晚餐前30分钟使用降糖药物。注射中、长效胰岛素的患者，低血糖的高发时段一般为凌晨1～3点，护士常规巡视病房的同时应加强凌晨1～3点时间段的巡视。

③饮食运动因素引发的夜间低血糖昏迷的护理：根据患者体重、身高、基础代谢率等计算每日机体所需能量。拟定患者每日饮食食谱，为患者提供食物含糖量的换算卡片，患者可根据食物含糖量，等糖量替换食物。在食欲差、进食较少或者未进食晚餐时，护士应告知医生，遵医嘱调整降糖药物剂量，同时对患者进行健康宣教，出现心悸、出汗、饥饿、乏力、肌肉震颤等症状时，立即口服含糖食物。运用处方形式制订运动项目、运动时间、运动强度、运动频率，告知患者运动注意事项：a.运动项目，可选择散步、慢跑、太极拳、游泳等非剧烈运动，避免对抗性运动。b.运动应定时运动，餐后1小时运动为宜，避免空腹运动。c.运动量应循序渐进，每次运动20～40分钟，避免过度运动。d.B细胞淋巴瘤所致夜间低血糖昏迷患者的护理，可指导患者增加就餐次数，少量多餐，均衡营养，夜间可适当加餐，预防低血糖昏迷。夜间患者已熟睡，护士每1～2小时巡视病房1次，观察患者胸廓起伏，同时触摸患者的脉搏，若有异常推动患者，患者呼之不应时，立即测量血糖，同时通知值班医生准备抢救。

对策四：正确监测血糖

1.掌握规范的血糖监测技术

（1）在进行血糖监测前应充分评估患者的双手手指皮肤是否完整，有无污染及感染。检查血糖试纸的有效期，是否干燥，瓶身没有裂缝。

（2）消毒液的选择。因碘伏中含碘会干扰血糖测试结果，为确保测量结果的准确性，临床上使用75%酒精消毒穿刺部位皮肤。同时保证酒精足够的待干时间。

（3）根据手指表皮的厚度调节采血针深度，皮肤角质较厚的患者，采血针应扎深一些，避免出血少，挤压局部组织，造成组织液渗出，影响监测结果，应让血液自然流出。

（4）取血样本。第一滴血上可能会粘有其他物质，用棉签拭去第一滴血后，将第二滴血滴至试纸条测试区。

（5）用物按照医疗废物处置。避免针刺伤的发生。

2.注意事项

（1）指导患者拟采血的手指保持下垂，让血流充盈，必要时可由近心端向远心端按摩。

（2）采血部位应选择手指末节两侧，如手指温度过低时应让患者揉搓双手并轻轻按摩指端，使局部组织血液充盈良好后穿刺。大量静脉补液侧肢体、水肿或感染的部位不宜采血。

（3）穿刺后应等待血液自然流出，不可用力挤压穿刺部位，以免大量组织液混入血液影响检测结果。

（4）正确采集患者血液后，试纸测试区轻触患者指端血滴，至吸样窗口充满；血糖仪在测试过程中不得随意移动。

（5）操作过程中不要触及试纸条的测试区，避免污染试纸。

（6）长期测量血糖的患者，应交替轮换采血部位不要长期刺扎一个部位，以免形成瘢痕。

3.影响血糖准确性的因素

（1）贫血患者使用血糖仪测量，血糖结果会偏低；红细胞增多症、脱水或高原地区者则会偏低。

（2）消毒后手指未充分干燥就进行测量，残余消毒液影响测定值。

（3）患者高度紧张会使血糖结果升高。

（4）某些药物会对测定结果有影响，如大量的维生素C、谷胱甘肽等会使结果偏低；静脉滴注葡萄糖会使结果偏高；大量输液也会对处理结果有一定影响。

4.严格遵医嘱进行血糖监测

临床控制阶段一般是每天八个时间点监测血糖。分别是三餐前血糖，三餐后两小时血糖，睡前两小时（21：00～22：00）血糖与凌晨2：00～3：00血糖。若有不适症状，如心慌、出汗、面色苍白等，立即复测一次血糖。当血糖控制较好后，医生根据血糖控制水平调节测血糖监测的频率。

5.患者居家监测血糖

（1）基础胰岛素治疗的患者。每周3天，每两周复诊1次，复诊前一天监测5个时间点的血糖，即空腹、三餐后及睡前。

（2）每日2次预混胰岛素治疗患者。每周3次，每两周复诊1次，复诊前一天监测5个时间点的血糖，即空腹、三餐后及睡前。

（3）非胰岛素治疗的患者。每周3天，分别监测早餐、午餐和晚餐前后的血糖。

6.动态血糖监测

（1）实施性持续葡萄糖监测系统（CGM）显示即刻血糖值，有高低血糖报警、预警机制，可减少患者低血糖和高血糖风险，临床医生可制订更个体化的治疗方案。

（2）回顾性CGM为回顾性记录分析患者血糖波动，佩戴结束后能看到监测结果，旨在客观评估血糖情况，了解治疗方案真实效果，对患者进行有针对性的教育，指导饮食、运动、用药、睡眠。

对策五：正确使用胰岛素

1.胰岛素保存方法

胰岛素的稳定性易受各种因素影响，如温度、光线、振动等。其中最重要因素为温度。当存储温度低于0℃时，胰岛素活性会遭到破坏。当存储温度大于25℃时，胰岛素活性会降低。因此胰岛素存储应控制存放环境温度，未开封的胰岛素应冷藏保存，温度在2～8℃，切忌冷冻。已开封的普通胰岛素用于静脉滴注可室温（15～30℃）存放4小时，用于皮下注射可室温存放28天。

2.掌握胰岛素注射部位

（1）注射部位选择。人体适合注射胰岛素的部位是腹部、大腿外侧、上臂外侧和臀部外上侧。腹部边界如下：耻骨联合以上约1cm，最低肋缘以下约1cm，脐周2.5cm以外的双侧腹部；双侧大腿前外侧的上1/3；双侧臀部外上侧；上臂外侧的中1/3。腹部吸收胰岛素速度较快，因此在使用短效胰岛素或中效混合的胰岛素时首选部位是腹部。臀部和大腿吸收率低，吸收速度慢，可注射中长效胰岛素。

（2）注射部位更换。每天同一时间注射同一部位。每周左右轮换注射部位。每次注射点应与上次注射点至少相距1cm。避免在1个月内重复使用同一注射点。将注射部位分为四个等分区域（大腿或臀部可等分为两个等分区域），每周使用一个等分区域并始终按顺时针方向轮换。

（3）注射部位检查。每次注射前应充分评估注射部位皮肤，观察注射部位有无红肿、出血、淤斑等；触摸注射部位皮肤，评估有无疼痛或硬结。选择无异常的部位进行注射。

3.胰岛素注射工具

胰岛素注射工具包含胰岛素专用注射器、胰岛素笔式注射器、胰岛素泵。胰岛素专用注射器因价格便宜，大多数患者选择使用。应注意胰岛素的用量换算，确保胰岛素用量的准确性。胰岛素笔上有剂量刻度，并且针头较小，疼痛减少，便于操作，方便携带。注意不能混用，避免交叉感染。胰岛素泵是模式人体生理性胰岛素分泌，避免多次注射带来患者的疼痛不适，减少夜间低血糖的发生，但费用昂贵。

4.胰岛素注射方法

（1）捏皮。根据注射部位皮下脂肪的厚度和注射针头的长度，评估是否需要捏皮。捏皮应轻柔，避免过度用力导致局部皮肤疼痛或发白。捏皮的正确手法为拇指、示指和中指同时提起皮肤，避免五指同时捏皮，将肌肉及皮下组织提起。

（2）注射角度。注射胰岛素的进针角度通常为90°或者45°，使用较短（4mm或5mm）的针头；肥胖者，无须捏皮，以90°进针，使用较长（≥6mm）的针头；消瘦者，需捏皮以45°进针，避免肌内注射的发生。胰岛素笔是通过活塞杆的作用推动胰岛素笔芯注射，应停留10秒后拔出。注射器注射胰岛素无须皮下停留，即可拔出。

（3）规范医疗废物处置。使用后的针头放入锐器盒避免发生针刺伤。

对策六：心理护理

1.心理评估

糖尿病患者的心理评估应贯穿整个治疗过程，及时评估心理状态，早发现不良情绪。

2.心理治疗

专业的心理治疗师对抑郁、焦虑的糖尿病患者提供心理治疗。

3.家人陪伴

糖尿病患者的家人要多陪伴患者，帮助患者一起进行血糖管理。得到家人的理解、帮助和重视，让糖尿病患者心理得到安慰。

4.体育锻炼

积极参加体育锻炼，培养业余爱好，陶冶情操，多交往积极乐观的朋友，多沟通交流，缓解心理压力。

对策七：正确进行健康宣教

（1）指导糖尿病患者规律作息，合理饮食。遵医嘱口服或注射胰岛素，按时用药，监测血糖。注射餐前胰岛素时，应先准备好食物再注射，避免注射胰岛素后不能及时就餐导致低血糖。

（2）告知患者及家属低血糖症的临床表现。当患者发生低血糖症时，早期及时给予补充葡萄糖。识别糖尿病低血糖和自救方法。糖尿病患者随身携带糖果及含糖食物，当低血糖先兆表现时，立即给予进食糖果或含糖食物，及时纠正低血糖。

（3）携带糖尿病患者急救卡片，便于发生意外时，告知他人或医护人员糖尿病病史，快速得到救治。

（4）升高血糖。意识清楚者，口服15～20 g糖类食品（葡萄糖为佳），15分钟检测1次血糖，若血糖≤3.9 mmol/L，在给予葡萄糖口服液或葡萄糖注射液静脉注射。意识障碍者，给予50%葡萄糖注射液20～40 mL静脉注射，或胰高血糖素0.5～1.0 mg肌内注射，15分钟再次检查血糖，血糖＞3.9 mmol/L，距离下一次就餐时间在小时以上，可给予含有蛋白质或淀粉食物；血糖≤3.0 mmol/L，继续给予50%葡萄糖注射液静脉注射。

【前沿进展】

预防、控制低血糖症与健康的关系

低血糖引发的危害很大，多次反复低血糖可使脑细胞受损，长期持续低血糖将导致患者昏迷，从而引起脑组织不可逆损害。低血糖昏迷是糖尿病患者最紧急、最迫切需要争分夺秒抢救的一种急性并发症，而快速有效的现场处置，全程无缝隙地救护，是提高抢救成功率的关键。

低血糖昏迷酷似脑血管意外，由于其临床表现与脑梗死等相似，在救护过程中需要急救人员在第一时间进行快速辨别、及时诊断，给予有效的护理处置，可避免不可逆性损害的发生。同时，低血糖昏迷极易发生在夜间，尤其是熟睡后易发生低血糖，由于意识障碍而无力自救或向别人求救，若不及时发现，将延误抢救时机，可危及生命。因此，对于易发生夜间低血糖的高危人群应作为重点监管对象，提高警惕性，严格执行交接班制度，加强巡视。

糖尿病患者发生低血糖昏迷后，患者及其家属印象特别深刻。护士在院前、院内的急救护理过程中应结合健康教育要点，告知患者自我监测血糖与发现低血糖时的应对方法。患者及其家属只有了解到低血糖发生的原因，才能有效识别到低血糖反应，才能尽可能地避免发生低血糖现象，从而在一定程度上避免患者出现低血糖症状。

（韩存巧）

第六章

创伤护理

第一节　颅脑损伤

【案例】

患者，男，66岁。因"外伤致意识不清7小时"来院就诊。入院查体：T 36.7℃，P 82次/分，R 22次/分，BP 164/64 mmHg，SaO$_2$ 93%。患者昏睡，呼之有反应，不能对答，右侧耳道可见出血，双侧瞳孔等大等圆直径2.5 mm，对光反射均迟钝。呼吸道通畅，胸廓正常，胸廓挤压征查体不配合，呼吸正常，双肺呼吸音对称、粗糙，心音正常，律齐。腹部、四肢、骨盆、背部无开放性创伤，全腹反跳痛、骨盆挤压征及脊柱叩压痛查体不配合，颈部正常，无其他特殊情况。

急诊CT报告示：枕骨、双侧颞骨、顶骨多发骨折，累及右侧颞骨乳突，枕部软组织肿胀积气，蝶窦、右中耳乳突及外耳道内积血，蝶骨合并隐匿性骨折待排查。右枕部硬膜外血肿形成，较厚处约2.3 cm，左额顶部硬膜外或硬膜下血肿形成，少量蛛网膜下腔出血，主要分布于大脑镰、小脑幕、双额叶部分脑沟，颅内少许挫伤可能，脑实质稍肿胀，左侧侧脑室前角稍受压、变窄，中线结构未见明显偏移。

诊断：a.右侧枕部跨横窦硬膜外血肿；b.右枕骨骨折；c.右颞骨骨折；d.颅底骨折；e.蛛网膜下腔出血；f.左顶枕部硬膜下血肿；g.脑脊液漏。

给予脱水降颅内压、控制血压、预防感染、补液、镇静、镇痛等对症支持治疗。排除手术禁忌，全麻下急诊行右侧枕部、小脑硬膜外血肿清除术+脑脊液漏修补术，手术顺利。术后带入皮下引流管和气管插管，持续呼吸机辅助呼吸。

【概述】

颅脑损伤是急诊科常见的急症之一，在创伤中占有重要地位，具有病情变化快、并发症多、死亡率高、致残率高等特点。颅脑损伤多由暴力撞击作用于头颅和脑组织引起的创伤。

按硬膜是否完整分为开放性颅脑损伤和闭合性颅脑损伤。按照创伤部位和性质分为头皮损伤（头皮血肿、头皮裂伤、头皮撕脱伤）、颅骨骨折（颅盖骨折、颅底骨折）、原发性脑损伤（脑震荡、脑挫裂伤、弥漫性轴索损伤、原发性脑干损伤、下丘脑损伤）、继发性脑损伤（脑水肿、脑肿胀、硬脑膜外血肿、硬脑膜下血肿、脑内血肿、脑缺血）。

1.临床症状

颅脑损伤后有意识障碍、生命体征的改变、瞳孔和眼球运动变化、神经定位体征等临床表现。如出现脑脊液漏、乳突淤斑（Battle 征）、"熊猫眼"征等提示颅底骨折；伤后昏迷有"中间清醒期"常提示硬脑膜外血肿；出现剧烈头痛、频繁呕吐（呈喷射性）、视神经盘水肿、生命体征"两慢一高"（脉搏慢而有力、呼吸深而慢、血压升高和脉压增大）、可有不同程度的意识障碍等常提示有颅内压增高；当颅内压增高到一定程度时，可造成部分脑组织移位，引起一系列严重的临床症状和体征，典型表现为格拉斯哥昏迷评分（GCS）分数下降、瞳孔扩大和对侧偏瘫，提示脑疝。GCS 应用于颅脑损伤后意识水平的评估，操作简单、可重复。颅脑损伤首选检查方法是头颅 CT 扫描。

2.治疗

颅脑损伤的非手术治疗包括病情观察、监测和药物治疗，加强支持疗法和对症处理等。颅内压升高患者的非手术治疗包括采用控制性通气，控制气道，防止低氧血症；适度的过度通气，维持 PCO_2 在 30～35 mmHg；镇静；焦虑、烦躁合并异常体位的患者可给予神经–肌肉阻滞剂；预防性使用苯妥英钠；甘露醇降低颅内压和增加脑灌注压，但不适用于低血压患者；容量复苏和防止低血压。

颅内血肿存在继续扩大、导致昏迷的患者，以及有明显的占位效应和颅内压升高的证据等都需要及时手术治疗。手术治疗：a.开放性颅脑损伤尽早在 6 小时内行清创缝合术，最迟不超过 72 小时。清创由浅入深，彻底清除碎骨、头发等异物，并彻底止血、缝合，硬脑膜外放置引流管。b.闭合性颅脑损伤手术指是有颅内血肿或重度脑挫裂伤合并脑水肿的颅内高压和脑疝。对伤后迅速出现再昏迷加深，一侧或两侧瞳孔散大的患者应力争在 30～60 分钟进行手术减压。

【护理重点】

（1）颅脑损伤症状的评估、早期预防。

（2）颅脑损伤快速、及时干预。

（3）快速准确分诊。

（4）严密病情观察，遵医嘱给予对症药物，但禁止使用吗啡类药物。

（5）防治脑水肿，降低颅内压。

（6）脑脊液漏护理。

（7）引流管护理。

【护理难点】

难点一：院前急救的护理难点

解析： 1.救援前的准备与护理评估要点

颅腔是一个不能扩张的密闭性器官，有脑组织、脑脊液、血液，可调节范围较小。当颅腔内容物增加或颅腔容积减少超过颅腔可代偿的容量，将导致颅内压的增高，并且出现以头痛、呕吐、视神经盘水肿为主要临床表现的一系列症状和体征，即为颅内压增高。一旦发生颅内压增高，未及时理消除病因，势必导致脑组织移位，形成脑疝，甚至死亡。因此，院前急救护理评估的重点在于早期准确评估危及患者生命的指征，有效识别颅内压增高表现。

2.急救现场的护理评估与干预

创伤黄金急救的时间是伤后1小时。现场急救的处理是否及时与患者预后密切相关：首先，快速有效的现场处置，及时采取护理干预，提高颅脑损伤患者生存率。其次，安全转运患者至院内，转移途中加强病情观察并结合健康教育，消除患者紧张、焦虑的情绪，可有效减少不良事件的发生。

难点二：对于撞击所致颅脑损伤的患者，如何快速、准确分诊

解析： 颅脑损伤是死亡率、致残率居首位的严重创伤，发病急、病情复杂、病情变化快。颅脑损伤病症会造成脑死亡，这就要求分诊护士在最短的时间内做好患者病情评估并准确分诊，同时注意有无颅内压增高、脑疝所致意识障碍、生命体征变化等，让患者进入最有效的抢救途径。

难点三：如何做好颅脑损伤的护理

解析： 脑血流量适应脑氧代谢率的需求决定脑功能和生命活性。脑血流量是由脑灌注压决定的，脑灌注压又与颅内压相关。颅内压是指颅腔内容物对颅腔壁产生的压力，由液体静力压和血管动压组成。维持正常的颅内压与脑脊液和脑血流循环状态等有关。各种原因引起颅腔内容物体积增加，导致颅内压持续在15 mmHg以上，从而引起一系列的临床症状，当脑组织受高压的作用发生移位发展成脑疝，甚至死亡。因此，在护理过程中，护士应针对颅内压增高的原因做好评估、采取有效地预防和干预，从而避免患者颅内压增高带来的不良后果。

【护理对策】

对策一：院前急救精准评估与干预

1.救援前的准备与护理评估

（1）及时电话沟通：急救人员应有"时间就是生命"的急救意识，在第一时间接到急救中心调度电话后应立即与求助者电话联系沟通。简要询问病史、既往史、受伤时间、受伤经过及伤口情况，从而对需救助患者的病情进行初步了解。

（2）急救前准备充分：争取在最短的时间内到达事发地点：接就近派车指令后，1分钟内迅速出诊，救护人员尽可能在5~10分钟抵达现场，救护车必须配备有创伤急救物品，抢救药品及仪器设备齐全完好。

（3）询问病史时必须注意对患者既往病史、致伤原因及暴力性质，受伤时头部的着力点及范围的采集，分析评估可能的损伤极其严重程度。了解受伤当时及受伤后的表现，如伤后是否即刻昏迷，有无中间清醒期，有无抽搐、失语和瘫痪，有无瞳孔和生命体征的变化等。

（4）掌握颅脑损伤的临床表现，注意生命体征变化、意识状况，有无头痛、呕吐情况。确定是否有脑脊液漏和其他合并伤。

（5）按照血肿的来源和部位，准确区分患者颅脑损伤的类型。由暴力打击头部引起颅内出血形成一定体积的血肿，发生脑受压症状，为颅内血肿。发生在颅骨内板与硬脑膜之间的血肿，为硬膜外血肿。发生在硬脑膜与蛛网膜之间的血肿，为硬膜下血肿。

（6）护士对颅脑损伤患者进行评估时应加强警惕，正确识别颅内高压，提高预防及处理能力。除了掌握生命体征、意识、瞳孔等变化，如血压进行性增高，脉压差加大，脉搏慢而有力，呼吸深漫，提示进行性颅内压增高；伤后一段时间发生进行性双侧瞳孔不等大，双侧肢体瘫痪伴意识障碍，提示脑受压；双侧瞳孔散大且眼球固定，对光反射均消失，并伴有深昏迷，提示临终状态；以及其他合并伤。

尤其应熟悉颅内压增高的三大主要表现和生命体征的"两慢一高"，以便早期发现颅内压增高，及时采取干预治疗措施，不错失抢救时机。

2.急救现场的护理评估与干预

到达现场后，急救人员需迅速明确诊断。

（1）立即使用创伤急救物品进行止血包扎，将生命体征结果、气道情况与患者临床症状进行综合评估。

（2）当患者发生颅脑损伤时，立即处理。

①不要随便移动患者，清醒患者一般采取半坐卧位，利于颅内静脉回流，减轻脑水肿。脑脊液漏患者取患侧卧位，便于脑脊液流出。

②立即检查患者体表的出血情况，头皮血供非常的丰富，尽快制止头部外出血，妥善处理伤口，减少污染，进行压迫止血包扎，避免或缩短脑缺血时间。不要随意去除伤口内异物或血凝块，并注意保暖，禁用吗啡止痛。如开放性损伤导致脑组织从伤口膨出时，应先在伤口周围加垫圈保护脑组织，不可加压包扎，严禁现场回纳入伤口，以免加重损伤及污染伤口，并及早遵医嘱使用抗生素和破伤风注射液。

（3）现场急救首要保证患者的呼吸道通畅，必要时建立人工气道、人工辅助呼吸。

①立即将患者平置于地，检查气道有无梗阻、颈椎是否有损伤。将头偏向一侧，解开领口和裤带，并对口腔、鼻腔及呼吸道内分泌物、呕吐物、血块及异物及时进行清理，以保证呼吸道通畅，防止误吸引起窒息。必要时放置口咽通气管或行气管插管、气管切开术，采用人工气囊辅助呼吸。如有颈椎损伤，应用颈托固定，避免患者颈部活动导致再一次的损伤。

②保持有效的吸氧，减少脑组织耗氧量，使脑血流量保持充足，避免脑部及其他

组织氧情况。现场移动患者的时候，正确操作，不要扭曲脊柱。脑脊液外漏患者禁止腰椎穿刺，鼻腔和外耳道保持清洁，禁止冲洗、堵塞和滴药，以免颅内积气和脑脊液逆流而继发颅内感染。

③建立2条以上静脉通道，遵医嘱予药物治疗，应用脱水剂20%甘露醇250 mL快速静脉滴注（15~20分钟静脉滴注完毕），呋塞米40 mg静脉注射。另外维持水、电解质平衡，补充血容量，积极防治休克。

3.解除危险症状，保证患者安全转至院内

4.搬运和转送危重患者过程的注意事项

（1）搬运患者时，动作应轻稳、一致，避免因搬运不当而加重患者的病情。

（2）患者头高足低位头偏向患侧，以防止误吸异物或舌根后坠引起气道阻塞，需要及时清除呼吸道分泌物，解除气道梗阻，以保证呼吸道通畅。

（3）予持续吸氧，以防脑部缺血缺氧导致大脑不可逆损害。

（4）密切监测患者意识、瞳孔、生命体征及其他的变化，做好抢救记录。

（5）对已清醒患者和家属进行心理疏导，鼓励、安慰患者，缓解其紧张、焦虑、不安的情绪，注意沟通技巧，适时向患者和家属履行告知义务，提高患者的依从性，更好的积极配合治疗。

5.做好前与院内病情交接

在现场救治患者的同时，急救人员应与院内指挥中心保持紧密的联系并通知院内医护人员做好接诊患者的准备，争取在最短的时间内将患者安全转运到院内实现安全对接。根据现场救护的实际情况如实填写完善院前急救病历，并将患者在院前救护的情况及生命体征、目前的病情等情况向院内医护人员当面交接清楚，保证患者后续得到合理、有效的综合治疗。

对策二：快速、准确分诊

（1）收集主观资料：问诊时要具有侧重点，使用问诊语言要简洁易懂。询问与观察的要点包括：致伤原因、受伤时的情况、伤后时间及伤后表现，及时检查患者全身的伤势情况，有无合并伤。

（2）收集客观资料：测量患者生命体征，评估患者有无呼吸道梗阻，有无意识、心跳、反应等，观察患者瞳孔情况，是否有意识障碍，注意有无脉搏慢而有力、呼吸深而慢、血压升高和脉压增大、剧烈头痛、频繁呕吐等颅内压增高表现。

（3）遵循危重患者优先分诊原则，根据收集到的资料进行综合评估，快速、准确的评估患者病情严重程度，判别分诊级别，按照"三区四级"原则安排患者就诊，科学合理地分配急诊医疗资源，以保障患者得到及时有效的救治。例如本案例患者意识改变，呈昏睡状态，双瞳对光反射均迟钝，血压高，右侧耳道可见出血，院外CT示右枕部硬膜外/下血肿，枕骨骨折，应分为一级，立即安排患者至抢救区就诊，同时和抢救区医生护士做好患者评估与病情的交接工作。

（4）分诊护士用简洁易懂的语言为患者家属讲解就诊流程，协助患者家属填写患者信息，确保患者信息无误，提高患者就诊时效。

对策三：做好颅脑损伤的护理

1. 术前护理

（1）绝对卧床休息，禁食，取头高足低患侧卧位。安置床旁心电监护及有效吸氧。脑脊液漏者切勿堵塞鼻腔和外耳道。

（2）保持呼吸道通畅：意识障碍的患者容易引起呼吸道梗阻，如误咽、误吸，或因下颌松弛导致舌根后坠等原因。及时有效地解除患者的呼吸道梗阻，加强肺部感染的防治，为专科进一步救治创造有利条件。因此，必须及时有效清除咽部的血块和呕吐物，并注意吸痰，吸痰时动作要轻柔，舌根后坠者放置口咽通气管，必要时气管插管或气管切开。

（3）严密观察病情：在护理过程中，必须严密观察治疗效果和及早发现脑疝，正确判断患者的病情变化，不错失抢救时机，及时、准确、客观地做好记录。

①意识状态：是反映大脑皮质功能和脑干功能状态。分为清醒、嗜睡、昏睡、浅昏迷、深昏迷。观察意识状态时应采用相同种类和相同程度的语言和疼痛刺激，对患者的反应做动态的分析，判断意识状态的变化。对偏瘫患者做运动反应检查时应以健侧肢体的运动反应为准。意识障碍的程度目前通用GCS，分别对患者的睁眼、言语、运动三方面的反应进行评分，要排除其他影响计分的因素，如肢体损伤导致不能运动、眼外伤或眼眶周围水肿导致无法睁眼、面部骨折导致不能言语等情况排除后，再累计得分，用量化方法来表示意识障碍的程度，最高为15分，总分低于8分即表示昏迷状态，分数越低表明意识障碍越严重。观察和判断意识变化的发展趋势，尤为重要。意识变化反映脑功能状态及损伤程度。意识障碍程度的减轻趋于清醒，表示病情好转，而意识障碍程度加重，常常表示伤情趋向于恶化。意识障碍加重，伤情恶化要注意颅内有新危象的发生。

②生命体征：伤后72小时内每半小时或1小时测量脉搏、呼吸、血压一次。为保证躁动患者的生命体征测量的准确性，应该先测呼吸，再测脉搏，最后测血压。伤后血压有明显下降、脉搏较快且体表没有发现大量活动性出血，要考虑内脏出血的可能；伤后生命体征出现"两慢一高"，同时有进行性意识障碍，提示是颅内压增高、颅内继发血肿所致的代偿性生命体征改变；脉搏快慢不一或较慢、呼吸不平稳，提示发生脑干中枢性损害。下丘脑或脑干损伤常出现中枢性高热；伤后数日出现高热常提示有继发感染。

③瞳孔：瞳孔变化与脑干受损程度密切相关。注意对比两侧瞳孔的形状、大小和光反射。伤后立即出现一侧瞳孔散大，是原发性动眼神经损伤所致；伤后瞳孔正常，以后一侧瞳孔先缩小继之进行性散大，并且对光反射减弱或消失，是小脑幕切迹疝的眼征；同侧瞳孔散大，是硬膜下血肿；伤后几分钟，同侧瞳孔缩小，持续数分钟后瞳孔开大，是硬脑膜外血肿的瞳孔特征性改变；如双侧瞳孔时大时小，变化不定，对光反射消失，伴眼球运动障碍（如眼球分离、同向凝视），常是脑干损伤的表现；双侧瞳孔极度缩小如针尖样，光反射消失，为脑桥损伤；双侧瞳孔散大，光反应消失、眼

球固定伴深昏迷或去大脑强直，多为临终前的表现。伤后至瞳孔散大出现时间越短，表明原发伤越重，预后越差。另外，要注意伤后使用某些药物会影响瞳孔的观察，如使用阿托品、麻黄碱使瞳孔散大，吗啡、氯丙嗪使瞳孔缩小。

④锥体束征：锥体束征为上运动神经元损害出现的原始反射。当锥体束受损时，失去了对脑干和脊髓的抑制功能，并释放出踝和趾背伸的反射动作。由于锥体束尚未发育完善，正常1岁半以内的婴幼儿可以出现这种反射动作。成年人若出现这种反射现象则为病理反射。病理反射包括巴宾斯基征、奥本海姆征、戈登征、查多克征等。脑挫裂伤的局灶体征，是早期出现一侧肢体肌力减退，且无进行性加重表现；血肿引起脑疝或血肿压迫运动中枢，是伤后一侧肢体少动或不动，对疼痛刺激反应迟钝或无反应，且呈进行性加重，又出现大脑强直为脑疝晚期。

⑤其他：颅内压增高的三大主要表现：持续性头痛或阵发性加重（呈波动性），频繁呕吐（呈喷射性，与头痛剧烈程度有关），视神经盘水肿（最客观的特殊体征）。尤其是患者躁动时无脉搏增快，应警惕颅内高压或脑疝的形成。

（4）保持静脉通道的通畅，遵医嘱予药物治疗，注意输液量和输液速度，维持血压，严密监测颅内压，保证有效的脑灌注压。正确记录出入量。

（5）减轻脑水肿，降低颅内压：治疗脑挫裂伤极为重要的环节是控制脑水肿。越早采取有效的措施，治疗效果就越好。应用高渗性脱水剂、利尿剂、肾上腺皮质激素等药物，医生根据患者用药后的病情变化调整应用脱水剂的间隔时间；限制液体摄入量，每日输液量不宜超过 2 000 mL，输液速度不宜过快，保持每日尿量不少于 600 mL；充分吸氧；冬眠低温疗法，适用于严重脑挫裂伤、脑干损伤、脑弥漫性轴索损伤、中枢性高热、反复癫痫发作或去大脑强直，年龄大或血压过低者，不宜行冬眠低温疗法；控制性过度换气，促使体内 CO_2 排出，$PaCO_2$ 宜维持在 25 ~ 30 mmHg。避免其他因素使颅内压骤然升高。

（6）脑脊液的护理：脑脊液漏是颅底骨折最常见并发症，易发生颅内感染。

①遵医嘱给予抗生素治疗，以预防感染，注意观察有无颅内感染征象。

②绝对卧床休息，头高斜坡卧位，床头抬高15° ~ 30°，头偏向患侧。

③每日清洁2次鼻前庭或外耳道的血迹和污垢，酒精棉球消毒局部，棉球不宜过湿，并保持局部清洁干燥。鼻前庭或外耳道口放置无菌干棉球，随湿随换，记录24小时浸湿的棉球数，以估计脑脊液漏出量，注意观察脑脊液流出的颜色、变化，做好记录。

④避免擤鼻涕、打喷嚏、连续咳嗽；避免从鼻腔插管（吸痰管、胃管）；避免用力屏气排便。禁止耳鼻道填塞、冲洗、药液滴入和禁止腰椎穿刺，以免颅内积气和脑脊液逆流而继发颅内感染。

（7）营养支持：昏迷及伤后不能进食的患者，可以安置鼻胃管（脑脊液漏者除外）以及静脉输液补充营养，控制好盐和水的摄入量，输液的速度不宜过快。

（8）预防并发症：昏迷患者生理反应减弱或消失，全身抵抗力下降容易发生多种并发症，如压疮、癫痫或抽搐、关节僵硬、肌肉挛缩、肺部感染和泌尿系统感染，以及脑脊液逆流引起继发颅内感染等，加强基础护理。

（9）手术前的护理：需要立即手术，如严重的或多发的损伤、难治性颅内高压、颅内血肿等，严密观察神志、瞳孔变化，监测生命体征，同时做好紧急手术前的常规准备，完善术前必需的备血和相关实验室检查等，手术前剃净头发，清洁头部皮肤及备皮等手术野的处理，并且戴上消毒帽，安置保留导尿管等。

2.术后护理

（1）病情观察：患者术后返回病室后，应及时了解患者的麻醉方式、术中情况、引流管数量和引流液的性质、量，输液和输血的静脉通道是否通畅有效，是否衔接牢固。严密监测患者的生命体征及神志、瞳孔。观察切口有无渗血、渗液，检查受压部位的皮肤情况，做好相关记录。

（2）体位：搬动患者前、后应观察患者的呼吸、脉搏和血压的变化。全麻未清醒的患者取侧卧位或平卧位，头偏向一侧，以利于分泌物的排出。意识清醒、血压平稳后，采取 15°~30° 头高足低卧位，以减轻脑水肿。

（3）引流管的护理：手术中患者因病情需要常放置引流管，如脑室引流、创腔引流、硬脑膜下引流等，确认各种引流管的名称、放置的位置及相应的作用，需要妥善固定管道，并保持引流管长度适宜。为保持引流通畅，需要经常检查，防止引流管发生扭曲、折叠、堵塞和脱出。翻身、搬动患者前需夹管。做好引流管的护理，注意观察并记录引流液的性质、颜色和量，严格无菌操作，按时更换引流瓶、引流袋。如发现引流管异常及时联系医生，进行相应的处理，使患者得到有效的救治。

①脑室引流：引流管口需高出侧脑室平面 10~15 cm（平卧位时距外耳郭上缘 10~15 cm 垂直线），以维持正常的颅内压。严格控制引流速度，注意引流量，每日引流量以不超过 500 mL 为宜。引流一般不超过 7 天，开颅手术后不超过 4 天。拔管前先夹闭引流管 24~48 小时，患者无头痛、呕吐等颅内压增高症状，即可拔管。

②硬脑膜下引流：常用于硬膜下血肿，手术钻孔，血肿引流后。术后患者取平卧位或头低脚高患侧卧位，引流瓶（袋）应低于创腔 30 cm，每日更换引流袋。一般 3 天后检查 CT，血肿消退，即可拔管。

③脑膜外引流：预防开颅术后产生的硬膜外血肿，引流组织液、血液、血性分泌物、脑脊液。外接引流袋或负压引流器。保持有效引流，控制引流量和速度，如引流量≥300 mL/h，通知医生。正常情况下，多在术后第 2 天进行 CT 检查后拔掉引流管。

创腔引流：颅内占位性病变，如脑肿瘤切除后，引流出气体和血性液体，使腔隙逐渐闭合。术后 48 小时内，引流瓶与头部创腔同一高度，以免引流过快造成脑组织移位。术后 48 小时后，将引流瓶略放低，以利引流通畅，避免局部积液造成颅内压升高。每日更换引流瓶。引流液变清、颅内压正常，及时拔除引流管。

（4）严密观察病情并及时发现手术后颅内出血、感染、癫痫以及应激性消化道溃疡等并发症。手术后使用适量的镇静药物使患者处于镇静状态。

（5）呼吸机的正确使用（见腹部创伤）。

【前沿进展】

预防、治疗颅内压增高综合征与颅脑损伤的关系

发生颅脑损伤时，颅内血肿的量超过颅腔内压力可以调节的范围，就会出现颅内压增高。当颅内压增高达到一定程度时，颅内各分腔压力分布不均，导致脑组织受压和移位，出现一系列严重的临床症状和体征，即为脑疝。脑疝属于脑危象，是颅内压增高进程中严重并发症。导致硬膜外血肿患者预后不佳的主要因素是原发脑损伤的程度和脑疝形成后引起的脑干的继发性损伤，而并非血肿本身。如果不能及时发现和处理，那么患者就可能因为呼吸衰竭、循环衰竭而死亡。颅内压增高是颅脑损伤患者最紧急、最迫切需要治疗的继发性损伤，及时发现有效处理，才能提高抢救成功率。

在救护过程中需要急救人员在第一时间进行快速辨别、及时诊断，给予有效的治疗和护理处置，以降低死亡率。同时，颅内压持续增高，没有得到及时的处置，发展成脑疝，可危及生命。因此，护理人员严密观察颅脑损伤患者的意识、瞳孔、生命体征变化等，发现问题及时汇报医生，积极处置。

发生颅脑损伤的患者及其家属会相当惊恐，印象特别深刻。护士在院前、院内的急救护理过程中应结合健康教育要点，告知患者自我观察与发现颅内压增高的应对方法。患者及其家属只有了解到颅内压增高发生的原因，才能有效识别到颅内压增高的症状，才能尽可能地避免发生颅内压增高综合征，从而在一定程度上避免患者出现颅内压增高症状。

（张　莎）

第二节　胸部损伤

【案例】

> 患者，女，53岁。因"刀刺伤10+小时"来院就诊。入院查体：T 36.9℃，P 92次/分，R 20次/分，BP 119/65 mmHg，SaO$_2$ 99%。
>
> 患者神志清醒，头面部无特殊，瞳孔等大等圆，左瞳直径4 mm，右瞳直径4 mm，双瞳对光反射灵敏，呼吸道通畅，右侧胸廓开放性损伤，可见清洁干燥纱布包扎，胸廓挤压征（-），呼吸正常，右侧肺呼吸音减低，双侧乳房对称，未见异常，右肺触觉语颤减低，未触及胸膜摩擦感，右肺呼吸音粗糙，腹部无开放性创伤，全腹无压痛，无反跳痛，四肢无开放性创伤。骨盆无开放性创伤，骨盆挤压征（-），脊柱无叩压痛，鼻喉正常，颈部正常，背部无开放性损伤，无其他特殊情况。
>
> CT胸部血管三维重建增强扫描示：右侧中、大量胸腔积气、积液、积血，邻近右肺受压部分不张。右侧胸壁见线状低密度影，皮肤不连续。
>
> 诊断：右创伤性血气胸。

【概述】

胸部损伤是主要外伤之一，死亡率高。胸部损伤是以直接暴力撞击胸部所致，多由车祸、锐器刺伤、暴力挤压或钝器打击等引起胸壁或胸膜腔内损伤。胸腔内有心脏、肺及大动脉等重要脏器，创伤后常引起呼吸循环障碍及一系列严重的并发症，危及生命。而威胁生命的胸部损伤，常见的有气道梗阻、张力性气胸、开放性气胸、大量血胸、心脏压塞和连枷胸，一经发现应该立即处理。

按胸部损伤的致伤原因，分为钝性伤和穿透伤。钝性伤的原因多种多样，穿透伤包括刃器伤、枪弹伤和弹片伤。根据伤后胸壁是否完整性，造成胸膜腔是否与外界相通，分为闭合性损伤和开放性损伤。损伤以肋骨骨折、气胸、血胸、肺爆震伤、创伤性窒息、心脏大血管损伤、胸腹联合伤等多见。

1.临床表现

胸部损伤的主要临床表现为胸部剧痛、面色苍白、出冷汗、四肢厥冷、呼吸困难、咯血、休克、反常呼吸、皮下气肿、骨摩擦音、气管移位等。

在胸部损伤，以肋骨骨折最常见，常发生骨部位在第 4 ~ 7 肋。分为单根单处肋骨骨折、多根多处肋骨骨折、开放性肋骨骨折。当外伤导致多根多处肋骨骨折造成胸壁软化，出现反常呼吸运动，形成"浮动胸壁"，称为连枷胸。

（1）血气胸是创伤引起胸膜腔内同时出现积血和积气。

①胸膜腔积血称为血胸。小量血胸：胸腔积血 500 mL 以下，无明显症状。中量血胸：胸腔积血 500 ~ 1 500 mL，有面色苍白、呼吸困难、脉搏细弱、血压下降等。大量血胸：胸腔积血 1 500 mL 以上，有严重的呼吸循环功能障碍和休克症状。根据不同阶段和不同病因可划分为稳定性血胸、进行性血胸、陈旧性血胸、凝固性血胸和延迟性血胸等。当胸腔有活动性出血，每小时引流量为 200 mL 以上，持续超过 3 小时，应视为进行性血胸。

②胸膜腔内积气称为气胸。小量气胸：肺压缩30%以下，可无明显症状。中量气胸：肺压缩30% ~ 50%，可有轻度胸闷、呼吸困难。大量气胸：肺压缩50%以上，有明显胸闷、胸痛、呼吸困难。按其病理生理变化不同，气胸可为闭合性气胸、开放性气胸、张力性气胸。气体不断单向进入胸膜腔致压力不断增加则为张力性气胸。

胸部贯通伤的患者，如出现贝克（Beck）三联征（低血压、颈静脉怒张、心音低钝）应该高度警惕是否有心脏损伤。

2.治疗

根据胸部损伤患者的病情给予保守治疗、排气疗法、手术治疗和对症处理。处理原则是镇痛、清理呼吸道分泌物、固定胸廓和防治并发症。

【护理重点】

（1）胸部损伤症状评估、早期预警。

（2）胸部损伤快速、及时干预。

（3）快速准确分诊。

（4）做好胸腔闭式引流管的护理。

（5）患者心理护理：焦虑。

（6）胸部损伤的健康教育。

【护理难点】

难点一：院前急救的护理难点

解析：

（1）救援前的准备与护理评估要点

开放性胸部损伤平时多因各种锐器伤为主，穿破胸壁引起胸腔内组织和脏器的损伤，可导致开放性气胸、血胸，从而影响呼吸和循环功能，甚至严重障碍导致死亡。因此，院前急救护理评估的重点在于早期准确评估危及患者生命的指征，有效识别气胸、血胸及程度。

（2）急救现场的护理评估与干预

现场急救的处理是否及时与患者预后密切相关：首先，快速有效的现场处置，及时采取护理干预，使开放性胸壁创伤患者转危为安。其次，安全转运患者至院内，转移途中加强病情观察并结合健康教育，消除患者紧张、焦虑的情绪，可有效减少不良事件的发生。

难点二：对于外伤所致开放性胸部损伤的患者，如何快速、准确分诊

解析：开放性胸部损伤发病急、伤情复杂严重、病情进展迅速，临床表现形式多种多样，这就要求分诊护士在最短的时间内做好患者病情评估并准确分诊，同时注意有无合并伤，是否存在有严重胸外伤的三个临危征象即休克、严重呼吸困难、昏迷，让患者进入最有效的抢救途径。

难点三：如何做好创伤性血气胸的护理

解析：创伤性血气胸是一种严重胸部损伤，发病急、病情重、变化快，常合并其他脏器损伤，造成胸腔内积血、积气压迫伤侧肺和纵隔，影响呼吸和循环，容易并发休克、急性呼吸窘迫综合征等，严重时会引起失血性休克甚至死亡。因此，在护理过程中，护士应针对开放性胸部损伤做好评估，采取有效的预防和干预，从而避免患者因创伤性血气胸带来的不良后果。

【护理对策】

对策一：院前急救精准评估与干预

1.救援前的准备与护理评估

（1）及时电话沟通：急救人员在第一时间接到急救中心调度电话后应立即与求助者电话联系沟通。简要询问病史、既往史、受伤时间、当时的情况及原因，从而对需救助患者的病情进行初步了解。

（2）急救前准备充分：争取在最短的时间内到达事发地点。接就近派车指令后，1分钟内迅速出诊，救护人员尽可能能在5~10分钟抵达现场，救护车必须配备创伤急救物品，抢救药品及仪器设备齐全完好。

（3）询问病史时必须注意对患者既往病史、伤后主要症状发展，评估患者有无休克、呼吸困难、咯血、昏厥等情况。

（4）掌握创伤性血气胸的临床表现，注意创伤性血气胸的程度、伴随症状；进行性血胸的判断。

（5）准确区分患者创伤性血气胸的类型。胸部损伤引起出血或血液积聚在胸膜腔内时称为创伤性血胸。由于胸部损伤累及胸膜、肺或气管，造成胸膜腔与外界相通，致使空气进入胸膜腔，称为创伤性气胸。因外伤导致胸部损伤后，胸膜腔内有积血、积气，称为创伤性血气胸。

（6）护士对开放性胸部损伤患者进行评估时应加强警惕，正确识别创伤性血气胸，提高预防及处理能力。除了掌握气促、发绀、呼吸困难、气管向健侧移位、伤侧胸部叩诊呈鼓音等创伤性血气胸常见症状和体征外，尤其应熟悉创伤性血气胸的进行性血胸的判断如血压持续下降，脉搏逐渐增快；经输血补液后，血压不升或升高后又迅速下降；血红蛋白、红细胞计数和血细胞比容重复测定呈持续下降；胸腔闭式引流后，引流血量持续 3 小时，每小时大于 200 mL；胸膜腔穿刺因血液凝固抽不出血液，但连续胸部 X 线显示胸腔内阴影继续增大。

2.急救现场的护理评估与干预

1）到达现场后，急救人员需迅速明确诊断。

（1）立即使用创伤急救物品进行止血包扎固定，将生命体征、胸部损伤情况与临患者床症状综合评估。

（2）当患者发生开放性胸部损伤时，立即处理。

①限制患者活动，保持患者安静，立刻用无菌敷料急救包封闭胸部伤口，并妥善包扎固定。

②在伤情未明前，应暂时禁食、禁饮，协助患者取半卧位。

2）现场急救首先要保证患者的呼吸道通畅，必要时建立人工气道、人工辅助呼吸。

（1）立即将患者置于安全区域，检查气道有无梗阻。解开其领口和带，并对口腔、鼻腔及呼吸道内分泌物、呕吐物、血块及异物及时进行清理，以保证呼吸道通畅，可适当垫高上半身，以利于呼吸。必要时放置口咽通气管或行气管插管、气管切开术，采用人工气囊辅助呼吸。

（2）保持有效地吸氧，减少脑组织耗氧量，使脑血流量保持充足，避免脑部及其他组织缺氧情况。

（3）建立 2 条以上静脉通道，快速补充血容量，积极防治休克。必要时加压输液。注意晶体液输入的液量和速度，避免发生肺水肿和心功能不全。

3.解除危险症状，保证患者安全转至院内

4.搬运和转送危重患者过程的注意事项

（1）搬运患者时，动作轻稳、一致，避免因搬运不当而加重患者的病情。

（2）及时清除呼吸道分泌物，解除气道梗阻，以保证呼吸道通畅。

（3）予持续有效吸氧，以防脑部缺血缺氧导致大脑不可逆损害。

（4）密切监测患者意识、瞳孔、生命体征的变化，特别是RR、呼吸幅度、缺氧症状、休克症状的观察，做好抢救记录。

（5）对已清醒患者和家属进行心理疏导，鼓励、安慰患者，缓解其紧张、焦虑、不安的情绪，注意沟通技巧，适时向患者和家属履行告知义务，提高患者的依从性，更好的积极配合治疗。

5.做好院前与院内病情交接

在现场救治患者的同时，急救人员应与院内指挥中心保持紧密的联系并通知院内医护人员做好接诊患者的准备，争取在最短的时间内将患者安全转运到院内实现安全对接。根据现场救护的实际情况如实填写完善院前急救病历，并将患者在院前救护的情况及生命体征、目前的病情等情况向院内医护人员当面交接清楚，保证患者后续得到合理、有效的综合治疗。

对策二：快速、准确分诊

内容同本章第一节。

对策三：做好创伤性血气胸的护理

1.术前护理

（1）卧床休息，取半坐卧位，继续禁食、禁饮，持续床旁心电监护及氧气吸入，保持呼吸道通畅。

（2）遵医嘱使用药物治疗，给予广谱抗生素，控制感染。保持有效的静脉通道，输入液量根据各种检测指标进行维持量补充。维持水、电解质及酸碱的平衡，补充有效血容量，改善循环功能。

（3）严密病情观察意识、瞳孔、生命体征的变化，注意患者的呼吸功能，有无胸闷、气促、发绀、呼吸困难等现象。观察有无纵隔受压、气管移位等。注意胸腹部、肢体活动情况以及是否有进行性血胸的表现。

（4）做好术前准备工作，如交叉配血、安置导尿管、完善相关检查等。

2.术后护理

（1）了解手术情况：患者术后返回病房时，向麻醉师和手术医生了解手术情况、液体输入以及放置了哪些引流管道等情况，做好交接和记录。

（2）卧位：麻醉未清醒患者给予去枕平卧位，头偏向一侧，以防误吸或舌根后坠阻塞气道，保持呼吸道通畅。患者清醒且血压平稳后给予半卧位，有利于胸腔闭式引流和呼吸。

（3）病情观察：评估患者神志、查看瞳孔，安置床旁心电监护及氧气吸入。严密观察患者尿量、生命体征的变化、休克症状，有无胸腔内出血情况。注意触诊皮下气肿的范围和程度。若发现异常及时报告医生。

3.胸腔闭式引流的护理

（1）妥善固定，保持管道的密闭。闭式引流装置要持续保持密闭，严防空气的进入，特别是在倒引流液或者更换引流装置时，水封瓶内勿忘记置水，并做好标记。

①随时检查引流装置是否处于密闭状态及引流管是否有脱落的情况：严密防止引流管脱落、扭曲以及受压，并保持引流管持续通畅。

②水封瓶中的长玻璃管始终保持直立，并没入水中3～4 cm。

③引流管的周围用油纱布包盖严密。

④为防止空气的进入，在搬动患者或者更换引流装置时，均需要双重夹闭引流管；搬动患者时，引流瓶不可以超过胸腔，以免导致管内水倒流入胸腔内。

⑤当发生引流管连接处脱落或者引流瓶损坏时，应立即用双钳夹闭或者折曲胸腔引流管，并按无菌操作及时更换引流装置。

⑥当发生引流管从胸腔脱落时，应立即用手捏闭引流口周围皮肤，注意不要直接接触伤口，待进行消毒处理后，再用凡士林纱布封闭伤口，减少空气进入胸腔，并协助医生做进一步的检查和处理。

（2）严格遵守无菌操作技术原则，防止逆行感染。

①闭式引流装置应该保持无菌状态。

②胸壁引流口处敷料应保持清洁干燥，无渗血、渗液，一旦渗湿，应及时更换敷料。

③为防止引流瓶内液体逆流入胸膜腔引起逆行感染，引流瓶应低于胸壁引流口平面的60～100 cm，依靠重力引流。

④按照规定时间更换引流瓶时，为避免引起逆行性感染，在更换引流瓶的整个过程中都应该严格遵守无菌操作规程。

（3）维持引流通畅。

①患者取半坐卧位。

②为保证引流管的通畅，防止引流管阻塞、扭曲、受压，以离心方向定时挤压胸腔引流管。

③为促进肺得到充分的扩张，以利于胸腔内液体和气体的排出，鼓励患者进行咳嗽、深呼吸运动以及经常变换体位。

（4）胸腔引流的观察与记录。

①密切注意观察水封瓶内长玻璃管中的水柱波动情况，以判断引流管是否通畅：根据玻璃管中水柱波动幅度反应来判断胸腔内无效腔的大小和胸膜腔内负压的情况。水柱随呼吸的运动上下波动，正常平静呼吸时水柱上下波动4～6 cm。若水柱无波动，提示引流管不通畅或者肺部已完全扩张；若水柱波动过大，提示可能肺不张；若水柱波动突然消失，患者出现气促、胸闷，以及气管向健侧偏移等肺部受压的症状时，则提示管道不通畅，血块堵塞引流管。

②严密观察胸腔引流液的量、性质、颜色，并且准确记录。如果持续3小时引流出血性引流液且每小时超过200 mL，并伴有面色苍白、脉搏细弱、血压下降等，则可

能有胸腔活动性出血；如果引流液混有胆汁、食物等，则可能有消化道损伤的存在；如果引流出大量气泡，但患者仍感呼吸困难，且伴有纵隔气肿和皮下气肿时，则可能有严重肺损伤或者大支气管断裂；如果引流出乳白色胸水，则可能有胸导管损伤，以上均须及时通知医生。

③不要随意地调整或者中断负压吸引，以免复张的肺泡再次出现萎陷。

（5）体位与活动。

最常用的体位是采用半坐卧位，减少血液对肺部的压迫促使肺扩张，有利于呼吸和引流。待到患者病情稳定时，患者可以在床上或下床活动，应妥善固定管道和引流瓶，防止引流管脱落或引流瓶打破。

（6）胸腔引流管的拔除及注意事项。

①拔管的指征：一般置管引流48～72小时，临床观察无气体溢出，或者引流量明显减少且颜色变浅，24小时引流液小于50 mL，脓液小于10 mL，并且患者无呼吸困难、气促等，听诊肺部呼吸音恢复，X线胸片检查肺膨胀良好、无漏气，可予以拔除胸腔引流管。

②拔管的时候指导患者深吸一口气，在患者吸气末迅速拔除管道，同时立即用凡士林纱布和厚敷料封闭胸壁伤口，并进行包扎固定。拔除管道后应注意观察患者有无胸闷、呼吸困难、气短等症状，切口处是否有漏气、渗液、出血和皮下血肿等情况，如发现异常应及时通知医生处理。

③注意观察患者呼吸的深浅、快慢和强弱，有无进行性的呼吸困难，有无反常呼吸以及缺氧情况，注意有无张力性气胸和血胸的存在。

④患者胸部的伤口已经用敷料严密包扎，不要轻易打开敷料，以免再次出现气胸。如果敷料渗湿，可以将外层的敷料取下，更换以后再严密包扎。

（5）术后疼痛：患者可能因为术后胸部切口疼痛，造成抑制深呼吸和咳嗽，不利于肺扩张。分散患者注意力、放松训练、半卧位等方法进行干预，减轻疼痛，促进恢复。必要时给予镇痛药物。

（6）遵医嘱使用祛痰药物治疗。指导或协助患者有效咳嗽，鼓励患者深呼吸、吹气球、经常变换体位等。

（7）做好基础护理。并鼓励患者尽早下床活动，进食低脂、易消化食物，多饮水等，防止深静脉血栓的形成和尿路感染。

【前沿进展】

预防、控制创伤性血气胸与开放性胸部损伤的关系

创伤性血气胸在胸部损伤中发生率较高，可为各种原因造成胸壁和胸腔内任何器官受损出血积聚在胸膜腔，同时伴有胸膜腔内积气，大量血气胸可使呼吸和循环功能都受到严重影响。由于血气胸压迫伤侧肺造成肺萎缩，以及压迫纵隔，使纵隔移动造成回心血量减少，导致病理生理机构的紊乱。创伤性血气胸是开放性胸部损伤患者最

紧急、最迫切，需要争分夺秒抢救的一种急性并发症，而快速有效的现场处置，全程无缝隙地救护，是提高抢救成功率的关键。

在开放性胸部损伤中创伤性血气胸较为常见，由于发病急、病情变化快，在救护过程中需要急救人员在第一时间进行快速辨别、及时诊断，给予有效的护理处置，避免不可逆性损害的发生。同时，创伤性血气胸病情进展快，甚至引起急性呼吸循环功能衰竭，甚至呼吸心跳停止。若不及时诊断处置，将延误抢救时机，可危及生命。因此，对于创伤性血气胸的患者应早期诊断、及时处理、进行有效的护理干预。

开放性胸部损伤患者发生创伤性血气胸后，患者及其家属印象特别深刻。护士在院前、院内的急救护理过程中应结合健康教育要点，告知患者自我病情观察与护理的应对方法。患者及其家属只有了解到开放性胸部损伤相关知识，才能有效做出现场应急处理，才能尽可能地降低发生创伤性血气胸严重程度，从而在一定程度上避免患者出现创伤性血气胸引起呼吸循环功能衰竭的症状。

（张　莎）

第三节　腹部损伤

【案例】

> 患者，男，33岁，因"摔伤10+小时"来院就诊。患者10小时前不慎从30 cm阶梯处摔伤，正面着地，锐器插入腹部（具体锐器不详），自诉伤口处稍感疼痛，不伴头晕、头痛、气紧、意识丧失等。被送往当地医院就诊，院外CT示：第12胸椎左侧旁皮下至胃腔见一长径约11 cm条状高密度影，周围见大量放射状伪影，高密度影似穿通脾脏，脾脏边缘及盆腔可见积液，为进一步治疗转至我院。
>
> 入院查体：T 36.3℃，P 99次/分，R 20次/分，BP 115/84 mmHg，SaO_2 99%，患者神志清醒，呼吸道通畅，胸廓触痛，胸廓挤压征（+），左上腹见一开放性创伤，全腹肌紧张、有压痛，反跳痛测不出，腹部未触及包块，肝脏、脾脏、双肾均未触及。脊柱叩压痛，背部有异物突出，其余无特殊。
>
> 急诊CT示：左上腹见棒状高密度影，长径约11.1 cm，结合病史，系异物，脾周少量积液、积血，脾脏后份包膜下少许稍高密度影，脾脏后份形态欠规则，强化欠均，提示脾脏损伤。左上腹壁软组织肿胀、少许积气，左侧第12后肋局部骨质不连续。双肺散在炎症，双肺肺挫伤。第1～3腰椎内固定术后改变。肺部超声提示左侧胸腔积液、积气。
>
> 诊断：a.开放性胸腹贯穿伤；b.脾挫伤；c.胃穿孔；d.膈肌穿孔；e.肺挫伤；f.腰椎内固定术后；g.双肺感染；h.腹膜炎；i.左侧液气胸；j.左侧第12肋骨折；k.左侧胸壁积气。

【概述】

腹部损伤是各种原因所致的腹壁和（或）腹腔内器官及腹膜后的损伤。腹部损伤发生率高、涉及面广、伤情复杂，危险性大，多数同时伴有腹腔内脏器的损伤，可因大出血和感染而导致死亡。

1.临床表现

腹部损伤的范围、严重程度及是否伤及内脏等情况取决于暴力的强度、速度、着力部位和作用力方向；内脏的解剖特点、功能状态以及病理状态。腹部创伤伤情复杂，包括腹壁、腹腔内脏器或腹膜后脏器损伤等。按照伤后腹膜的完整性分为开放性损伤和闭合性损伤。根据致伤源性质的不同，分为钝性伤和穿透伤两类。主要表现为腹痛、腹膜刺激征、腰部疼痛或血尿、休克、感染等。

腹腔空腔脏器受损伤发生破裂时，主要表现为弥漫性腹膜炎，腹痛剧烈，并且容易导致严重的腹腔感染继而威胁生命。

上消化道破裂时，因强烈的化学刺激，会立即引起剧烈腹痛、压痛、反跳痛和腹肌紧张等腹膜炎体征。

下消化道破裂时，腹膜炎体征出现较晚，呈渐进性，但造成的细菌污染较上消化道破裂时严重。

腹腔实质性脏器或大血管损伤时，主要表现为腹腔内（或腹膜后）出血，包括患者面色苍白、脉搏细速、脉压变小、血压下降，甚至休克，即失血性休克；持续性腹痛，不很剧烈，腹膜刺激征不严重；腹腔内出血的晚期体征为移动性浊音。可因大出血而导致死亡。

2.治疗

腹腔穿刺是早期诊断腹内脏器损伤最简单可靠的方法。腹腔穿刺时，穿刺液为不凝血，提示为实质性脏器或大血管破裂所致的内出血；胰腺受到损伤时，穿刺液中胰淀粉酶的含量升高；穿刺液为食物残渣，提示胃肠破裂。

腹腔内脏损伤必须分秒必争，进行抢救，积极争取早期手术。早期诊断、及时处理和合理的护理，是降低腹部创伤死亡的关键。

腹部创伤的治疗原则是迅速处理威胁生命的因素，保证呼吸道通畅，控制活动性出血，补充血容量，处理合并伤。针对患者的病情采用手术治疗和非手术治疗。对诊断不明的，不要随意搬动；不使用镇痛药，以免掩盖病情；开放性损伤的内脏脱出时，切忌在事故现场回纳腹腔；怀疑有肝、脾、胃肠道等脏器损伤者，可行腹腔穿刺；补液、止血、抗休克、控制感染、禁食、胃肠减压。对诊断明确或高度怀疑有腹腔脏器损伤的，早期行手术，术中根据情况可选择进行不同手术。

【护理重点】

（1）腹部创伤症状评估、早期预警。

（2）腹部创伤快速、及时干预。

（3）快速准确分诊。

（4）病情观察及评估。

（5）呼吸机的正确使用及管道护理。

（6）吸痰护理。

（7）各种引流管的护理。

（8）肠内营养支持。

（9）腹部创伤健康教育。

【护理难点】

难点一：院前急救的护理难点

解析：

（1）救援前的准备与护理评估要点。

腹部创伤的关键性问题在于有无内脏器官的损伤，如果只是单纯的腹壁外伤，除腹壁大面积缺损外，那么对患者生命没有多大的威胁；如果是内脏损伤，病情多危重，如果不及时诊治实施紧急救护措施，引起的大出血、休克、感染与腹膜炎，将严重威胁患者的生命。随着时间的延迟，死亡率明显增加。因此，院前急救护理评估的重点在于早期准确评估危及患者生命的指征，根据患者的具体情况采取相应的处理措施，以挽救患者的生命，防止伤情或病情的恶化，为进一步的救治赢得时间。

（2）急救现场的护理评估与干预。

现场急救的处理是否及时有效与患者预后密切相关，应分清主次和轻重缓急，首先，快速有效的现场处置，及时采取的护理干预，能够有效降低死亡率，提高患者生存率，减少并发症的发生率。其次，安全转运患者至院内，转移途中加强病情观察并结合健康教育，消除患者紧张、焦虑、恐惧的情绪，可有效减少不良事件的发生。

难点二：对于摔死所致开放性胸腹贯穿伤的患者，如何快速、准确分诊

解析：腹部创伤的患者病情复杂、伤情重、变化快，死亡率较高。患者被锐器所伤，腹膜已经穿通，有入口和出口，为开放性穿透伤，多数同时伴有腹腔内脏器的损伤，这就要求分诊护士在最短的时间内做好患者病情评估并准确分诊，同时注意损伤的性质、部位以及严重程度，确定有无脏器损伤，让患者进入最有效的抢救途径。

难点三：如何做好腹部创伤的护理

解析：腹部创伤累及单个或者多个脏器损伤，引起血管和软组织的广泛性损伤，因而伤情严重、并发症多、病死率高。患者的空腔脏器、实质性脏器均有损伤，可能会因为大出血和感染等并发症导致死亡。因此，在护理过程中，护士应针对导致腹部创伤并发症的原因做好评估、采取有效地预防和干预，从而避免患者发生腹部创伤并发症的不良后果。

【护理对策】

对策一：院前急救精准评估与干预

1.救援前的准备与护理评估

（1）及时电话沟通：急救人员在第一时间接到调度电话后立即与求助者电话联系

沟通。简要询问病史、既往史，是否有意识丧失、呼吸困难，从而对需救助患者的病情进行初步了解。

（2）急救前准备充分　争取在最短的时间内到达事发地点：接就近派车指令后，1分钟内迅速出诊，救护人员尽可能在5～10分钟抵达现场，救护车必须配备有创伤急救物品，抢救药品及仪器设备齐全完好。

（3）询问病史时必须注意对患者既往病史、受伤时间、部位、致伤原因、伤后出现的症状及演变过程的采集，注意检查有无合并伤，评估患者有无脑外伤、胸部外伤、骨折等情况。

（4）掌握腹部创伤的临床表现，注意有无休克征象及腹膜刺激征。

（5）准确区分患者腹部创伤的类型。皮肤的完整性受到破坏，深部损伤组织或器官直接与外界相通，称为开放性腹部创伤。腹壁伤口穿破腹膜者，称为穿透伤，多数伴有内脏脏器的损伤。致伤物穿破腹部有入口、出口者，称为贯穿伤。

（6）护士对腹部创伤患者进行评估时应加强警惕，正确识别患者的生命体征变化、腹部创伤的症状和体征变化，提高预防及处理能力。除了掌握腹痛、恶心、呕吐、腹胀、呼吸困难、腹膜刺激征、肠鸣音减弱或消失等腹部创伤常见症状和体征外，尤其应熟悉失血性休克的表现，如患者出现神志变化，口渴、神情淡漠或烦躁、出冷汗、面色苍白，呼吸急促、脉搏加快等。

2.急救现场的护理评估与干预

1）到达现场后，急救人员需迅速明确诊断。

（1）立即使用创伤急救物品进行包扎止血，将生命体征、腹部体征结果与患者临床症状综合评估。

（2）当患者发生腹部创伤时，立即处理：

①限制患者活动，保持其安静，避免不必要的搬动。

②绝对禁食、禁饮，以免加重伤情。留置胃管进行胃肠减压，保持胃肠减压通畅，密切观察并记录负压引流器引流出的引流液的性质、颜色、气味和量。胃肠减压不仅可以观察患者有无消化道出血，而且还能减轻患者腹胀情况和减少胃肠液外漏污染腹腔。

③取侧卧位，以免误吸窒息和避免压住伤口中的异物。可屈膝，减轻腹壁张力，减轻疼痛。

④妥善处理伤口，刺入体内的异物可能刺中重要的器官或血管，切忌拔出异物再包扎。可以用纱布、胶带、棉垫或其他材料来进行妥善固定刺入的异物，使异物尽可能地不摇动，不会脱落。如果有内脏脱出，严禁强行回纳入腹腔，以免再次损伤和加重腹腔污染，应该用消毒容器或无菌纱布覆盖保护，注意防止受压。

2）现场急救首先要保证患者的呼吸道通畅，必要时建立人工气道、人工辅助呼吸。

（1）立即将患者取侧卧位，并解开其领口和裤带，检查有无呼吸道阻塞和呼吸功能障碍，对患者的口腔、鼻腔及呼吸道内分泌物、呕吐物、血块及异物及时进行清理，以保证呼吸道通畅，防止误吸引起窒息。必要时放置口咽通气管或行气管插管、气管切开术，采用人工气囊辅助呼吸。

（2）保持有效地吸氧，减少脑组织耗氧量，使脑血流量保持充足，避免脑部及其他组织缺氧情况。如果患者发生骨折，在需要搬动患者前应该给予初步的简单的固定。未明确诊断前，禁用镇痛剂，禁止灌肠，以免掩盖病情的观察。

（3）建立2条以上静脉通道，快速输入平衡液和右旋糖酐，维持水、电解质平衡，补充血容量，积极防休克治疗，必要时静脉输血。在腹部创伤中，最好选用上肢静脉输液、输血。因为腹部创伤可能伴有下腔静脉系统的血管损伤，如果使用下肢静脉输液、输血就会有增加内出血的危险。

3.解除危险症状，保证患者安全转至院内

4.搬运和转送危重患者过程的注意事项

（1）搬运患者时，动作应轻稳、一致，避免因搬运不当而加重患者的病情。

（2）及时清除呼吸道分泌物，解除气道梗阻，以保证呼吸道通畅。

（3）予持续吸氧，以防脑部缺血缺氧导致大脑不可逆损害。

（4）密切观察患者意识、瞳孔以及生命体征的变化，注意有无口渴、表情淡漠或烦躁、面色苍白，呼吸急促、脉搏加快等失血性休克现象，做好抢救记录。加强临床症状和体征的观察，以判断病情的进展变化。

（5）对清醒患者和家属进行心理疏导，鼓励、安慰患者，缓解其紧张、焦虑、不安的情绪，注意沟通技巧，适时向患者和家属履行告知义务，提高患者的依从性，更好的积极配合治疗。

5.做好院前与院内病交接

在现场救治患者的同时，急救人员应与院内急救指挥中心保持紧密的联系并通知院内医护人员做好接诊患者的准备，争取在最短的时间内将患者安全转运到院内实现安全对接。根据现场救护的实际情况如实填写完善院前急救病历，并将患者在院前救护的情况及生命体征、目前的病情等情况向院内医护人员当面交接清楚，保证患者后续得到合理、有效的综合治疗。

对策二：快速、准确分诊

内容同本章第一节。

对策二：做好腹部创伤的护理

1.术前护理

（1）绝对卧床休息，不得随意搬动患者。继续禁食、禁饮，维持胃肠减压通畅，观察并记录引流液，以及预防胃管安置太久引起相关并发症的发生。

（2）动态地观察患者的生命体征、腹部的症状和体征变化，有助于判断病情进展变化。每15～30分钟测定一次生命体征，并做好记录。每30分钟检查一次腹部体征，了解腹膜刺激征的程度和范围变化，有无移动性浊音，肝浊音界有无缩小或消失等。对怀疑有腹腔内出血患者，每30～60分钟进行一次血常规检查，动态了解红细胞计数、血红蛋白、血细胞比容等变化。

（3）保持静脉通道的通畅，遵医嘱积极补充血容量，预防休克，给予足量广谱抗生素，预防和治疗腹腔感染。注意配伍禁忌。补液速度不宜过快，根据心率、血压、呼吸和尿量，以及监测指标选择合适的输液速度，保持每小时尿量达 30 mL 以上，防止肺水肿、心衰的发生。必要时输血、血浆，维持有效的循环血量。输液和输血中严密观察有无不良反应。

（4）不能排除腹腔内脏器破裂，为降低腹部创伤后的病死率和并发症的发生率，应该尽早进行确定性的治疗和正确选择手术。为手术做好充分的常规术前准备，药物过敏试验、交叉配血、手术区域备皮、放置导尿管及相关辅助检查等。

2. 术后护理

（1）呼吸机的正确使用。

①呼吸机准备：接通呼吸机电源、氧源、气源、连接呼吸机管道、通知医生调节呼吸机参数、连接模拟肺测试、确定呼吸机正常工作、备用。

②带入气管插管患者：连接气管插管导管与呼吸机，观察呼吸机运行情况（呼吸机有无报警、报警类型）、患者带机顺应性（RR、VT、外周血氧饱和度）、呼末 CO_2 监测并记录。遵医嘱适时复查血气分析，根据血气分析结果调节呼吸机参数。

（2）呼吸机管道管理。

①正确连接呼吸机管道，需经两人确认呼吸机管道连接无误后方可用于患者。

②使用过程中，需密切观察呼吸机管道有无漏气，避免扭曲、折叠和脱落。螺纹管内及积水杯内积水及时倾倒。

③湿化器内应该关注是否有无菌注射用水在内，防止干烧情况，水温应该保持在 32～37℃。

④积水杯内的冷凝水存量不得超过积水杯的 1/2。

⑤在翻身、拍背及各种护理操作过程中，专人固定呼吸机管道，防脱落。神志不清或者躁动患者要约束双手，防止自行拔管。

⑥常规每 7 天更换一次呼吸机管路，每天更换封闭式吸痰管。管道及螺纹枪管被痰液或其他分泌物污染时随时更换。

（3）吸痰护理。

①吸痰过程中患者的氧气被部分或完全中断，所以吸痰前一定要给予高流量，高浓度氧气吸入，以增加机体的氧储备。

②操作动作应轻柔、准确、快速，每次吸痰时间不超过 15 秒，连续吸痰不得超过 3 次，吸痰间隔予以纯氧吸入。

③注意吸痰管插入是否顺利，遇到阻力时应分析原因，不可粗暴盲插。

④吸痰管最大外径不能超过气管导管内径的 1/2，负压不可过大，进吸痰管时不可给予负压，以免损伤患者气道。

⑤注意保持呼吸机接头不被污染，戴无菌手套持吸痰管的手不被污染。

⑥冲洗水瓶应分别注明吸引气管插管、口鼻腔之用，不能混用。

⑦吸痰过程中应当密切观察患者的病情变化，如有心率、血压、呼吸、血氧饱和度的明显改变时，应当立即停止吸痰，立即接呼吸机通气并给予纯氧吸入。

（4）各种引流管护理。

①各种引流装置连接正确，引流管长度适宜，妥善固定。各种管道均做好标识，以免混淆。若发现异常，及时通知医生，留取标本送检。

②胃肠减压的护理：评估鼻腔、口腔黏膜及咽部的情况，每日进行口腔护理2次，需长期置管者定期更换。负压吸引力大小适宜，保证负压引流装置的有效负压。患者胃肠功能恢复后，可予以拔除胃管。

③腹腔引流的护理：密切观察、记录引流液的量及性质，准确记录24小时引流液总量。观察引流管周围皮肤有无红肿、破损，引流液是否有外漏或渗出。经常挤捏引流管，保持引流管通畅。定期更换引流袋（引流瓶）和敷料，更换时注意无菌操作。为患者更换体位或搬动患者时，应防止脱出或受压，注意勿使引流液倒流。注意引流管有无被扭曲、折叠等情况。

④胸腔闭式引流的护理措施：保持胸腔闭式引流管道的密闭和无菌通畅，妥善固定，防止引流管脱落、扭曲以及受压，保持引流通畅。注意观察水封瓶内水柱波动情况，以及胸腔引流液的量、性质、颜色，准确记录。达到拔管的指征，可予以拔除胸腔引流管。

（5）手术完毕，还应做好以下护理。

①了解手术情况：患者术后返回病房时，向麻醉师和手术医生了解手术情况、液体输入量以及放置了哪些引流管道等情况，做好交接和记录。提高观察护理的主动性、判断术后病情的预见性和护理的针对性。

②病情观察：评估患者神志、查看瞳孔，进行格拉斯评分。安置床旁心电监护，监测心率、呼吸、血压、血氧饱和度。严密观察患者尿量、腹部体征的变化，有无腹腔内出血情况。若发现异常及时报告医生。

③术后保暖：患者因创伤、失血、输入大量液体等，以及术中皮肤暴露时间过长，体温较低，末梢循环较差，应注意保暖。定期观察患者体温和四肢温度恢复的情况。

④静脉输液护理：保持静脉输液管路通畅，遵医嘱正确使用药物治疗。经"三查八对"无误后正确实施给药，对有疑问医嘱要与医生核实后方可执行，观察用药效果，对所有医嘱均需要查对。调整合适的输液速度，保证各种液体及时、合理、足量地输入体内。准确记录24小时液体出入量。

⑤肠内营养支持：患者肠蠕动逐渐恢复，有肛门排气者，遵医嘱行肠内营养治疗。肠内营养液由营养科专门配置，待冷却后放入冰箱中冷藏保存（4 ℃），24小时内使用，管喂前30分钟取出复温。营养液温度一般为35～37 ℃。每次滴注营养液前后，温开水进行冲管，以保持管道的清洁通畅。输注时速度由慢到快，浓度由稀到浓。营

养器应每天更换。密切观察有无胃潴留、腹泻等并发症的发生。

⑥伤口护理：进行疼痛及镇静镇痛评估，评估患者体重，根据患者体重及病情，遵医嘱使用镇静、镇痛药物。指导或协助患者在咳嗽、打喷嚏等会增加腹腔内压力的动作时，用双手按压切口两侧腹壁以减轻疼痛，保护伤口，防止伤口裂开。腹带保护要松紧适宜。注意观察患者伤口情况，发现伤口红肿、渗血要及时告知医生。敷料渗湿应及时更换。

⑦做好患者晨/晚间护理，包括气管插管护理、口腔护理、留置胃管及导尿管护理及其他留置管路的护理，同时做好患者皮肤护理。每天行非计划拔管评估，若分数增加，及时与患者家属沟通并采取相应措施预防非计划拔管不良事件发生。

⑧患者清醒、生命体征平稳后改为半卧位，有利于胸腔、腹腔引流通畅，促进肺复张，减轻腹部伤口张力，减轻疼痛，有利于伤口愈合。病情允许的情况下，协助和鼓励患者尽早下床活动，活动量要循序渐进，逐步增加不可过量；穿防滑鞋，防止滑倒；固定好各种引流管，以免管道滑落或引流液倒流；极度衰弱或严重感染、休克等患者，不宜过早离床活动。

【前沿进展】

开放性腹部创伤常由锐器、火器伤所致，有腹壁破损、毁损或大块腹壁缺损见穿透性伤口，有组织失活、出血和软组织污染，可有腹内脏器外露，从而增加感染的概率。腹部创伤的伤情常常是危重、复杂多变的，既有实质性脏器破裂，也有空腔脏器穿孔，常见多发伤合并伤，因而早期正确的诊断、及时合理的处理、有效的护理干预，是降低腹部创伤死亡的关键。

在现场救护过程中需要急救人员快速对患者进行伤情评估，协助医生进行快速辨别、及时正确的诊断，采取及时有效的现场处置和护理干预，提高患者的生存率。正确妥善处理伤口及刺入体内的异物，切忌拔除体内异物，避免二次损伤的发生。同时，持续的病情观察，及时发现病情变化，采取相应的措施解除危险症状，以免危及生命。患者取安全、舒适的体位，迅速安全转运至院内，并做好病情交接。

腹部创伤患者发生创伤后，患者及其家属对突然发生的事件没有心理准备，会有慌乱、恐惧、烦躁等不良情绪，印象特别深刻。护士在院前、院内的急救护理过程中应结合健康教育要点，告知患者自我病情监测与调整心态的应对方法。患者及其家属只有了解到腹部创伤的相关知识，才能有效识别到病情变化，才能尽可能地避免发生潜在的危险，从而在一定程度上避免患者出现延误诊断和治疗。

（张　莎）

第四节 四肢损伤

【案例】

患者，男，46岁。因"车祸伤4+小时"来院就诊。入院查体：T 36.6℃，P 109次/分，R 22次/分，BP 132/77 mmHg，SaO₂ 93%。患者神志清醒，双瞳等大等圆直径3 mm，对光反射均灵敏，呼吸道通畅，双侧肺呼吸音对称，全腹无压痛，无反跳痛，双上肢活动正常。右胸部压痛，胸廓挤压征（+），双下肢夹板固定，右膝部、右小腿青紫、肿胀，右踝部及足部见多处皮肤裂伤，污染较重，活动性出血，右足底第五跖趾关节脱位、见开放性创伤，左膝部见开放性伤口，污染较重，活动性出血；双膝部、右小腿、右踝部、右足部压痛明显，双侧足背动脉搏动可触及，肢端感觉正常；骨盆挤压征（−），脊柱无叩压痛，双膝部、右踝部及足部因疼痛而活动受限，左踝部、左足部各趾活动可，其余无特殊。

CT示：双侧髌骨粉碎性骨折，左膝外侧皮肤不连续，部分髌骨骨碎片突出皮肤外。右腓骨中下段多发骨折，部分断端错位，右胫骨下端粉碎性骨折。右足第2～5跖骨骨折，内侧及中间楔骨骨折。双肺挫伤。右侧第5、6、7前肋骨骨折。

诊断：a.右踝关节开放性骨折；b.左侧髌骨开放、粉碎性骨折；c.右足第2～5跖骨开放性骨折；d.右足内侧及中间楔骨开放性骨折；e.右胫骨下端粉碎性骨折；f.右侧髌骨粉碎性骨折；g.右腓骨下段多发骨折；h.左膝皮肤挫裂伤；i.右踝部、右足部皮肤挫裂伤；j.右侧第5、6、7前肋骨骨折；k.双肺挫伤。

【概述】

无论在战时或平时的生活当中，四肢损伤的发病率很高，是急诊科常见疾病，多为车祸、碾压、切割、刀刺等造成的创伤，严重的可以致残，甚至死亡。四肢损伤中最常见裂伤出血，其次是四肢骨折、脱位和挤压综合征等。四肢损伤的急救处理与伤后的护理质量直接影响患者的生存率和致残率。

骨的完整性和连续性中断时称骨折。四肢的某一部位或多个部位在外伤中发生的骨的连续性中断时称四肢损伤骨折。

1.骨折的类型

（1）根据骨折处是否与外界相通分：闭合性骨折和开放性骨折。

（2）根据骨折的时间分：新鲜骨折和陈旧性骨折。

（3）依据骨折前骨组织是否正常分：病理性骨折和外伤性骨折。

（4）根据骨折的程度及形态分：不完全骨折（裂缝骨折、青枝骨折）和完全骨折（横骨折、斜骨折、螺旋骨折、粉碎骨折、嵌插骨折、压缩骨折、骨骺分离）

（5）根据骨折复位后的稳定性分类：稳定骨折（裂缝骨折、青枝骨折、嵌插骨折、横骨折）和不稳定骨折（斜骨折、螺旋骨折、粉碎骨折）

2.发生骨折的原因

（1）直接暴力：骨折发生在暴力直接作用的部位。

（2）间接暴力：暴力通过传导，杠杆或旋转作用使远处发生骨折。

（3）肌肉牵拉力：肌肉猛烈而不协调地收缩，或韧带突然紧张引起附着部的撕脱骨折。

（4）积累性劳损：长期、反复、轻微的直接或间接伤，力集中在骨骼的某一点上发生骨折，称为疲劳性骨折。

（5）病理性骨折。

3.骨折的临床表现及体征

（1）全身表现：休克，发生在多发骨折或（和）开放性骨折，出血量达到2 000 mL，引起失血性休克；其次是发热，开放性骨折出现持续高热，考虑感染可能，出血量较大而血肿吸收时，可出现低热，一般不超过38℃。

（2）局部表现

①骨折的一般表现：肢体伤处的局部疼痛和压痛、局部肿胀和淤斑、活动障碍。骨折时导致骨髓、骨膜及周围软组织的血管破裂出血，在骨折处形成血肿，同时软组织的损伤导致水肿，使肢体严重肿胀，血肿涌入皮下可出现淤斑，甚至发生张力性水疱。骨折局部出现剧烈疼痛，特别是移动肢体时加剧，伴有明显压痛。局部的肿胀和疼痛使患肢活动障碍。开放性骨折可见伤口或伤道出血，或有软组织、骨折端外露。

②骨折的专有体征：a.畸形，骨折段移位造成肢体外形发生改变，主要有短缩畸形、侧突和成角畸形、旋转畸形等；b.异常活动，在正常情况下肢体不能活动的部位，骨折后出现异常的活动；c.骨摩擦音或骨摩擦感，骨折后两骨折端相互摩擦的时候，可以产生骨摩擦音或骨摩擦感。初次行骨摩擦音或骨摩擦感检查时要注意，不可反复多次检查，以免造成重要血管神经的损伤。

4.治疗

（1）早期正确复位：用手法或牵引闭合复位，或手术切开复位，以功能复位为主。

（2）合理的固定：用小夹板或石膏外固定，或牵小固定，或手术固定，或两种并用。

石膏固定范围：包括骨折部位上下邻近两个关节，固定肢体于功能位，或中立位。腕关节背屈25°～30°时关节屈曲90°，膝关节屈曲5°～15°，踝关节背伸90°。上肢石膏手背侧达掌骨头部掌侧至掌横纹，使掌指及指间关书能自由活动。下肢石膏足背到跖趾关节，跖侧超足尖20 m。夹板固定：最适用稳定形四肢管状骨骨折，单纯骨折及切开复位内固定后仍需作外固定的骨折，根据骨折部位及类型，患者肢体的长短、粗细选用合适的火板和纸压垫。四条布带捆绑夹板，每条捆绑两圈，松紧以在夹板上面能上下移动 1 cm 为标准。

（3）适当药物治疗：遵医嘱使用活血化淤药，开放骨折应用抗生素及破伤风抗毒素 1 500 U 预防破伤风梭菌感染。

（4）合理的功能锻炼：在不影响折固定的情况下应尽早主动活动。

5.急救

首先抢救生命，预防和治疗休克、止痛；预防感染和防止再损伤，无菌敷料包扎伤口及包扎骨折部位，合理固定，迅速安全送医院。

【护理重点】

（1）四肢损伤症状评估、早期预警。

（2）四肢损伤快速、及时干预。

（3）快速准确分诊。

（4）现场急救处理和护理干预。

（5）病情观察。

（6）潜在并发症的预防。

（7）石膏护理、负压引流护理及牵引护理。

（8）患者心理护理：焦虑。

（9）四肢损伤的健康教育。

【护理难点】

难点一：院前急救的护理难点

解析：

（1）救援前的准备与护理评估要点

发生多发骨折和（或）开放性骨折引起的出血，并且出血量达到 2 000 mL，或并发重要内脏器官损伤，容易引起失血性休克。院前急救护理评估的重点在于早期准确评估危及患者生命的指征，有效识别失血性休克。

（2）急救现场的护理评估与干预

现场急救的处理是否及时有效与患者预后有极为密切的关系。首先，快速简单而有效的现场处置，及时采取有效的护理干预，抢救生命、保护患肢，使开放性骨折患者转危为安，预防感染和防止增加损伤。其次，安全而迅速转运患者至院内，以便进行有效的治疗。转移途中加强病情观察，维持患者生命体征，并结合健康教育，消除患者紧张、焦虑的情绪，可有效减少不良事件的发生。

难点二：对于车祸伤所致开放性骨折的患者，如何快速、准确分诊

解析： 严重的骨折是全身严重多发性损伤的一部分，发病急、病情严重。由于致伤原因、外力大小和致伤方式的不同，导致伤情可有很大的差异。这就要求分诊护士在最短的时间内做好患者病情评估并准确分诊，同时鉴别患者有无合并骨折及血管损伤，让患者进入最有效的抢救途径。

难点三：如何做好开放性骨折患者护理

解析：开放性骨折是以创口为中心，向外出现不同的创伤反应区。直接暴力引起的开放性骨折，致使软组织被压碎，血液循环遭受到严重的损害，同时可伴有异物携带细菌进入到创口的深处，导致组织活力降低，容易发生感染或使感染扩散，严重者可导致创伤性截肢。因此，在护理过程中，护士应针对开放性骨折的患者做好评估、采取有效的预防和干预措施，控制感染，促使骨折愈合，最大限度地保持关节功能，从而避免患者开放性骨折带来的不良后果。

【护理对策】

对策一：院前急救精准评估与干预

1.救援前的准备与护理评估

（1）及时电话沟通：急救人员在第一时间接到调度电话后立即与求助者电话联系沟通。简要询问病史、既往史、受伤史，从而对需救助患者的病情进行初步了解。

（2）急救前准备充分：争取在最短的时间内到达事发地点。接就近派车指令后，1分钟内迅速出诊，救护人员尽可能5~10分钟抵达现场，救护车必须配备有创伤急救物品，抢救药品及仪器设备齐全完好。

（3）询问病史时必须注意对患者既往病史、受伤时间、暴力种类、致伤的方式、受伤经过的采集，特别注意分析交通伤的特点，以便估计损伤部位及损伤的严重程度。

（4）掌握四肢损伤的临床表现，注意皮肤、黏膜的完整性，骨折处是否与外界相通；末梢的血液循环，有无失血性休克。以及伤口的范围、深度和污染程度，有无合并其他部位的损伤。

（5）准确区分患者骨折的类型。骨折部位附近的皮肤和软组织损伤、破裂，导致骨折端与外界相通，为开放性骨折。骨折部位处皮肤、黏膜完整，而骨折端不和外界相通，为闭合性骨折。由于直接暴力、撞击、压迫、骨折断裂达三块以上的骨折，为粉碎性骨折。凡两个或两个以上部位发生骨折，为多发骨折。

（6）护士对开放性骨折患者进行评估时应加强警惕，正确识别休克征象，提高预防及处理能力。除了掌握患者出现神志变化、口渴、表情淡漠或烦躁、面色苍白、呼吸急促、脉搏加快等休克征象外，还应防止伤口污染，以及防止患者再受损伤。必须详细询问受伤的经过、受伤部位，以便早期发现有无合并其他部位损伤或并发症。

2.急救现场的护理评估与干预

1）到达现场后，急救人员需迅速明确诊断。

（1）立即使用创伤急救物品进行止血包扎固定，将生命体征、伤口检查结果与患者临床症状综合评估。

（2）当患者发生四肢损伤时，立即处理。

①及时有效的止血：防止发生失血性休克和肢体远端血液循环障碍的重要环节就是及时、合理、有效的止血。而安全又有效的止血方法就是伤口局部加压包扎。活动

性大血管损伤、肢体离断或加压包扎无效时，可以用止血带或止血钳止血。应用止血带时要正确使用，绑扎部位正确，绑扎力度合适，防止脱落，详细记录使用时间。必要时要间断放松止血带，以保证肢体远端血液供应，避免发生神经损伤和伤肢端缺血坏死。挤压伤有伤口出血患者，禁止不必要的肢体活动，忌用止血带止血和抬高伤肢。

②妥善的包扎：合理的包扎可以达到辅助止血、固定、隔离的作用。包扎的时候不宜过紧，过紧影响血液循环；也不可过松，过松达不到固定的目的。包扎松紧度以远端血液循环良好为度，注意观察肢体远端有无发凉、肿胀等情况。注意包扎的结应避开伤口上方和身体背后，以免压迫伤口和影响患者卧床休息。在没有绷带而必须急救的情况下，可使用清洁的包扎物，如毛巾、手帕、床单（撕成条状）等替代。开放性骨折的骨折端外露，禁止复位回纳，以免造成深部污染，应给予无菌敷料或清洁布临时包扎伤口。包扎伤口时候，不仅要保证效果，同时要防止附加损伤。

③伤肢的有效固定：急救固定可以避免骨折端移动，减轻患者痛苦；有效预防骨折的合并伤；同时有利于运送。固定用特制的夹板最为理想。否则，可就地取材，如树枝、竹竿、木板、木棍、纸板、雨伞等都可以作为外固定之用。现场确无物可用时，可将受伤的上肢以躯干作为固定，绑在胸前；而下肢可以对侧肢体作为固定，与其绑在一起。

④保存好残指（肢）：对手指或肢体离断伤的残存部分妥善处理，干燥冷藏保存，不能用任何液体浸泡，与患者一起送往医院，尽力争取再植。正确的断指（肢）急救处理对患者断指（肢）再植成活具有重要意义。

2）现场急救首先要保证患者的呼吸道通畅，必要时建立人工气道、人工辅助呼吸。

（1）立即将患者脱离危险环境搬至安全地带，平置于地，检查气道有无梗阻。将患者头偏向一侧，并解开领口和裤带，对口腔、鼻腔及呼吸道内分泌物、呕吐物、血块及异物及时进行清理，以保证呼吸道通畅，防止误吸引起窒息。必要时放置口咽通气管或行气管插管、气管切开术，采用人工气囊辅助呼吸。

（2）保持有效地吸氧，减少脑组织耗氧量，使脑血流量保持充足，避免脑部及其他组织缺氧。

（3）建立2条以上良好静脉通道，宜选用上腔静脉系统大血管，禁止在骨折部位下方进行输液。及早有效的静脉通道补液，迅速恢复有效循环血量，遵医嘱应用血管活性药物，防止休克。应用镇静、镇痛药物，哌替啶50~100 mg肌内注射，减轻患者的痛苦，避免患者因精神痛苦造成自伤现象、防止发生疼痛性休克和加重失血性休克。

3.解除危险症状，保证患者安全转至院内

4.搬运和转送危重患者过程的注意事项

（1）搬运患者时，动作应轻稳、一致，避免因搬运不当而加重患者的病情。

（2）及时清除呼吸道分泌物，解除气道梗阻，以保证呼吸道通畅。

（3）予持续吸氧，以防脑部缺血缺氧导致大脑不可逆损害。

（4）密切监测患者意识、瞳孔、生命体征的变化，观察伤肢的肤色、皮温、动脉搏动情况、伤口有无继续出血等，发现异常及时报告医生处理，并做好抢救记录。

（5）对已清醒患者和家属进行心理疏导，鼓励、安慰患者，缓解其紧张、焦虑、不安的情绪，注意沟通技巧，适时向患者和家属履行告知义务，提高患者的依从性，更积极地配合治疗。

5.做好院前与院内病情交接

在现场救治患者的同时，急救人员应与院内指挥中心保持紧密的联系，并通知院内医护人员做好接诊患者的准备，争取在最短的时间内将患者安全转运到院内实现安全对接。根据现场救护的实际情况如实填写完善院前急救病历，并将患者在院前救护的情况及生命体征、目前的病情等情况向院内医护人员当面交接清楚，保证患者后续得到合理、有效的综合治疗。

对策二：快速、准确分诊

同本章第一节。

对策三：做好四肢损伤的护理

1.术前护理

（1）注意保暖，妥善处置患肢。减少不必要的搬动，以减少患者的痛苦和错位。适度抬高患肢，以促进静脉回流，减少肿胀。

（2）持续床旁心电监护及合理给氧，保持呼吸道通畅。密切观察患者的病情变化和生命体征、尿量、伤口有无渗血、伤肢的血运情况，包括肢端皮肤颜色、温度、感觉及肿胀程度等。特别是夹板固定的患者，如若发现肢端肿胀、疼痛、麻木、暗紫色、皮温下降等，有缺血坏死的风险，应立即汇报医生并积极给予处理。

（3）维持有效的静脉补液，遵医嘱给予药物治疗，止痛，止血，控制感染，补充血容量，防治休克。协助医生完善相关检查。

（4）开放性骨折要及时正确地处理创口，尽可能地防止感染，及早将开放性骨折转为闭合性骨折。同时做好术前准备，禁食、禁饮、安置导尿管、备皮、皮试、交叉配血等准备工作。

2.术后护理

（1）体位：保持患肢的功能位置，患肢适当抬高。

（2）饮食：鼓励患者进食钙质丰富的食物，促进伤口和骨折愈合。

（3）病情观察：伤口有无渗血，患肢末梢血运情况，包括皮肤颜色、皮肤温度、毛细血管回流时间、远端动脉搏动等。

（4）潜在并发症的预防。

①最常见的并发症是伤口感染。遵医嘱早期注射破伤风抗毒素，应用广谱抗生素；及早彻底清创；监测患者体温、脉搏，患肢有无持续性疼痛，伤口有无分泌物和特殊异味，及时发现感染征象并处理；加强营养，促进愈合；遵守无菌原则操作规程。

②预防长期卧床并发症：注意预防压疮、泌尿道感染、坠积性肺炎等，需要患者

的配合和家属的支持。

（5）石膏的护理。

①石膏干固前不要搬动，不要按压。需要搬运患者时，用手掌平托石膏固定的肢体；忌用手指捏压石膏，避免形成压迫点压迫局部血管、神经和软组织；石膏固定的肢体未干透前切忌放在硬板床上，也不可放置重物，避免石膏变形和折断。寒冷季节注意保暖。

②石膏固定后抬高患肢高于心脏平面，用软枕垫好，以利血液、淋巴液回流，减轻肢体肿胀。

③石膏干固后：a.观察肢端血液循环及神经功能：观察石膏固定肢体的远端血液循环、皮肤颜色、皮肤温度、是否肿胀、感觉和运动状况。认真听取患者主诉，发现肢端疼痛、发绀、肿胀、温度降低、麻木感、脉搏消失等，可能有血液循环障碍，应及时检查，必要时行减压处理或拆除石膏。若发现石膏固定部位处的皮肤有瘙痒、水疱或变应性反应，可能有变应性皮炎，应通知医生处理。石膏内有局限性疼痛时，应及时开窗观察。b.观察石膏表面、边缘、床单有无血迹或脓性分泌物。观察和判断出血或渗出是陈旧性还是进行性。若发现石膏表面有血迹渗出，用笔在血迹边缘画圈作标记观察，注明日期和时间，血迹边界不断扩大，应汇报医生处理。c.经常检查和观察石膏边缘及骨突处的皮肤，防止压疮形成。d.保持石膏清洁，防止被水、尿、粪便浸渍和污染，严重污染的石膏应及时更换。注意肿胀消退或肌肉萎缩致使石膏松动时，应立即更换石膏。f.积极功能锻炼，在病情允许的情况下，以不感疲劳或引起疼痛为宜，循序渐进、有针对性地进行功能锻炼。早期指导患者进行肌肉收缩活动。中期逐渐增加肌力锻炼，增加关节活动量。晚期石膏拆除骨折愈合进行全面锻炼，上肢可提物锻炼肌力，下肢可扶拐行走，逐渐弃拐恢复至正常活动。

（6）心理护理：倾听患者的主诉，关心安慰患者，多与患者沟通，耐心解释病情和治疗方式。鼓励家属参与患者的护理并提供精神支持，使患者对治疗增强信心和勇气以最佳心理状态接受治疗。

【前沿进展】

当骨受到外部暴力而断裂时，受伤部位皮肤、软组织会同时受到损伤甚至撕裂，从而导致骨折部位与外界相通，形成开放性骨折，容易发生感染和坏死。开放性骨折发病率逐日增加，病理变化复杂，治疗困难，是四肢损伤的常见病、多发病，而快速有效的早期处置，全程无缝隙地救护，是提高患者生存率、降低致残率的关键。

开放性骨折比闭合性骨折导致的软组织损伤程度更严重和复杂，容易继发感染，在救护过程中需要急救人员在第一时间进行快速辨别、及时诊断，给予有效的护理处置，可降低伤口污染，控制感染。同时，开放性骨折容易发生创伤性休克，若不及时发现休克征象，将延误抢救时机，可危及生命。对于开放性骨折、多发骨折的患者要及早补充血容量，防止休克的发生。

开放性骨折患者发生突如其来的外伤后，患者及其家属印象特别深刻，给患者的精神和躯体带来巨大的伤害。护士在院前、院内的急救护理过程中应结合健康教育要点，告知患者自我病情观察及消除心理问题的应对方法。患者及其家属只有了解到开放性骨折的病程及预后，才能尽可能地减轻或消除患者的心理问题，从而在一定程度上积极配合治疗护理和功能锻炼。

（张　莎）

第五节　止血、包扎、固定、搬运术

一、止血术

【概述】

"外伤出血"是我们生活中最为常见的外伤，小到割伤、划伤，大到创伤后的大面积出血。血液是维持生命的重要物质，正常成人全身血量占体重的7%～8%，当失血超过血量的15%时，血压降低，会出现口渴、冒冷汗等症状；当超过40%时，生命就会受到威胁，出现意识不清、休克等症状。在创伤急救中，快速止血最为重要。止血术是创伤急救中重要急救技能之一，能在短时间内控制出血、保持有效循环血量、防止休克发生和挽救生命。

止血前应先识别出血的类型，动脉出血时，出血速度很快，呈喷射状，并且颜色鲜红；静脉出血时，出血速度较慢，呈暗红色；毛细血管出血时，血液慢慢渗出，呈鲜红色。针对创伤后外出血，常用止血方法是加压包扎法和指压动脉法。此外，创伤后还存在"内出血"的情况，皮肤完整而血管破裂或内脏出血。如怀疑内出血，应减少患者活动，尽快送医院诊治。

常用的止血方法有指压止血法、包扎止血法、止血带止血法、加垫屈肢止血法和填塞止血法。

（1）指压止血法：是用手指、手掌或拳头压迫伤口近心端动脉，以阻断动脉血运，达到临时止血的目的。因动脉血供会有侧支循环，故指压止血法效果有限，属于应急止血措施。实施指压止血法时应准确掌握按压部位，压迫力度适中，以伤口不出血为宜，有条件者应同时抬高伤处肢体，且压迫时间不宜过长。如手指出血时可同时压迫指根部两侧的指动脉达到止血目的。

（2）包扎止血法：对于伤口表浅，仅有小血管或毛细血管损伤，出血量少时采用包扎止血法。对于体表及四肢的小动脉，中、小静脉或毛细血管出血，可采用加压包扎止血法，同时抬高出血部位肢体可提高止血效果。

①加压包扎止血法：将无菌敷料或衬垫覆盖在伤口上，覆盖面积要超过伤口周边至少3 cm，用手或其他材料（如绷带、三角巾、网套等）在包扎伤口的敷料上施加一

定压力，从而达到止血目的。

②间接加压止血法：对于伤口内有异物（如小刀、玻璃片等）残留时，应保留异物，并在伤口边缘用敷料等将异物固定，然后用绷带、三角巾等对伤口边缘的敷料进行加压包扎。

（3）止血带止血法：止血带止血法适用于四肢有较大血管损伤或伤口大、出血量多，采用加压包扎等其他方法仍不能有效止血时。目前常用的止血带有橡皮止血带、卡式止血带、充气式止血带和旋压止血带等，在紧急情况时也可使用绷带、三角巾、布条等代替止血带。止血带不能直接扎在皮肤上，使用止血带前，应先在止血带下放好衬垫。

①橡皮止血带：以左手的拇指、示指和中指持止血带的头端，将长的尾端绕肢体一圈后压住头端，再绕肢体一圈，用左手示指和中指夹住尾端后将尾端从两圈止血带下拉出，形成一个活结。如需放松止血带，只需将尾端拉出即可。

②卡式止血带（表带式止血带）：将止血带缠在衬垫上，一端穿进扣环，一手固定扣环，另一手拉紧止血带至伤口不出血。需要放松时用手按压扣环上按钮，解开按开关即可。近年研究结果显示，该方法止血效果欠佳。

③充气式止血带（气囊止血带）：依据血压计袖带原理，有显示止血带压力大小的装置，压力均匀可调，止血效果好，有手动充气和电动充气等种类。使用时将止血带缠在衬垫上，充气后起到止血作用。

④旋压止血带：由摩擦带扣、旋棒、固定带、自粘带C形锁扣组成，使用时将止血带环套于肢体。拉紧自粘带，转动旋棒加压并固定于C形锁扣内。旋压止血带通过旋转绞棍增加布带局部压力以达到止血目的。

在没有上述止血带的紧急情况下可临时使用布料止血带（绞棒止血带）。布料止血带止血原理与旋压止血带类似。使用时将三角巾、围巾或领带等布料折成带状，绕伤肢一圈，打个活结，取绞棒（小木棍、竹棍、笔等）穿在布带的外圈内，提起绞棒拉紧，将绞棒按顺时针方向拧紧，将绞棒一端插入活结环内，最后拉紧活结并与另一头打结固定。

（4）加垫屈肢止血法：对于四肢出血量较大、肢体无骨折或无关节脱位者可选用此方法，但应每隔40～50分钟缓慢放松3分钟左右，同时注意观察肢体远端的血液循环，防止肢体缺血坏死。

①上臂出血：在腋窝放置纱布垫或毛巾等，前臂屈曲于胸前，再用绷带或三角巾将上臂固定在前胸。

②前臂出血：在肘窝处放置纱布垫或毛巾等，屈曲肘关节，再用绷带或三角巾屈肘位固定。

③小腿出血：在腘窝放置纱布垫或毛巾等，屈曲膝关节，再用绷带或三角巾屈膝位固定。

④大腿出血：在大腿根部放置纱布垫或毛巾等，屈曲髋关节与膝关节，用绷带或

三角巾将腿与躯干固定。

（5）填塞止血法：对于四肢有较深、较大的伤口或非贯通伤、贯通伤可用消毒的纱布等敷料填塞在伤口内，再用加压包扎法包扎，躯干部出血禁用此法。

【护理难点】

难点一：使用止血带的注意事项

解析： 止血方法很多，止血常常存在误区，比如止血带的绑扎时间过长不利于伤口止血等。患者常因惧怕疼痛而拒绝压迫；结扎止血带的时间过短；上止血带的松紧不合适，均可导致不良反应，甚至导致残疾，危及生命。因此，护士应牢记使用止血带的注意事项，提高患者抢救成功率。

难点二：准确掌握适应证、禁忌证

解析： 应用不同类型的止血带，通过加压压迫血管，阻断动脉和静脉的血流来达到止血目的，根据血管损伤的种类，伤口出血可分为动脉出血、静脉出血和毛细血管出血。动脉出血速度快、压力高、流量大，可在短时间内因大量失血而危及生命，需尽快止血。静脉出血速度稍慢、量中等，比动脉出血易控制。毛细血管出血呈渗出性，危险性小。准确掌握止血术的适应证、禁忌证，选择正确的止血方法，提高止血效果。

难点三：院前急救的护理难点

解析：

（1）救援前的准备与护理评估要点。

接诊时首先要确认伤者是否存在呼吸道梗阻、休克、大出血等致命性损伤，如已发生致命性损伤，尽早干预非常关键，因此，院前急救护理评估的重点在于早期准确评估危及患者生命的指征，有效识别致命因素，提前准备妥善急救物质，及早干预。

（2）急救现场的护理评估与干预。

现场急救的处理是否及时与患者预后有极为密切的关系。首先，快速有效的现场处置，及时采取护理干预，为重症患者后续治疗及手术争取时间。其次，安全转运患者至院内，转移途中加强病情观察，维持患者生命体征，并结合健康教育，消除患者紧张、焦虑的情绪，可有效减少不良事件的发生。

难点四：并发症的预防、处理

解析： 止血术常见并发症有神经、软组织或肌肉等损伤，掌握准确操作及要点，严密观察病情变化，及早发现、早期处理。

【护理对策】

对策一：正确掌握适应证、禁忌证

（1）止血术适应证：周围血管创伤性出血；特殊部位创伤或病理出血（肝破裂、食管静脉曲张破裂）；减少手术区域出血。

（2）禁忌证：断肢（指）再植；特殊感染截肢；气性坏疽；开放性外伤且污染严重的创口，超过6小时以上；止血带处的皮肤如果有损伤、水肿等；动脉硬化症、糖尿病、慢性肾功能不全慎用止血带。

对策二：院前急救精准评估与干预

1.救援前的准备与护理评估

（1）及时电话沟通：急救人员在接到调度电话后第一时间与求助者电话联系。简要询问病史、既往史、受伤史，从而对需救助患者的病情进行初步了解。

（2）急救前准备充分：争取在最短的时间内到达事发地点：接就近派车指令后，1分钟内迅速出诊，救护人员尽可能在5～10分钟抵达现场，救护车上创伤急救物品、抢救药品及设备配备齐全。

（3）询问病史时必须注意对患者既往病史、受伤时间、暴力种类、致伤的方式、受伤经过的采集，特别注意分析受伤的特点，以便快速伤情评价与分类。

（4）掌握创伤临床表现，注意皮肤、黏膜的完整性、骨折处是否与外界相通；末梢的血液循环，有无失血性休克，以及伤口的范围、深度和污染程度，有无合并其他部位的损伤。

（5）准确区分患者损伤的程度，急救人员到达现场后应迅速将患者分为以下五类：a.轻微伤，皮肤的小擦伤和轻微挫伤；b.轻伤，意识清楚，多处软组织损伤、短骨干、手指及脚趾骨折、关节脱位等；c.重伤，需手术治疗，但可顺延一定的时间（数十分钟或小时），如严重大面积撕脱伤、长骨干骨折、视力听力丧失、内脏破裂、非大量内出血等；d.危重伤，因窒息、大出血、休克导致患者有死亡危险，需立即手术来控制出血和改善通气功能，如呼吸道梗阻、胸部吸吮性伤口、不易控制的大出血等；e.致命伤，直接导致死亡的损伤。现场/基层医院处理的重点是生命受到威胁的致命伤、危重伤、重伤患者，其次是轻伤。

2.急救现场的护理评估与干预

（1）到达现场后，急救人员需迅速明确诊断。

①立即使用创伤急救物品进行止血包扎固定，根据生命体征、伤口检查结果与患者临床症状综合评估。

②当患者发生创伤时，立即进行以下处理：

a.及时有效的止血：防止发生失血性休克和肢体远端血液循环障碍的重要环节就是及时、合理、有效的止血。而安全又有效的止血方法就是伤口局部加压包扎。活动性大血管损伤、肢体离断或加压包扎无效时，可以用止血带或止血钳止血。应用止血带时要正确使用，部位正确，力度合适，防止脱落，详细记录时间。必要时要间断放松止血带，以保证肢体远端血液供应，避免发生神经损伤和伤肢端缺血坏死。挤压伤有伤口出血患者，禁止不必要的肢体活动，忌用止血带止血和抬高伤肢。

b.妥善的包扎：合理的包扎可以达到辅助止血、固定、隔离的作用。包扎的时候不宜过紧，过紧影响血液循环；也不可过松，过松达不到固定的目的。包扎松紧度以远端血循环良好为度，注意观察肢体远端有无发凉、肿胀等情况。注意包扎的结应避开伤口上方和身体背后，以免压迫伤口和影响患者卧床休息。在没有绷带而必须急救的情况下，可使用清洁的包扎物，如毛巾、手帕、床单（撕成条状）等替代。开放性骨折的骨折端外露，禁止复位回纳，以免造成深部污染，应给予无菌敷料或清洁布临时包扎伤口。包扎伤口时候，不仅要保证效果，同时防止附加损伤。

c.伤肢的有效固定：急救固定可以避免骨折端移动，减轻患者痛苦；有效预防骨折的合并伤；同时有利于运送。固定用特制的夹板最为理想。否则，可就地取材，如树枝、竹竿、木板、木棍、纸板、雨伞等都可以作为外固定之用。现场确无物可用时，可将受伤的上肢以躯干作为固定，绑在胸前；而下肢以对侧肢体作为固定，与其绑在一起。

d.保存好残指（肢）：对手指或肢体离断伤的残存部分妥善处理，干燥冷藏保存，不能用任何液体浸泡，与患者一起送往医院，尽力争取再植。正确的断指（肢）急救处理对患者断指（肢）再植成活具有重要意义。

（2）现场急救首先要保证患者的呼吸道通畅，必要时建立人工气道、人工辅助呼吸。

①立即将患者脱离危险环境搬至安全地带，取头侧平卧位，头部抬高15°，下肢抬高20°，以增强回心血量，有利于呼吸、循环功能的恢复。

②保持呼吸道通畅，合理给氧。创伤性休克都有不高程度的缺血、缺氧，可常规用鼻导管、各种鼻塞等工具温化吸氧，吸氧流量$2 \sim 4$ L/min，依流量持续吸入。如遇有喉头水肿或昏迷患者，可以舌钳夹出舌并在口内安放一个通气道，保持呼吸通畅，必要时行气管切开。遇呼吸抑制者，为加速气体交换，减少氧耗，维持正常PaO_2，应立即行气管插管，采用机械辅助呼吸。吸氧过程中需要加强呼吸道的管理，及时清除和吸出口腔及呼吸道呕吐物、分泌物，以防误吸窒息。如缺氧严重，需要增加氧流量时，可遵医嘱给予呼吸中枢兴奋剂，如尼可刹米或哌甲酯补液静滴，有利于缺氧的改善和呼吸中枢生理功能的恢复。

③扩容。休克后，机体代偿能力低下，创伤部位都有细胞内液积聚，血浆外渗，有效循环血量减少。因此，快速有效恢复地循环血量是保证组织供氧，防止大脑缺氧、心搏骤停和肾功能损害的前提。开放两条静脉管道，若穿刺困难应及早作静脉切开置管。输液的速度一定要超过出血的速度，以保证液体和药物快速地充分进入体内（禁止在骨折部位下方进行输液），使重要器官都得到充分的血液供应。急症患者紧急救治在血源困难或配血过程中，扩容宜先输晶体液，以平衡液较常用，既能扩张细胞外液又能补充血容量和电解质，还可以3∶1的比例输入一定量的胶体液，如706血浆代用品和低分子右旋糖酐等，用以维持胶体渗透压，扩张血容量改善微循环，预防DIC。二者配合应用，起到抗休克和扩容的双重作用。

④血管活性药物的应用。当休克继续加重，血压急剧下降时，防止体内重要器官发生衰竭，可在补充血容量的基础上，应用血管收缩药，如间羟胺，酸碱、水和电解质平衡纠正后，可合用血管扩张药，如多巴胺等，以解除微动脉管和微静脉管痉挛，改善末梢循环和重要器官的血液灌注，解除组织缺氧，维持血压，阻滞休克的发展，以免加重血管痉挛，造成组织水肿、肾衰竭和心肌坏死等。

⑤调节代谢障碍，改善心功能。休克致机体缺血缺氧，引起代谢性酸中毒，若肾功能不好，钾排出受阻，易形成高血钾而导致心律失常及心搏停止，当补液和用血管活性药物休克仍不能缓解，应及时给予5%碳酸氢钠，11.2%乳酸钠溶液予以纠正，休克的发展，会导致心肌受损、心功能降低甚至心衰，应选用适量去乙酰毛花苷和β受体兴奋剂，和50%葡萄糖合用，对营养心肌和增强心肌收缩力起着一定的作用。一般应用药后，可使脉搏由快变慢，血压升高，同时对DIC要以预防为主，一旦出现出血倾向，应用肝素预防血栓及凝血。

3.解除危险症状，保证患者安全转至院内

4.搬运和转送危重患者过程的注意事项

（1）搬运患者时，动作轻稳。

（2）保持呼吸道通畅，及时清除呼吸道分泌物。

（3）持续吸氧，以防脑部缺血缺氧导致大脑不可逆损害。

（4）密切监测患者意识、瞳孔、生命体征的变化，观察伤肢的肤色、皮温、动脉搏动情况、伤口有无继续出血等，发现异常及时报告医生处理，并做好抢救记录。

（5）对已清醒患者和家属进行心理疏导，缓解其紧张、焦虑情绪，提高患者依从性，积极配合治疗，并适时向患者及家属履行告知义务。

5.做好院前与院内病情交接

在救治患者的同时，与院内指挥中心保持动态联系并通知院内人员做好接诊患者的准备，力争在最短时间内将患者安全转送到院内实现安全对接。根据填写的院前急救病历，将患者在院前救护的情况及生命体征、止血带使用时间向院内交接清楚，保证患者得到合理、有效的后续综合治疗。

对策三：预防并发症

止血带使用不当可造成神经、软组织或肌肉的损伤，甚至危及患者生命，因此，使用止血带时应掌握使用的注意事项，能有效预防并发症的发生。

（1）材料选择：能显示压力的充气式止血带止血效果较好。上止血带时，皮肤与止血带之间不能直接接触，应加垫敷料、布垫或将止血带扎在衣裤外面，以免损伤皮肤。禁止使用铁丝、电线等代替止血带。

（2）部位恰当：止血带应扎在伤口的近心端，并尽量靠近伤口，但不强调"标准位置"的限制（以往认为上肢出血应扎在上臂的上1/3处，下肢应扎在大腿的中上部），也不受前臂和小腿的"成对骨骼"的限制。

（3）压力适当：扎止血带松紧度要适宜，以出血停止、远端摸不到动脉搏动、止血带最松状态为宜。一般的压力标准为上肢250～300 mmHg，下肢为300～500 mmHg。扎松了不能止血，扎得过紧容易损伤皮肤、神经、组织，引起肢体坏死。

（4）标记明显：使用止血带的患者在转运时，应在其手腕或胸前衣服上做明显的标记，不要用衣物等遮盖伤口，以妨碍观察，并用标签注明上绑扎止血带的时间和放松止血带的时间（24小时制），以便后续医护人员继续处理。

（5）控制时间，定时放松：扎止血带时间越短越好，总时间不应超过5小时。使用过程中应每隔0.5~1小时放松一次，每次放松2~3分钟，放松止血带期间需用其他方法临时止血，放松后再在稍高的平面扎止血带，为防止止血带放松后大量出血，放松期间应在伤口处加压止血。2014年美国野外医学会《关于恶劣环境下伤口初步处理指南》也指出：不推荐以间断提供肢体灌注为单纯的目的而松开止血带。

（6）做好松解准备：在松止血带前应补充血容量，做好抗休克和止血用器材的准备。

（周　莉）

二、包扎术

【概述】

伤口是细菌入侵人体的门户，如果伤口被细菌污染，可能会引起相应细菌的感染，危害患者康甚至危及生命，所以，受伤后应对伤口进行包扎。包扎的目的包括保护伤口、防止进一步污染；固定敷料和骨折位置；压迫止血、减轻疼痛；保护内脏和血管、神经、肌腱等重要解剖结构；有利于转运和进一步治疗等。快速、准确地将伤口用纱布、绷带、三角巾或其他现场可以利用的布料等包扎，是创伤急救的重要环节，应用广泛。

1）根据包扎物的不同，常用的包扎方法有尼龙网套包扎法、绷带包扎法、三角巾包扎法、胸带包扎法、腹带包扎法等。

（1）尼龙网套包扎法：尼龙网套具有较好的弹性，使用方便。头部及四肢均可使用其包扎。包扎前先用敷料覆盖伤口并固定，再将尼龙网套套在敷料上，使用过程中应避免尼龙网套移位。

（2）绷带包扎法：绷带有纱布绷带、弹力绷带、自粘绷带、石膏绷带等种类。纱布绷带有利于伤口渗出液的吸收，弹力绷带适用于关节部位损伤的包扎。绷带包扎是包扎技术的基础，有固定敷料和夹板、加压止血、制动止痛、减少组织液的渗出和促进组织液的吸收、促进静脉回流等作用。

在使用绷带前，应以无菌敷料覆盖伤口。使用绷带时，一手拿绷带的头端并将其展平，另一手握住绷带卷，由患者肢体远端问近端包扎，用力均匀。在开始包扎时应先环绕2圈，并将绷带头折同一角在绕第二圈时将其压住。包扎完毕后应在同一平面环绕2~3周，然后将绷带末端剪成两股打结或用胶布固定。

（3）三角巾包扎法　常用的三角巾为底边130 cm，两边各85 cm的等腰三角形，顶角上有一长约45cm的带子，把三角巾的顶角折向底边中央，然后根据需要可将三角巾折叠成三横指或四横指宽窄的条带状。燕尾式是指将三角巾的两底角对折并错开，形成夹角，将2块三角巾顶角打结在一起可成蝴蝶式，进行三角巾包扎前，应在伤口垫上敷料。

2）根据包扎部位的不同，常用三角巾包扎方法如下：

（1）头面部。

①头顶部包扎法：将三角巾的底边折叠成两横指宽，正中置于患者前额齐眉处，顶角经头顶垂于枕后，将三角巾的两底角经耳上拉向头后部交叉，压住顶角后再绕回前额打结。最后将顶角拉紧，折叠后嵌入底边内。

②风帽式包扎法：在顶角、底边中点各打一结，将顶角结放在额前，底边结置于枕后，然后将两底边拉紧并向外反折数道折后，交叉包绕下颌部后绕至枕后，在预先做成的底边结上打结。

③面具式包扎法：三角巾顶角打结套在颌下，罩住面部及头部，将底边两端拉紧至枕后交叉，再绕回前额打结。在眼、鼻、口部各剪一小口。

④下颌部包扎法：将三角巾折成约四横指宽的带状，留出顶角的带子，置于枕后，两端分别经耳下绕向前，一端托住下颌，至对侧耳前与另一端交叉后在耳前向上绕过头顶，另一端交叉后向下绕过下颌经耳后拉向头顶，然后两端和顶角的带子一起打结。此方法亦可用于下颌骨骨折的临时固定。

（2）肩部。

①单肩燕尾巾包扎法：将三角巾折叠成燕尾式，燕尾夹角约90°，燕尾夹角对准伤侧颈部，大片在后压住小片，燕尾底边两角包绕上臂上部打结，拉紧燕尾两尾角，分别经胸、背部至对侧腋下打结。

②双肩燕尾巾包扎法：将三角巾叠成两燕尾等大的燕尾巾，夹角约100°左右，将夹角朝上对准颈后正中部，燕尾披在双肩上，两燕尾角分别经左右肩拉到腋下与燕尾底角打结。

（3）胸部和臀部

①胸部三角巾（单侧）包扎法：将三角巾顶角越过伤侧肩部，垂于背后，使三角巾底边中央位于伤部下方，底边反折约两横指，两底角拉至背后打结，再将顶角上的带子与底角给打起。

②胸部燕尾巾（双侧）包扎法：将三角巾折成燕尾巾，燕尾夹角约100°，在底边反折一道后横放于胸前，夹角对准胸骨上凹，两燕尾角向上过肩，分别放在两肩上并拉到颈后打结，顶角带子绕至对侧腋下打结。

③单臀（腹部）三角巾包扎法：将三角巾折叠成燕尾式，燕尾夹角约60°朝下对准外侧裤线，伤侧臀部的大片在后，压住前面的小片，顶角与底边中央分别过腹腰部到对侧打结，两底角包绕伤侧大腿根部打结。侧腹部包扎时，将三角巾的大片置于侧腹部，压住后面的小片，其余操作方法与单侧臀部包扎相同。

④双臀蝴蝶巾包扎法：用两块三角巾连接成蝴蝶巾（将两三角巾顶角打结），将打结部放在腰骶部，底边的上端在腹部打结后，下端由大腿后方绕向前，与各自的底边打结。

（4）四肢。

①上肢三角巾包扎法：将三角巾一底角打结后套在伤侧手上，结的余头留长些备用，另一底角沿手臂后方拉至对侧肩上，顶角包裹伤肢后，顶角带子与自身打结，将包好的前臂屈到胸前，拉紧两底角打结。

②上肢悬吊包扎法：将三角巾底边的一端置于健侧肩部，屈曲伤侧肘80°左右，将前臂放在三角巾上，然后将三角巾反向上折，使底边另一端到伤侧肩部，在颈后与另一端打结，将三角巾顶角折平打结或用安全别针固定，此为大悬臂带。也可将三角巾折叠成带状，悬吊伤肢，两端于颈后打结，即为小悬臂带。

③手（足）三角巾包扎法：将手（足）放在三角巾上，手指或脚趾对准三角巾顶角，将顶角折回盖在手背或足背上，折叠手（足）两侧三角巾使之符合手（足）的外形，然后将两底角绕腕（踝）部打结。

④足与小腿三角巾包扎法：将足放在三角巾的一端，足趾朝向底边，提起顶角和较长的底角包绕小腿后于膝下打结，再用短的底角包绕足部，于足踝处打结。

（4）腹带包扎：腹带的构造为中间有包腹布，两侧各有条带脚相互重叠。使用时，患者平卧，顶带从患者腰下递全对侧的助手，将包腹布紧贴患者腹部包好，再将左右带脚依次交叉重叠包扎，最后在中腹部打结或用别针固定。注意：创口在上腹部时应由上向下包扎，创口在下腹部则应由下向上包扎。

（5）胸带包扎：胸带比腹带多两根竖带。包扎时先将两竖带从颈旁两侧下置于胸前，再交叉包扎横带，压住竖带，最后固定于胸前。

【护理难点】

难点一：准确掌握适应证

解析：包扎是外伤现场应急处理的重要措施之一。及时正确的包扎，可以达到压迫止血，减少感染、保护伤口、减少疼痛，以及固定敷料和夹板等目的；相反，错误的包扎可导致出血增加，加重感染、造成新的伤害、后遗症等不良反应。准确掌握包扎术的适应证，选择正确的包扎方法，有利于伤口的早期愈合，保护患者的生命安全。

难点二：院前急救的护理难点

内容同止血术。

【护理对策】

对策一：正确掌握适应证

（1）绷带包扎一般用于支持受伤的肢体和关节，固定敷料或夹板和加压止血等。

（2）三角巾包扎主要用于包扎、悬吊受伤肢体，固定敷料，固定骨折等。

对策二：院前急救精准评估与干预

内容同止血术。

对策三：并发症预防

包扎术常见并发症有止血效果差、伤口感染、血运障碍等，因此在操作时应注意以下几点：

（1）伤口先处理再包扎：伤口包扎前应先检查，简单清创并盖上消毒敷料，然后再包扎。

（2）包扎效果确切：包扎要牢固，松紧适宜。包扎部位要准确、严密，不遗漏伤口。有包扎过紧的表现时应立即松解，重新包扎。

（3）包扎时做好防护：禁止用未戴手套的手直接触及伤口，避免用水冲洗伤口（有特殊处理要求的伤口除外），禁止自行将脱出体外的内脏回纳。包扎时患者取舒适体位，伤肢取功能位、皮肤皱褶处与骨隆凸处要用棉垫或纱布做衬垫。

（4）包扎应利于血液循环：包扎方向应从远心端向近心端，以利于静脉血液回流。包扎四肢时，应将指（趾）端外露，以便于观察血液循环。

（5）打结位置恰当：绷带固定时的结应放在肢体外侧面，严禁在伤口、骨隆凸处和易于受压的部位打结。

（6）松解包扎方法得当：解除包扎时应先解开固定结或取下胶布，然后以两手相互传递松解，必要时可用剪刀或刀片剪开。

（周　莉）

三、固定术

【概述】

固定术主要用于骨折的患者，因此，在学习固定术之前要先了解骨折的症状和急救要领。骨折是指骨的完整性或连续性中断，是在意外事故中相当常见的外伤，一般的分为闭合性骨折和开放性骨折两种。发生闭合性骨折时，骨折部位外皮完好，受伤部位可能出现大面积淤伤和肿胀；出现皮肤因骨折而破裂、伤口深入骨骼处或骨骼外露时，则是开放性骨折。处理骨折的原则是固定并防止错位，为患者的进一步搬运提供有利条件。人体不同部位的骨折具有不同体征。辨别体征，确定骨折部位，判断骨折类型后再急救十分重要。常用的固定方法有四肢固定法、锁骨骨折固定法、脊柱骨折固定法、骨盆骨折固定法。

1.四肢固定

（1）上臂骨折：无夹板时，上臂自然下垂用三角巾固定在胸侧，用另一条三角巾将上臂呈90°悬吊于胸前。有一块夹板时，夹板置于上臂外侧，有两块夹板时，夹板分别置于上臂的后外侧和前内侧。用带子固定骨折的上、下端。屈曲肘关节90°，用上肢悬吊包扎法将上肢悬吊于胸前。

（2）前臂骨折：无夹板时，将伤侧前臂屈曲，手端略高，用三角巾悬挂于胸前，再用一条三角巾将伤臂固定于胸前。夹板固定时，使伤侧肢体屈曲90°，拇指在上。只有一块夹板时置于前臂外侧，有两块夹板时，分别置于前臂内外侧，用绷带固定骨折的上、下端和手掌部，再用大悬臂带将上肢悬吊于胸前。若使用充气式夹板，可将夹板套于前臂，通过充气孔充气固定。

（3）大腿骨折：取两个夹板，长夹板置于腋窝至足跟，短夹板置于大腿根部至足跟；在腋下、膝关节、踝关节等骨隆凸部放棉垫保护，空隙处用柔软物品填实；用绷带固定7个部位，先固定骨折上下两端，再固定腋下、腰部、髋部、小腿及踝部；足部用绷带"8"字形固定，使脚与小腿成直角功能位。如只有一块夹板则放于伤腿的外侧，从腋下至足部，内侧夹板用健肢代替，固定方法同上。若无夹板，可将两下肢并紧，中间加衬垫，将健侧肢体与伤肢分段固定在一起。

（4）小腿骨折：取两个夹板，长夹板置于患腿外部从髋关节至外踝，短夹板从大腿根部内侧至内踝；在膝关节、踝关节等骨隆凸部放置棉垫保护，空隙处用柔软物品填实；用绷带固定5个部位，先固定骨折上下两端，再固定髋部、大腿及踝部；足部用绷带"8"字形固定，使脚掌与小腿成直角功能位。无夹板时，也可用大腿无夹板固定的方法。

2.锁骨骨折

可使用锁骨固定带，患者取坐位挺胸，固定人员用一膝顶在患者背部两肩胛骨之间，两手把患者的肩逐渐往后拉，使胸尽量前挺，然后安放锁骨固定带并调节松紧度。

3.脊柱骨折

（1）颈椎骨折：颈托与脊柱板联合固定，适用于有颈椎损伤者。

①颈托的使用：用手固定患者头部为正中位；将五指并拢，测量患者锁骨至下颌角之间的宽度（颈部高度）根据患者颈部的高度选择合适的颈托或调节颈托至合适的宽度；先将颈托上固定红点对准一侧下颌角，固定颈托于下颌部，另一侧从颈后环绕，两端粘贴固定。

②脊柱板固定：双手牵引患者头部恢复颈椎轴线位后上颈托；保持患者身体长轴一直线侧翻，放置脊柱固定板，将患者平移至脊柱固定板上将头部固定，双肩、骨盆、双下肢及足部用宽带固定在脊柱板上，避免运送途中颠簸或晃动。

（2）胸腰椎骨折：单纯胸椎、腰椎骨折时，禁止患者站立、坐起或脊柱扭曲，以免加重损伤。固定方法同颈椎骨折的脊柱板固定术，因无颈椎骨折，可不必上颈托。

4.骨盆骨折

固定患者仰卧位，在双侧膝下放置软垫，膝部屈曲以减轻骨盆骨折引起的疼痛，用宽布带从臀后向前绕骨盆，捆扎紧，在下腹部打结固定；双膝间放置衬垫，用绷带捆扎固定。

【护理难点】

难点一：准确掌握适应证

解析：骨折是指骨的完整性或连续性中断。骨折的局部临床表现是疼痛、肿胀、功能障碍，特有体征是畸形、反常活动、骨摩擦音和骨摩擦感。准确掌握固定术的适应证，选择正确的固定方法，有助于减少骨折部位活动，减轻疼痛，避免血管、神经、骨骼及软组织的进一步损伤，预防休克，为患者的进一步搬运提供有利条件。

难点二：院前急救的护理难点

解析： 院前急救时现场环境和条件无法预测，因此急救人员应提前做好各项准备工作如配备人员、急救物资，了解患者基本情况，为现场急救做好准备。接诊时首先要排除确认患者是否存在呼吸道梗阻、休克、大出血等致命性损伤，如已发生致命性损伤，尽早干预非常关键，因此，院前急救护理评估的重点在于早期准确评估危及患者生命的指征，有效识别致命因素，及早干预。

急救现场的护理评估与干预同止血术。

难点三：并发症的预防、处理

解析： 固定术常见并发症有血管、神经、肌肉、内脏损伤等，正确操作，在固定过程中及成功后，严密观察病情变化，使用固定术时应注意伤口先处理再固定、加必要的衬垫，及早发现、及早处理各项并发症。

【护理对策】

对策一：正确掌握适应证

（1）闭合性骨折：骨折处皮肤完整，骨折断端与外界不相通。

（2）开放性骨折：外伤伤口深及骨折处或骨折断端刺破皮肤露出体表外。

（3）复合性骨折：骨折断端损伤血管、神经或其他脏器，或伴有关节脱节等。

（4）不完全性骨折：骨的完整性和连续性未完全中断。

（5）完全性骨折：骨的完整性和连续性完全中断。

对策二：院前急救精准评估与干预

内容同止血术。

对策三：并发症预防

固定术常见并发症有血管、神经、肌肉、内脏损伤等，因此在操作时应注意以下几点：

（1）伤口先处理再固定：如有出血和伤口，应先止血和包扎，再行骨折固定术；露出的骨折断端在未经清创时不可回纳伤口内。

（2）加必要的衬垫：夹板不可直接接触皮肤，其间要加衬垫，尤其在夹板两端、骨隆凸处和悬空部位应加厚垫。

（3）夹板长度合适：夹板长度与宽度要与骨折的肢体相适应。下肢骨折夹板长度须超过骨折上、下两个关节，即"超关节固定"原则；固定时除骨折部位上、下两端外，还要固定上、下两关节。

（4）固定效果确切便于观察：固定应松紧适度，牢固可靠，但不影响血液循环。固定肢体时，要将指（趾）端露出，以便观察有无麻木、青紫、苍白等血运障碍情况。

（5）注意保护患肢：固定后应尽量避免不必要的活动。

（周　莉）

四、搬运术

【概述】

创伤急救术中的搬运是指将患者从事发现场移动到担架、救护车等过程。其目的是使患者尽快脱离危险环境，防止病情加重或再次损伤，尽快使患者获得专业的救护以最大限度地挽救生命，减少伤残。搬运过程中要求救护人员掌握正确的救护搬运知识和技能。需要特别提醒的是，要根据伤情选择适当的搬运方法和工具，情况不明时，切忌轻举妄动。

1.患者的移动

（1）从驾驶室移出患者：一名救护者双手抱住患者头部两侧，向上轴向牵引颈部，有条件者带上颈托；第二名救护者轴向牵引患者双踝部，使双下肢伸直；第三、四名救护者双手托患者肩背部及腰臀部，使患者脊柱保持中立位，平稳将患者搬出。

（2）从倒塌物下移出患者：迅速清除压在患者身上的泥土、砖块、水泥板等倒塌物，清除患者口腔、鼻腔中的泥土及脱落的牙齿，保持呼吸道通畅；一名救护者双手抱紧患者头部两侧并向上轴向牵引颈部，第二名救护者轴向牵引患者双踝部，使双下肢伸直；第三、四名救护者双手托患者肩背部及腰臀部，使患者脊柱保持中立位，四人同时用力，平稳将患者搬出。

（3）床至平车之间的转移：如需将患者在床和平车之间相互转移，可使用单人、双人或多人搬运法（详见基础护理学相关章节）。目前临床有医用转移板（也称医用过床器）的使用。医用转移板是以中部可折叠的长方形支架为中心，长轴的两端有把手，外面有一层光滑、防水的布类材料。防水布的表面光滑，能够来回拉动。滑材由质地硬度强、承受力大、韧性好、不易变形的材料制成。将患者由床移至平车，使用时使平车与床平行并紧靠床边，平车与床的平面处于同一水平面，固定平车，床侧（甲）和平车侧（乙）各站一人。由甲两手各扶持患者的肩部和臀部，将患者侧搬向甲侧30°左右，乙将医用转移板滑入患者身体下方1/3或1/4处，甲托住患者的肩部和臀部向上45°左右用力慢慢将患者推向乙侧，先向上用力，再向对侧轻推，乙托住患者的肩部和臀部，并向自己侧轻拉。当患者完全过床到平车上时，乙两手扶持患者的肩部和臀部，将患者侧搬向乙侧，并侧卧30°左右，甲将医用转移板由患者身体下方取出。

2.常用搬运方法

（1）徒手搬运：适用于转运路程较近、现场无担架、病情较轻的患者。a.单人搬运法，包括扶持法、抱持法、爬行法、侧身匍匐法、牵拖法和背负法等。b.双人搬运法，有椅托式搬运法、拉车式搬运法、平抬（平抱）搬运法和轿桥式搬运法等。c.多人搬运法，三人可并排将患者平抬起，齐步向前。第四人可负责固定头部。多于四人时可面对面，将患者平抱进行搬运。

（2）担架搬运：是最常用的搬运方法，适用于病情较重、转移路途较长的患者。担架搬运的动作要领如下。由3~4人组成一组，将患者移上担架，患者头部向后，足部向前，以便后面的担架员能随时观察患者病情变化；患者要固定于担架上；担架员脚步行动要一致，平稳向前；向高处抬时，前面的担架员要放低，后面的担架员要抬高；向低处抬时则相反。一般情况下患者应采取仰卧位，昏迷患者头部应偏向一侧。

3.特殊患者搬运方法

（1）腹腔脏器脱出患者的搬运：将患者双腿屈曲，腹肌放松，防止内脏继续脱出。已脱出的内脏严禁回纳腹腔，以免引起感染。取腰带或者三角巾做成略大于脱出物的环形圈，围住脱出的内脏，再用大小合适的碗或其他合适的替代物将内脏和环形圈一并扣住，最后用腹部三角巾包扎法包扎。包扎后患者取仰卧位，下肢屈曲，膝下垫枕，注意腹部保暖，然后再进行搬运。

（2）骨盆骨折：搬运前先固定患者骨盆，三名救护者位于患者的同侧下蹲，一人位于患者胸部旁，一人位于腿部旁，一人专门保护骨盆。三人同时双手平伸，同时用力，抬起患者，放于硬板担架并固定，膝微屈，膝下加垫，骨盆两侧用沙袋或衣物等固定，防止途中晃动。

（3）脊柱、脊髓损伤患者的搬运：搬运此类患者时，应保持患者脊柱伸直，严禁颈部与躯干前屈或扭转。对于颈椎损伤的患者，一般由四人一起搬运，四人均单膝跪地，一人在患者的头部，双手掌抱于头部两侧轴向牵引颈部，另外三人在患者的同一侧（一般为右侧），分别在患者的肩背部、腰臀部、膝踝部旁边。双手掌平伸到患者（身体下）的对侧，四人同时用力，保持脊柱为中立位，平稳将患者抬起，放于脊柱板上，上颈托后再用带子分别将患者胸部、腰部、下肢固定于脊柱板上。对于胸、腰椎损伤的患者，可由三人于患者身体同侧搬运，方法与颈椎损伤患者相同。

（4）身体带有刺入物：应先包扎伤口，妥善固定好刺入物后方可搬运。搬运途中避免震动、挤压、碰撞，防止刺入物脱出或继续深入。刺入物外露部分较长时，应有专人负责保护。

【护理难点】

难点一：准确掌握适应证

解析：搬运术主要用于转运活动受限的患者。准确掌握搬运术的适应证，正确及时的搬运方法，可以使患者尽快脱离危险环境，防止病情加重或再次损伤，同时使患者尽快获得专业的救护，以最大限度地挽救生命，减少伤残。

难点二：院前急救的护理难点

解析：同止血术。

难点三：并发症的预防、处理

解析：搬运术常见并发症有脊柱骨折脱位、脊髓损伤、截瘫、呼吸机麻痹等。使用搬运术时应注意搬运方法得当，在搬运过程中，严密观察病情变化，注意保护脊柱，搬运途中注意安全，及早发现、及早处理各项并发症。

【护理对策】

对策一：正确掌握适应证

徒手搬运法：适用于现场无搬运器材、转运路途较近、患者病情较轻的情况。

器械搬运法：适用于病情较重不适合徒手搬运的情况，此方法患者较为舒适，保护性较强。

特殊患者的搬运方法：脊柱骨折和损伤、骨盆骨折等

对策二：院前急救精准评估与干预

内容同前。

对策三：并发症预防

1）搬运患者有以下5个注意事项。

（1）先急救，后搬动。

（2）尽可能不晃动患者身体。

（3）随时观察呼吸、体温、出血、面色变化等情况，注意给患者保暖。

（4）人员、器材未准备完善时，切忌随意搬动。

（5）运送伤者最好乘坐救护车，途中必须保持平稳，不能颠簸。

2）搬运术常见并发症有皮肤压伤、血运障碍、骨折移位、脊柱损伤、截瘫等，因此在操作时应注意以下几点：

（1）搬运方法得当，根据不同的伤情和环境采取不同的搬运方法，各搬运者搬运动作应轻巧、敏捷、步调一致，避免强拉硬拽、震动等。

（2）注意保护脊柱，疑有脊柱骨折时应注意始终保持脊柱的轴线位。

（3）搬运过程中应注意观察患者的伤势与病情变化，防止皮肤压伤或缺血坏死。将患者妥善固定在担架上，防止头颈部扭动和过度颠簸。

（周　莉）

第七章

急性中毒的护理

第一节　有机磷中毒

【案例】

> 患者，女性，28岁，既往无特殊病史，因与丈夫争吵，自行用注射器静脉注射甲胺磷原液5～10 mL，家属发现立即拨打120。
>
> 医护人员到达现场，患者神志浅昏迷，全身皮肤湿冷大汗，双瞳孔呈针尖样改变，对光反应迟钝，呼吸急促，口唇发绀，口鼻涌出白色泡沫液，呼气无明显蒜臭味，生命体征示：T 38.4℃，P 60次/分，R 30次/分，BP 100/60 mmHg，指氧饱和度为88%，双肺中下部可闻及中等量中小水泡音，四肢肌肉颤动，膝腱反射亢进。遵医嘱予生理盐水500 mL建立静脉通道，协助医生行气管插管后护送转回医院。

【概述】

有机磷农药是全球使用最广泛、用量最大的杀虫剂之一。急性有机磷农药中毒为临床常见疾病，据世界卫生组织（WHO）估计每年全球有数百万人发生急性有机磷农药中毒，其中约有20万人死亡，且大多数发生在发展中国家。我国每年发生的中毒病例中急性有机磷农药中毒占20%～50%，病死率为3%～40%。急性有机磷农药中毒起病急，进展快，及时、规范地干预急救治疗，可明显降低急性有机磷农药中毒的死亡率。

1.有机磷农药毒性分类

国内生产的有机磷农药毒性按大鼠急性经口进入体内的半数致死量（LD_{50}）分为4类：

①剧毒类：LD_{50} < 10 mg/kg 如内吸磷、甲拌磷、对硫磷等。

②高毒类：LD_{50} 10～100 mg/kg 如甲胺磷、甲基对硫磷、敌敌畏等。

③中毒类：LD_{50} 100～1000 mg/kg 如敌百虫、乐果、乙硫磷等。

④低毒类：LD_{50} 1 000～5 000 mg/kg 如辛硫磷、马拉硫磷等。

2.急性有机磷农药中毒的常见原因

①生活性中毒：主要由于误服、故意吞服，或饮用、食入被有机磷农药污染的水源、食品，滥用有机磷农药治疗皮肤病、驱虫等而引起中毒。

②使用中毒：在使用过程中，施药人员因药液污染皮肤或湿透衣服由皮肤吸收，或吸入空气中有机磷农药造成的中毒。

③生产中毒：主要在有机磷农药精制、出料和包装等工作过程中防护不到位，或因生产设备密闭不严造成化学物泄漏，或在事故抢修过程中有机磷农药污染手、皮肤、吸入呼吸道引起的中毒。

急性有机磷农药中毒机制是有机磷农药通过抑制体内胆碱酯酶活性，失去分解乙酰胆碱能力，引起体内生理效应部位乙酰胆碱大量蓄积，使胆碱能神经持续过度兴奋，导致先兴奋后衰竭的一系列毒蕈碱样、烟碱样和中枢神经系统症状和体征，严重者昏迷，甚至常死于呼吸衰竭。

3.临床表现

（1）胆碱能神经兴奋及危险

①毒蕈碱样症状，又称M样症状。出现最早，主要是副交感神经末梢兴奋所致，表现为平滑肌痉挛和腺体分泌增加。临床表现为恶心、呕吐、腹痛、多汗、流泪、流涕、流涎、腹泻、尿频、大小便失禁、心率减慢和瞳孔缩小、支气管痉挛和分泌物增加、咳嗽、气急，严重患者出现肺水肿。此类症状可用阿托品对抗。

②烟碱样症状，又称N样症状。由于乙酰胆碱在横纹肌神经肌肉接头处过度蓄积，持续刺激突触后膜上烟碱受体所致。临床表现为面、眼睑、舌、四肢和全身横纹肌发生肌纤维颤动，甚至全身肌肉强直性痉挛。患者常有全身紧束和压迫感，而后发生肌力减退和瘫痪。严重者可有呼吸肌麻痹，造成周围性呼吸衰竭。乙酰胆碱还可刺激交感神经节，促使节后神经纤维末梢释放儿茶酚胺，引起心率加快、血压增高和心律失常。此类症状不能用阿托品对抗。

③中枢神经系统症状：中枢神经系统受乙酰胆碱刺激后有头晕、头痛、疲乏、共济失调、烦躁不安、谵妄、抽搐和昏迷等症状。

（2）中间型综合征：是指有机磷毒物排出延迟，在急性中毒后1～4天急性中毒症状缓解后，患者突然出现颈、上肢和呼吸肌麻痹。累及颅神经者，出现眼睑下垂、眼外展障碍和面瘫。

（3）有机磷迟发性多发神经病：个别患者在急性中毒症状消失后2～3周可发生迟发性神经病，主要累及肢体末端，且可发生下肢瘫痪、四肢肌肉萎缩等神经系统症状。

（4）其他表现：敌敌畏、敌百虫、对硫磷、内吸磷等接触皮肤后可引起过敏性皮炎，并可出现水疱和脱皮，严重者可出现皮肤化学性烧伤，影响预后。

【护理重点】

（1）迅速清除毒物，减少毒物吸收。

（2）维持呼吸，保持呼吸道通畅。

（3）特效解毒剂的应用。

（4）洗胃的管理。

（5）血液净化治疗。

（6）并发症预防。

【护理难点】

难点一：院前急救的护理难点

解析：

（1）救援前的准备与护理评估要点

急性有机磷中毒是指有机磷农药短时大量进入人体后造成的以神经系统损害为主的一系列伤害，主要包括急性中毒患者表现得胆碱能兴奋或危象，其后的中间型综合征，以及迟发性多发神经病，严重者可昏迷甚至因呼吸衰竭而死亡。因此，院前急救护理评估的重点在于清除毒物，减少毒物吸收，保持呼吸道通畅等，有效识别致命因素，及早干预。

（2）急救现场的护理评估与干预

现场急救的处理是否及时与患者预后密切相关。首先，快速有效的现场处置，及时采取护理干预，为危重患者后续治疗争取时间。其次，安全转运患者至院内，转移途中密切观察并监测患者呼吸频率、心率、血压、血氧饱和度，做好家属心理护理，消除其紧张、焦虑的情绪，可有效减少不良事件的发生。

难点二：如何维持呼吸，保持呼吸道通畅

解析： 呼吸衰竭是有机磷农药中毒的主要死因，特别是中、重度中毒患者应常规备气管插管等辅助通气设备，以维持正常呼吸功能为重点。良好的通气支持是危重患者抢救成功的关键。这就要求急诊护士在最短的时间内维持患者有效呼吸、循环，同时完成特效解毒剂的使用及电动洗胃，让患者在短时间内转危为安。

难点三：如何预防阿托品中毒

解析： 阿托品与乙酰胆碱争夺胆碱能受体，阻断乙酰胆碱作用，能有效解除或减轻毒蕈碱样症状和中枢神经系统症状，改善呼吸中枢抑制。阿托品中毒症状有口干、体温升高、皮肤潮红、呼吸急促、瞳孔扩大、心率加快、视物模糊、兴奋不安、谵妄及躁动等，以中枢兴奋症状为主要表现，重则转为抑制，出现昏迷，甚至呼吸麻痹而死亡。因此，在护理过程中，护士应针对阿托品中毒的原因做好评估，采取有效的预防和干预，从而避免患者发生阿托品中毒带来的不良后果。

难点四：如何预防中毒后"反跳"

解析： 有机磷中毒患者经积极抢救治疗，在症状明显缓解的恢复期，病情突然反复，再次出现胆碱能危象并且加重。这种临床现象称为"反跳"。病情凶险，其死亡率占急性有机磷中毒者的7%～8%，因此严密观察"反跳"的先兆症状，如流延、出汗、胸闷、言语不清、吞咽困难等，立即通知医生进行处理，避免患者发生"反跳"而产生不良后果。

【护理对策】

对策一：院前急救精准评估与干预

1.救援前的准备与护理评估

（1）及时电话沟通。急救人员在接到调度电话后第一时间与求助者电话联系。询问是否有口服、喷洒或其他方式有机磷杀虫药接触史，应了解毒物种类、剂量、中毒途径、中毒时间和中毒经过。患者身体污染部位或呼出气、呕吐物中可闻及有机磷杀虫药所特有的大蒜臭味，从而对需救助患者的病情进行初步了解。指导患者家属将患者脱离中毒现场，彻底清除未被机体吸收的毒物，如迅速去除污染衣物，用肥皂水彻底清洗污染的毛发、外耳道、皮肤、手部、指甲等，然后用微温水流动冲洗，眼睛用生理盐水冲洗，禁用热水或乙醇冲洗，以免使血管扩张而增加毒物的吸收。口服中毒者可催吐、导泻等。结合案例该患者为意识障碍患者，呼吸急促，口唇发绀，口鼻涌出白色泡沫液，呼气无明显蒜臭味，指导患者家属将患者头偏向一侧，清除口鼻腔的分泌物，观察患者呼吸、心跳等情况，保持通话，等待救护车到达现在。

（2）急救前准备充分。争取在最短的时间内到达事发地点；接就近派车指令后，1分钟内迅速出诊，救护人员尽可能5~10分钟抵达现场，救护车必须配备有气管插管包、转运呼吸机等，抢救药品及设备齐全。

（3）询问病史时必须注意对患者既往病史、用药史的采集，分析导致意识障碍的因素，评估患者有无癫痫、癔症、脑血管意外等疾病史。

（4）掌握有机磷中毒的临床表现，注意中毒发病时间、毒物种类、剂量和侵入途径。

2.急救现场的护理评估与干预

1）到达现场后，急救人员需迅速明确诊断。

（1）到达现场后立即将尚未脱离中毒环境的患者搬至安全的位置，并将患者头偏向一侧，解开其上衣领口，及时清除患者口鼻腔内的呕吐物及分泌物，保持患者呼吸道的通畅。

（2）若患者心跳停止，应立即给予心肺复苏，气管插管，并要求现场人员为患者实施保暖处理。

2）维持生命体征，对症处理。

3）给予高浓度吸氧，快速建立静脉通路，根据病情程度给予肌内注射氯解磷定和阿托品；并电话通知院内准备洗胃。

4）解除危险症状，保证患者安全转至院内

5）搬运和转送危重患者过程的注意事项。

（1）搬运患者时，动作轻稳。

（2）保持气道通畅，及时清除气道分泌物。

（3）予持续吸氧，以防脑部缺血、缺氧导致大脑不可逆损害。

（4）密切监测患者意识、瞳孔、生命体征的变化，做好抢救记录。

（5）对患者家属进行心理疏导，缓解其紧张、焦虑情绪，提高患者家属依从性，积极配合治疗，并适时向患者家属履行告知义务。

6）做好院前与院内病情交接：在救治患者的同时，与院内指挥中心保持动态联系并通知院内人员做好接诊患者的准备，力争在最短时间内将患者安全转送到院内实现对接。根据填写的院前急救病历，将患者在院前救护的情况及生命体征向院内交接清楚，保证患者得到合理、有效的后续综合治疗。

对策二：保持呼吸道通畅

维持有效通气功能，如及时有效地清除呼吸道分泌物、正确维护气管切开和气管插管，正确应用机械通气等。

对策三：预防阿托品中毒

（1）阿托品化指标的观察判断不准确。由于阿托品化指标存在个体差异，易出现相对的稳定且易发生变化，治疗中阿托品的用量普遍偏大，故应结合个体进行综合分析判断；在阿托品化的判断上还需注意观察分析"昼夜现象"。其原因是夜间交感神经兴奋性降低，迷走神经兴奋性增高，使心率变慢，腺体分泌物增多，瞳孔缩小，加重或混淆了有机磷中毒患者所产生的毒蕈碱样作用，因个体差异和日间阿托品积蓄量不同，故护士应加强夜间巡查，及时观察判断病情，减少反跳，降低死亡率。

（2）在解毒过程中到达阿托品化后（瞳孔较前扩大；皮肤干燥、腺体分泌物减少、无汗、口干；颜面潮红；心率增快；肺部湿啰音消失），一定要密切观察病情，做到病变、体征变时药量也变。用药持续到中毒症状完全消失为止。减量与停药期间以不出现中毒症状为宜。

对策四：预防"反跳"

（1）洗胃不够彻底。调整洗胃胃管插入长度，在原测量长度的基础上增加10 cm，使胃管前端多孔完全进入胃内，能保证胃内有效灌注压力，使其得到充分和彻底的清洗。

（2）由于胃黏膜的解剖结构影响一次性洗胃的彻底性。"反跳"虽然受多种因素的影响（如阿托品的用量等），但主要因素是由于中毒物的重吸收所致。洗胃后如过早进食，胃黏膜内残留的毒物与食物同时吸收与"反跳"现象的出现有直接的关系。禁食患者由于胃液的不断分泌，带有残留毒物的胃液如得不到及时的引流和清除，会增加毒物重吸收导致"反跳"现象。因此，应根据病情的轻重，禁食48小时或更长时间。留置胃管定时反复洗胃，并在每次洗胃后将胃管接上一次性负压袋，进行持续负压引流，才能有效地防止和减少胃液中毒物的重吸收，避免出现"反跳"。

（3）中毒症状缓解后发生"反跳"现象。某些有机磷杀虫药如乐果和马拉硫磷口服中毒经急救临床症状好转后，可在数日至1周后，病情突然急剧恶化，再次出现急性中毒症状，甚至发生昏迷、肺水肿或突然死亡，此为中毒后"反跳"现象。其死亡率占急性有机磷杀虫中毒者的7%～8%，因此，应严密观察"反跳"的先兆症状，如胸闷、流涎、出汗、言语不清、吞咽困难等，若出现上述症状，应迅速通知医生进行处理，立即静脉补充阿托品，再次迅速达"阿托品化"。

【前沿进展】

血液净化的是与非？

有特效解毒治疗的有机磷中毒是否行血液净化治疗仍存争议。反对者提出有机磷农药大多脂溶性高，全身分布广，进入体内在脂肪组织中的浓度为血液中的20~50倍，血液透析无效，血液灌流只能清除体内有机磷农药的一小部分，无法清除进入神经组织和神经-肌肉突触与胆碱酯酶结合的有机磷。赞同者认为，虽然血液灌流只能清除体内毒物的一小部分，只要有机磷农药与靶点不是紧密结合。稍微降低血浆毒物浓度，就会明显使毒物从中毒点移向血浆，从而产生明显的临床效果，近年国内倾向急性有机磷农药中毒危重患者进行血液灌流，但缺乏循证医学证据。根据有机磷的毒代动力学特点，应在中毒24小时之内进行。掌握指征为：经规范的常规治疗和抗毒物治疗不见好转的重度中毒，或有机磷农药混合其他能被有效吸附的毒物中毒（急性有机磷农药中毒同时合并了严重的阿托品中毒，或难以鉴别是否合并阿托品中毒），行血液灌流有助于减轻阿托品的毒性和帮助鉴别。血液灌流时因解毒剂可同时被吸附，应注意继续应用阿托品及胆碱酯酶复能剂，以维持阿托品化，行血液灌流后，因毒物的清除，应调整解毒剂的用量。出现循环功能衰竭时可行持续性血液净化治疗。注意不良反应，如影响凝血功能、穿刺血管损伤出血等。

（周　莉）

第二节　百草枯中毒

【案例】

> 患者，女，20岁，因感情纠纷自服百草枯约10 mL后，感头晕、上腹部不适、恶心、呕吐，无吐血，无呼吸困难、意识障碍、抽搐等症状，约1小时后无缓解遂到当地医院就诊，5天后转入我院急诊科。
>
> 入院体征：T 36.8℃，BP 102/60 mmHg，P 130次/分，R 34次/分。查体：神志清，全身巩膜轻度黄染，口唇发绀，肿胀，口腔可见多次溃疡；双肺呼吸音低，可闻及湿啰音，心率130次/分，律齐，心音低钝；腹部平软，剑突下压痛，肝区轻叩痛，余无异常。心电图：窦性心动过速。血白细胞计数$11.8×10^9$/L；血尿素氮42.1 mmol/L，血总肌酐1095 μmol/L。血气分析：PaO_2 51.1 mmHg，$PaCO_2$ 30.2 mmHg，pH值7.270，血淀粉酶48 U/L。3月7日肺部CT示：双肺渗出病变，纵隔气肿，叶间裂积气。
>
> 临床诊断为百草枯急性中毒、ALI、急性肾功能不全、急性肝损害、急性胰腺炎。入院后给予吸氧、血液透析（1次/天）、护肝和糖皮质激素、抗自由基、禁食、抑制胰腺分泌、胃肠减压。患者病情曾一度好转，尿量逐渐增多，血肌酐逐渐降至188 μmol/L。复查血气分析：PaO_2 101.7 mmHg，$PaCO_2$ 31.7 mmHg，pH值7.371。3月10日复查胸部CT示：两肺渗出病变较前减少。

【概述】

百草枯中毒，是指在较短时间内接触较大剂量或高浓度百草枯后出现的，以ALI为主、伴有多器官功能衰竭的全身中毒性疾病，临床上常见的百草枯中毒多为自服或误服，经消化道吸收。百草枯最常见商品名为克芜踪，为联吡啶化合物。它是一种速效触杀型灭生性除草剂，喷洒后很快能发挥作用，接触土壤后迅速失活。

百草枯的毒性可累及全身多个脏器，严重时可导致MODS，其中肺是主要的靶器官，可导致"百草枯肺"，是百草枯中毒患者致死的主要原因，病死率高为50%~70%，一旦发生百草枯中毒，应立即就医。

1.临床表现

（1）经口腔吸收：口服者因百草枯具有腐蚀性故口腔常常伴有烧灼感，糜烂，呕吐，腹泻，严重者甚至可能出现呕血、便血；部分患者可出现肝大、肝功能异常，因此当患者出现消化道症状时应与急性胃肠炎、肝炎相鉴别。百草枯中毒对肾的损伤最为常见，表现为血尿、蛋白尿、严重时可引起肾衰竭。肺损伤最为突出也最为严重，表现为咳嗽、胸闷、呼吸困难，听诊可见呼吸音减低，两肺可闻及干、湿啰音。

（2）局部接触：表现为对皮肤或黏膜刺激症状，皮肤可发生接触性皮炎和黏膜化学烧伤，如皮肤出现红斑、水疱，眼结膜、角膜灼伤，大量长时间接触也可对全身造成损害，严重者危及生命。

（3）注射：通过血管、肌肉等其他部位进行注射。虽然罕见，但临床变化更为凶险，预后更差。

2.紧急救治措施

目前，临床上尚无急性百草枯中毒的特效解毒药物，对其救治仍处于探索中。尽管如此，可以肯定的是，尽早地、积极地采取措施清除进入人体内的毒物是成功救治急性百草枯中毒患者的基础。

1）阻止毒物继续吸收

尽快脱去被污染的衣服，清洗被污染的皮肤、毛发。眼睛受污染时立即用流动清水冲洗，时间不少于15分钟。经消化道中毒者应给予催吐、洗胃、灌肠、导泻，迅速彻底清除消化道中的毒物，避免继续吸收。彻底洗胃，同时加用吸附剂，以减少机体对毒物的吸收，继之甘露醇或硫酸镁导泻。

2）加速毒物排泄

除常规输液，利用利尿剂外，最好在患者服毒后4小时内进行血液透析或血液灌流，血液灌流对毒物的清除率是血液透析的5~7倍。百草枯中毒患者应在治疗前及每次CRRT后留取监测百草枯浓度的血标本，以便进行比较。

3）拮抗剂

如普萘洛尔（心得安）可与结合于肺组织的毒物竞争，使其释放出来。

4）减轻毒物损伤

（1）防止肺纤维化：及早给予自由基清除剂，如维生素C、维生素E及SOD等。

（2）避免氧疗：在百草枯中毒初期，禁止氧疗，因为会加快毒物的吸收。在呼吸困难及发绀时用氧量要小，要密切观察。仅在 $PaO_2 < 5.3\ kPa$，或出现 ARDS 时才可用氧浓度 $>21\%$ 的氧气吸入，或用 PEEP 机械通气。

5）糖皮质激素与免疫抑制剂

早期应用，可能对患者有效，可选用地塞米松、甲泼尼龙；但一旦出现肺部损伤则无效。

6）对症与支持疗法

保护肝、肾、心脏功能，防止肺水肿加强对口腔溃疡、炎症的护理，积极控制感染。

7）肺移植

由于百草枯中毒损伤最主要的靶器官是肺，患者一旦肺纤维化，病情则很难逆转，多数患者死于呼吸衰竭或急性呼吸窘迫综合征。而解决百草枯中毒患者肺纤维化的唯一途径就是肺移植。

【护理重点】

百草枯中毒对肺的急性损伤最为严重，虽急救护理水平已有较大的提高，但不容乐观。目前对百草枯中毒 ALI 的有效治疗和护理已成为研究的热点与难点。百草枯中毒患者，如出现肺部损害，预后往往不好，病死率高，故对中毒患者要密切观察其呼吸状态，肺的症状、体征，动态观察胸部 X 线片及血气分析，有助于早期确定肺部病变，及时有效地给予相应的处理措施，才能延缓患者的生命。另外，第一接诊医生应熟知百草枯中毒的治疗，及时给予正确的处理，以免耽误患者的病情错过最佳抢救时间。

【护理难点】

难点一：如何对患者实施护理评估

解析： 百草枯中毒致死剂量小，病程进展快且尚无特效解毒药物，临床上病死率很高，是目前国内外急诊中毒面临的共同难题。多数患者如果没有在第一时间将毒物呕出并及时接受治疗，哪怕是几毫升，也足以致命。而且最让人难过的是，这种小剂量致死的病例过程往往是缓慢的，所以一些接触过百草枯病例的医生都会感叹，百草枯给了中毒者后悔的时间，却不再给他活着的机会。所以患者在到达医院时，医护人员应在第一时间内对患者做出评估，然后迅速而准确给予相应的处理措施，尽早对患者实施解毒，延缓毒物进一步吸收，为患者的生命延续时间。

难点二：百草枯中毒的护理

解析： 俗话说，三分治疗七分护理，医疗与护理是紧密相连，不可分割的一个整体。只有通过积极精心地治疗和护理，才能提高患者的生存时间和生活质量保证较高的抢救成功率，减少并发症的出现，降低病死率，一旦患者确诊，治疗和护理应当同时进行。

难点三：百草枯中毒观察要点

解析： 百草枯中毒患者在整个治疗过程中，病情都是逐一进展的，医务人员需熟练掌握每个阶段的观察重点和要点对患者实施全方位的监测，以便能及时发现患者的病情，遵医嘱做好处理。

难点四：百草枯中毒患者的心理护理

解析：百草枯在国内应用广泛，产品多为20%的溶液。若使用过程中操作不当、误服或自杀服用均可造成中毒。大部分中毒患者情绪低落，或是因为外界的原因导致心理无法承受而选择自杀，他们往往存在严重的心理问题，其患病过程始终神志清楚，其心理状态也在不断变化。刚开始，患者对周围所有事物漠不关心，依从性差，拒绝配合一切治疗。随着病情的发展，全身各个器官表现出症状，患者开始觉得恐慌、害怕，有强烈的求生欲望，但随着病情加重，患者渐渐产生悲观绝望心理，拒绝治疗，任由病情恶化，患者每个阶段所产生的心理变化会很大程度上影响抢救和治疗效果，所以医护人员应根据患者的心理状态及个性特征，给予个性化的心理护理。

难点五：百草枯中毒的预后

解析：百草枯中毒患者预后受多种因素影响。经皮肤、呼吸道吸收导致中毒者由于百草枯吸入量较少而程度较轻。国内外研究资料表明，毒物量及抢救的及时性是影响消化道吸收百草枯中毒的患者预后的关键因素。此外，患者的年龄、身体素质状况、摄入百草枯后洗胃的及时性、血液净化的时机等也是影响患者预后的主要因素。饱餐后服百草枯，通过与胃中食物的相互作用，大部分毒物成分失活，中毒较轻；而空腹服用，吸收较快，快速进入肠道，毒性较大。目前百草枯中毒没有特效解毒药，病死率可高达70%，预后与患者摄入百草枯的量有关，因此要对血浆百草枯进行定量分析，以此来评估患者病情的严重程度和预后情况。

难点六：如何预防百草枯中毒

解析：百草枯是一种强烈的杀灭杂草的除草剂，对人、畜有很强的毒性作用。在严重的情况下，会导致人死亡。目前认为，它的中毒机制是通过一个需能的传递系统，富集于肺泡的1型细胞和2型细胞及肾脏，影响其氧化还原反应的进程，产生对组织产生大量有害的氧自由基，可破坏细胞的防御机制，导致肺损伤（急性或亚急性）和肾小管坏死。目前尚无特效方法逆转这种损害，文献报道，服用百草枯原液5 mL以上，一般难以抢救成功，因此，在日常生活中，需要做好预防和教育工作，以减少中毒事件的发生。

【护理对策】

对策一：百草枯中毒的护理评估

1.病史

评估百草枯接触史、个人防护情况：询问患者患病的起始情况和时间，有无起因或诱因；询问患者及其家属，患者有无误服、自服百草枯；有无生产或使用中的不规范操作、吸入或皮肤接触百草枯；询问用药史，包括药物的种类、剂量和用法。询问患者有关的检查及过敏史等。

2.身体状况

评估患者的全身情况，如神志、体温、脉搏、呼吸、血压及皮肤红肿、水肿、破溃等中毒症状；评估患者有无出现恶心、呕吐、腹痛及血便等症状，评估患者疼痛的部位、性质、程度、时间及目前的其他不适和病情变化；评估患者有无出现尿频、尿急、尿痛等膀胱刺激症状；评估患者有无出现胸闷、咳嗽、进行性呼吸困难、发绀等；评估患者有无出现肺水肿、肺出血、肺纤维化、皮下气肿及气胸等症状；评估患者的生活自理能力、睡眠、饮食及二便情况。

3.心理社会状况

（1）疾病知识：患者对百草枯中毒的性质、过程、预后及防治知识的了解程度。

（2）心理状况：观察患者的性格、精神状态。对患者日常生活、工作的影响，有无焦虑、抑郁、悲观等负面情绪。

（3）社会支持系统　包括患者的家庭成员文化、教育水平、家庭经济情况；家人对患者所患疾病的认识，对患者的关怀和支持程度；医疗费用来源及支付方式。

4.实验室及辅助检查

（1）毒物分析：可行血、尿毒物测定。

（2）血、尿、粪便三大常规，肝肾功能检查，动脉血气分析可有异常改变。

（3）肺部影像学检查：肺部高分辨CT动态观察有助于发现患者肺部病变的变化规律，其他如肺部X线检查等。

（4）B超、心电图等。

对策二：百草枯中毒患者的护理

1.口腔护理

用大量的生理盐水漱口，清除口腔内的残留毒物；患者在口服百草枯2～3天，口腔、食管黏膜可出现糜烂溃疡，为避免继发性感染，应特别注意患者的口腔护理，口服牛奶、蛋清保护口腔黏膜，根据患者的病情选用针对性的漱口液。

2.清洁皮肤

更换衣物，清除有可能残留在衣物及皮肤上的毒物，减少毒物的进一步吸收和损伤。

3.迅速建立静脉通道

立即建立1～2条静脉通道，在确认患者无肾功能损害时，应给予大剂量的补液，使用脱水利尿剂加速毒物的排出，同时密切监测患者的电解质情况，保持水和电解质平衡，根据患者情况给予胃黏膜保护剂、保肝药物。运用大量的激素及抗氧自由基药物抑制肺纤维化。激素治疗应早期、足量、全程。

4.呼吸系统的护理

严密观察患者的呼吸状况，查看患者的RR、节律，是否存在进行性呼吸困难，发生呼吸道梗阻。在百草枯中毒早期应禁止氧疗，防止氧自由基的形成，加速患者的死亡。定时监测患者的血气分析，根据患者的血气分析结果及病情、生命体征变化来判断是否给予患者氧疗措施，初期应给予低流量氧气吸入，必要时行气管插管，呼吸机辅助呼吸。定期X线监测患者的肺部情况。

5.消化道的护理

早期患者可出现恶心、呕吐，便血，应观察大便的颜色、量、性质，及时报告给医生给予相应的处理；急性期暂禁饮食，禁食期间应静脉给予足够的营养，必要时留置胃管，行胃肠减压，观察引流液的颜色、性质和量，观察有无消化道出血，做好记录，必要时留取标本送检。

6.深静脉置管的护理

观察患者穿刺部位有无红肿、渗血，嘱患者尽量卧床休息，活动时动作轻柔缓慢，避免拉扯管道，使其脱落，治疗结束后给予肝素稀释液5~10 mL脉冲式封管，以免管道堵塞。定时给予穿刺点消毒换药。

7.血液灌流的护理

在血液灌流过程中，应密切观察患者的生命体征，如发现患者的血压下降，应调节血泵的流速，使患者头低足高位，必要时使用扩血管药物，这里必须注意的一点就是中毒患者在血液灌流时，不能轻易暂停治疗，以免错过抢救时机，要观察患者的导管是否固定在位，有无脱落及堵塞，还应观察肝素抗凝情况，防止管路凝血和空气栓塞，必要时给予保暖。

8.肝肾功能的监测

百草枯对机体肝脏和肾脏都有不同程度的损害，应准确记录24小时出入量，定期监测肝肾功能。

9.饮食护理

禁食期过后鼓励患者饮食，早期可进食牛奶、米汤等，逐渐加入鸡蛋、瘦肉等高蛋白、高维生素、高碳水化合物类食物，如因咽喉部疼痛不能进食时，可给予鼻饲或静脉输入，以保证营养供给。

对策三：百草枯中毒的观察要点

（1）病情观察：持续心电监护、血氧饱和度监测；及时记录生命体征以及血气分析变化；严密观察呼吸的频率、节律，有无发绀、咯血，备好抢救药品器材以备随时抢救。

（2）观察局部反应：根据中毒途径不同观察重点也有所不同。经皮肤中毒可出现红斑、水疱或溃疡，眼接触后可引起结膜或角膜损伤；呼吸道吸入后可出现呼吸困难、发绀及肺部湿啰音、鼻出血。

（3）观察口腔黏膜及有无消化道出血：口服百草枯后可有口腔及食管黏膜糜烂、溃疡或消化道出血，对局部有溃疡者，可涂抹抗生素软膏；观察呕吐物颜色及大便颜色。

（4）尿量观察：本病可出现急性肾功能衰竭及膀胱炎症状，故应观察尿量变化，发现异常及时处理。

（5）呼吸观察：大量口服后，患者多呈进行性呼吸困难，发绀，肺部湿啰音，最终导致呼吸衰竭而死亡。

（6）用氧观察：原则上禁止氧疗，在明显缺氧时可低浓度、低流量给氧，仅在$PaO_2 < 40$ mmHg或ARDS时才用＞21%氧气吸入；必要时可用PEEP机械通气。

对策四：百草枯中毒患者的心理护理

护士应抓紧对患者实施心理疏导的关键时期，采用理解、同情、倾听、关心等心理护理，了解其内心的情感反应，用亲切的语言，真诚的爱心对待他们，使他们树立生活信心；帮助其分析产生矛盾的原因，提出诚恳的建议；并要保守秘密，维护患者的隐私和自尊，以利于患者的精神状态得到良好恢复。

（1）焦虑：在对患者实施抢救的同时，应积极和患者做好沟通，耐心地做好劝导工作，获取患者及其家属的信任，耐心倾听他们的诉说，了解患者此时的内心活动。如因想要自杀而服毒，还要了解其自杀的原因，使其尽快改变认知，放弃自杀，积极配合治疗，争取早日康复。

（2）恐慌：积极观察患者的病情变化并及时给予有效的处理，减轻患者的痛苦，告诉患者负面的心理反应会加快病情的恶化，降低人的免疫力，对康复不利，同时站在患者的角度劝导患者，为患者树立良好的信心，使患者认识到良好的心理状态与疾病的预后有密切的关系，从而建立积极的心态面对疾病。

（3）激动：个别患者一心寻死，对生活彻底失去信心，入院后有再自杀的倾向，表现为情绪非常对抗，拒绝治疗、护理、探视及进食，并企图拔除各种监护导线和治疗管道，甚至用头部撞击床档，挣扎下床去寻死。此类患者早期应加强防护，用护栏及约束带加以固定，专人昼夜守护。待情绪稳定，再晓之以理，动之以情，告知遇事要冷静，求大同、存小异，通过正常途径解决矛盾，最终打消其再轻生的念头，树立其对生活的信念以及自尊自强的人生观，积极主动配合治疗，我们要怀着同理心去理解患者，理解和包容是做好一切工作的基础和前提。

在正确开导患者的同时，务必做好探视者的工作，探视者对患者要理解和尊重，多讲患者以往的优点，采用和蔼可亲、乐观豁达的态度，切忌对服毒原因寻根问底，大惊小怪甚至讽刺责怪。医护人员及其家属尽量不在患者面前谈论病情及预后，及时将良性信息反馈给患者，并在病房制度允许的情况下尽可能满足患者需求，让其家属陪护，使患者的心理获得一份安全和慰藉，同时做好患者家属的工作，多给患者精神上的安慰和支持。

对策六：百草枯中毒的预后

百草枯中毒预后极差，总病死率为20%~75%，口服20%百草枯水剂者病死率为60%~95%。其预后主要是与摄入百草枯的量有关，分为轻型、中到重型和暴发型。

（1）轻型：百草枯摄入量<20 mg/kg，患者除胃肠道症状以外，其他症状不太明显，多数患者能够完全恢复。

（2）中到重型：百草枯的摄入量为20~40 mg/kg，患者除胃肠道症状比较明显，还可出现多系统受累表现，1~4天出现肾功能损害、肝功能损伤，数天至2周内出现肺部损伤，多数在3周内因肺功能衰竭死亡。

（3）暴发型：百草枯摄入量>40 mL/kg。此类患者可有严重胃肠道症状，1~4天死于多器官功能衰竭，极少存活。

百草枯中毒患者的血液中如果白细胞计数大于$10×10^9$/L或中性粒细胞比例大于85%，常常提示预后不良，另外血肌酐、血尿素氮、丙氨酸氨基转移酶、肌酸激酶同工酶、天门冬氨酸氨基转移酶、血钾均是百草枯中毒预后的影响因素。患者早期出现肺水肿，是可以逆转的，一旦后期出现肺间质纤维化，死亡几乎不能避免，最终因呼吸衰竭而死亡。

对策七：百草枯中毒的预防措施

（1）遵守国家农药管理制度和规定，实行生产许可证和销售专管制度，避免农药大面积扩散和随意购买。

（2）全面开展安全使用农药教育，普及农药知识，提高防毒能力，防止中毒。

（3）改进生产设备和工业装置，防止在生产作业时泄露。

（4）严格遵守安全制度，规范操作规程，一旦发生皮肤污染应及时清洗。

（5）对农药严格管理和保存，避免药品往外流失。在药液中加入警告色、恶臭剂及标识醒目等防止他人误服。

（6）家庭百草枯溶液应加强保管，避免儿童、幼儿误服或高危人群接触。

（7）积极治疗心理疾病：有自杀倾向的心理疾病者，应给予重点关注与照顾，贴心陪伴，细心观察，并有足够的耐心，尽早寻求心理医生的帮助，及时跟医生沟通患者病情变化、治疗反应、药物不良反应等，让医生对患者有更全面和及时地了解，积极调整治疗方案，加快疾病恢复，并有一定的防止风险意识。

（8）普及、宣传百草枯中毒救治知识，使临床医务人员熟悉百草枯中毒早期救治的重要性，有少许基层一线医务人员，在接诊百草枯轻、中度中毒患者时，因未发现明显症状，仅简单处理后，便让患者回家，未及时转上级医院进一步治疗。待患者出现较严重的呼吸系统症状并进行性加重时，已失去抢救的最佳时机，继而因多器官功能衰竭而死亡。因此，临床医务人员熟知百草枯危害及中毒后病情进展规律，早期干预，可改善患者预后。

（章爽路）

第三节　一氧化碳中毒

【案例】

患者，男，40岁，因"吸入一氧化碳后人事不省7天"急诊入院。体格检查：T 37.9℃，P 118次/分，R 25次/分，BP 138/78 mmHg。发育正常，营养一般，呈急性重病面容，神志不清，查体不合作。双侧瞳孔等大等圆约3 mm，对光反射迟钝，球结膜轻度水肿，压眶反射消失，对外界声音无反应。口唇发绀明显，有咀嚼动作，颈有抵抗，胸廓对称，活动度均等、呼吸急促，心界不大，心率120次/分，律齐，心音弱。双肺呼吸音粗糙，未闻及干湿啰音。腹平软，肝脾未触及。四肢瘫软状，臀部可见5×10创面，部分结痂，周围有少量分泌物，生理反射消失。

　　辅助检查：心电图示右心肌受损。眼底检查：双眼底视神经盘边缘模糊不清，视网膜呈豹纹状，黄斑部中心凹光反射消失，视网膜未见渗出、出血，血管大致正常。碳氧血红蛋白定性（+）。白细胞数偏高。血细胞沉降率20 mm/8 min。血钾、血钠、血氯、CO_2结合力偏低。尿蛋白（++），白细胞6~7个/高倍镜下、红细胞4~6个/高倍视野，尿糖（+）。

　　急诊诊断：急性重症一氧化碳中毒，中毒性脑病，中毒性心肌损害。

【概述】

　　一氧化碳（CO）中毒俗称煤气中毒，是含碳物质燃烧不完全而产生的无色、无味、无刺激性的有毒气体即CO，经呼吸道被人体所吸收而呈现特异的症状与体征，严重时可危及患者生命，是属于抑制呼吸酶、亲血红蛋白的复合型毒气。CO中毒主要是引起组织缺氧。当CO吸入人体后绝大多数与红细胞的血红蛋白结合，形成稳定的碳氧血红蛋白。CO与血红蛋白的亲和力比氧大200~300倍，因此，吸入较低浓度的CO便可产生大量的碳氧血红蛋白。而碳氧血红蛋白的解离又比氧慢3 600倍，所以，CO一经吸入，便严重影响血红蛋白携氧基氧解离，造成组织缺氧。临床上轻者仅有头痛、头晕、恶心、呕吐，重者造成多器官损害，甚至昏迷而死亡。CO中毒导致的智力残疾和死亡居各种意外中毒的首位，严重危害人类的健康和生命安全。

　　1.诊断要点

　　有吸入CO的病史：如北方用煤炭、取暖或烧饭，当门窗关闭、不透风时，燃烧的煤炭就会产生CO，同室人员常一起发病

　　（1）轻度中毒：（血液碳氧血红蛋白含量为10%~20%）：可有头痛、头晕、耳鸣、四肢无力、恶心、呕吐、心悸、意识模糊、嗜睡或有短暂的晕厥。离开中毒环境，吸入新鲜空气后，症状可很快消失。

　　（2）中度中毒：（血液碳氧血红蛋白含量为30%~40%）：除上述症状加强外，出现程度较浅的昏迷，患者面色潮红，口唇及皮肤呈樱桃红色，脉快多汗，烦躁，此时若抢救及时，可使患者苏醒。

　　（3）重度中毒：（血液碳氧血红蛋白含量在50%以上）：除上述症状外，患者持续昏迷、瞳孔缩小、大小便失禁，可有高热、去大脑强直状态。部分中毒者，可发生心肌损害、心律失常、肺水肿、脑水肿、休克等。如发生呼吸重度麻痹，可在短时间内死亡。

　　（4）实验室检查：如动脉血气分析等。

　　（5）其他：在中毒者脱离中毒现场8小时以内，抽取静脉血，血液可呈樱桃红色。重度中毒者，有时诊断比较困难，需与各种脑血管疾病及急性安眠药中毒相鉴别。

　　有7%~9%的重度中毒患者在抢救清醒后经过2~60天的假愈期，可出现神经系统的后发症，其表现有：a.神经衰弱症状，经过一定时间后均能完全恢复；b.再度昏迷，可有少数患者在清醒后经过数日、数周后再度出现昏迷；c.去大脑皮质综合征，

患者呈睁眼不语，意识不清，去大脑强直；d.中毒性精神病，部分患者在持续相当时间后可逐渐恢复，多数发展至严重痴呆。清醒后的患者记忆力显著减退，虚构，定向力障碍，智力减退。精神异常，可有幻视、幻听、迫害妄想、抑郁、烦躁不安、激动、木僵等；e.震颤麻痹综合征，锥体外系损伤后可逐渐出现表情缺乏、肌张力增强、震颤、运动迟缓；f.感觉运动障碍，由于脑坏死灶部位不同，可出现肢体偏瘫、单瘫、截瘫、惊厥、发音不清、失语、皮质性失明、偏盲等；g.周围神经病，可发生肢体瘫痪，皮肤感觉消失或过敏。亦可有中毒后发生球后视神经炎或其他脑神经麻痹者。

易发生迟发性脑病的危险因素是：a.年龄在40岁以上，或有高血压病史，或从事脑力劳动者；b.昏迷时间长为2～3天者；c.清醒后头晕、乏力等症状持续时间长；d.急性中毒恢复期受过精神刺激等。

2.诊断

根据CO吸入史及中枢神经系统损害的临床表现，诊断一般无困难。病史询问有困难时，应与脑血管意外、脑膜脑炎、糖尿病酮症酸中毒及其他中毒引起的昏迷相鉴别。血中碳氧血红蛋白测定有确定诊断价值。

3.急救措施

（1）改善组织缺氧，保护重要器官。a.移动，立即打开门窗通风，将中毒者移至空气新鲜流通的地方，解开衣领、裤带、放低头部，并使其头向后仰，有利于呼吸道通畅。注意保暖，防止着凉。能饮水者，可喝少量热糖茶水，并安静休息，尽快呼叫救护车。b.吸氧，以加速碳氧血红蛋白的离解。鼻导管吸氧为8～10 L/min，有条件者进行高压氧治疗效果更佳。

（2）防止脑水肿。脑水肿多出现在中毒后2～4小时，防止脑水肿遵医嘱应用高渗脱水剂，如20%甘露醇与高渗葡萄糖溶液交替静脉滴注，或联合应用利尿剂及地塞米松。要注意水、电解质平衡，及时补充钾盐。脑水肿期间或严重缺氧可出现频繁抽搐者，应给予地西泮等控制，以降低氧耗，利于减轻脑水肿。

（3）促进脑细胞功能的恢复。可适当补充有助于细胞代谢需要的药物，如胞磷胆碱、腺苷三磷酸（ATP），细胞色素C，辅酶A，葡萄糖以及维生素B_1、B_6、B_{12}与维生素C等。

（4）纠正呼吸障碍可应用呼吸兴奋剂。重度缺氧，深昏迷24小时以上者可行气管切开，呼吸停止者立即行气管插管，胸外心脏按压，于有创呼吸机辅助通气。

（5）昏迷时间长，特别是抽搐频繁、发热39℃以上，有呼吸、循环衰竭者，可行人工冬眠或降温疗法。

（6）预防和控制感染。

（7）积极治疗并发症。

（8）危重患者可行换血治疗。

【护理重点】

及时、有效的急救与护理措施是急性CO中毒治疗的关键，越早让患者离开中毒环境，越早进行吸氧治疗，就可以越早帮助患者缓解中毒症状，预后效果也越好。急性CO中毒患者的救治可分为院前和院内两方面，其中共涉及接诊、现场急救、转运及院内急救和护理四个阶段，由于该病病情变化极快，因此，越早实施救治及护理干预，挽救患者性命的概率就越高，对治疗中可能出现的各种并发症的预防效果也越好，另外医护人员对患者本身疾病、中毒性脑病、高压氧治疗、功能锻炼等的护理也能提高患者的预后程度。

【护理难点】

难点一：急性CO中毒的观察要点

解析： 因组织缺氧及CO对组织细胞的直接损害，中毒患者几乎都伴有并发症。往往死于多功能脏器衰竭，临床护理应用针对性地实施护理计划。主要是病情观察及护理措施两个方面。在病情观察这一方面，护士如能熟练掌握CO中毒的观察要点便能迅速及时发现患者的病情变化，及时通知医生，给予患者有效的处理措施，进而延缓患者的病情进展，加速患者康复，减少后遗症的发生。

难点二：CO中毒的急救与护理措施

解析： CO中毒是农村地区或北方秋冬季节比较常见的急症，首发症状以昏迷为主要特征，常合并多脏器及神经功能的严重损害以及引起各种并发症，若不采取积极有效的医疗措施可引起患者多种后遗症，影响患者的生活质量，严重者威胁患者生命。因此，我们应及时采取有效的干预措施，尽最大可能地减少因细胞缺氧所造成的中枢神经系统受累以及后遗症的发生，提高患者的生活质量，改善预后。所以急救与护理二者缺一不可，都是抢救CO中毒的关键。

难点三：CO中毒的预后及康复判定

解析： 医护人员对CO中毒疾病的预后的判断，主要是根据早期患者中毒严重程度来区分的。轻、中度CO中毒者经积极对症治疗后基本可以痊愈，重度中毒者病死率比较高，如经积极治疗可以得到恢复，但可遗留后遗症。

【护理对策】

对策一：急性CO中毒的观察要点

1.呼吸系统观察

在急性重度CO中毒患者中多数合并肺部感染，占并发症首位。主要观察内容有以下几个方面：

（1）因血液运氧功能丧失所致呼吸中枢抑制、呼吸衰竭，表现为呼吸节律改变，如双吸气、叹息样呼吸、抽泣样呼吸、潮式呼吸及呼吸停止。

（2）因缺氧、酸中毒及CO直接毒性作用所致中毒性肺水肿，表现为咳嗽、胸闷、烦躁、呼吸困难、喘鸣、发绀、口鼻溢出粉红色或白色泡沫痰、潮式呼吸、呼吸急促（20～60次/分）、双吸气、呼吸暂停。听诊可闻及双肺水泡音。

（3）误吸呼吸道分泌物、呕吐物而导致吸入性肺炎，患者出现咳嗽、咯痰、发热、白细胞水平升高等。尤其深度昏迷患者，下颌松弛，舌后坠，反射减弱或消失，口鼻分泌物、呕吐物蓄积，在咽喉部极易误吸。

（4）吸氧流量过大及操作不当可引起肺泡组织冲压伤，发生肺水肿、充血等。

（5）因气管切开反复吸痰及气道内感染概率升高，可致感染性肺炎。

2.意识状态的观察

（1）意识障碍状态与脑缺氧程度大致一致。当脑组织严重缺氧可形成脑水肿，可有意识清晰的降低，意识范围的狭窄，意识内容的异常等，表现为意识模糊、嗜睡、蒙眬、烦躁、谵妄、不同程度昏迷。

（2）随昏迷程度加深，病理反射阳性，抽搐或呈癫痫持续状态，去大脑强直，瞳孔对称性缩小继之扩大，光反射迟钝至消失，呼吸浅促不规则，脉搏慢或瞳孔忽大忽小、边缘不整，光反应弱或无，伴间歇性呼吸，应警惕脑疝形成。脑疝可导致呼吸抑制，在短时间内呼吸心跳停止。

2.昏迷患者，肌肉、皮肤、黏膜缺氧改变的观察

（1）在肌肉丰满的肢体或臀部，红肿、胀痛、发硬、局部皮温或高或低，感觉运动障碍，出现非外伤性挤压伤（筋膜间隙综合征）。

（2）上述症状中如伴有少尿、无尿、酱油色尿、蛋白尿、代谢性酸中毒等肾衰竭症状时，为挤压综合征，应引起高度警惕。

（3）CO中毒昏迷患者的背、髋、骶、臀、关节部位、手脚掌间等处皮肤可在中毒当时或数天后因局部组织缺氧发生肿胀。皮肤可呈丹毒样红斑，发绀，形态不一，边界清楚，略高出皮肤，斑块中伴水疱疹，可融合呈大疱，皮肤变薄变亮，表面呈大小不等破溃、渗出、剧痛。部分患者口唇黏膜及面颊、胸部可呈CO中毒特有的樱桃红色。

另外，CO中毒对心肌的损害表现为脉搏增快、期前收缩及心电图ST-T、QT间期延长等，对肾功能导致肾功能不全、肾衰竭，表现为少尿或无尿（生化指标改变，如非蛋白氮、尿素氮、肌酐、血钾升高等）。挤压综合征伴肾衰竭时尿呈酱油色。

对策二：急性CO中毒的治疗与护理

1.急性CO中毒的治疗与护理主要分为院前与院内两个阶段

（1）院前急救的治疗与护理：a.在接到调度中心电话后，应仔细询问患者的地址、电话、大致病情，指导患者家属及时关闭CO来源，将患者搬离至通风条件较好的地方；b.到达现场后及时将尚未脱离中毒环境的患者搬至安全的位置，并将患者头偏向一侧，解开上衣领口，及时清除患者口腔内的呕吐物及分泌物，保证患者呼吸道的通畅，若患者心跳停止，应立即给予心肺复苏，气管插管，并要求现场人员为患者实施保暖处理；c.维持生命体征，对症处理；d.给予高浓度吸氧，快速建立两条静脉通路，针对患者现场情况对症用药；e.处理妥善后及时将患者转运至医院。

（2）院内急救的治疗与护理：

患者若经家属或院外转运入院后，急救护理小组应第一时间接诊，依据各自职责及配合衔接方案，迅速同时展开患者的急救护理工作，这里特别要注意的是急诊护士对于急性CO中毒患者来就诊，应有强烈的抢救意识和时间观念，迅速检查血压、脉

搏、呼吸、瞳孔、意识情况，简洁扼要、有针对性地询问病史，准确判断病情，分诊急救，同时做好详细的抢救记录；当患者呈群体性来诊时，应尽快明确有无CO接触史，并尽快分辨病情轻、中、重程度，重点抢救中、重度中毒患者。

①应密切监测患者的生命体征，特别是特殊人群（如幼儿、老人、孕妇等），更应高度重视。

②保持呼吸道通畅。立即吸引出阻塞呼吸道的呕吐物、分泌物，并使头偏向一侧。严重舌后坠致呼吸道阻塞而常规处理无效者，应紧急行气管插管或气管切开，以确保呼吸道通畅。

③立即给予高浓度持续吸氧，时间不超过24小时。给氧操作应严格、规范，先调氧流量后插鼻导管，防止高氧流引起呼吸道黏膜冲击伤。在患者吸氧时，管床护士还应密切观察患者的意识状况及症状改善情况。同时，还应严密观察患者生命体征及血氧饱和度，准确记录患者出入量，了解碳氧血红蛋白的测定情况，密切观察患者的意识变化、瞳孔、皮肤颜色。

④迅速建立静脉双通道，准确将需用的升压药、强心剂、糖皮质激素、右旋糖酐、能量合剂等抢救药物应用于患者，控制静脉输液速度，密切观察药物作用及反应，协助医生最大限度地控制病情发展。

⑤对已进入昏迷状态，并出现双吸气、叹息样、抽泣样、潮式呼吸等呼吸节律改变的患者，应配合医生，紧急静脉内注入呼吸兴奋剂。

⑥对尿潴留、尿失禁、肾衰竭及昏迷患者应予留置导尿。

2.高压氧舱治疗

当已建立有效的呼吸、循环支持，应抓紧时机送高压氧舱治疗。高压氧治疗CO中毒的优点是一快、二高、三少。一快，即清醒快（患者常是抬着入舱，走着出舱）；二高是治愈率高，效率高；三少是并发症少，中毒性脑病少，死亡少。总之，高压氧治疗CO中毒疗效好，使用操作简单方便，不易留后遗症。但高压氧舱治疗时必须是在脑细胞发生坏死之前方为有效（最好是4小时之内）。

1）高压氧舱护理

（1）进舱前准备：

①当患者维持有效的呼吸循环功能或经呼吸循环复苏后，应予更换纯棉衣被，用平车送入氧舱内加压再治疗。对重度CO中毒者应安排医护人员陪舱。

②仔细观察患者意识，呼唤患者，观察有无反应，注意瞳孔反射、肌张力情况，测量血压、呼吸、脉搏，必要时做心电图及脑电图，观察患者口唇及指甲色泽，判断循环状态、休克及缺氧程度。做好抢救护理记录。

③如已置导尿管患者烦躁不安并伴尿潴留，应检查导尿管有无打折、堵塞或脱出，必要时在无菌操作下重新插管或调整导尿管深度。防止进舱后因尿潴留而损伤膀胱。

④保持呼吸道通畅，清除呼吸道分泌物、呕吐物，准备好吸氧面罩。

⑤抽血查血常规、血气分析、CO定量及定性、血钾、血钠、血氯、非蛋白氮和肝功能。

⑥备齐舱内抢救物品，随时准备好急救用品

（2）舱内护理。

①对重度急性CO中毒患者应迅速做好舱内抢救准备及记录。

②随时保持呼吸道通畅，昏迷患者头偏向下一侧，检查并清除呼吸道分泌物及呕吐物。

③佩戴吸氧面罩应注意严密，避免漏气而失去治疗作用。如有呕吐，应立即取下面罩，打开舱内负压吸引器，清除口鼻中呕吐物。

④指导清醒患者鼓气调压动作。昏迷患者加压前遵医嘱可用1%麻黄碱点鼻。加压时如有躁动，可能与中耳胀痛有关。应通知操作人员缓慢加压或将压力降至症状缓解为止，耳痛消除后再逐渐升压。必要时可手托下颌，另一手捏住患者双鼻，借助其呼吸工作，以平衡中耳腔内外压力。

⑤带液体进舱治疗时，应换用开放式输液瓶，消除瓶内外压差且便于加药，并防止减压时药液外溢。如为密闭式输液，应向液体瓶内插入高于液面的排气针头，则可随时消除瓶内外压差。

⑥加压时夹紧各种导管、引流管，减压时应开放气管插管的密闭气囊、胃管、导尿管等各引流管，并注意保暖。

⑦舱内治疗过程中，对有挤压伤的患者，应抬高患侧肢体，避免伤处受压。

⑧出舱后应继续观察病情变化及有无不良反应。

3.出舱后护理

当患者病情及生命体征趋于平稳或抢救苏醒后，应安排患者卧床休息，适当给予功能锻炼，做好患者的基础护理及专科护理，同时医护人员应对患者及家属进行好沟通，给予安抚及健康知识宣教，取得患者及家属的信任，使其积极配合治疗，促进康复。

对策三：CO中毒的预后

（1）痊愈：中毒较轻且抢救及时患者于3天内逐渐恢复意识，智力水平迅速改善，对答切题，肢体活动恢复，可遵医嘱运动，能在短时间内迅速恢复工作，且不留后遗症。

（2）遗留后遗症：部分中毒患者经过积极抢救治疗，在数天或数十天恢复神志，但遗留与神经损伤相关后遗症如偏瘫、失语以及症状性癫痫等。

（3）意识障碍：少数重症昏迷患者虽恢复神志，但遗留神经精神后遗症，呼之能应，对答不切题或部分切题。有丘脑或脑干网状结构损伤的患者表现无动性缄默或醒状昏迷。

（4）迟发脑病：部分患者治疗清醒后经过2～3周的假愈期，发生以痴呆和精神异常为主的神经精神后遗症。

（5）死亡：严重CO中毒患者到后期并发脑水肿、肺水肿，最终因呼吸抑制而死亡。

（章爽路）

第四节　急性镇静催眠药中毒

【案例】

患者，女，21岁，因"意识障碍2小时"就诊。现病史：2小时前，患者家属发现患者嗜睡，意识模糊，能对答（药物服用史未回答），发现患者既往"阿普唑仑"空盒，无抽搐，无口吐白沫，无呕吐物，无四肢强直，无二便失禁。抑郁症4+月，平素用药不详。生命体征：P 90次/分，R 17次/分，BP 97/69 mmHg，SaO$_2$ 99%。

查体患者神志浅昏迷，对答不能回答，皮肤巩膜无特殊，双瞳等大等圆，光反射迟钝，呼吸平稳，咽部不充血，扁桃不肿大，心音正常，律齐，心脏各瓣膜区无杂音，双侧肺呼吸音对称，双肺呼吸音清晰，双肺未闻及干湿啰音，触诊全腹柔软，全腹无压痛，无反跳痛。肝脾未触及，肠鸣音减弱，病理征无法配合，四肢肌力无法配合，双下肢无水肿。

辅助检查：2022年4月13日，生化检查结果示：葡萄糖 2.53 mmol/l，尿酸 153 μmol/L，肌酸激酶 359 U/L，血钠 135.1 mmol/L，阴离子间隙 20.1 mmol/L。DIC常规检查结果为纤维蛋白原 1.57 g/L。血细胞分析结果为红细胞分布宽度CV 11.3%，中性分叶核粒细胞百分率77.8%，淋巴细胞百分率15.7%，阿普唑仑浓度 34.3 ng/mL。

综上初步诊断：a.意识模糊（药物中毒？）；b.抑郁状态。

【概述】

镇静催眠药是中枢神经系统抑制药，具有镇静和催眠作用，一定剂量下可使包括延髓中枢的全身器官和系统麻醉。一次性服用大量镇静催眠药可引起急性中毒，可出现昏迷、呼吸抑制或休克，它是目前临床急诊急救中最常见的急性中毒性疾病，城市人口发病率明显高于农村人口。长期滥用镇静催眠药可引起慢性中毒。长期服用镇静催眠药者突然停药或减量可引起戒断综合征，本篇着重介绍急性镇静催眠药中毒。镇静催眠药物均具有脂溶性，脂溶性强的药物易迅速达到血脑屏障，作用于中枢神经系统，临床表现为嗜睡、情绪不稳定、注意力不集中、记忆力减退、共济失调、发音含糊不清、步态不稳、眼球震颤、明显的呼吸抑制。各类镇静催眠药都可产生耐受性、依赖性及戒断综合征，发生机制尚未完全阐明。尿液、胃液中药物浓度测定检查结果对诊断有参考意义。此外，饮酒后服用镇静催眠药很危险，且饮酒后服用镇静催眠药中毒也很难抢救。这是因为乙醇本身具有麻痹神经的作用，神经系统反应性降低，如果饮酒后再服用镇静催眠药，将产生协同作用，犹如雪上加霜，可加重该类药物的毒性，会发生致死性中毒。乙醇和安定类药物合用比单独应用时的致死血药浓度要更低。

1.临床表现

（1）苯二氮䓬类中毒：如地西泮、阿普唑仑、三唑仑。主要表现为患者感头晕不适、嗜睡、昏睡、说话含糊不清，不能完整表达等。

（2）巴比妥类中毒：如苯巴比妥、戊巴比妥。一次大剂量服用可引起中枢神经系统抑制，其表现与药物剂量有关。中枢神经系统抑制较轻时，主要症状是嗜睡、情绪不稳定、注意力不集中、记忆力减退、步态不稳、头晕、言语含糊不清等。重度中毒者出现进行性中枢神经系统抑制，由嗜睡到深昏迷。患者呼吸抑制由呼吸浅慢到呼吸停止，心血管功能由低血压到休克，皮肤可出现大疱。长期昏迷者可并发肺炎、肺水肿、脑水肿、肾功能衰竭等而危及生命。

（3）非巴比妥、非苯二氮䓬类中毒：其症状与巴比妥类中毒相似，但各有特点。如水合氯醛，症状与巴比妥类中毒相似，可有心律失常和肝肾功能损害，格鲁米特中毒有瞳孔散大等表现。

（4）吩噻嗪类（抗精神病药）中毒：如氯丙嗪、奋乃静，最常见的为锥体外系反应，包括帕金森病、静坐不能、急性肌张力障碍（表现为斜颈、吞咽困难、牙关紧闭等）。大剂量中毒则可出现呼吸抑制、昏迷。

2.急性镇静催眠药中毒的治疗

评估和维护重要器官功能，改善多个受抑制的器官，使其维持正常生理功能，直到机体将药物排出体外，特效解毒药的应用。

（1）维持昏迷患者重要器官功能：a.维持呼吸功能，保持呼吸道通畅，持续氧气吸入；b.维持血压，心脏监护，给予多巴胺、间羟胺等血管活性药物；c.促进意识恢复。

（2）清除毒物：a.清除尚未吸收的毒物，口服中毒者及早彻底洗胃，洗胃后口服活性炭20 g吸附肠内毒物，然后用硫酸钠导泻，必要时灌肠。切记不宜用硫酸镁导泄以免加重中枢神经系统的抑制。b.利尿及碱化尿液，大量静脉补液，饮用呋塞米利尿，碳酸氢钠碱化尿液，使尿pH值在8.0左右，可提高巴比妥类药物经肾脏排出率，但只对长效巴比妥类有效。

（3）特效解毒疗法：根据中毒药物选择相应的拮抗剂，如氟马西尼是苯二氮䓬类异性拮抗剂，促醒，遵医嘱予0.2 mg氟马西尼缓慢静脉注射，注射时应观察患者的神志生命体征，每隔10分钟可重复注射，用药总量达2 mg。

（4）对症治疗：吩噻嗪类无特效解毒剂，与血浆蛋白结合率高，强力利尿作用差，腹膜透析无效，应首先彻底清洗胃肠道，并以对症及支持治疗为主。a.低血压者用间羟胺、去氧肾上腺素等α受体激动剂升压，忌用肾上腺素、异丙肾上腺素、多巴胺，以免加重低血压；b.帕金森病患者选用安坦（苯海索）、东莨菪碱等。c.维持水、电解质及酸碱平衡，防治肺部感染，防治急性肾功能衰竭等。

（5）专科会诊。

（6）治疗并发症：a.肺炎，昏迷患者应常翻身、拍背和吸痰。发生肺炎时，针对致病菌给予抗生素；b.皮肤大疱，防止肢体压迫，清洁皮肤，保护创面；c.急性肾衰竭，多由休克所致，应及时纠正休克。少尿期，应注意水和电解质平衡。

【护理重点】

（1）维持昏迷患者的重要气管功能：保持呼吸道通畅，必要时给予气管插管。

（2）监测患者的生命体征，密切观察患者的神志变化，瞳孔大小及对光反射，一旦发现问题，及时告知医生，给予有效的处理。

（3）洗胃的注意事项及观察要点（本文第七章第六节已做详细介绍）。

（4）特效解毒剂使用的注意事项。

（5）连续性肾脏替代治疗（CRRT）的观察要点。

（6）急性镇静催眠药中毒患者的心理护理。

【护理难点】

难点一：急性镇静催眠药中毒患者的护理评估

解析：急性镇静催眠药中毒患者来院就诊医护人员应第一时间对患者做出相应的治疗及护理评估，以便实施下一步的诊疗及护理计划，缩短急救时间，延缓毒物吸收，提高患者的治愈率。

难点二：急性镇静催眠药物中毒患者的护理措施

解析：急性镇静催眠药中毒患者严重者可出现昏迷，呼吸浅慢或停止，血压下降而休克，常并发肺炎、肺水肿、脑水肿、肾衰竭等。因此，积极地采取急救措施，并给予良好的护理显得尤为重要，它可以有效地缓解其病情，挽救其生命，促进其快速康复，只有在第一时间对患者进行准确而有效的抢救，才能为患者的生命赢得时间，只有赢得生命时间，抢救才能成功。

难点三：急性镇静催眠药物中毒时行血液灌洗治疗的观察与护理

解析：急诊洗胃对于重症镇静催眠药中毒患者来说仅能除去胃内未被吸收的部分药物，而血液灌流能够迅速清除血液中的毒物，纠正机体内环境紊乱。灌流器含有的活性炭可吸附带走血中混杂的毒物或药物，而具有水溶性、分子量又较小的毒物和药物也被过滤器清除，二者结合可增强对血液的净化作用。

难点四：急性镇静催眠药物中毒患者的心理护理

解析：此类患者大多数都存在着心理疾病，长期因为个人生理或社会的影响表现出对社会失望，对个人失望，对心理产生严重的创伤而出现轻生的行为，在这种情况下，护士应该充当沟通者的角色与患者及其家属沟通，了解患者的心理状态及其患病的原因，做好心理护理，从认知上改变患者，让患者重新树立起信心，积极配合治疗，加快病情转归。

【护理对策】

对策一：如何对急性镇静催眠药中毒的患者做护理评估

1.健康史

应详细了解是否有应用中毒量镇静催眠药史，问明药名、剂量、服用的时间及是否经常服用该药，询问服用该药时是否有饮酒史。

2.身体状况

主要临床表现见上述。

3.心理状况

误服者多为有心理疾病一心想要自杀的患者，他们对待医护人员的抢救产生矛盾心理，既想解脱身心痛苦，又交织悔恨、羞耻等复杂情绪，并不愿亲友同事探访。

4.辅助检查

a.血液、尿液、胃液中药物浓度测定对诊断有参考意义。血清苯二氮卓类浓度测定对诊断帮助不大，因活性代谢产物半衰期即个人药物排出速度不同；b.血液生化检查：血糖、尿素氮、肌酐、电解质等；c.动脉血气分析。

5.病情判断

a.病情危重指标：有无昏迷、气道阻塞、呼吸衰竭；有无休克及感染；b.判断预后：轻度中毒患者无须治疗即可恢复。中度中毒经精心护理和适当治疗，24~48小时可恢复。重度中毒患者可能需要3~5天才能恢复意识。其病死率低于5%。

对策二：急性镇静催眠药中毒的急诊护理措施

（1）确认患者是否服药：详细询问患者的过敏史、既往史、用药史、家族史。

（2）迅速清除毒物：根据患者神志的情况判断是否进行洗胃，患者如清醒可以给予催吐，口服中毒患者，要尽早进行洗胃，并反复彻底洗胃，以减少毒物的吸收。若患者呼吸衰竭，先行气管内插管，施行辅助呼吸后再进行洗胃，避免洗胃过程中发生呼吸骤停，给抢救造成困难，同时为下一步抢救提供保证。洗胃时，尽量做到稳定、准确、轻柔，避免给患者造成副损伤，护士在洗胃过程中随时观察患者的面色、生命体征、意识、瞳孔变化，口、鼻腔黏膜情况及口中气味等，及时观察患者有无并发症并做好相应的急救措施，做好护理记录。

（3）严密观察病情：密切观察患者生命体征及意识状态，监测患者的体温、肢体温度、末梢循环、皮肤黏膜的湿度和弹性，瞳孔的大小及对光反射，及早发现休克先兆，并迅速建立静脉通道，遵医嘱补液，以补充血容量。准确记录24小时出入液量和每小时尿量，以了解休克的改善程度。若患者瞳孔散大、血压下降、呼吸浅而慢，常提示病情恶化，应立即通知医生，做好抢救措施。

（4）保持呼吸道通畅：昏迷者取仰卧位时头偏向一侧或取侧卧位，以防呕吐物、分泌物吸入气道造成窒息或吸入性肺炎；昏迷者可用口咽通气管防止舌根后坠，及时清除呕吐物、痰液，注意观察有无缺氧、呼吸困难、窒息等症状，监测动脉血气分析，观察呼吸的变化，注意呼吸的频率、节律和呼吸音；清醒患者鼓励咳嗽，并拍打背部，以促进有效排痰，防止坠积性肺炎的发生。

（5）活性炭及泻剂的使用：活性炭对吸附各种镇静催眠药有效。但要避免使用镁剂导泻，镁剂吸收后会加重中枢神经系统症状。

（6）用药护理：根据医嘱予以药物治疗，氟马西尼是苯二氮䓬类药物的拮抗剂，纳洛酮具有促进恢复意识的作用，应用奥美拉唑保护胃黏膜。用药过程中应意观察药物的作用及患者的反应，监测脏器功能变化，尽早防止脏器衰竭。

（7）皮肤护理：保持床单清洁、干燥、平整，定时翻身并按摩受压处，避免推、拖、拉等动作，注意皮肤卫生，定期给予床上擦浴，做好口腔护理，观察黏膜情况，观察有无皮肤破溃，受压处有无压力性损伤早期症状；

（8）重度中毒患者，往往多脏器同时受损，要在针对病因抢救的同时，兼顾可能受损脏器的防治，要充分估计，早防早治，尽量防患于未然。

对策三：急性镇静催眠药中毒行血液灌洗治疗的观察与护理

（1）生命体征及病情的观察：严密监测患者的病情及生命体征变化，查看患者的意识、瞳孔、尿量等。如果发现血压下降应及时给予处理，必要时应用升压药，要注意保暖。灌流期间密切患者有无出现发热、寒战、呼吸困难等情况，一旦出现应立即通知医生进行处理，必要时停止灌流。

（2）观察有无出血和凝血：在治疗过程中，要随时观察患者的导管道是否脱落，导管有无凝血，早期发现并给予相应的处理，如是肝素用量不足，或需重新更换管路及血灌袋。患者异常烦躁不能配合的情况下，要给予患者保护性约束，适当给予镇静剂，避免患者拔除管道，中断治疗。

（3）空气、碳微粒栓塞：注意血管内空气监测，防止空气栓塞。空气栓塞是指空气通过体外循环管道进入患者体内，严重者可危及患的生命。因此，我们在血液灌流开始安置管路时要将体外循环的各个连接部位拧紧，严防脱落致空气进入。而碳微粒栓塞，是碳微粒由于冲洗碳不净或者滤网遭到破损而随血液进入体内循环引起的栓塞，所以在治疗过程中，护士应密切观察患者的病情变化，一旦发现异常，应立即停止治疗，报告给医生积极采取有效的急救措施，防止患者病情进一步恶化。

（4）血液灌流结束后应用肝素进行封管，防止管道堵塞，并妥善固定管道，严防打折，向患者行心理护理，严防患者自行拔除管道，在治疗之前和治疗之后应留取血液标本进行比对，查看患者血液中药物的变化。

对策四：急性镇静催眠药中毒患者的心理护理措施

（1）安抚稳定患者的情绪，建立互信，了解其源头，从认知上鼓励患者，使其认识生命是可贵的，珍惜自己的生命。

（2）注意和患者的沟通交流，时刻关注患者的心理变化，有针对性地进行心理疏导。在进行心理疏导前应和患者家属进行详细的沟通，了解患者的情况，取得家属的支持与配合，站在患者的角度安慰劝导患者，激起患者的求生欲，配合医生治疗。

（3）大多数自杀患者心理十分脆弱敏感，对外界适应能力下降，医护人员及家属亲友应相互配合，各方面维护患者的尊严，尊重患者，鼓励患者，为患者建立良好的心态，增强患者的社会适应能力，让患者对生活充满信心。

（4）对处于叛逆期的青少年患者，应先做好父母的思想工作，禁止打骂孩子，多站在孩子的角度思考问题，从心理上鼓励孩子，建立孩子的自信心，一旦发现孩子心理出现问题，应采用科学的方式进行干预，多陪伴孩子，让孩子感受到父母的爱，和孩子一起成长。

（5）预防患者自杀，患者口服药物时，待患者服下药物后才可离开，并妥善保管药物及其他一切可以引起患者自杀的物品，家属亲友一同参与，鼓励支持患者，密切观察患者的精神状态及心理状态，一旦发现异常及时给予有效的疏导。

（章爽路）

第五节　急性乙醇中毒

【案例】

患者，男，25岁。现病史：患者大量饮酒（白酒约750 mL，啤酒数瓶）后出现呼之不应。查体示：醉酒状，呼吸平稳，R 19次/分，BP 118/74 mmHg，P 78次/分，外周血氧饱和度98%，双侧瞳孔等大等圆约3.5 mm，对光反射迟钝，心肺未见明显异常，血糖7 mmol/L。

急诊给予醒酒、补液、促进酒精代谢及对症支持治疗。入急诊2小时患者出现恶心呕吐，呕吐物为胃内容物，立即将患者头偏向一侧；3小时患者出现血压进行性降低，转入EICU继续治疗。查体示：T 36℃，P 108次/分，R 30次/分，BP 94/62 mmHg，SaO_2 95%。浅昏迷，刺痛有反应，口置口咽通气管，可闻及酒精味，双侧瞳孔等大等圆约2.5 mm，对光反射灵敏，双眼向左侧凝视，颈软，双肺可闻及少许湿性啰音，腹软，无肌紧张，四肢肌力2级、肌张力降低，病例征未引出。查血示：血淀粉酶、肝功能、肾功能、血脂、血糖、尿酸、心肌酶谱均正常。血常规：白细胞计数为$10.53×10^9$/L，中性粒细胞比例为79.2%，C反应蛋白12.72 mg/L，降钙素原1.34 ng/mL。急诊诊断：a.急性重度酒精中毒；b.低血容量性休克？c.吸入性肺炎；d.内环境电解质代谢紊乱？

【概述】

乙醇中毒又称为酒精中毒，俗称醉酒。一次饮入过量酒精或酒类饮料引起兴奋继而抑制的状态称为急性乙醇中毒，是急诊科常见病。乙醇是一种无色无味的碳氢化合物。能溶于水，并且具有脂溶性，其分布容积为0.6 L/kg，可以自由地通过细胞膜到达身体各处。它属于微毒类，可经胃肠道、呼吸道和皮肤吸收。血中的乙醇由肝脏来解毒，先是在乙醇脱氢酶的作用下转化为乙醛、乙酸，再进一步分解为水和CO_2。酒精的代谢都要经过肝脏，成人的肝脏每小时能分解约10 mL乙醇。大量饮酒会加大肝脏的负担，当超过机体的解毒极限时就会引起中毒。乙醇的代谢是限速反应，因个体差异，每个人对乙醇代谢速度是不一样的，但对大多数人来说一次饮乙醇＞70 g即出现中毒症状，摄入250～500 g即可致死。此外，重症中毒患者常发生酸碱平衡和水、电解质紊乱、低血糖、吸入性肺炎、急性肺水肿、上消化道出血等。有的患者可发生急性肌病，表现为肌痛或伴有肌红蛋白尿，甚至出现急性肾功能衰竭。急性乙醇中毒发病前往往有明确的饮酒过程，呼气和呕吐物有酒精的气味。一次大量饮酒和中毒可引起中枢神经系统抑制，症状与饮酒量和血乙醇浓度以及个人耐受性有关，临床上分为三期：

1.兴奋期

血乙醇浓度达到11 mmol/L，患者即可表现为眼睛发红、兴奋。血乙醇浓度＞16 mmol/L，患者表现为健谈、有强烈的表现欲、饶舌、情绪不稳定、易激惹，也可能沉默、孤僻、哭泣。血乙醇浓度达到22 mmol/L时，驾车易发生车祸，有时能安然入睡。

2.共济失调期

血乙醇浓度达到33 mmol/L，患者可表现为肌肉运动不协调，走路不稳，行动笨拙，言语含糊不清，对答部分切题，出现明显共济失调。血乙醇浓度达到43 mmol/L，出现恶心、呕吐、无力。

3.昏迷期

血乙醇浓度升至54 mmol/L，患者可陷入深昏迷，刺痛无反应，心率快、血压下降，呼吸慢而有鼾音，可出现舌后坠及呼吸麻痹而危及生命。

长期酗酒者在突然停止饮酒或减少酒量后，可发生4种不同类型戒断综合征的反应，分别是a.单纯性戒断反应；b.酒精性幻觉反应；c.戒断性惊厥反应；d.震颤谵妄反应。

造成急性乙醇中毒死亡有很多种原因，其中最主要的是：a.误吸；b.急性胰腺炎；c.心脏急症；d.脑出血；e.双硫仑样反应；f.低体温；g.横纹肌溶解；h.洗胃后低渗。

急性乙醇中毒的治疗：a.对轻症酒醉者无须特殊治疗，可使其安静休息，给予保暖，浓茶、糖水饮入，便可自行恢复；b.清除胃内残留乙醇。可用压舌板或手指刺激非昏迷患者咽后壁，对烦躁、不配合治疗的患者，可用小剂量地西泮注射，避免用吗啡等其他镇静药物抑制患者的呼吸，必要时给予保护性约束；c.昏迷患者应注意是否同时服用其他药物。重点是维持生命脏器的功能（清理呼吸道分泌物，保持气道通畅，必要时给予气管插管；补充容量，观察患者的生命体征如血压、脉搏，静脉输入糖水解酒，预防低血糖的发生；监测患者的心电图有无心律失常和心肌损害，必要时复查超声心动图；给予患者保暖措施，维持体温；监测并保持水、电解质和酸碱平衡；保护大脑功能，遵医嘱应用纳洛酮0.4～0.8 mg缓慢静脉注射，有助于缩短昏迷时间，必要时可重复给药）；d.严重急性中毒时可用血液透析促使体内乙醇排出。

【护理重点】

（1）急性乙醇中毒院前急救注意事项。

（2）急性乙醇中毒治疗前的紧急评估：ABBCS评估法（5～20秒）。

（3）保持呼吸道通畅，必要时建立人工气道，防止误吸。

（4）急性乙醇中毒的病情观察。

（5）如何清除患者体内的乙醇及药物治疗的护理。

（6）急性乙醇中毒什么情况下选择洗胃。

（7）急性乙醇中毒的并发症。

（8）健康宣教。

（9）患者及医护人员的安全防护。

【护理难点】

难点一：急性乙醇中毒患者的院前急救

解析： 所谓院前急救就是指对各种急危重症、灾难、中毒事件患者的现场救护。救援人员到达现场对患者采取一些必要措施，使患者病情处于相对稳定的状态，然后将患者转运至医院急诊科的阶段，快速安全地转运可为患者赢得抢救和治疗的时间，使患者早日康复，减少并发症的发生。

难点二：急性乙醇中毒患者在治疗期间如何观察病情变化？

解析： 乙醇能被人体在胃和小肠中迅速吸收。过量乙醇会影响人体神经细胞膜细胞的正常功能，导致神经系统造成损害。严重急性乙醇中毒患者可能因乙醇对中枢神经系统的抑制而出现多器官功能衰竭、心搏骤停等症状。充分认识急性乙醇中毒的病理生理演变过程。做好兴奋期和共济失调期的病情观察；加强昏迷期的临床症状观察，及时通知医生，做好有效应对措施，提高患者康复程度。

难点三：急性乙醇中毒急诊处置注意事项

解析： 在对急性乙醇中毒的治疗过程中，护理人员要掌握如何快速高效的治疗乙醇中毒以及在诊治时应该注意的事项就可以避免对患者病情诊治的延误，也可以减少对医疗资源的浪费。

难点四：急性乙醇中毒的护理

解析： 大量喝酒就会导致乙醇中毒的现象发生。大多数患者发生乙醇中毒都是急性的，对于病情严重的患者，如果在短时间内没有经过规范治疗，就会丧失生命。发生乙醇中毒之后，不管是轻微的还是严重的，都要到医院进行检查，对于乙醇中毒的治疗原则是清除体内残留的乙醇、根据病情选择治疗方案、控制病情发展。根据患者的不同临床症状，通过不同的护理和治疗方案，加快患者的苏醒时间，尽快康复出院。

难点五：急性乙醇中毒的预后及预防

解析： 急性乙醇中毒已成为被广泛关注的公共社会的热点问题，目前我国急性乙醇中毒事件呈逐年增高趋势。急性乙醇中毒是临床上常见的内科急症，发病急、病情变化快，轻者会引起身体不适，影响学习、工作，重者会引起身体器官损害，甚至危及生命。作为临床护理工作者应对急性乙醇中毒的预后及预防充分了解，在做好酗酒危害宣传教育工作的同时，也应将急性乙醇中毒的识别和护理常识及预后、预防措施讲授给大众。

难点六：安全防护

解析：患者轻度乙醇中毒即出现行动不协调，定向不准确。患者在就医过程中容易出现碰伤、摔伤等意外事件。常见的饮酒原因有庆祝活动，如婚宴、生日会、庆功等。也有因负面情绪而饮酒消愁。当患者因心情郁闷等原因饮酒后，出现醉酒状，很容易出现暴力倾向。当患者在中度乙醇中毒情况下易表现出攻击性，医护人员在院前、院内救治患者过程中存在一定安全风险。

【护理对策】

对策一：急性乙醇中毒患者的院前急救

院前急救应关注急性乙醇的发病规律，研究对策。

（1）在接到急性乙醇中毒患者的求救电话时，应询问患者神志是否清楚，是否发生呕吐，如有呕吐，应指导现场人员改变患者体位，使其头偏向一侧，清除口腔内毒物，避免窒息，若发生心搏骤停，应指导现场人员立即行有效的心肺复苏，等待救援人员的到来。

（2）医护人员到达现场时应对中毒人员实施紧急ABBCS评估：A（气道），气道是否通畅，口腔有无异物及大量分泌物，有无舌后坠；B（呼吸），是否有呼吸，评估RR和深度，检查胸壁有无伤口及挤压痛；B（出血），评估脉搏是否有大量出血，检查所有体表能控制的主要出血部位；C（循环），是否有脉搏，评估脉搏频率、节律及强弱情况；S（感知觉）：检查患者的反应状态、意识、瞳孔等。

（3）监测患者的生命体征，迅速建立静脉通道，对症用药。

（4）保持呼吸道通畅，防止患者呕吐引起窒息，应将患者的头偏向一侧，及时清除口腔内分泌物，对于意识清醒的患者，可指导患者自行催吐，减缓乙醇的吸收。

（5）安全防护：对烦躁、兴奋多语、四肢躁动的患者应选择合适的工具给予患者适当的保护性约束，不但要做好患者的安全防护，还要防止伤害到他。

（5）注意保暖：急性乙醇中毒患者全身血管扩张，散发大量能量，有些甚至出现寒战，应做好保暖措施，防止受凉诱发疾病。

（6）快速安全转运：现场救治和转运患者时应严密观察患者的生命体征及意识状况，及时清理其口腔分泌物，保持呼吸道通畅，维持呼吸循环功能，如果是酒后交通事故者应向患者或其他现场者尽可能详细了解受伤史、受伤部位及情况。

对策二：急性乙醇中毒患者在治疗期间的病情观察

乙醇中毒患者不能正确表达自己的感受，只有依赖护士对临床特征的密切观察。乙醇对机体有直接毒性，神经系统和心脏首先受累，所以应严密观察并记录患者的神志、瞳孔、呼吸、脉搏和血压等变化。意识状态是判断乙醇中毒程度的有效指标，用药后密切观察患者的意识状态，如烦躁兴奋患者逐渐安静，昏睡患者开始清醒，呼吸抑制者呼吸次数有增加等，都说明治疗有效。临床上我们可以采用Glasgow发明的昏迷程度评定表来评估患者的意识状态。GCS分为睁眼动作、运动反应、语言反应三部分。

以计分的办法来评估患者的意识状况，总分15分。当患者总分低于7分则表示处于昏迷状态，当总分为3分或者以下表示处于深昏迷状态。

（1）睁眼动作：a.自动睁眼4分；b.言语呼唤后睁眼反应3分；c.疼痛刺激后睁眼反应2分；d.疼痛刺激后无睁眼反应1分。

（2）运动反应：a.能按吩咐做肢体运动6分；b.肢体对疼痛有局限反应5分；c.肢体有屈曲逃避反应4分；d.肢体异常屈曲3分；e.肢体伸直2分；f.肢体无反应1分。

（3）语言反应：a.对人、时间、地点回答正确5分；b.对人、时间、地点回答混淆4分；c.不适当用语3分；d.不能理解语言2分；

（4）无语言反应1分。严密观察呕吐物及大便的颜色、量，可判断是否有应激性溃疡的发生。对有高血压病史或老年人应观察血压变化，预防脑出血或其他并发症发生。

对策三：急性乙醇中毒急诊处置注意事项

（1）留院观察指征：留院观察或住院治疗适用于中、重度乙醇中毒患者。

（2）合理使用辅助检查：患者来院之后应向家属详细询问病史，排除是否饮用假酒，是否合并其他药物中毒的可能，常规抽取血样标本，检测患者是否有水和电解质紊乱、血糖增高等反应，还应对患者体内乙醇浓度进行测定，患者个体有基础疾病或饮酒后出现并发症者应根据患者的病情进行针对性的检查。如果有以下情况给应予头部CT检查：a.有头部外伤史但患者不能详细描述具体情节，无法对自己的症状做出反应的昏迷患者；b.饮酒后出现意识障碍者；c.患者出现意识障碍的程度与本身的饮酒量及乙醇浓度不相符者；d.经药物对症治疗如纳洛酮促醒后患者意识状态无明显改善且有进行性加重的趋势。另外，中重度急性乙醇中毒患者到院均应常规查床旁心电图，特别是既往有心脏病史或高危因素者，根据病情及检查结果判断是否需要复查。

（3）在治疗之前，急性乙醇中毒应与伴有意识障碍或昏迷的其他疾病相鉴别。如镇静催眠剂或抗精神失常药（尤其有自杀倾向者）、CO中毒、肝性脑病、中枢神经系统感染和脑血管意外等。尤其要与急性甲醇中毒鉴别，急性甲醛中毒除有与急性乙醇中毒类似的神经系统症状外，还以眼部损害和较严重代谢性酸中毒为特征。

（4）乙醇中毒患者容易呕吐，在治疗时应使患者的头偏向一侧，及时清理口腔分泌物，防止误吸而引起窒息。

对策四：急性乙醇中毒的护理

1.及时清除毒物

根据医嘱采用洗胃、催吐、透析等方法尽快清除体内的乙醇。洗胃、催吐过程中要防止患者误吸。

2.加强呼吸道管理

对于病情较轻的患者取平卧位，将头偏向一侧，及时清理口腔分泌物，保持呼吸道通畅，防止患者呕吐误吸引起窒息；对于中重度患者，应严密观察患者的呼吸状态、频率、节律，外周血氧饱和度，必要时监测血气查看患者的呼吸状况，根据患者的病情情况及血气结果采用相对应的氧疗措施。

3.密切观察病情

重度中毒者常伴有昏迷或昏睡，生命体征也随之发生改变，甚至危及生命。持续监测呼吸、脉搏、血压、心率、神志、瞳孔，做好记录，发现异常及时报告医生，并熟悉掌握并发症的观察。a.误吸：急性乙醇中毒患者往往频繁呕吐，严重者多伴神志不清，是发生胃内容物误吸致吸入性肺炎的高危人群。观察呼吸道通畅情况，应取平卧位头偏向一侧，及时清除呕吐物及呼吸道分泌物，必要时用吸痰器吸出，防止窒息。要观察呕吐物的量和性状，分辨有无胃黏膜损伤情况。特别是要注意鉴别饮红酒者，必要时留呕吐物送标本送检。b.脑血管意外及心脏猝死：长期大量饮酒易引起高血压、动脉硬化、高脂血症，促使冠状动脉粥样硬化，甚至引起心肌梗死，同时可影响血液流变学和脑局部的血流量或直接刺激血管平滑肌引起脑动脉痉挛。一次性大量饮酒或长期酗酒可导致原硬化动脉在高压状态下破裂出血。在患者频繁呕吐的情况下，应分清是单纯性乙醇中毒引起的还是血压升高导致颅内压升高引起的呕吐，应使血压稳定在一定水平，以防止脑血管意外的发生。故在整个抢救过程中，应密切观察患者的病情变化，密切检测患者的生命体征，观察指标包括血压、体温、呼吸、脉搏、瞳孔。c.低血糖：急性乙醇中毒在意识恢复后可再次出现低血糖。这与乙醇中毒后进食少，和乙醇抑制糖异生有关。所以，密切检测生命体征、血氧饱和度以外。详细记录液体出入量，定时检测血糖、血电解质浓度。

4.注意观察纳洛酮反应

纳洛酮为特异阿片受体拮抗剂，可以消除乙醇中毒时产生的自由基，使乙醇中毒患者迅速恢复清醒状态。但个别患者用药后可有头晕、收缩压升高等症状，故应注意观察。

5.注意保暖及安全

乙醇中毒患者全身血管扩张，散发大量热量，尤其是洗胃后患者感到寒冷，甚至寒战。应及时给予保暖并补充能量。重度中毒者常伴有小便失禁，要及时更换尿湿的衣裤，必要时留置导尿，烦躁不安者可用床档保护或用绷带约束四肢，防止坠床。

6.心理护理及健康教育

注意观察患者的情绪变化，了解其心理状态。尊重理解患者，取得患者的信任，根据患者酗酒的情况，进行个性化心理疏导。患者神志清楚时，尽量做患者心理疏导工作。

对策五：预后与预防

预后：急性乙醇中毒一般预后良好。若伴有其他脏器功能损害者，如心、肺、肝、肾病变者，且昏迷时间>10小时，或血中乙醇浓度含量较高（>87 mmol/L）者，患者预后较差，会影响其工作与生活。预后跟饮酒量及个体对乙醇的耐受程度有关，应早期戒酒、及时治疗并发症及进行正规的康复治疗。

预防：乙醇中毒主要注意平时饮酒要适量，高浓度白酒最好不要经常饮用，尤其还没吃饭空腹更要少喝慢饮，以免吸收快而引起急性乙醇中毒。对于原来就患有心、肺、肝、肾疾病的人更应该劝告他避免喝酒以防急性乙醇中毒而加重原有的疾病。平时社区多开展拒绝酗酒的宣传教育，讲解乙醇中毒的危害，多开展文体活动，转移饮酒者注意力，为饮酒者建立良好的人际关系群，从而获得社会支持。

对策六：安全防范

大多数乙醇中毒患者入院时都伴有意识不清、烦躁，不配合治疗，重者有暴力倾向，护理人员在遇到此类患者时，应让患者卧床休息，给予保护性约束，床档保护，预防跌倒、坠床等事故的发生，必要时遵医嘱使用少量的镇静药物，使患者能够配合医生完成检查，但这里值得注意的是在使用保护性约束时，医生应提前给患者家属或代理人做好沟通，并签署医患沟通书，约束时应保护好患者约束部位的皮肤，防止勒伤，松紧程度控制在两横指，要时刻观察指端血液循环情况及呼吸情况，防止指端坏死在患者病情好转，意识恢复时要逐一解除约束，保护患者与医护人员的安全。

（章爽路）

第六节　洗胃术

【概述】

洗胃术是反复将一定成分的液体经口腔或胃管灌入胃内，混合胃内容物后再抽出，以冲洗并排出胃内毒物或潴留食物。其目的：迅速清除胃内毒物，阻止毒物进一步吸收，减轻胃黏膜水肿（用于幽门梗阻患者），临床上为某些手术或检查做准备。对于急性中毒患者，如口服有机磷、生物碱、巴比妥类药物等，洗胃是一项极其重要的抢救措施，如果能够正确、及时、彻底地进行洗胃，对患者往往可以起到"起死回生"之效。常见的洗胃术有催吐洗胃术、胃管洗胃术、剖腹胃造口洗胃术。

催吐洗胃术对于服毒物不久，且意识清醒的急性中毒患者（除外服腐蚀性毒物、石油制品，以及食管静脉曲张、上消化道出血等），是一种有效的自救、互救措施。适应证：a.神志清醒、具有呕吐反射，且自身能够高度配合的急性中毒患者，应首先鼓励催吐洗胃；b.口服毒物时间不久，2小时以内效果最好。c.在现场自救无胃管时。禁忌证：a.意识障碍者；b.强酸、强碱及其他对消化道有明显腐蚀作用的毒物中毒；c.伴有上消化道出血、食管静脉曲张、主动脉瘤、严重心脏疾病等患者；d.中毒诱发惊厥未控制者；e.孕妇及老年人。操作方法：a.首先应跟患者做好充分沟通，取得患者的信任，并具体说明要求和方法，以取得患者配合，利于治疗顺利进行；b.患者取斜坡位或端坐卧位，口服洗胃液400~700 mL，至患者感饱胀为宜；c.随即取压舌板刺激患者咽后壁，即可引起患者反射性呕吐，排出胃内容物，在呕吐时，应使患者的头偏向一侧；d.此方法反复多次，直至排出的胃内容物清晰无味为止。e.协助患者漱口、擦脸，必要时更换衣物，卧床休息；f.清理用物，整理患者床单位；g.记录灌洗液名称即液量，呕吐物颜色、气味及量，必要时将呕吐物送检。注意事项：a.催吐洗胃后，要密切观察病情变化，根据患者的病情判断是否使用胃管洗胃术；b.在使用催吐洗胃时要预防患者误吸，同时剧烈呕吐可能诱发急性上消化道出血，故应观察呕吐液的颜色、性质；c.保持出入量平衡。

为严重的急性口服中毒患者插胃管洗胃确有困难的，可采用剖腹胃造口洗胃术洗胃。适应证：喉头水肿、严重痉挛收缩的需要洗胃的患者，急性口服中毒，胃管洗胃术失败的危重病例。禁忌证：呼吸心跳停止而未复苏者；口服腐蚀性毒物而无剖腹指征者。方法：a.迅速将患者送入手术室，危重患者可在抢救室进行，患者取仰卧位，消毒上腹皮肤，铺好无菌巾；b.局麻下，上腹部正中纵向切口7～8 cm；c.将胃中部前壁拉出作荷包缝合，切开胃壁，插入金属吸引头，初步吸净胃内容物并清洗后，换一粗导管，收紧荷包缝线，并在第一缝线之外1 cm处做第二个荷包缝合；d.尽可能减少洗胃过程的污染，以纱布保护导管周围，然后迅速经导管末端进行抽注洗胃。洗胃结束，不需要重复洗胃者，可拔除导管，修补缝合胃切口，再常规缝合腹正中切口。需重复洗胃者，将导管末端用血管钳夹紧，将导管旁的胃壁用2～3针缝合固定于腹膜，然后缝合腹部切口，第七天拆线，10～14天拔管，窦道以油纱布填塞，禁食2天，每日换药至创面愈合。注意事项：a.必须严格掌握适应证；b.切开胃壁及洗胃过程中，应注意用纱布保护，以免毒物污染腹腔。术前要对危重症状做必要的处理，建立静脉通道，保持生命体征稳定，术后注意出血及感染等并发症。

胃管洗胃术是将胃管从鼻腔或口腔插入（临床上大多采用口腔插入），经食管到达胃内，先抽吸出毒物再注入洗胃液，并将胃内容物排出，如此反复多次以达到消除毒物的目的。口服毒物的患者有条件时应尽早插管洗胃，不要受时间限制。对服大量毒物4～6小时者，排毒效果好且并发症较少。胃管洗胃术目前主要采用的是全自动洗胃机，此篇着重介绍。

【操作流程】

1.准备

（1）环境准备：安全，宽敞，遮挡患者。

（2）护士准备：衣物整洁，洗手，戴口罩。

（3）用物准备：胃管及连接管一套、压舌板、纱布、弯盘、50 mL注射器、听诊器、石蜡油、棉签、橡胶单、治疗巾、胶布、一次性口含器或导管固定器、水温计、一次性手套、量杯、洗胃液、洗胃机（洗胃桶、污物桶及附件）、必要时备标本容器、开口器、舌钳。

（4）患者准备：理解操作目的及配合方法，卧位合适。

2.评估

（1）了解患者生命体征、意识状态、瞳孔变化等。

（2）了解患者服用毒物的名称、剂量及时间等，判断患者中毒情况及有无洗胃禁忌证。

（3）检查患者口腔黏膜状况以及有无义齿等。

（4）解释操作目的及方法、了解患者心理反应与合作程度。

（5）检查洗胃仪器的工作性能。

3.操作流程

（1）备齐用物，推至患者床旁，进行核对并向患者解释，以取得合作。

（2）安装检查：将三根橡胶管分别和洗胃机的进液口、接胃管口和排液口连接，将进液管及接胃管另一端放入灌洗桶内（管口必须在液面下），排液管的另一端放入空塑料桶内接电源，接通电源，检查自动洗胃机性能，开机循环两次。按下启动键洗胃机开始运行以排空管道内空气。

（3）协助患者取左侧卧位，如昏迷患者去枕平卧头偏向一侧。躁动者给予必要的约束。

（4）将橡胶单及治疗单铺于患者颌下，置弯盘、纱布于口角处。

（5）将棉签、胃管等包装打开，戴手套。将一次性口含器或导管固定器固定于患者口中。

（6）再次核对后用正确的方法安置胃管：找到剑突定位，右手持镊子夹住胃管前端，左手捏后端测量患者从前额发际至剑突的距离并作标记。用石蜡油棉签润滑胃管前端15 cm，自患者口腔缓慢插入至10～15 cm时，嘱患者做吞咽动作，同时继续插入胃管至所需长度。轻压患者上腹将胃内容物引流出来，必要时留标本送检。

（7）将胃管与洗胃机导管连接，开始洗胃。

（8）观察洗出液的性质、量、颜色、气味等，反复冲洗直至洗出的液体澄清无味，再按"停止"键，机器停止工作。

（9）洗胃完毕，断开胃管与洗胃机连接管，轻压患者剑突下，以充分引流胃内残留液体。

（10）拔胃管方法正确：反折胃管尾端，在患者深呼吸末拔除胃管。

11.整理床单元，核对后送患者返回病房进一步治疗。

12.处理用物：所有用物备齐备用。洗胃机乙醇或含氯制剂擦拭消毒。

洗胃管消毒方法：洗—消—洗—送供应室，具体操作为用清水反复冲洗洗胃机及各管道两次，再用含氯制剂消毒液反复冲洗洗胃机及各管道两次，用清水反复冲洗洗胃机及各管道两次，最后将各管道送供应室集中消毒。

【护理难点】

难点一：准确掌握胃管洗胃术的适应证及禁忌证

解析：洗胃是抢救急性中毒、及时清除进入体内尚未被吸收毒物的最有效、最基本的方法。洗胃术是急诊科护士必备的常用技术之一。作为重要的抢救措施，必须在符合条件的情况下洗胃，这样才能达到理想的效果，如果不能准确掌握洗胃的禁忌证或适应证，会导致患者自身病情的加重，对患者造成无法挽回的后果。

难点二：洗胃液的选择

解析：毒物不明者均可用温开水或生理盐水洗胃，若已知毒物种类，则可选用适当的解毒物质或洗胃液中酌加相应解毒剂，利于解毒处理。

难点三：洗胃的并发症及处理

解析：洗胃术是利用向胃内灌注溶液的方法来排除胃内容物或潴留食物，以达到解除患者痛苦，抢救患者生命的一种方法。与洗胃技术相关的并发症很少，而规范的操作常能避免并发症的发生。我们应当熟悉洗胃的并发症及其处理方法，一旦在洗胃过程中遭遇，可给予有效的处理措施，减少对患者的伤害。

难点四：洗胃的注意事项

解析：洗胃多是在危急情况下的急救措施，急救人员必须迅速、准确、轻柔、敏捷地操作来完成洗胃的全过程，尽最大努力来挽救患者的生命，准确掌握洗胃的注意事项，有助于保护患者的生命健康，有效避免并发症的发生及医患纠纷。

难点五：特殊患者的洗胃

解析：小儿误食有毒物质是儿科常见急症之一，急需洗胃。洗胃方法可采用人工洗胃和自动洗胃机洗胃，7岁以上患儿可采用洗胃机洗胃，其他小儿采用人工洗胃较为合适。老年人洗胃，因其有特殊的生理或病理改变，洗胃时的难度要大于年轻人。为减轻护士的工作量和劳动强度，提高小儿及老年人洗胃的速度和清洁度，减少毒物吸收，提高抢救成功率，需加强护士对洗胃技术的熟练程度。

【护理对策】

对策一：正确掌握洗胃适应证与禁忌证

1.洗胃的适应证

（1）经口摄入有毒物质。凡经口摄入各种有毒物质，如农药、过量药物、食物中毒者，为迅速清除毒物，均应尽早尽快洗胃；非腐蚀性毒物中毒。

（2）重金属类中毒，生物制剂、生物碱或食品中毒等。

（3）治疗完全或不完全幽门梗阻。

（4）检查或术前准备。幽门梗阻伴大量胃液潴留患者需做钡餐检查或手术前的准备，急性胃扩张需排出胃内容物减压者均宜置入导管抽吸或灌洗。

2.洗胃的禁忌证

（1）腐蚀性的药物，例如强酸或强碱的中毒，按医嘱给予药物或迅速给予物理性对抗剂，如牛奶、蛋清、豆浆等以保护胃黏膜

（2）肝硬化严重者，伴食管胃底静脉曲张等。

（3）胸主动脉瘤、腹主动脉瘤。

（4）5日内有上消化道大出血的患者。

（5）伴随胃穿孔、胃癌等疾病的患者。

（6）胃部在短期进行过手术，如胃十二指肠修复术、胃大部切除术、消化道造瘘等。

（7）中毒后伴有惊厥、癫痫发作者

（8）口鼻腔严重变形，或患有疾病不能进行食管插管的患者。

（9）相对禁忌证：如患者激动、躁动，不能配合，昏迷患者，乙醇中毒患者洗胃应慎用。

对策二：如何正确选用洗胃溶液

（1）温水或生理盐水：对毒物性质不明的急性中毒者，应抽出胃内容物送检，洗胃液选用温开水或生理盐水，待毒物性质确定后，再采用对抗剂洗胃（洗胃液的温度一般为35～38℃，温度过高可使血管扩张，加速血液循环，而促使毒物吸收）。

（2）高锰酸钾溶液：为强氧化剂，一般用1：（2 000～5 000）的浓度，常用于急性巴比妥类药物、阿托品及毒蕈中毒的洗胃，但有机磷农药对硫磷中毒时，不宜用高锰酸钾，因能使其氧化成毒性更强的对氧磷。

（3）碳酸氢钠：一般配制成2%～4%的浓度，主要用于急性有机磷农药（敌百虫除外）、拟菊虫酯类农药中毒，以及香蕉水和某些重金属的中毒，砷（砒霜）中毒也可用碳酸氢钠溶液洗胃。

（4）茶叶水，含有丰富的鞣酸，具有沉淀重金属及生物碱等毒物的作用，且来源容易。鞣酸：可配制成1%～3%的溶剂，用于吗啡类、洋地黄、颠茄或阿托品类急性药物中毒，亦可用于毒蕈、发芽马铃薯、乌头等植物性食物或药物引起的急性中毒。

（5）过氧化氢：将氧化氢水配制成3%的溶液，主要用于阿片类、氰化物以及高锰酸钾的中毒。

（6）0.5%硫酸铜溶液：适用于无机磷化合物的头1～2次洗胃。

（7）1%葡萄糖酸钙或5%～10%乳酸钙溶液：适用于氟及其无机化合物，草酸及其盐类毒物的头1～2次洗胃。

对策三：洗胃并发症及其处理

1.吸入性肺炎

对于意识不清的患者，肺部吸入了胃部内容物是一件极其危险的事。肺部对于吸入液的各种性质，如吸入的量、液体pH值，以及是否有颗粒性物质，会产生各种不同的反应。所以患者在洗胃时采取左侧卧位，头偏向一侧，一旦误吸，胃内反流时，立即停止洗胃，取头低右侧卧位，吸出气道内误吸物，同时采用呼气末加压呼吸支持。洗胃过程中，严密观察机器运转情况，保持出入液量平衡。洗胃完毕，病情允许情况下，协助患者翻身、拍背以利于痰液排出。为避免左心室负担过重和胶体渗入肺间质，可使用利尿剂，合并感染，可根据医嘱使用抗生素及糖皮质激素。

2.急性胃扩张

控制洗胃液出入胃是预防急性胃扩张的关键，在洗胃过程中，护士应密切观察洗胃液出入量，当发现出入量不平衡时，及时按压洗胃机上"液态平衡"调节出入液量。确认患者已发生急性胃扩张，协助患者取半坐卧位，将头偏向一侧。应减少入胃液量，延长吸出胃液时间；停止注入，疏通胃管；拔下洗胃机接头，充分引流。若胃管阻塞不能解除，应及时更换胃管。清醒患者可行催吐，以促进胃内液体排出。

3. 胃穿孔

口服腐蚀性毒剂或原有胃基础性疾病是主要原因。在进行洗胃前应详细评估病史，有洗胃禁忌者，一般不洗胃；有溃疡病史者，灌注液量应相应减少，一般每次300 mL。做好清醒患者的心理疏导，说明配合方法，保证顺利插管，并且熟练掌握洗胃操作规程，动作轻柔，电动洗胃机洗胃时压力不宜过大，应在13.3 kPa左右，并注意保持出入液量的平衡，一旦发现腹肌紧张、全腹剧痛，患者烦躁不安、面色苍白、脉搏细速，应立即停止洗胃，遵医嘱及时给予相应的治疗与处理，必要时手术治疗。

4. 水中毒

水中毒症状与中毒所致的昏迷、抽搐等症状易相混淆，应注意鉴别。洗胃过程中，应注意观察患者的神志、瞳孔、呼吸、血压及上腹部是否饱胀等。一旦出现球结膜水肿，则为严重水中毒标志。若清醒患者有烦躁、嗜睡等神志改变，应视为早期水中毒表现。在为毒物性质不明者进行洗胃时，最好选用等渗生理盐水灌洗，避免造成水中毒。对已出现水中毒者应控制入水量，轻者禁水即可恢复，重者立即给予3% ~ 5%的高渗氯化钠溶液静脉滴注，及时纠正机体的低渗状态。如出现脑水肿，遵医嘱及时应用甘露醇、地塞米松纠正；出现抽搐昏迷者，立即用开口器、舌钳保护舌头，同时加用镇静药，加大吸氧浓度，予床档保护，防止坠床。

5. 水和电解质紊乱

严格保持进出量平衡，洗胃后复查血电解质，一旦出现应间断缓慢静滴等渗盐水，待患者清醒后配合口服淡盐水，使患者严重的低钠、低氯血症逐渐得到纠正，避免永久性神经精神损害及死亡的危险，还应观察有无循环负荷过重情况，如心率加快，呼吸急促。

6. 胃出血

洗胃过程中应注意洗胃机负压设定；避免胃管前端长时间吸引同一部位，对有腐蚀性毒物中毒及原有胃基础疾病患者应减少每次洗胃液量，出现出血及时处理，洗胃结束遵医嘱用去甲肾上腺素4 ~ 8 mg+0.9%氯化钠注射液200 mL胃管注入止血。

7. 窒息

在洗胃前进行充分用物准备，包括中心负压或电动吸引器、吸痰用品及气管插管用物，所有物资处于完好备用状态。一旦发现患者窒息时，立即停止洗胃，患者取侧卧位，及时清除口腔及鼻腔分泌物，给予氧气吸入，及时报告医生，进行心肺复苏及必要的抢救措施。

8. 呼吸、心搏骤停

立即予床旁行气管插管术，给予心肺复苏，必要时电除颤，静脉应用大剂量特效解毒剂，同时喉镜直视下用导丝辅助插入胃管洗胃。

9. 中毒加剧

洗胃时先抽吸胃内浓缩的毒物后再灌注洗胃液避免毒物被稀释后进入肠道内吸收，保持灌入与抽出量平衡，严格记录出入洗胃液量。

对策四：掌握洗胃术的注意事项

（1）评估中毒情况：时间、途径、毒物种类、性质、量等，来院前是否已经呕吐；急诊洗胃术应在服毒或食物中毒6小时内进行，由于部分毒物即使超过6小时，仍可滞留胃内，因此，多数此类患者仍有洗胃的必要，目前均不受此时间限制，虽超过6小时仍应洗胃，对于洗胃不彻底者应重新洗胃，必要时也可通过血液透析来排除吸收的毒物。幽门梗阻患者记录胃内潴留量，宜在饭后4～6小时或空腹时进行。

（2）洗胃前解释洗胃的必要性，对操作过程中可能存在的危险，应向家属阐明，以取得患者或家属的配合，请患者本人或家属签字。

（3）插管过程中动作要迅速，手法要轻柔，切勿损失食管黏膜或误入气管，遇患者出现呛咳或明显的恶心或刺激性咳嗽应暂缓进管，必要时拔出胃管，待症状缓解后再进行操作。小儿洗胃时应特别注意防止胃黏膜损伤、胃穿孔、肺部感染、水中毒和窒息等。

（4）胃管插入困难的原因：a.意识障碍患者；b.气管插管术后；c.食管痉挛或咽喉部水肿痉挛；d.舌后坠；e.躁动，不配合；此时强行插管，易造成食管和胃穿孔，应遵医嘱给予相应的处理再行插管。

（5）毒物不明时，应抽出胃内容物送检，洗胃液选择清水，待毒物性质明确后，再采用对抗剂洗胃。

（6）昏迷患者洗胃宜谨慎，应取去枕平卧位，头偏向一侧，建议先行气道保护，以免造成分泌物误入气道。

（7）在洗胃过程中应随时观察脉搏、呼吸、血压及患者腹部情况，如患者主诉腹痛，且流出血性灌洗液或出现休克体征，应立即停止洗胃操作，通知医生，并配合相应抢救工作，并在记录单上做好详细记录。

（8）洗胃机的压力设置不宜过大，应保持在13.3 kPa，以免损伤胃黏膜。

（9）洗胃过程中应注意变换体位，以利"盲区"毒物的排出，无论何种体位，必须将头偏向一侧，防止误吸。

（10）胃管阻塞的处理方法是采用充气与间断负压吸引的方法。将洗胃机调至"停挡"，分离胃管，连接皮球，按漏斗式洗胃法向胃管内充气数次，然后取下皮球，将洗胃机调至"吸挡"，放低胃管，反复吸引2～3次，通畅后，再连接洗胃机继续洗胃。

（11）严格掌握洗胃原则：即先出后入、快进快出、出入基本平衡。成人每次灌入量为300～500 mL，总量为25 000～50 000 mL，经反复灌洗，确认回抽的液体澄清时，即可结束洗胃。

（12）拔管时应先将胃管的进水端用手先反折或使用止血钳夹住，然后再迅速拔出。

（13）使用洗胃机前，应检查机器运转是否正常，各管道衔接是否无误。

对策五：特殊患者的洗胃

小儿洗胃。因小儿胃内容物排空快，毒物吸收快，因而中毒后应贯彻早洗、彻底洗的原则。另外，小儿神经系统及心理发育不成熟，误服毒物后不能准确诉说，小儿对食物的机械消化能力差，胃内容物颗粒体积大，会给洗胃造成很大的困难。小儿洗胃多选用经口放置胃管，胃管的粗细根据小儿年龄进行选择，婴幼儿可选用小儿导尿管代替胃管，较大的患儿可以选用小儿胃管，此外，还可以选用成人硅胶洗胃管。洗胃方法：a.口服液体催吐法：适用于意识清楚、生命体征平稳、能配合的患儿。此法安全、经济、不易损伤胃黏膜；b.注射器洗胃法：将胃管经鼻腔插入胃内，首先用50 mL或者100 mL的注射器抽出胃内容物，然后注入洗胃液，再抽吸出来弃去，反复抽吸，直到清洁为止。此外，对于较大的孩子可采用洗胃机洗胃，采用虹吸原理进行洗胃，此种方法比较简单，能掌握溶液的进出量。然而由于小儿胃容量小，黏膜嫩，采用洗胃机冲吸力大，容易给患儿造成损伤，故一般不采取此种措施。洗胃液的用量原则上每次的灌注量不超过胃容量。一般1岁小儿每次灌洗量不超过100 mL。以5岁以下的患儿100～200 mL，5～10岁200～300 mL为宜，且洗胃时间不宜过长，否则容易并发脑水肿和肺水肿。注意事项：a.做好家属及患儿的心理护理；b.插管时动作要轻快，切勿损伤食管黏膜或误入气管，注意插入的深度，过深易引起胃黏膜出血，若胃管头部的小孔紧贴胃壁会影响胃液流出，在确定胃管在胃内时方可洗胃；c.洗胃前应做好急救准备，在洗胃过程中要谁是观察病情及患儿的生命体征变化，注意洗胃时各种并发症的产生，如患者感到腹痛，洗出血性灌洗液或出现休克现象是，应立即停止操作，并通知医生，做好妥善处理；d.记录灌洗液名称及液量、洗出液的颜色和气味、患儿目前情况，并及时送检标本，注意观察灌入液与排出液量是否相等，灌入量明显多于排出量时可引起急性胃扩张，如有必要，可经胃管注入泻药或其他药物，然后拔出胃管；e.洗胃后的护理：注意不要让患儿突然改变体位，以防止发生直立性低血压；在护理过程中快要注意保暖，以免受凉，洗胃后暂禁食1天，以利于消化道黏膜恢复，进食前先给予保护胃黏膜的药物，开始时先进流质饮食，然后过渡到半流质、普食。

老年人因为身体因素，各方面的机能逐趋减退，并伴有各种原发疾病，所以洗胃时更应注意产生下列问题：a.防止诱发心律失常；b.防止血压骤升；c.防止鼻腔出血；d.防止呕吐、误吸；e.防止心衰和水中毒；f.防止诱发气胸。

总而言之，要确保洗胃能达到预期效果，洗胃前的心理护理、操作中的密切配合及观察是洗胃成功的关键。

【知识拓展】

急诊科洗胃机故障应急预案及措施

1.目的

本预案是为洗胃机发生故障时，能得到及时有效的处理，保障洗胃患者生命安全而指定的应急处理预案

（1）值班护士应熟练掌握洗胃机的性能、操作步骤和注意事项，熟知待使用洗胃机洗胃患者的病情，严密观察生命体征。

（2）在使用洗胃机过程中，随时观察洗胃机参数的动态变化，确保参数正常，出入液量平衡。如遇洗胃机出现紧急情况，如意外停电、参数报警、设备故障等时，医护人员应采取补救措施，以保证患者洗胃的安全。

（3）洗胃机不能正常工作时，护士应立即停止使用，先关闭洗胃机，分离胃管，流出胃内容物，向患者做好解释与安慰工作。同时评估患者病情，通知医生，严密观察患者的生命体征及病情变化，立即将备用洗胃机推至患者床旁，连接胃管急性洗胃，若备用洗胃机也在应用，立即用量筒或50 mL空针进行灌洗，直至洗胃液澄清无味。

（4）故障的洗胃机应挂上"仪器故障"牌或放于故障、损坏专柜，由科室负责管理物资的护士及时通知设备维保部维修。维修过程及维修结果应及时登记备案。

（5）设备维修部及科室应定期检查仪器工作状况，确保设备运转良好，做好维修、维护等级。

（6）科室常规备用洗胃机一台，并定期检查做好登记，保证备用仪器的完好。

处理程序：洗胃机发生故障—关洗胃机—分离胃管—流出胃内容物—接备用洗胃机或量筒—继续洗胃—观察病情—通知维修部维修。

（章爽路）

第八章

环境及理化因素损伤的护理

第一节　中　暑

【案例】

> 患者，男性，54岁，因在工地上突然晕倒，呼之不应10余分钟，急救人员到达现场时患者神志不清，双侧瞳孔等大等圆、直径约3 mm，对光反射迟钝；面色潮红，皮温高，恶心、呕吐伴双下肢阵发抽搐，大小便失禁。双肺呼吸音正常，无干湿啰音，腹软，双下肢无水肿。查体：T 41℃，P：150次/分，R 30次/分，BP：82/54 mmHg。由救护车送入医院急诊科。
>
> 急诊完善相关检查，主要阳性结果：血钾3.3 mmol/L，血钠126 mmol/L，血氯103 mmol/L，白细胞13.65×10⁹/L，中性粒细胞百分比81.6%，血小板76×10⁹/L，凝血酶原时间16秒，凝血活酶时间35秒。动脉血气分析提示代谢性酸中毒。胸部X线片、头颅CT、心脏彩超未见明显异常。

【概述】

中暑是指长时间在高温、高湿（大气气温＞32℃，相对湿度＞60%）、不透风的环境中，因人体体温调节中枢功能障碍或汗腺功能衰竭，大量出汗导致水和电解质丢失过多，所引起的以中枢神经系统和（或）心血管功能障碍为主要表现的热损伤疾病。临床上分为先兆中暑、轻症中暑和重症中暑。其中重症中暑包括：热痉挛、热衰竭、和热射病。

中暑的原因有较多，当产热增加，受热受阻，产热大于散热即可发生中暑。常见原因有：a.高温环境或者剧烈运动。如果长时间处于高温的环境作业或剧烈运动，导致体内的能量急剧增加，未采取一定散热措施，导致能量蓄积，则可能会引起中暑。b.体温调节功能障碍。因疾病原因导致体温调节中枢功能障碍。如精神分裂症、帕金森病及慢性乙醇中毒，在环境温度升高时，不能调节自身体温，也有可能会导致中暑。c.汗腺功能障碍。如大面积烧伤后体表瘢痕形成、先天性汗腺缺乏症，会导致出汗量减少，当处于高温环境中导致体内能量增加，散热减少，也可能引发中暑。d.服用药物。若长期服用抗胆碱药或抗组胺药物，会使汗腺的排汗功能受抑制，当周围环境温度升高，导致体内热量无法及时排出，也有可能会导致中暑。

中暑的发病过程是由轻症到重症。最先出现中暑先兆，大量出汗、口渴、头晕、耳鸣、眼花、恶心、胸闷、心悸、四肢无力、注意力不集中等，若未采取措施，则发展到轻症中暑，出现面色潮红，大量出汗，甚至出现面色苍白，皮肤湿冷，脉搏增快，血压下降等循环衰竭的早期症状。最后发展到重症中暑。

（1）热痉挛：可为热射病的早期表现。高温环境下体力作业或运动，大量出汗，水分和电解质大量丢失，仅补充水分，形成低钠、低氯血症。主要表现为短暂或间歇性发作的肌肉痉挛。常见于腓肠肌，多发于四肢肌肉、咀嚼肌、腹直肌，也可发生于肠道平滑肌。无明显体温升高。

（2）热衰竭：指机体热应激反应后，以血容量不足为主要特征的临床综合征。由于体液和电解质丢失过多，未及时补充或补充不足所致，表现为面色苍白、大汗淋漓、全身无力、恶心、呕吐、头痛、眩晕、呼吸增快、脉搏细数、血压下降、晕厥等。热衰竭未及时救治，可能发展为热射病。常见于儿童、老年人和慢性疾病患者。体温正常或偏高，一般不超过40℃。

（3）热射病：又称中暑高热，是重症中暑中最严重的一种类型。临床表现三大症状：高热（直肠体温＞41℃）、无汗和意识障碍。热射病包括劳力型热射病和经典型热射病。经典型热射病是长期处于高温、高热环境中，由于机体体温调节能力低下，散热作用降低所致。常发生在儿童、老人和长期慢性疾病的人群。劳力型热射病常见与在高温、高湿环境中进行剧烈体育运动的健康人、军队军事训练的官兵和重体力劳动者。早期出现发热、头晕头痛、反应迟钝，伴有呕心、呕吐、呼吸急促等，体温升高可高达40℃以上，出现意识障碍，伴横纹肌溶解、急性肾损伤、急性肝损伤、DIC等多器官多系统损伤。病情极其凶险，病死率高。其病死率与温度的上升密切相关。

重症中暑是一种威胁生命安全的急症，未及时有效治疗，可发生昏迷、抽搐等，造成不可逆的脑损伤、肾损伤，甚至发生死亡。所以早发现、早治疗，避免发生重症中暑，可有效提高中暑救治效果。

【护理重点】

（1）中暑早期评估与预警。

（2）中暑早期干预。

（3）快速、准确分诊。

（4）高热患者护理。

（5）体液不足的护理。

（6）电解质紊乱的护理。

（7）预防中暑的健康宣教。

【护理难点】

难点一：院前急救护理难点

解析：

1.救援前的准备与护理评估要点

中暑的发生与患者所处的环境密切相关。人体长时间在高温、高湿、不透风的环境下，水和电解质大量丢失，加之散热受阻，机体体内能量蓄积，未及时采取干预措施，导致中暑发生。因此院前急救的评估重点为现场环境评估，准确的体温监测，尽早给予降温措施。

2.急救现场的护理评估与干预

先兆中暑病情，疗程短，平均治疗1天即可好转出院。轻症和重症中暑患者救治时间晚，病情危重，发展快，疗程长，同时伴有不同的并发症。因此中暑早期干预是急救现场当务之急。发病初期采取有效的救治措施不仅可以缩短病程，同时可以遏制病情进一步加重，避免发展为重症中暑。

难点二：中暑的患者如何快速、准确分诊

解析： 热射病即中暑高热，是重症中暑中最严重的一种类型，死亡率高达80%。分诊护士应掌握热射病的典型三大症状，同时与流行性乙脑、细菌性脑膜炎、脑血管意外进行鉴别。分诊护士应快速、精准分诊，让患者最快时间内得到高效救治。

难点三：院内持续降温

解析： 轻症中暑一般无体温升高，或体温升高不超过38℃，重症中暑体温升高可达40~42℃。体温升高为40℃以上，会出现意识障碍，伴横纹肌溶解、急性肾损伤、急性肝损伤、DIC等多器官多系统损伤。中暑患者核心体温的高低程度，与患者的恢复和预后密切相关。降温延迟，死亡率显著增加。当今一致观点认为，在中暑后2小时内将核心体温降低至38.5℃，是治疗中暑首要关键点。早期快速降温达到体温安全阈值，可减少中暑患者器官损伤，改善恢复和预后，降低中暑患者死亡率。

难点四：血容量不足

解析： 在高温环境下，机体大量出汗，丢失过多水分导致失水、血液浓缩、血容量不足，导致周围循环紊乱，重症者发生周围循环衰竭，血压降低，甚至休克。早期应及时补充血容量，防止休克发生。

难点五：并发症的预防

解析： 中暑常见并发症有急性肾衰竭、DIC、急性肝衰竭、脑损害。密切观察患者病情，监测尿量、血压、心率、神志、瞳孔、脉搏、呼吸、凝血酶原时间、凝血活酶时间等，及早发现并发症，防护并发症。

难点六：知识缺乏

解析： 近年来，每年气温几乎都会创历年新高，世界各地曾出现大规模的中暑事件。随着我国城镇化的进程，城市人口越来越多，城市人口密度越来越大，城市人口数中暑的发生呈上升趋势。军队官兵演习和训练经常在高温环境下进行，中暑的发病率也很高。每年暑期的各大学校入学前军训，经常发生中暑。中暑的发生是因为人体所处的高温环境下，未采取相应的预防措施，缺乏预防中暑的常识。所以对于处于高温环境人群的预防宣传教育尤为重要。只要预防措施到位，可预防中暑的发生。

【护理对策】

对策一：院前急救精准评估与干预

1.救援前的准备与护理评估

1）病情评估与初步干预。

（1）通过电话联系初步评估。急救人员接到指挥中心调度电话后，立刻与呼救人取得联系。询问患者有无高温环境工作或者剧烈运动；高温环境下持续活动的时间；有无补充水、盐；询问病史、既往史、有无慢性病及长期服药史，昏迷前是否进食及服用药物，对病情进行初步了解。

（2）初步干预。中暑的最关键措施即早期快速降温。通过电话评估患者病情后，及时指导现场人员进行初步干预，可根据现场情况给予尽量多的降温措施。

①帮助患者脱去外衣，迅速脱离高温高湿环境，转移到阴凉且通风良好的地方。

②湿毛巾擦拭全身皮肤或用冰水雾喷洒全身。

③扇风，加速空气对流。现场条件允许，可以转移到空调房间，室温20~24℃。

④有条件可监测体温变化。

2）急救前准备充分。院前出诊强调时效性，必须争分夺秒。护士接出诊指令后，立刻通知院前急救团队到场，3分钟内出车；救护车司机对路线要熟悉，使用导航系统，排除拥堵路线，选择最快路线，保障安全的前提下以最短时间达到现场；救护车内抢救药品及设备齐全，必须配备体温计，同时根据初步评估情况选择配备冰盐水、冰毯、冰袋、肛温测量仪等。

3）病史收集。询问病史时必须注意对患者既往病史、用药史的采集，分析导致昏迷的因素，评估患者有无脑炎、心脑血管意外、甲状腺危象等疾病史。同时分析导致中暑的诱因，询问有无服用特殊药品，如长期服用阿托品，导致汗腺的排汗功能受抑制；是否因疾病原因导致体温调节中枢功能障碍。

4）正确区分中暑分型。临床上根据发病机制和临床表现分为先兆中暑、轻症中暑和重症中暑。其中重症中暑包括：热痉挛、热衰竭和热射病。掌握中暑的临床表现，分辨中暑的程度。

5）重点关注重症中暑。轻症中暑经过及时有效处理，数小时可恢复。重症中暑症状较严重，病情发展快，热痉挛、热衰竭未得到及时救治，很快发展为热射病。热射病是中暑类型中最严重的一种，是一种致命性的急症，病情变化快，死亡率高为60%~80%。

2.急救现场的护理评估与干预

1）到达现场后，高危因素评估与干预。

（1）环境评估与干预。评估现场环境是否安全；发病的原因与环境是否有关；现场环境对救护人员、患者及旁观者是否由造成伤害的危险因素。中暑该疾病与患者所处环境密切相关，常发生于高温、高湿或（和）密闭空间。现场应迅速将患者转移至阴凉、通风地方或者空调房间。

（2）初步评估与干预。通过双耳两侧大声呼喊、拍打双肩、给予疼痛刺激评估患者的意识情况。触摸患者颈动脉搏动同时看胸廓有无起伏。若患者有呼吸、心跳，意识丧失，注意保护气道，将患者平卧地面，头偏向一侧，清理口腔异物及分泌物，避免窒息。无呼吸、心跳立即行CPR。

2）急救人员需迅速明确诊断。

（1）立即测量核心体温。核心温度直接反应病情严重程度，达到41℃提示病情危重，死亡风险极大。急救现场若未配备肛温测量仪，可以测量腋温，通过腋温估算核心温度，可用腋温加0.5～0.7℃。将核心体温测量结果与患者病史、用药史和症状相结合，进行综合评估。

（2）当患者发生中暑时，立即处理。

①轻症中暑。及时给予降温处理，患者可短时间内恢复。急救现场迅速将患者转移到阴凉处或救护车内，救护车打开空调，温度调整为20～24℃；使用冰袋置于腋窝、腹股沟及左右侧颈部或冷水反复擦拭全身；口服含电解质饮料或淡盐水。持续监测体温变化，直至体温小于38℃。密切观察病情，控制病情避免发展为重症中暑。

②重症中暑。持续实施降温措施的基础上，快速建立静脉通道，静脉首选输入晶体液；持续监测体温变化；保证患者安全，立即转回医院。院前降温措施及救治条件有限，重症中暑患者病情危重，病情急，变化快，因此解除危险症状后，应立即转运回医院。在转运过程中需要持续降温和体温监测。

3）保持呼吸道畅通必要时气管插管及人工辅助通气。

4）针对躁动不安的患者，做好防护措施，避免自伤或他伤等意外事件发生。首要措施是使患者平躺头偏向一侧，避免呕吐引起误吸或窒息。牙关紧闭者，可用压舌板或开口器撬开进行保护，防止舌咬伤。同时遵医嘱给予药物治疗快速控制抽搐，使患者保持镇静。一般可用地西泮10～20 mg，静脉注射。如静脉注射困难时，亦可肌内注射。首次计量若不能控制抽搐，则在20分钟后再次静脉注射10 mg，24小时内用量不超过50 mg。抽搐仍控制不理想，可在使用地西泮的基础上，肌内注射苯巴比妥5～8 mg/kg。

5）快速建立静脉通路，维持水、电解质平衡，静脉输入氯化钠注射液。

6）搬运和转送危重患者过程的注意事项。

（1）搬运患者时，注意安全。一般中暑患者会出现头晕、乏力，甚至神志不清，搬运患者时要确保患者安全，避免摔伤、擦伤等意外事件发生。

（2）保持呼吸道通畅。中暑患者常常伴有呕吐症状，特别是神志不清患者，容易发生误吸和窒息。因此救护人员应及时清除患者口腔内呕吐物，清理呼吸道分泌物、异物，保持呼吸道通畅，以防发生气道阻塞。

（3）持续降温。在转运过程中可将救护车空调调整至20～24℃，持续的给予降温措施，不能因为转运而忽略了降温，早期降温效果好坏直接关系患者预后。同时患者病死率与体温高低及高温持续时间密切相关。

（4）密切监测患者病情变化。转运过程中密切观察患者意识、瞳孔、生命体征的变化，重症中暑患者，做好抢救准备。

（5）有效的医患沟通。对轻症中暑患者及家属，转运过程中告知患者病情，让患者及家属了解病情，缓解紧张焦虑的情绪。对重症患者家属，转运过程中告知相关风险。

7）院前与院内无缝隙连接：院前急救人员在转运患者过程中，及时与院内联系。告知病情严重程度，根据病情做好相应的接诊准备。特别是重症中暑患者，通知院内做好抢救准备，人力物力做好合理分配。院前与院内无缝连接，实现患者最短时间安全对接，保证患者连续治疗和护理。

对策二：快速、准确分诊

（1）收集主观资料。问诊时言语简洁易懂且有针对性。询问与观察的要点：患者所处工作环境、工作时长；有无补充电解质和水。观察患者有无出汗，测皮温。

询问既往病史包括：流行性乙脑、细菌性脑膜炎、心脑血管意外、甲状腺功能亢进、先天性汗腺缺乏症、帕金森病等病史。询问用药史：阿托品等抗胆碱药或抗组胺药物。

（2）收集客观资料。测量生命体征，包括体温、血压、脉搏、呼吸、血氧饱和度和意识。评估患者的整体情况，若患者出现神志不清则立即送往抢救室，先抢救再补办手续。

（3）分诊分流。根据收集到的所有资料进行综合评估，按照"三区四级"原则分流患者。例如本案例患者神志不清，双侧瞳孔等大等圆、直径约3 mm，对光反射迟钝，皮肤干热，全身衣服浸湿，恶心、呕吐伴双下肢阵发抽搐，大小便失禁，应分为1级，立即送入抢救区就诊。同时和抢救区医生护士做好患者评估与病情交接工作。

（4）分诊护士与家属核对患者登记信息，确保患者信息正确。告知患者家属急诊布局及简要就诊流程，提高就诊时效。

对策三：掌握降温技术，持续快速降温

1.体外降温

（1）冷水浸浴（CWI）是将患者置于冷水中浸泡，浸没半身或全身（除头颈外），达到快速降温的一种方法。不同的水温，降温效果不同，通常水温越低，降温效果越好，降温速度也越快。热射病的救治原则即快速有效地将核心体温降低至38.5℃，冷水浸浴适合热射病的降温需要，是目前治疗热射病的首选方法。

（2）冰袋、冰毯冷敷。该方法简单、易操作，是临床上较常用的降温措施。将冰袋置于颈部、腋窝、腹股沟等机体浅表大血管处。冰袋冷敷要注意局部皮肤冻伤，因此可用治疗巾包裹冰袋，每30分钟更换冷敷位置。冰毯降温是让患者身体平躺于4℃的冰毯上，以达到降低体温的目的。

（3）风力对流蒸发。该方法是急救现场最容易实施的降温措施。在急救现场物资、环境的局限下，可采用的最简单易行的手段，同时确保早期开展降温措施。主要通过风扇或自然风对流蒸发降温。急救现场将患者脱离高温环境，转运至阴凉处，就地解除衣物，并在患者身上喷洒水，同时手动扇风条件允许可电扇辅助对流散热。

2.静脉滴注冷却液体

通常静脉少量输入4℃生理盐水，降温同时纠正患者脱水。但静脉快速输入大量冷生理盐水，可能引起心律失常、室颤、心肌梗死等严重心血管并发症，引起心衰。输入冷盐水的过程中，注意调整输液速度，密切监测患者生命体征及心肌标志物变化。

3.亚低温治疗

采用物理降温的办法，使机体维持在低体温状态（30~35℃），以达到治疗某些疾病的一种治疗方法。结合亚低温治疗的作用，药物的应用并配合亚低温治疗，可明显降低死亡率和致残率，是一种安全、绿色、不良反应较少的治疗方法。亚低温治疗应在热损伤后尽早实施，快速衔接现场降温措施，提高降温效果，避免持续热损伤，同时亚低温可降低机体能量代谢，减少产热，均衡产热和散热。注意体温检测，可用塑料薄膜包裹好探头插入肛门，妥善固定，防止脱出，影响体温检测。

4.降温技术应根据现有条件，尽早开展降温措施，不仅拘泥何种降温方法。15~30分钟测量一次肛温，根据肛温变化，联合开展降温措施，尽可能最快速度将中心体温降至安全阈值。当体温降至38℃时应停止降温，避免出现低体温。

对策四：快速扩容

（1）轻症患者，可口服盐水或静脉输入5%葡萄糖氯化钠，患者可逐渐恢复。

（2）重症患者，可静脉输入5%葡萄糖氯化钠2 000 mL，可适当补充血浆，快速补充血容量，防止低血压发生。

（3）休克患者，动态监测心律、RR、血压及每小时尿量变化，必要时监测中心静脉压。补液原则首选晶体液，输液速度控制在尿量200~300 mL/h。第一个24小时内输入液体总量的6~10 L。充分扩容后，尿量不足，给予呋塞米10~20 mg静脉注射，根据尿量调整剂量，可追加剂量。监测电解质情况，见尿补钾。碱化尿液，选用碳酸氢钠。

（4）补液过程中严密监测患者生命体征及尿量变化，不因过快输入大量液体，造成急性肾衰竭和心衰。

对策五：并发症预防

1.急性肾衰竭

急性肾功能损坏主要表现在肾小球滤过率下降，少尿。监测患者尿量、尿色、尿比重情况，以评估肾功能状况。尿液出现浓茶色则提示有横纹肌溶解。

2.弥漫性血管内凝血

密切监测凝血功能有无异常，监测凝血酶原时间、凝血活酶时间、纤维蛋白原和血小板计数，预防DIC。

3.急性肝衰竭

肝脏缺血继发缺氧时，表现为血清丙氨酸氨基转移酶在中暑半小时内可增高。监测血清中丙氨酸氨基转移酶的变化情况。

4.脑水肿

密切观察神志、瞳孔、呼吸变化。预防脑水肿，可静脉滴注甘露醇。

对策六：预防宣传教育

（1）减少暴露于高温环境的持续时间，户外工作人员，做好中暑的防范措施。大量饮水，充分补充电解质；高温作业或剧烈运动时，每2小时左右喝500~1 000 mL凉水。

（2）医疗部门加大力度进行宣教及中暑简单自救方法。

（3）气象部门及时向居民发布高温橙色警报，通过电视、广播、网络等多途径发布高温预警通知，确保居民接收到预警通知，告知居民减少高温时段外出，及时补充水分，保证充足的睡眠。

（4）热习服是预防中暑的有效措施，特别是在部队士兵的军事训练中尤为重要。热习服是指在高温环境的反复刺激下，机体的体温调节、水盐代谢、热应激适应能力逐步增强的过程。热习服要循序渐进，以身体能承受的极限内。训练周期为14天，每天训练时间为1.5~2小时。训练期间为了防止中暑的发生，保证训练人员均衡饮食和足够的水盐摄入。

【前沿进展】

Butts等分析了一种新型的浸水方式，使用身体袋装满冰块和水，将患者身体浸入身体袋中，再拉上拉链，将患者从40℃降温至38.4℃用时10分钟，平均降温速度为0.16℃/min。这样做的优势在于比使用浸水盆更方便和节约场地，可有效解决院内、ICU等没有专门浸水条件的困扰。

冷水浸泡是治疗热射病的首选方法。治疗时应将冷水保持循环流动，避免形成隔热层，达到更好的降温效果。

（韩存巧）

第二节　电击伤

【案例】

患者，男性，40岁，在施工过程中右手不慎触及高压电（1万伏），从电桩上坠落，当场昏迷不醒，立即拨打120呼救。现场立即关闭电源总闸，将患者平躺与地面。

急救人员到达现场，患者意识丧失，颈动脉搏动消失，无自主呼吸，双侧瞳孔散大固定、对光反射消失。可见双上肢、右大腿皮肤多处电烧伤面积。右手及前臂烧焦。创面分布于双手、双腕及双肘部，总面积为6%，双手呈屈曲状，右上肢远端烧焦炭化，周围苍白，部分屈指肌旋外露及骨质外露，右示指近节、中节及指端、右中指近节及指端、右示指指端烧焦破化，右手腕水疱形成，去除水疱见基底苍白，质硬，周围暗红色；双肘部水疱形成，去除水疱见基底苍白或红白相间侧可触及桡动脉搏动，右侧未触及桡动脉搏动。

【概述】

电击伤俗称触电，是指一定量的电流通过人体，造成人体全身或局部组织损伤或功能障碍。电流通过心脏和中枢神经可引起室颤或心搏骤停、呼吸抑制，造成"假死"或者死亡。电流通过机体组织转化为热能对人体造成电烧伤。若电流仅在一侧肢体通过，可造成肢体残疾。

电击伤可分为超高压电击伤或雷击、高压电击伤和低压电击伤。高压电或雷电击伤是超高电流瞬间直接作用于人体造成严重的损伤。可使机体局部温度骤然升高，可为2 000～4 000℃，使组织瞬间炭化。

电击伤主要原因是缺乏安全用电知识，如电器漏电，违规安装使用电器、电路，私拉私接电线；意外事故造成电击伤，如电线断裂掉落到人体上，雷雨天树下避雨遭雷电击；违规操作所致电击伤，如电工、焊工不规范使用电路。电击伤对人体损害程度与电流类型、电流强度、电压高低、通电时间、电流途径等密切相关。

1.全身症状

轻症者表现为痛性肌肉收缩、面色苍白、四肢软弱、惊恐或表情呆滞，呼吸心跳加快，头晕、头痛、心悸等，皮肤灼伤处感疼痛。重症患者表现为患者神志不清，呼吸不规则，心率加快，心律不齐，伴抽搐。常发生呼吸、心搏骤停，意识丧失。部分患者可转入"假死"状态，存在极其微弱的心跳、呼吸，心电图示室颤，经积极救治，一般可恢复。若呼吸、心搏骤停，未及时实施心肺复苏则会发生死亡。

2.局部症状

主要为局部电烧伤。低电压引起的烧伤，常见于电流进口和出口部位，伤口小，呈圆形或椭圆形，边缘干燥整齐，与正常皮肤分界清楚，颜色呈焦黄或灰白色。低电压一般不损伤内脏。高电压引起的烧伤，也同样在电流进出口处。有一处进口，存在一处或多处出口。电击伤创面特点为皮肤的创面小，皮下组织损伤广泛。烧伤面积不大，"口小底大，外浅内深"烧伤部位皮肤及组织炭化或坏死形成空洞。电击时因肌肉剧烈收缩可发生骨折或关节脱位。

3.并发症

可出现短期精神异常、心律失常、继发性出血或供血障碍、肢体瘫痪、局部组织坏死并继发感染、DIC、内脏破裂或穿孔、永久性失明或耳聋、急性肾衰竭等。孕妇电击后可出现胎死腹中导致流产。

【护理重点】

（1）院前急救与应急处置。

（2）维持有效呼吸。

（3）心律失常护理。

（4）电击伤创面护理。

（5）疼痛的护理。

（6）并发症的预防。

（7）预防电击伤的知识宣传教育。

【护理难点】

难点一：院前急救护理难点

解析：

1.救援前的护理准备与评估要点

电击伤的严重程度与电流类型、电流强度、电压高低、触电时长、电流途径等密切相关。其中电流类型、电流强度、电压高低、电流途径在触电过程中均是恒定不变的，仅仅只有触电时长是可人为干预的。因此院前评估的重点在于评估危机患者生命安全的危险因素，即触电时长，是否迅速切断电源、挑开电线、拉开触电者或切断电线。

2.急救现场的护理评估与干预

急救现场最重要的是要确保环境安全，避免盲目施救，造成其他人员伤害。现场环境复杂多变，急救人员要具备应急处置能力和快速分析思考能力，做出准确的判断，立即给予紧急救治。

难点二：心律失常的护理

解析： 电击伤往往引起心肌损伤和心律失常。有窦房结功能异常、心脏异位起搏点异常等，最严重时出现室颤。电击伤致心律失常的机制为①电击所致冠状动脉痉挛，造成心肌损伤、出血或坏死；②电流直接损伤心肌，导致心肌细胞代谢及结构发生细微改变；③电流对心脏电传导系统进行干扰。因此其心律失常表现多样。迅速脱离电源，及时进行救治，心脏能快速进行自我调节，恢复正常，甚至出现室颤，也能逐渐恢复且无后遗症。

难点三：电烧伤伤口创面护理

解析： 电流的直接作用或热能作用，使局部组织温度升高，并引起组织炭化。特别是高压电烧伤皮肤创面小，皮下深部组织损伤广泛，深达肌肉、脂肪、血管、神经、骨骼，且有多处出口。检查电击者创口时，要充分暴露，避免漏诊。不能单看伤口皮肤表面损伤，而忽略伤口内部的损伤范围和程度。造成深部组织感染、坏死，甚至发生败血症。

难点四：疼痛护理

解析： 电损伤的程度与触电部位电阻成反比。而人体各组织中神经的电阻最小，故电损伤对神经的损伤最大。神经疼痛表面为激烈的灼痛和酸痛。

难点五：电击伤健康教育

解析： 电击伤发生原因为缺乏用电常识；违规操作电器；意外伤害事故。根据发生原因，做针对性健康宣传教育，预防或减少电击伤发生。

难点六：心理护理

解析： 患者因对突发的伤害、不了解电击伤的预后情况，产生恐惧，害怕电击部位大面积烧伤，以及可能出现瘫痪甚至截肢的可能。

【护理对策】

对策一：院前急救精准评估与干预

1. 救援前的准备与护理评估

（1）早期指导与干预。调度人员接听呼救电话后，快速了解现场情况，告知呼救人员切断电源，同时确保自身和周围环境安全。若对现场环境不了解或被高压电电击，无法立即切断电源。应立刻拨打110、119等，请求相关部门协助。

（2）急救前准备充分。院前出诊强调时效性，必须争分夺秒。护士接"120"出诊指令后，立刻通知院前急救团队到场，1~3分钟出车。要求保障安全的前提下以最短时间达到现场。救护车司机对路线要熟悉，并使用导航系统，排除拥堵路线，选择最快路线。救护车内抢救药品及设备齐全，配备3~5双绝缘手套和绝缘鞋套。

（3）急救人员在出车过程中，电话联系呼救人。根据提供现场情况做出评估和干预。指导将患者脱离电源后，松解患者的衣领、腰带，令其平卧，头偏向一侧；呼吸、心跳停止者，指导给予单纯胸外按压。

（4）掌握不同电流类型对人体的危害。交流电会使肌肉持续抽搐，"牵引住"接触者，使其无法脱离电流，因此危险性高。人体对交流电的敏感性较直流电的3~4倍，家用低频50~60 Hz交流电易产生致命性室颤。小于250V的直流电一般不引起死亡。

（5）掌握电压高低对人体损害不同。电压越高，经过人体的电流越高，机体损害越严重。低电压导致心跳呼吸停止，且抢救效果不理想者，没有到达医院就已死亡。高电压引起皮肤深部组织灼伤。电压在220V可出现室颤，1 000 V出现呼吸中枢麻痹而死亡。

2.急救现场护理评估与干预

1）确认环境安全。救援人员施救前，一定要确定现场环境安全，勿盲目施救，造成自身或他人伤害。

2）触电类型评估与干预。

（1）若为居民触电，多为220 V直流电。多数为电线破损漏电、不规范安装或使用电器、乱接线路等。应立即关闭电源控制总闸或拔除电源插头。

（2）现场为电线触电时，短时间内无法找到电线总闸，可现场寻找干燥的木棒、竹竿、塑料制品等将电线挑开。急救人员也可站在木板、木凳上或穿胶鞋，用干燥的围巾、衣服、床单或其他绝缘物，拧成条状，套在电击者身体上，将其拉开。

（3）若在野外或远离电闸的地方，急救人员接近触电者时，可用干燥木柄的斧头、铁锹、锄头等利器将电源线斩断。

（4）若被高压线电击，防止跨步电压电击伤。勿贸然施救，立即拨打报警电话，警方协助联系电力部紧急切断高压线电源。

3）切断电源后，其他致命伤害危险早期干预。

（1）生命迹象评估与干预。高压电击时，会出现神志丧失，心跳、呼吸停止者，立即进行心肺复苏术（详见本书第十二章第一节）。有些患者可转入"假死"状态，即呼吸、心跳微弱或暂停，心电图呈室颤，发生室颤应尽早除颤。若不及时救治，将威胁患者生命安全。

（2）骨折评估与干预。电击时，因肌肉剧烈收缩产生机械暴力，或者其他原因造成高处坠落，导致患者出现脊柱、骨盆及肢体骨折。急救现场怀疑患者颈椎骨折，应给予颈拖固定；脊柱骨折应使用脊柱板搬运，其他肢体骨折应用夹板固定。

（3）伤口评估与保护。低电压引起的烧伤，常见于电流进口和出口部位，伤口小，呈圆形或椭圆形，边缘干燥整齐，与正常皮肤分界清楚，颜色呈焦黄或灰白色。低电压一般不损伤内脏。高电压引起的烧伤，也同样在电流进出口处。有一处进口，存在一处或多处出口。电击伤创面特点为皮肤的创面小，皮下组织损伤广泛。烧伤面积不大，"口小底大，外浅内深"烧伤部位皮肤及组织炭化或坏死形成空洞。针对电烧伤伤口应局部清创，适当包扎，保护伤口，减轻伤口感染发生。

4）急救现场紧急处理危险状况后，及时安全转运回医院。

5）转运中注意事项。

（1）伴有骨折的患者，搬运时注意妥善固定，保护患者安全，避免搬运时造成二次损伤或医源性损伤。

（2）安置心电监护，密切监测生命体征，尤其是心电图波形变化。

（3）保护伤口，避免伤口污染。

对策二：监测心律失常

（1）患者就诊时，立即进行心电图描记，并动态观察心电图变化。

（2）安置心电监护，及时发现心律失常。

（3）心肌损伤监测，监测肌钙蛋白、心肌酶学变化。肌钙蛋白 I 对心肌损伤有很高的敏感性和特异性。

（4）保持病房安静，患者绝对卧床休息。

（5）给予氧气吸入，降低心肌耗氧量。

对策三：尽早进行清创，避免创面感染

（1）检查伤口情况。充分暴露患者身体皮肤，从上到下，从前到后仔细检查伤口分布。

（2）急救现场应重视伤口保护。创面进行消毒后用无菌纱布包扎。

（3）彻底对创面进行清创。仔细检查全身创口，清除创面皮肤及深部组织的坏死组织。对深部组织损伤情况不清楚者，反复多次进行进一步检查。由于深部组织的损伤，甚至坏死，伤口常采用开放性治疗，保持创口清洁干燥。

（4）遵医嘱使用抗生素，预防深部组织损伤后发生创面厌氧菌感染。

（5）尽早注射破伤风抗毒素，预防破伤风的发生。

对策四：疼痛的护理

（1）运用疼痛评估量表进行评估，可运用面部表情疼痛评定法、数字评价量表、语言评价表等评估工具进行评估。评估疼痛发作的方式、程度、性质、伴随症状、开始时间和持续时间等。

（2）适当给予药物止痛。

（3）静脉输入营养神经的药物。如甲钴胺、维生素 B_1。

对策五：预防电击伤宣传教育

（1）政府部门监管违规使用电器，宣传违规用电的严重后果。

（2）通过多形式宣传用电常识、用电操作规范，电气设备及线路进行定期检查和维修。

（3）医疗机构讲解电击伤的初步救治。科普电击伤的院前急救常识和心肺复苏术，增长群众的急救知识。

（4）雷雨天气，避免在高压电下或大树下避雨，勿使用铁杆雨伞。

对策六：耐心做好心理疏导和解释工作

（1）观察患者的心理、情绪是否稳定。与患者进行良好的沟通交流，告知患者病情发展及预后情况。帮助患者树立战胜疾病的信心，指导患者积极配合治疗。

（2）针对需要截肢的患者，因自我形象的改变或机体部分功能的缺失，变的恐惧、暴躁。护士应多巡视病房，主动与患者沟通交流，让患者舒缓自己的紧张和恐惧。同时护士向患者介绍一些典型的成功案例，鼓励患者战胜疾病。

（3）家属的陪伴，家人多与患者沟通，表明支持的决心和态度。在家人的支持下患者会慢慢减轻自己的精神压力和心理压力。

（韩存巧）

第三节　淹　溺

【案例】

> 患者，男，28岁。因骑摩托车意外落水，急救人员到达现场，评估患者无生命体征。急救人员清理患者呼吸道，口鼻腔清理出大量泥沙，开放气道，给予气管插管、持续胸外心脏按压，持续球形气囊辅助通气，立即转运回医院急诊科。来院时患者呈昏迷状，双瞳等大等圆，对光反射迟钝。口唇发绀，四肢冰冷、腹部膨隆，双肺部闻及湿啰音。

【概述】

淹溺俗称溺水，是人体淹没于水或其他液体介质中并受到伤害的状况。由于液体、泥泞、杂草等物质堵塞呼吸道和肺泡，或因咽喉、气管发生放射性痉挛，引起窒息和缺氧，肺泡失去通气和换气功能，机体处于一种危机状态。若在冰水中淹溺，可发生低温综合征。若淹溺在污水池、粪坑及化学储存池，可出现皮肤和黏膜损伤、肺部感染及全身中毒症状。在我国，溺水是儿童意外死亡的首位原因，以夏季多发，以男孩居多。

淹溺多见于老人、青少年及儿童，常发生在湖泊、河流、游泳池、池塘等淡水域中。主要原因为不会游泳者误入水中、游泳时发生意外、发生洪涝水灾等，偶有投水自杀者。淹溺分为淡水淹溺和海水淹溺。

淡水淹溺。江、河、湖泊、池中的水属于淡水，其渗透压较血浆渗透压低。淡水淹溺是因为淡水通过呼吸道及消化道进入人体血液循环，血容量剧增导致肺水肿和心衰。血液稀释后，引起低钠、低氯、低蛋白血症以及溶血。

海水淹溺。海水的含盐量高，大约是血浆的3倍。吸入海水后，其高渗透压使血液中液体和血浆大量进入肺泡内，导致急性肺水肿、血容量降低、血液浓缩、高钠血症、低蛋白血症。海水对肺泡上皮细胞及肺毛细血管内皮细胞的化学损伤促使肺水肿的发生。

淹溺是急诊科常见的一种急症，病情发展非常快。当患者淹溺时，1～2分钟表现窒息缺氧、RR加快，伴有呛咳；3～4分钟激烈咳嗽、呼吸困难、皮肤发绀、心率慢、血压降低，神志出现神志模糊、烦躁不安；5分钟及以上，主要临床表现为皮肤重度发绀、呼吸憋喘或微弱、心衰、呼吸衰竭、四肢厥冷、神志昏迷甚至呼吸心跳停止。淹溺的患者，如果没有及时进行抢救，患者在4～6分钟就会呼吸停止，心搏骤停。有研究显示，淹溺的时间在6～9分钟时抢救，成功率为35%，淹溺时间超过25分钟时，即可判定死亡。而淹溺 1 ~ 2 分钟时抢救，成功率可高达 100%。因此，淹溺患者的现场急救至关重要的，是患者整个急救过程中的重点，有效的人工通气是急救现场的关键措施。医护人员必须争分夺秒地进行抢救，对患者进行生命支持，恢复患者呼吸系统的循环，有效的院前、转运及院内急救和护理，可以明显提高患者的抢救成功率，减少并发症的发生。

【护理重点】

（1）高效的院前急救与早期干预。

（2）院内急救与护理。

（3）复温护理。

（4）输液护理。

（5）急性肺气肿的护理。

（6）健康宣教。

【护理难点】

难点一：院前急救的护理难点

解析：

1. 救援前的准备与护理评估

淹溺是导致死亡的常见原因之一，主要因缺氧导致呼吸、心跳停止。淹溺的严重情况为溺死，淹溺性心搏骤停或心脏停搏是淹溺最重的临床过程。因此院前急救护理评估的重点在于早期准确评估患生命的指征，有效识别淹溺性心搏骤停的发生。

2. 急救现场的护理评估与干预

淹溺是一个快速发展的过程，其致死的主要原因为缺氧。若未及时抢救，4 ~ 6 分钟会出现呼吸、心跳停止。所以快速、有效的现场急救是抢救成功的关键。因此医护人员因争分夺秒地进行抢救，尽早对淹溺者进行畅通气道和给氧，恢复呼吸循环，维持生命体征，提高抢救成功率，减少并发症发生。

3. 急救现场心肺复苏

对于淹溺患者心肺复苏采用"ABC"策略，专业救援人员心肺复苏应优先开放气道、改善呼吸，如果条件允许还应该建立高级气道，提高患者抢救存活率。

难点二：复温的护理

解析：淹溺者在冷水中浸泡，患者可发生低体温，导致冻僵。低体温者室颤发生率较高，增加心肺复苏难度；低体温降低酶的代谢活性，影响急救药品的药效。淹溺后体温一般低于 30℃，需要给淹溺者复温。初始复温到 34℃，可减少脑及肺灌注损伤。因此，控制性复温是救治淹溺低体温患者的有效手段。

难点三：输液护理

解析：淹溺在不同的介质中，输入液体类型各不相同。充分掌握患者淹溺的具体情况，选择合适的液体。对于淡水淹溺者，严格控制输液速度，防护肺水肿发生。

难点四：心理护理

解析：淹溺的患者大多是因意外，当人掉进水中，是非常恐惧和焦虑的。若是自杀溺水的患者，则心理可能存在一定问题。所以对淹溺患者进行心理护理是救治的关键措施。

难点五：预防淹溺的健康宣教

解析：淹溺的发生大多为儿童、青少年及老年人意外误落水中、意外事故如遇洪涝灾害等。所以开展预防溺水的健康教育具有重要意义。特别是夏季，天气炎热，是溺水事故的高发期，儿童及青少年防范意识薄弱，应加强监护人的安全意识，承担监护责任，加强对孩子的教育和管理，不断提高孩子的安全防范意识，培养自救能力，防止溺水事故发生。

【护理对策】

对策一：院前急救精准评估与干预

1.救援前的准备与护理评估

（1）电话沟通、指导。专业的急救调度系统快速派遣专业的院前急救队伍。询问呼救者现场情况，若淹溺者未救出，指导立即拨打119协助救援。若淹溺者已经救出，通过电话辅助呼救者进行呼吸、心跳评估，指导现场人员开放气道，清理口腔异物。正确、及时识别淹溺性心搏骤停或心脏停搏，鼓励并指导呼救者实施抢救。现场若有多人在场，第一反应者应指定一人负责报警联系，自己尽快在电话辅助下实施抢救。

（2）急救前充分准备。立即启动院前急救小组，派遣监护型救护车。以最短时间到达现场。救护车内配备氧源（包含车载式和便捷式）、心电监护仪、除颤仪及气管插管物资、简易呼吸器及抢救药品等。

（3）掌握淹溺生存链的五个环节：a.预防淹溺；b.识别与求救；c.提供漂浮救援物；d.救离水中；e.提供医疗资源。

2.急救现场的护理评估与干预

1）水中营救。岸上施救绝对优于水中施救，非必要情况，勿盲目下水施救。施救者要认清水中施救的危险性。溺水者在水中无法发出呼救声音，在水中惊慌失措，身体下沉，为了让身体露出水面呼吸，双手会本能地在身体两侧胡乱抓水，一旦抓住物体就不可能放掉。施救者注意确保自身安全，避免被淹溺者求生本能紧紧抱住。施救者可根据现场情况，积极寻找施救物资，利用身边一切可以利用的物品去施救，如长木棍、木板、绳索、救生圈等漂浮救援物。将救援物抛给淹溺者，大声呼叫淹溺者，使其尽快抓住救援物。若下水施救，施救者必需水性好，同时向周边的人发出呼救，让更多的人参与施救。施救者保持镇静，尽量快速脱去衣裤、鞋靴，迅速游到淹溺者附近。不要从正面接近淹溺者，因为正面施救很容易被淹溺者缠抱住。施救者从淹溺者的背后接近，双手托住其双腋，控制住身体，用语言安抚淹溺者使其平静下来，便于施救。

2）水上人工呼吸

对于溺水呼吸停止者，尽早实施人工呼吸，可提高复苏成功率。对于专业救生人员，可在漂浮救援设施上实施水上人工呼吸。不建议非专业人员在水上实施人工呼吸。

3）正确的淹溺患者心肺复苏

（1）开放气道。淹溺患者的核心病理是窒息和缺氧，尽早开放气道和人工呼吸优先于胸外按压。淹溺患者救上岸后应首先开放气道，迅速清除口腔、鼻腔中污水、泥沙、分泌物及其他异物。有义齿的患者，取下义齿，将其舌头拉出。对于牙关紧闭者，可捏住其面颊两侧肌肉，用力将其开启。及时松解患者衣领、内衣和腰带，保持呼吸道畅通。救护人员将便捷式氧气瓶带到淹溺者旁边，立即给予氧气吸入。

（2）人工通气。开放气道后，用5～10秒观察胸腹部有无起伏，如没有呼吸或仅有濒死叹气样呼吸应尽快给予2～5次人工通气，每次吹气1秒，通气时观察胸廓起伏，确保胸廓能够有效地起伏运动。

（3）胸外心脏按压。如果淹溺者对首次通气无明显反应，应将其置于坚实、平整的地面或平面上，开始实施胸外心脏按压，按压与通气比30∶2。按压频率100～120次/分，按压深度5～6 cm。按压时应注意持续按压、用力按压，减少按压中断时间。在复苏过程中，会出现胃内容物与水反流，引起窒息，故可将淹溺者头偏向一侧，避免反流物进入气道。

（4）尽早使用自动体外除颤器（AED）。抢救过程中，患者若出现可除颤心律，应尽快使用AED。将患者脱离水中，皮肤擦拭干净，避免皮肤潮湿，发生导电击伤和皮肤灼伤。

（5）注意事项。a.淹溺后是否控水，目前存在争议。淹溺者救出水后，一旦无自主呼吸，立即进行心肺复苏术。不能因控水而延误抢救。用吸引以外的任何去除气道内水分的方法（如海姆立克氏手法）是没有必要的，并可能存在潜在危险，如胃内容物反流造成气道异物窒息。b.对于意识不清、全身发绀、咳粉红色泡沫痰、呼吸急促，血氧饱和度<85%的患者，可行气管插管及机械通气。c.由于大多数淹溺者是在持续缺氧后导致心搏骤停的，因此实施单纯胸外按压的心肺复苏（只按压不通气）并不能达到复苏目的，应予以避免。在水中按压通常由于深度不够而无效。

4）安全搬运、转运患者

（1）对于神志清楚患者，做好解释工作，取得患者配合。

（2）保持呼吸道通畅，患者平卧，头偏向一侧。密切观察患者口腔、鼻腔，有异物或呕吐物及时清理，保持呼吸道畅通。

（3）持续高流量氧气吸入，避免长期缺氧对脑组织造成不可逆的损伤。

（4）现场抢救无效者，边抢救边转运，持续抢救并尽快回医院抢救。

（5）密切观察生命体征变化，做好抢救记录。

（6）注意保暖。脱掉患者衣裤、鞋袜，擦干身体，盖上干燥的棉被。

5）做好院内院前无缝衔接

（1）院前转运过程中，联系院内抢救室，电话告知抢救室医护人员目前病情，并做好抢救准备。

（2）到达抢救室，院前急救人员与院内抢救人员进行交接，院前急救人员根据院前记录，无缝隙地详细介绍现场处理措施，目前生命体征等，实现安全对接。

对策二：正确掌握复温的方法

1）在转运过程者中，做好保温。将患者衣裤脱掉，擦干身上的皮肤，用被子包裹身体，救护车空调温度调至26～28℃。

2）到达医院后，对于神志清楚的患者，可调节室温26～28℃，用干毛巾擦干或电吹风吹干其头发。盖保暖且厚实的棉被，使用热水袋、电热毯，病情允许情况下，可喝热饮，洗热水浴。

3）在复苏的过程中，应尽快进行复温，核心温度保持在35～37℃。

（1）未出现心律失常或者心搏骤停、核心体温＞34℃者，予以表面复温，并积极检测各项生命体征。将患者身上衣裤、鞋袜脱掉，安置在温暖的房间，采用全身保暖。加盖棉被，使用热水袋，使用电毯包裹身体，或使用热辐射进行复温等。

（2）核心体温＜34℃且未出现心搏骤停者，应加快复温。也可将冻伤者浸入40～42℃温水浴盆中，水温从34℃开始，过5～10分钟水温升高至42℃，待患者核心温度升至34℃，停止加温。

（3）出现心搏骤停患者应使用加热设备进行复温，并警惕"体温后降"效应。

（4）核心体温低于30℃者，应积极使用体内复温技术，包括使用加温（42～46℃）加湿给氧、ECMO、腹膜灌洗、静脉内输入热盐水（42～44℃）和食管复温等。采用加温加湿给氧，静脉输入加温的液体（43℃）。

对策三：正确规范的液体输入

1.淡水淹溺

淡水淹溺，血容量增加，稀释血液，大量血红蛋白损害，导致低钠血症、低氯血症、低蛋白血症、高钾血症。致死主要原因为急性肺水肿、急性脑水肿、心衰、室颤。应适当限制输入量，小剂量、缓慢输入，防止快速输入大量液体，加重肺水肿。及时应用脱水剂防止脑水肿。适量补充氯化钠、白蛋白。

2.海水淹溺

海水淹溺，血容量减少，血液浓缩，红细胞很少损害，导致高血钠、高血钙、高血镁。致死的主要原因为急性肺水肿、急性脑水肿、心衰。应补充液体，可使用葡萄糖溶液、血浆、低分子右旋糖酐，严格控制输入氯化钠溶液。

对策四：做好心理护理

（1）清醒的患者往往有巨大的恐惧感，烦躁不安，情绪激动，给予积极有效的心理安慰，缓解溺水者的紧张情绪。

（2）淹溺患者的家属应安慰患者，鼓励患者，激发其求生欲望。

（3）自杀的患者，应给予心理疏导，了解患者的自杀原因。根据原因制定沟通计划。与患者沟通时选择时机，在安静的环境下，私下沟通。注意保护患者的隐私。

对策五：健康宣教

（1）在海边、河边等地要加强对孩子的监管。不单独游泳，不在不知水情的河流、沟渠中戏水、游泳，否则容易发生溺水伤亡。

（2）保障水域安全，是降低溺水发生率重要举措。各水域外做好防护和警示标识，避免行人意外跌入。同时水域每间隔一段距离应配备救生圈、救生绳，以备不时之需。游泳馆配备1~2名救生员值守，救生员不仅要经过专业培训具备救生技能，同时掌握急救知识和心肺复苏技能。

（3）进行游泳培训及急救培训。鼓励全民参与游泳培训，特别是中小学生，需要掌握游泳技能，掌握游泳突发意外事件的自救措施。

（4）培训并掌握心肺复苏技能。卫生部门及医院应对广大群众进行心肺复苏培训，让人人掌握心肺复苏技能，在突发意外时，能积极实施互救，争取黄金时间抢救淹溺者。

（韩存巧）

第四节　高原病

【案例】

> 患者，女性，39岁，乘坐飞机到西藏旅游。次日上午出现头痛、头晕、乏力、心慌、胸闷，口唇轻度发绀，伴有咳嗽、白色黏痰，不能平卧。双肺闻及湿啰音及痰鸣音，双下肢轻度水肿。生命体征：T 36.5℃，P 110次/分，BP 108/70 mmHg，SaO_2 78%。

【概述】

高原病是指由海拔低的地区移居或短期停留在一定海拔高度后（海拔＞3 000 m），身体不能适应相应的环境变化引起的以缺氧为主要表现的一系列代谢变化和症状。高原病包括急性高原病和慢性高原病。高原反应超过3个月不消退者即为慢性反应。本章就急性高原病进行重点介绍。

急性高原病是指人体处于海拔3 000 m以上，出现的不适应高原低氧环境的一组高原特有的疾病。急性高原病包括：a.急性高原反应，是指人体从平原进入高原或由高原进入更高海拔地区时，在短期内机体出现一系列缺氧的应激反应。b.高原肺水肿，是机体缺氧短时间内引起肺毛细血管压力增加，肺动脉压力急剧增高，肺血管扩张和渗漏，发生肺泡和肺间质水肿。多数发病时间在抵达高原后2~4天，是导致高原病死亡的首要因素。c.高原脑水肿，由于低氧血症引起的脑组织缺血缺氧性损伤，脑循环障碍等中枢神经功能障碍，预后差，是最少见的急性高原病。

高原分为四个等级：海拔在 2 000～3 000 m 为中度高原，海拔在 3 000～5 500 m 为高原，海拔大于 5 500 m 为特高高原。据流行病学资料显示全球约 4 000 万人长期在海拔 3 000 m 以上是的地域生活，并未发生急性高原病。高海拔地区长期生活的人群，到低海拔地区，同样也感到不适应，出现呼吸困难、嗜睡、乏力、惊厥及抽搐等症状，俗称为醉氧。高原病的发生与海拔上升的速度与高度呈正相关，从平原到海拔 3 000 m 以上时，急性高原病的发生率为 50%～70%。

高原病多发生在初次登山时，最初几天反应明显，称为急性高原反应。快速从平原到达海拔 3 000 m 以上的高原时，数小时及 1～2 天即可发病。高原环境适应的速度和程度决定高原病发生的急缓和临床表现。

【护理重点】

（1）高原病的症状评估与早期干预。

（2）正确的氧疗。

（3）安全转运与护理。

（3）院内救治与干预。

（4）急性高原病的预防。

【护理难点】

难点一：　院前急救的护理难点

解析： 救援前的准备与护理评估要点。急性高原病主要是以缺氧为突出表现的一组疾病。机体缺氧短时间内引起肺毛细血管压力增加，肺动脉压力急剧增高，肺血管扩张和渗漏，发生肺泡和肺间质水肿，发生肺水肿。低氧血症引起的脑组织缺血缺氧性损伤，脑循环障碍等中枢神经功能障碍，引发脑水肿。因此，院前急救评估重点为早期评估危及生命的指征，快速、高效识别高原肺水肿和脑水肿。

难点二：尽早给予氧疗

解析： 高原病是人体从平原快速进入 3 000 m 以上海拔地区，出现的以缺氧为突出表现的一系列临床综合征。故能尽早给予氧疗，缓解患者缺氧症状，避免病情进一步恶化，发展为急性肺水肿、急性脑水肿，是治疗高原病的关键。

难点三：安全转运

解析： 发生高原病的患者无法适应低压、低温、低氧环境，出现急性重症高原病（高原脑水肿、高原肺水肿）。重症高原病的病情重，发展快，可能导致死亡。高原存在海拔高，低氧、低压等特点，且一般高原地区环境较平原恶劣，路途崎岖。需综合分析其的病情和现场所处的环境是否满足救治需求。对于急性重症高原病患者应尽快将患者转移到低海拔地区的医院或医疗点进行救治。将患者迅速转运至适应的环境中，同时转运过程中不中断救治，提高患者救治成功率。

难点四：正确的院内救治

解析： 及时正确地给予患者院内救治，避免病情进一步加重。在病情初期得到控制，避免发生急性重症高原病，能大大提高患者救治成功率。因此，在发病初期应及时给予正确的救治，是治疗急性高原病的重要手段。医护人员应掌握正确的院内救治方法，快速及时救治患者。

难点五：健康教育

解析：掌握基础状态对高原疾病发生的影响。对于有禁忌者应避免其进入高原地区。对刚进入高原地区的人群进行健康知识教育。

【护理对策】

对策一：院前急救精准评估与干预

1.救援前的准备与护理评估

1）及时电话沟通

急救人员在接指挥中心电话后第一时间与求助者电话联系。简要询问患者病史、既往史。询问患者目前所处位置，海拔高度，停留时间，从事活动。初步评估需救助患者的病情。

2）急救前准备充分

争取在最短的时间内到达事发地点：接就近派车指令后，3分钟内迅速出诊，救护人员应确保安全的前提下，尽快抵达现场，救护车必须配鼻氧管、氧气面罩等吸氧用品，配备氧源装备、抢救药品、监护仪，必要时配备转运呼吸机。

3）掌握高原病的临床表现，区分轻症高原病和重症高原病

（1）轻症高原病。急性高原反应是指入高原地区不能适应者，数小时即可发病，常见的主要症状有头痛、头晕、厌食、失眠、恶心、呕吐、心悸、气短、呼吸困难、手脚麻木等。最常见的症状为头痛，以前额和双颞为主，晨起及夜间疼痛加重。休息时表现为轻度症状，如心悸、胸闷、气短，活动后症状加重，出现口唇发绀、眼睑、面部水肿，脉搏增快，血压改变。

（2）重症高原病。a.高原肺水肿，是高原病中最常见且致命的一种，发病率为3%~5%。在急性高原反应的基础上，海拔在4 000 m以上即可发病。发病时间短则数小时，长则3~10天。主要症状为在安静状态下出现头痛、呼吸困难、咳嗽、咳痰、发绀、心动过速。夜间加重，休息亦无改善。b.高原脑水肿，俗称高原脑病及高原昏迷。发病率较低，约0.5%，易死亡。快速进入海拔4 000 m以上，即可发病，起病急，夜间多发。除有急性高原反应的症状外，还伴有剧烈头痛、呕吐等颅内压增高的表现。可能出现神志恍惚、谵妄、抽搐、嗜睡、昏睡、共济失调甚至昏迷等症状。最早出现的特异性症状为意识改变和小脑共济失调。

4）掌握高原病的危险因素

（1）环境因素。在高原环境下，低氧因素造成机体缺氧。从低海拔到高海拔时，机体对低氧状态产生一系列应急反应，主要表现为增强通气，心率加快，血压升高，脑血管舒张，肺血管收缩等应急反应失调导致急性高原病。

（2）生理因素。有研究指出肥胖者的发病率是对照组的3倍。

（3）登高速度。登高速度过快是严重高原病的独立危险因素。

（4）作业强度。到达高原后迅速开始实施挖掘、攀登和重机械操作等高强度作业或体力活动是高原病发病率升高的主要原因。

（5）心理因素。上高原后精神紧张、恐慌、焦虑状态的人员易诱发高原病。

5）询问患者既往病史

分析导致高原病发作的因素，评估患者有无诱发因素。如寒冷、疲劳、精神紧张、饥饿或患有心血管疾病、上呼吸道感染、脑血管意外、呼吸及神经系统疾病等病史。急性高原反应注意与晕车、急性胃肠炎等进行鉴别；高原肺水肿应与PE、气胸和原有心肺疾病进行鉴别；高原肺水肿注意与高原脑水肿应与脑血管意外、颅脑疾病进行鉴别。

2.急救现场的护理评估与干预

1）现场急救人员迅速明确诊断

立即监测患者动脉血氧饱和度，有条件可进行动脉血气分析监测氧分压，评估患者接触高原的状况，进入高原后的发病时长，目前海拔高度，进入高原后的活动情况。结合患者的临床表现，判断患者是否发生高原病。

2）当患者发生高原病的现场处理

（1）基本原则：停止一切活动，安静休息，氧气吸入，转运至低海拔地区。

（2）休息：休息是治疗高原病最主要、最简单、最快捷的治疗措施。过度活动会增加耗氧量，进一步加重症状，使血氧饱和度降低。

（3）氧疗：有条件者可经鼻导管、面罩或便捷式氧气装置给予低流量氧气吸入，缓解机体对高原的不适应性。可原地吸氧，密切观察患者情况，一旦有急性高原肺水肿、脑水肿征象时，及时送回低海拔地区或送往医院救治。

（4）现场急救首先要保证患者的呼吸道通畅，必要时建立人工气道、人工辅助呼吸。

（5）建立静脉通道，输液速度宜慢，避免加重肺水肿。

对策二：早期正确给予氧疗。

（1）对于旅游、登山爱好者或将要进入高原地区的人员，应随身配备压缩氧气，并掌握使用方法。若发生高原病轻症表现，如头晕、头痛、心悸、气短、发绀等症状时，停止活动，给予简单氧疗。避免病情进一步恶化、加重。

（2）急性高原反应，经鼻导管及面罩吸氧 $1 \sim 2$ L/min，可间断低流量吸氧。

（3）高原肺水肿，面罩吸氧 $6 \sim 10$ L/min，有条件可使用高压氧治疗。

（4）高原脑水肿，给予高流量吸氧 $6 \sim 10$ L/min，严重意识障碍者，可行气管插管和机械性过渡通气。高压氧舱治疗也是一种有效的治疗方法。

对策三：正确评估与转运

1.病情评估

全面评估患者的病情，轻症高原反应，病情较轻，及时给予氧疗可缓解病情。重症急性高原病患者，病情重，在高海拔地区大气压力与人体肺泡饱和气压的差值降低患者即使吸氧也无法完全缓解机体内氧气不足的状态。因此，重症急性高原病的治疗应以坚持向低海拔地区转移为原则。

2.转运前准备

人员准备，转运重症急性高原病应配备具有高原病急救技能的医护人员。物资准备，转运的路途较长，应充分评估准备充分的物资及设备，配备监护仪、呼吸机、除颤仪等，确保仪器功能正常使用。转运前及时与将转往医院取得联系，告知患者病情，预计转运到达时间，便于接诊医院做好物资、人力应急准备。

3.转运中监护与治疗

转运中不能中断对患者的连续救治，确保患者安全转运。安置心电监护密切检查生命体征变化，特别是监测血氧饱和度变化。检查并清理呼吸道，保持呼吸道畅通。给予吸氧，有条件可以面罩呼吸机正压给氧，妥善固定吸引装置及患者肢体，避免吸氧管道折叠或脱落。

在向低海拔地区转移途中应注意不可中断对患者的治疗，需要保持治疗的连续性，以防止患者病情突然恶化，而危及其身体健康和生命安全。

对策四：正确的院内救治

1.急性高原反应

急性高原反应一般轻症患者安静休息、吸氧，12~36小时充分休息和适应后，症状减轻或消失。重症患者应对症处理，乙酰唑胺是防治急性高原病的首选药物。对于有高原病病史或即将进入海拔3 000 m高原者进行预防性治疗。遵医嘱予以乙酰唑胺0.25 g口服，每日2~4次，提前2日口服直至登高原后3日。乙酰唑胺可抑制血液和大脑的碳酸酐酶，促使CO_2轻度潴留，刺激肺泡、肺动脉氧分压升高，脑血流量增加，减轻脑缺氧症状。对于精神紧张、烦躁者可适当使用镇静剂。可选用地西泮0.5 mg口服或肌内注射。

2.高原肺水肿

高原肺水肿的最佳治疗手段为增加肺泡和动脉血氧含量。吸氧或降低海拔，促进PaO_2提高，利于脑组织功能改善。a.尽在充分吸氧，流量可调节至6~8 L/min，若呼吸衰竭者采用机械通气，有条件可应用高压氧治疗。b.利尿，可减轻体内水分潴留，呋塞米20~40 mg静脉注射。c.卧床休息，烦躁不安者可酌情使用镇静剂，地西泮5 mg口服或肌内注射。d.氨茶碱0.25 g稀释后静脉注射，增强呼吸收缩力，改善呼吸功能，降低肺动脉压，达到预防和治疗的作用。e.可酌情应用糖皮质激素。f.重症患者可使用血管扩张剂。g.其他治疗，若合并感染可给予抗生素，心衰时可使用强心剂。病情稳定后，应尽快转运至低海拔地区继续治疗。

3.高原脑水肿

高原脑水肿病情危重者，就地抢救，有转运条件者应尽早将患者转运至低海拔处，不中断转运过程中治疗。积极给予持续氧疗，若患者清醒后仍需要间断吸氧。积极防治脑水肿，应用高渗葡萄糖、肾上腺皮质激素、甘露醇等提供能量促进恢复，降低脑细胞代谢。必要时气管插管，器械通气。给予脑保护措施，使用冰帽、冰枕行头部降温，也可选低温冬眠、高压氧以及脑保护剂治疗。

4.正确遵医嘱药物治疗，观察药物疗效

（1）肺水肿患者使用血管扩张剂时，密切监测血流动力学。从小剂量、缓慢开始输入，避免用药过快或过量，导致血管过度扩张，血压急剧下降。在输入血管扩张剂时，密切检查机体变化，每30分钟检测一次。并将结果及时告知医生，及时调整输入剂量。

（2）吗啡用药过程中，监测呼吸及血压变化。若发生呼吸抑制，可遵医嘱使用吗啡受体拮抗剂纳洛酮0.4～0.8 mg静脉注射。

（3）脑水肿患者应用脱水剂。20%甘露醇应快速静脉滴注，注意观察静脉通路有无渗液，避免液体外渗造成皮下组织损害。同时观察患者尿量，检测肾功能和尿常规。

对策五：正确的健康教育

（1）进入高原地区前应体检。指导将要进入高原地区的人员进行体检，对患有重症肠道疾病，如消化道溃疡活动期；其他严重肝、肾、脾功能不全；糖尿病未有效控制，肥胖症；妊娠期；心功能不全；既往有高原病史等应禁止进入高原地区。

（2）对初进高原的人员进行防护知识教育。进入高原地区后多休息，活动量循序渐进，避免高强度活动或奔跑。

（3）针对必须在高原环境的人员应进行高原习服。在中等高海拔区域（2 000～3 000 m）停留两周，可做轻微活动，逐渐进入高海拔区域。

（4）预防用药。可酌情使用乙酰唑胺预防用药。乙酰唑胺0.25 g口服，每日2～4次，提前2日服用。

（5）配备吸氧装置，掌握使用方法。进入高原地区应常规配备便携式氧气瓶，以备缺氧时使用，迅速连接氧气面罩，打开氧气瓶阀门，罩住口鼻进行吸氧。

【前沿进展】

缺氧帐篷是模拟高原缺氧环境的一种帐篷，可进行预适应，能预防急性高原病。最新指南建议：在不影响睡眠质量的前提下，提前几周进行足够时间暴露，缺氧帐篷可促进人体适应环境、预防急性高原病。

有研究采用网络药理学和分子对接方法，对红景天防治急性高原病的活性成分、作用靶点和信号通路进行探究，发现红景天防治急性高原病具有多成分、多靶点、多通路的特点，为后续的研究提供了理论基础和科学依据。目前的临床数据结果提示了红景天治疗急性高原病的有效性，同时部分指标水平发生了显著变化，因此希望通过后续实验验证，表明结果的准确性。

（韩存巧）

第九章
多器官功能障碍的护理

第一节　全身炎症反应综合征护理

【概述】

全身炎症反应综合征（SIRS）是指在各种严重感染、创伤、烧伤、缺氧及再灌注损伤等感染或非感染因素刺激下，机体免疫系统释放体液和细胞介质后产生的一种失控的全身炎症反应，导致组织广泛损伤的病理过程。SIRS在危重症患者中发生率为68%~97.6%。

【病因与发病机制】

1.病因

SIRS是感染或非感染因素刺激宿主免疫系统释放体液和细胞介质，宿主防御反应不断扩大，超出机体的代偿能力，导致组织广泛损伤的病理生理过程。目前认为是由致病因素→机体应激反应→SIRS→多器官功能障碍综合征（MODS）→多器官功能衰竭（MOF），而SIRS是整个病理生理过程中的一个可逆的中间环节。引起SIRS的病因包括感染和非感染两个方面。

（1）感染因素：细菌、病毒、真菌、寄生虫等病原微生物感染；常见感染有胆道感染、呼吸道感染、腹腔脏器感染等。

（2）非感染因素：创伤、烧伤、胰腺炎、中毒、缺血再灌注损伤、免疫介导的器官损伤和外源性炎症介质反应等。

2.发病机制

目前，发病机制尚不完全清楚，大致概况为细胞活化、炎症介质增多、白细胞和内皮细胞黏附增强、播散性炎症细胞活化以及代偿性炎症反应综合征，可能的机制如下：

3）炎症反应的过程

在严重感染时，细菌释放的毒素激活单核吞噬细胞系统，释放大量炎症介质和细胞毒素，如肿瘤坏死因子（TNF-a）、白介素（IL）-1、IL-6、IL-8等，激活中性粒细胞，使内皮细胞损伤，血小板黏附，进一步释放炎症介质（如氧自由基和脂质代谢产物等），在体内产生"瀑布"样连锁反应，引起组织细胞损伤。从炎症、SIRS到MODS或MOF，发生的炎症反应类型有5种：①局部炎症反应，炎症反应和抗炎反应的程度基本平衡，仅形成局部反应。②有限的全身炎症反应，炎症反应和抗炎症反应程度较重，出现全身反应，但仍能保持平衡。③失控的全身炎症反应，炎症反应程度超过抗炎症反应，形成SIRS。④过度免疫抑制，形成代偿性抗炎症反应综合征，导致免疫功能降低，引发全身感染。⑤免疫失衡，即失代偿性抗炎症反应综合征，最终导致MODS。

2）炎症反应介质

（1）细胞因子：指一组具有重要生物学功能的调节蛋白，包括TNF-α、IL（主要是IL-1、IL-6和IL-8等）、转化生长因子及干扰素（IFN）等。促炎症反应细胞因子可增强中性粒细胞浸润吞噬功能、增加氧自由基产生、促进溶酶体酶释放和增强粒细胞的黏附作用，还可损伤内皮细胞、增强血管的通透性、集落刺激因子（CSF）和血小板活化因子（PAF）的分泌。细胞因子之间的相互作用导致细胞因子的数量不断增加，形成细胞因子瀑布，导致炎症反应不断加强，当超过机体的抗炎能力时，可引起组织细胞广泛损伤，产生SIRS。其中，TNF-α是最重要的细胞因子，在炎症瀑布反应中起核心作用。

（2）花生四烯酸代谢产物：花生四烯酸在环氧化酶作用下产生前列腺素类（PGs）和血栓素类（TXs），其中重要的是前列腺素E（PGEn）、前列环素（PGI$_2$）和血栓素A$_2$（TXA$_2$）；花生四烯酸在脂氧化酶的作用下产生白三烯类（LTs），可活化中性粒细胞和使平滑肌收缩。

（3）PAF：PAF是活性很强的炎症介质，由单核巨噬细胞、中性粒细胞、内皮细胞及血小板等多种细胞产生，其作用是活化血小板、诱发血小板聚集黏附、释放组胺等，并激活中性粒细胞使其分泌细胞因子，激活内皮细胞使其表达黏附作用。

（4）其他：包括一氧化氮合酶（NOS）、IFN-γ、中性粒细胞黏附分子（L-选择素、E-选择素及P-选择素等）及细胞间黏附分子（ICAM）等。

3）代偿性抗炎症反应综合征

在机体内环境稳定的情况下，炎症反应占优势时会出现SIRS，而当机体的抗炎症反应占优势时还会产生一种引起免疫功能低下和对感染易感的内源性抗炎反应，称为代偿性抗炎症反应综合征（CARS）。CARS可能的机制：①炎症细胞的活化存在自限性，活化后可迅速失活，可能与细胞水平的负反馈调节机制有关。②抗炎细胞因子，如IL-1Ra、IL-10、PGE等均具有明显的抗炎作用。③应激性激素对炎症的抑制，如许多应激性激素都具有免疫抑制作用，以肾上腺皮质激素作用最为显著。

4）其他机制

细胞死亡有凋亡、胀亡和自我吞噬等形式。研究表明，SIRS发生、发展与细胞凋亡和胀亡联系密切。NF-κB是一类能与多种基因启动子部位的位点特异性结合并促进转录的蛋白质的总称，它不仅参与免疫应答、细胞凋亡和增殖等多种基因表达调控，TNF-a和IL-1也受其调控，所以NF-κB在调节炎症反应的基因中起了重要的作用；Toll样受体（TLR）是Ⅰ型跨膜蛋白，其中TLR2/4与SIRS和MODS的易感性密切相关；巨噬细胞移动抑制因子（MIF）是一种由垂体前叶和免疫细胞（主要是Th2细胞）分泌的细胞因子，在SIRS相关炎症通路中起着重要作用，已成为SIRS治疗的新靶向。

3.临床表现

SIRS不是单独的疾病，是在原发病基础上出现的全身应激反应过度的临床状态。临床上符合以下2项或2项以上可诊断为SIRS：①体温＞38℃或＜36℃；②心率＞90次/分；③呼吸＞20次/分，或$PaCO_2$＜32 mmHg；④白细胞计数＞$12×10^9$/L或＜$4×10^9$/L，或未成熟粒细胞＞10%。

【护理重点】

（1）全身炎症性反应综合征的评估及早期预警。

（2）积极治疗原发病，遵医嘱使用药物。

（3）严密观察病情变化，防止并发症的发生。

（4）器官功能的支持。

【护理难点】

难点一：病情观察

解析：当患者出现创伤、感染、休克等严重原发疾病时，要严密观察有无灌注不足、再灌注损伤、缺氧等病理生理变化，及时纠正及解除原发病，防止引起全身炎症反应综合征。

难点二：器官功能监测

解析：阶段性（数小时、每天）监测凝血功能和DIC指标、血尿素氮（BUN）和短共有重复序列（SCR）；记录每次尿量；必要时监测脑电图（床边），每日检查眼底以早期发现脑水肿。如出现呼吸窘迫，应连续摄片以确定ALI或ARDS。监测项目中以血压及尿量最重要，可反映是否到达休克期及可能出现了MODS。

难点三：并发症的处理

解析：SIRS患者常见的并发症有脓毒症、脓毒症性休克和MODS，应尽早发现各种并发症，采取积极有效治疗措施，防止病情进一步恶化。

【护理对策】

对策一：病情观察

（1）评估患者有无创伤、感染、中毒等严重原发病存在，有无诱发因素存在，及时发现，及时对症处理。

（2）严密监测患者的生命体征，观察病情变化，密切监测意识及瞳孔变化，及早发现异常报告医生，积极配合医生进行处理。

（3）观察患者RR、节律及有无呼吸困难等，维持呼吸道通畅，及时吸氧，改善低氧血症，必要时给予高级气道支持。

（4）保持各管道固定稳妥，防止折叠，弯曲，防止非计划拔管等意外。

（5）观察每小时尿量或24小时尿量及尿液的颜色、性状，及时准确记录出入量。

（6）注意观察患者体温变化，高热者给予物理降温，体温不升者给予复温治疗。

对策二：器官功能监测

（1）中枢神经系统功能：密切监测意识状态、瞳孔反应等，及早发现并及时处理。

（2）呼吸功能：包括观察患者的RR、呼吸节律、VT、肺泡通气量、PaO_2和$PaCO_2$等，及时发现患者有无呼吸困难、口唇发绀等。

（3）循环功能：包括监测患者的心电图、动脉血压、中心静脉压、心排血指数等，及时发现心律失常与血压异常。

（4）肾功能：包括尿量、尿比重、尿液的颜色及性状（一般观察每小时尿量或24小时尿量）。

（5）内环境状态：包括剩余碱（BE）、pH值、血钠、血钾、血钙、血糖等。

对策三：并发症的处理措施

1.脓毒症

脓毒症是指机体对感染的失控反应所导致的威胁生命的器官功能障碍。

处理措施：严密监测病情变化及监测生命体征，一旦患者被确诊为脓毒症，应立即开始液体复苏治疗，尽快建立2条及以上的静脉通道，遵医嘱合理应用药物，并及时评估器官灌注改善情况，同时预防肺水肿的发生；保持呼吸道通畅，遵医嘱合理氧疗，必要时配合医生建立人工气道进行机械通气支持；监测尿量变化，必要时遵医嘱安置保留导尿管。

2.脓毒症性休克

脓毒症性休克是指脓毒症合并严重的循环障碍和细胞代谢紊乱。

处理措施：严密监测生命体征及病情变化，积极治疗原发病，一旦发现脓毒症性休克，配合医生积极进行处理；保持静脉通路的通畅性，遵医嘱给予扩容、血管活性药物，纠正酸中毒；遵医嘱给予合理的氧疗；感染性休克伴有高热的患者应及时降温（物理降温＋药物降温）；将患者安置为休克卧位；昏迷患者应注意吸痰，保持呼吸道通畅，防止窒息；做好生活护理，保持床单及皮肤的清洁、干燥，防止压力性损伤的发生。

3.多器官功能障碍综合征

MODS是指机体在遭受严重的创伤、休克、感染等急性疾病过程中，多种急性的致病因素所致机体原发病变的基础上，相继引发2个及其以上器官同时或序贯出现的可逆性功能障碍，以至不能维持内环境稳定的临床综合。

处理措施：严密监测生命体征及病情变化，及时发现，并协助医生进行积极的处理；保持留置管道通畅性，遵医嘱合理用药，并观察药物疗效，低血容量患者应积极静脉补充液体；严密观察和记录患者的24小时出入量并做好记录；给予各种器官功能支持，如呼吸支持、循环支持、肝脏支持、营养支持等。

【前沿进展】

综上所述，SIRS 是泛指严重感染或（和）创伤、烧伤后出现的一组全身炎症反应的综合征。在这一综合征中感染可能是主要原因，其表现形式可能类似"脓毒症"。但细菌感染不是引起 SIRS 唯一的原因，因为部分 SIRS 过程并无细菌感染存在，所以在治疗上不能局限于单纯地依靠抗生素抗感染治疗或扩创引流等处理。目前认为 SIRS 肯定发生于那些已存在致命性疾病的患者中或有代谢紊乱、免疫缺失疾病、老年人及接受免疫抑制治疗的患者。上述情况使细胞因子水平异常。

（彭　敏）

第二节　脓毒症护理

【概述】

脓毒症是由感染或有高度可疑感染灶引起的器官功能障碍，是严重创（烧、战）伤、休克、感染、外科大手术等常见的并发症，进一步发展可导致重度脓毒症、脓毒性休克、MODS，具有发病率高，病死率高的特点。

1.病因

（1）感染因素：是脓毒症发病的主要原因，常见的致病菌有革兰氏阴性杆菌、金黄色葡萄球菌、凝固酶阴性葡萄球菌、真菌及肠球菌等。

（2）非感染因素：如严重创伤、烧伤、重症胰腺炎、中毒、恶性肿瘤、糖尿病、慢性肝肾病变、外科大手术等，患者出现全身性炎症反应，但血中多检测不到细菌或病毒。

2.发病机制

（1）致病微生物、细菌、病毒和真菌等是引起严重感染的主要病原微生物。致病菌可以直接破坏组织细胞，干扰细胞代谢，引起感染灶局部细胞浸润，也可侵入血液造成血培养阳性，在感染灶生长并释放毒素和代谢产物，这些代谢产物和毒素能刺激单核细胞、巨噬细胞、中性粒细胞和内皮细胞等释放出大量的内源性介质。

（2）内毒素，可引起高热、心动过速、血管阻力下降、射血分数降低和乳酸升高。

（3）细胞因子和炎症反应机体受到感染刺激发生炎症过度反应，促炎—抗炎失衡，刺激物、炎症细胞、炎性介质、靶器官和效应器等参与了炎症失控反应过程。严重感染时促炎症细胞因子过度生成占优势引起 SIRS。抗炎症细胞因子过度生成占优势引起 CARS。感染激活炎症细胞，炎症和应激反应剧烈，形成"瀑布效应"，细胞损伤和功能障碍突显。其中蛋白 C 水平升高似乎起着关键作用，因为蛋白 C 水平与脓毒症的预后密切相关。

（4）感染、休克、应激源破坏肠黏膜屏障功能，肠道内的细菌和毒素通过血液、淋巴和通透性升高的肠壁移位到肝脏、血液和腹膜腔，炎症反应持续发展，导致多脏器细胞损伤和功能障碍，但是预防肠道屏障破坏并不能阻止所有炎症反应和 MODS

的发生。

3.免疫失控

严重感染病程中免疫失控、炎症网络及致病菌的直接细胞毒性作用，共同构成严重脓毒症复杂的病理生理过程。免疫失控是严重感染未完全阐明的病理学变化。当患者免疫反应受到抑制时，陷入无变应性状态，对入侵的致病菌更呈易感性。机体对严重感染的反应通过两条不同途径：特异性免疫系统抑制和非特异性炎症反应亢进。脓毒症发病时间愈长，T细胞和B细胞的缺失愈加明显。大部分患者死于长期的低免疫状态期。

4.机体微循环障碍

感染灶中致病菌释放多种物质入血，这些物质刺激宿主或多种细胞释放大量内源性介质。这些内源性介质对血管和脏器产生很大影响。早期小动脉和毛细血管收缩，微循环缺血，晚期小动脉和毛细血管扩张，内皮细胞损伤、凝血功能异常、微循环淤血，微血栓形成。DIC与炎症级联反应在脓毒症的病程中密不可分。另外还存在缺血再灌注损伤，感染性休克时组织器官缺血缺氧，组织有氧代谢障碍，休克纠正后再灌注过程中氧自由基损伤、内皮细胞损伤等是严重感染造成组织细胞损害的重要环节。

尽管近年来脓毒症的基础研究取得了较大的进展，但其根本发病机制还远未明晰，这是因为体内众多炎症介质与细胞相互作用构成极其复杂的"系统工程"，它们在机体炎症反应和免疫调节中具有多方向性协同或拮抗效应。

5.临床表现

在原发感染或非感染性疾病临床特征基础上出现机体炎性反应和器官功能障碍。

（1）全身表现：发热或低体温、心率加速、呼吸加快、高血糖。

（2）感染：白细胞计数和分类改变，血清C反应蛋白和降钙素原增高。

（3）血流动力学 低血压。

（4）组织灌注变化：高乳酸血症、毛细血管再充盈时间延长或皮肤出现花斑。

（5）器官功能障碍：低氧血症、急性少尿、血肌酐增加、凝血异常、肠鸣音消失、血小板减少、高胆红素血症等。

【护理重点】

（1）脓毒症的早期识别及预警。

（2）脓毒症患者的病情观察。

（3）脓毒症患者的护理支持。

【护理难点】

难点一：即刻护理措施

解析：一旦确诊患者为脓毒症，应立即开始液体复苏治疗，目标是在最初6小时内达到：①CVP 8～12 cmH$_2$O；②平均动脉压≥65 mmHg；③尿量≥0.5 mL/（kg·h）；④中心静脉血氧饱和度或混合静脉血氧饱和度≥70%。

难点二：器官功能监测与护理

解析：

（1）中枢神经系统功能：严密观察患者意识状态并进行GLS评分，及时发现精神错乱、躁动、定向障碍、意识障碍等表现。镇静患者严密评估镇静水平，及早发现神经功能障碍或药物的毒不良反应。严密观察患者瞳孔大小、形状对光反射，及时发现颅病变征象。

（2）呼吸功能：①密切观察患者呼吸状况，评估有无呼吸急促或呼吸困难、发绀等低氧血症表现。监测患者RR、SaO_2和动脉血气，及早发现呼吸衰竭。②正确提供氧疗、呼吸机通气支持护理和气道护理，防止缺氧、人工气道堵塞和误拔出、肺部感染、窒息和压伤等发生。③ARDS时做好肺保护性通气的各项措施，在允许性高碳酸血症通气时，应密切注意脑血管扩张和血压升高等改变。④除有禁忌证外，应维持半卧位（床头抬高30°~45°），防止机械通气过程中出现呼吸机相关性肺炎。⑤实施镇痛和轻度镇静、每日唤醒镇静等方案，提高机械通气患者的舒适度，缓解焦虑，减少氧耗和降低人机对抗，利于各项治疗和护理操作。

（3）循环功能：监测患者心电图、血压和外周循环状况，评估有无心律失常、低血压、毛细血管充盈时间延长等心功能障碍和组织灌注不良的表现。观察患者对液体复苏和血管活性药物的反应。

（4）肾功能：监测每小时尿量、尿液性状、血清肌酐和尿素氮，及时发现少尿、肾灌注不足或功能不全的表现。做好肾脏替代治疗监测与护理。加强留置导尿管护理，预防泌尿系统感染。

（5）消化系统功能：应严密观察患者有无恶心、呕吐、腹胀、肠鸣音减弱、黄疸等，观察大便及胃管引流物性状，并进行胃肠黏膜内pH值监测与肝功能监测。

（6）凝血功能：通过血小板计数、凝血时间等辅助检查严密监测患者出凝血功能情况。观察患者伤口、穿刺点有无渗血，皮肤黏膜有无淤点、淤斑形成。抗凝治疗患者应严密监测凝血功能指标，防止出血等并发症。

难点三：血管活性药物使用的护理

解析： 熟悉常用血管活性药物的种类、使用指征、用法、不良反应和注意事项。严密监测心电图、血压等变化，观察使用药物后血流动力学状况及氧代谢指标，血乳酸。

难点四：感染防治与护理疗

解析： 护理操严格遵循无菌技术和手卫生原则。做好口腔护理和胸部物理治疗等，预防呼吸道感染和呼吸机相关性肺炎。留置中心静脉导管和动脉导管的患者应防止发生导管相关性血流感染。留置导尿管患者严格进行会阴和尿管护理，防止发生导管相关性尿路感染。对可疑感染部位必要时正确采集标本进行病原学检查，以明确有无感染和选择敏感抗生素。使用抗生素治疗期间严密监测药物的疗效和不良反应，以便医生及时调整治疗方案。

难点五：并发症观察

解析：做好各器官、系统功能的观察和支持，及时发现与报告器官功能障碍的表现，并配合医生进行处理，防止疾病恶化，改善预后。

（龙丽西，史小媛）

第三节　多器官功能障碍综合征

【概述】

多器官功能障碍综合征（MODS）是指机体遭受严重创伤和外科大手术，休克、感染及急性药物和（或）毒物中毒等急性损害24小时后，同时或序贯性出现两个或两个以上的系统或器官功能不全的一种临床综合征。一些慢性病终末期出现的脏器功能衰竭和在病因学上互不相关的疾病同时发生脏器功能衰竭，虽涉及多个脏器，但不属于MODS的范畴。当MODS发展到体内多系统器官功能严重受损以致出现衰竭综合征时称为多器官功能衰竭（MOF）。MODS是ICU患者的主要死亡原因，病死率为50%～70%。随着细胞生物学和分子生物学技术的发展、进步，人们对于MODS的认识从整体和器官水平转向细胞、分子乃至基因水平，从炎症反应、组织修复、细胞凋亡、基因调控和信号转导等方面对MODS发病过程、机制和治疗进行了深入的研究，取得了很大进展。

1.病因

①严重的创伤、烧伤或大手术致失血、缺水；②各种外科感染引起的脓毒症；③各种原因导致肢体、大面积的组织或器官缺血再灌注损伤；④各种原因的休克，心跳、呼吸骤停复苏后；⑤合并脏器坏死或感染的急腹症；⑥输血、输液、药物或机械通气；⑦心脏、肝、肾的慢性疾病，糖尿病，免疫功能低下等的患者更易发生MODS。

2.发病机制

目前尚不完全明确，可能的机制有以下几种。

（1）SIRS和CARS。目前认为MODS实际上就是SIRS+器官功能障碍。所有损伤（包括严重创伤、严重代谢障碍，大手术后、重症感染及中毒等）发展到一定程度，都可激发大量炎症介质和细胞因子的产生、释放，从而产生全身炎症瀑布反应，即SIRS（SIRS的发病机制详见本章第一节）。MODS和SIRS有共同的发病环节，SIRS是MODS的必经之路，而MODS是SIRS无节制发展的结果。这个学说已经成为MODS发病机制的基石，也为MODS的干预（阻断炎症瀑布）提供了理论基础。SIRS→MODS进展取决于由炎症因子、炎症介质及炎性免疫细胞构成的炎性免疫系统和抗炎反应系统之间的平衡。促炎症因子中最重要的是TNF-α，是导致炎症介质级联反应的始发因子；抗炎症介质中IL-10非常重要，与MODS发生、发展及预后关系密切。当促炎症反应占优势，则出现SIRS，表现为全身炎性瀑布、细胞凋亡；而抗炎症反应占优势则表现为CARS；如两者均处于亢进，则使免疫状态陷入更严重的紊乱，称为混合性抗炎反应综合征（MARS）。

（2）肠黏膜屏障损害及肠道细菌和（或）毒素移位。肠道是体表以外隔绝外环境的主要屏障，又是体内最大的细菌库。严重创伤、烧伤、休克，缺血再灌注损伤后常伴内毒素血症，可损害机体免疫功能，使肠黏膜通透性增高，大量细菌和内毒素经由门静脉和肠系膜淋巴系统侵入血液循环，造成细菌移位和肠源性内毒素血症，同时肝巨噬细胞、网状内皮系统功能低下，清除细菌和内毒素的能力降低，过多的内毒素不仅可直接损伤肝细胞，还可经肝静脉进入体循环、肺和全身其他脏器，产生直接的毒性作用。此外，肝巨噬细胞、网状内皮系统同时被内毒素激活，释放大量炎症介质、细胞因子，花生四烯酸代谢产物及氧自由基等，形成炎症介质介导的瀑布效应，引发MODS。所以，肠道屏障损害和肠道内细菌和（或）内毒素移位所致的肠源性感染是无明确感染灶的重症患者发生脓毒症、脓毒性休克和MODS的重要因素，是MODS发生的"枢纽"器官。

（3）微循环障碍、缺血再灌注损伤和内皮细胞损伤功能紊乱。严重创伤、出血、缺氧或感染时，均可伴发休克导致有效循环血量不足和组织氧代谢障碍，导致微循环障碍。MODS时机体微循环障碍更加明显，使心、脑、肺及肾等重要器官因缺血、缺氧而产生一系列病理生理改变和细胞代谢异常；恢复组织灌流初期氧自由基大量产生和释放，由此引起的缺血再灌注损伤在MODS发病过程中起重要作用，可造成内皮细胞功能紊乱，与白细胞相互作用导致细胞损伤，释放氧自由基；也可通过多种炎症介质上调黏附分子表达，与中性粒细胞相互作用诱导细胞间黏附，进一步导致细胞损伤和炎症反应，成为诱发MODS的重要环节。

（4）细胞凋亡。细胞凋亡是一种由基因调控的不同于坏死的细胞死亡形式，凋亡细胞种类包括中性粒细胞、内皮细胞及淋巴细胞等，具体内容详见本章第一节。MODS的发生可能是免疫炎症细胞和靶器官细胞大量凋亡及清除机制紊乱的结果。

（5）基因多态性。基因的多态性是决定人体对应激打击的易感性、耐受性、临床表现多样性及对药物治疗反应差异性的重要因素，具体内容详见本章第二节相关内容。

（6）二次打击与双相预激假说。创伤后MODS发病经历了二次打击和（或）应激过程，即缺血再灌注损伤和失控的炎症反应。首次打击对机体组织器官的损伤可能比较轻微，并不一定造成真正的MODS，但引起的炎症细胞激活，肠黏膜屏障损害，未彻底清除的坏死组织。体内抗炎机制削弱以及过度的应激反应等为二次打击导致脓毒症和MODS起了预激作用；如果病情恶化，缺血再灌注损伤或继发感染等对机体形成二次打击，使预激活的免疫系统二次暴发性激活，产生大量炎症因子，导致更严重的炎症级联反应，造成了真正的MODS。

3.临床表现及诊断

临床上MODS有两种类型。①速发型：原发急症在发病24小时后有两个或更多的器官系统同时发生功能障碍，如 ARDS +ARF 等。②迟发型：是先发生一个重要器官或系统的功能障碍，经过一段较稳定的维持时间，继而发生更多的器官、系统功能障碍。此型多见于继发感染或存在持续的毒素或抗原。

4.治疗原则

积极处理引起 MODS 的原发病，并进行充分复苏，保护和改善受损脏器功能的治疗。复苏的原则可用"保护和改善"概括，具体为：V 是通气（ventilation），所有 MODS 患者均应吸氧，必要时机械辅助呼吸；I 是输液（infusion），通过静脉输液以维持充足的血容量和纠正周围循环衰竭；P（pump）是心泵功能，及时应用血管活性药物的措施改善心排血量，维持有效循环。改善受损脏器功能的治疗包括辅助通气、血液净化、维持充分的灌注及防治应激性溃疡等。

【护理重点】

（1）MODS 的早期识别及预警。

（2）MODS 的病情观察。

（3）MODS 的临床护理。

【护理难点】

难点一：病情观察

解析：MODS 患者器官功能改变早期常无特异性或典型表现，出现明显或典型症状时往往器官功能已受损严重，难以逆转。因此，早期识别 MODS 具有非常重要的临床意义。护士应熟悉 MODS 的病因和发生、发展过程，掌握 MODS 器官功能变化各期的临床表现，做好生命体征和辅助检查的监测，积极协助医生早期发现病情变化，预防器官衰竭的发生。

难点二：器官功能监测与护理

解析：严密监测患者呼吸功能、循环功能、中枢神经系统功能、肾功能、肝功能、胃肠功能和凝血系统功能等。遵医嘱做好对各器官功能的支持和护理，评估患者对各种器官功能支持和保护的效果，及时发现器官功能变化并配合医生采取相应的处理措施，尽可能维持或促进各器官功能的恢复，减少器官损害的数量和程度，从而降低死亡率。

难点三：感染预防与护理

解析：MODS 患者免疫功能低下，极易发生院内感染，因此，应加强口腔护理、气道护理、尿路护理、静脉导管护理和皮肤护理等；严格执行无菌技术、手卫生、探视等院内感染管理制度；早期、正确采集血、尿、痰等标本进行细菌培养和药物敏感试验，为治疗提供依据；监测各辅助检查指标的变化，及时报告医生，尽早使用足量的抗生素控制感染。

难点四：心理和精神支持

解析：MODS 患者存在严重的躯体损伤和精神创伤，如疼痛、失眠、对残疾或死亡的恐惧、经济负担的压力等，需要医护人员给予患者心理和精神支持，并应让患者家属参与到治疗过程中，帮助患者和患者家属度过疾病危重阶段并避免创伤后应激综合征的发生。

【护理对策】

对策一：病情观察

（1）密切观察患者病情变化，了解创伤、休克、感染等常见致病因素，以便能掌握病程发展的规律并预见性地护理。

（2）掌握MODS患者各器官系统衰竭的临床表现。

（3）MODS患者多伴有感染，严密观察体温变化，当体温高于40℃，或体温低于35℃时，提示患者的病情十分危重。

（4）严密监测患者的生命体征变化，意识状态。

（5）严格观察及记录出入量。

对策二：器官监测及护理

（1）心功能：MODS患者容易发生急性心功能不全，其中以左心功能不全较多见，主要表现为急性肺水肿。护理措施为严密监测患者的生命体征变化，遵医嘱使用药物，如血管扩张剂（硝普钠、硝酸甘油）、利尿剂、增强心肌收缩力等药物；维持静脉通道的通畅，遵医嘱予补液治疗，并适当控制输液的量和速度。

（2）肺功能：MODS患者的肺泡表面活性物质遭到破坏，肺血管阻力增加，导致PaO_2降低。护理措施为保持呼吸道通畅，遵医嘱给予氧疗，必要时可进行人工气道进行机械通气，纠正酸碱失衡。

（3）肾功能：处理肾功能的原则是扩张血容量和维持血压，保证和改善肾脏的血流灌注。护理措施为严格限制水分摄入，保证出入量的平衡，防止高钾血症，控制蛋白质摄入。

（4）肝功能：处理原则是补充足够的能量，维持充足的血容量，控制感染，发现和去除感染灶，避免使用肝脏代谢的抗生素，有条件的医院可开展人工肝透析、肝脏移植等。

对策三：感染预防的护理

MODS患者的机体免疫功能低下，极易发生感染，所以需要加强护理。

（1）加强口腔护理、气道护理、尿路护理、静脉导管护理和皮肤护理等。

（2）严格执行无菌技术、手术卫生、探视等院内感染管理制度，防止交叉感染和医源性感染。

（3）早期、正确采集血、尿、痰等标本进行细菌培养和药物敏感试验，为治疗提供依据。

（4）监测各辅助检查指标的变化，及时报告医生，尽早使用足量的抗生素控制感染。

（5）定时翻身拍背，预防压力性损伤的发生，做好基础护理及皮肤护理。

（周　莉）

第十章
营养支持护理

第一节　肠内营养支持护理

【概述】

在医疗实践中，各种疾病导致患者无法经口主动摄入营养，需要直接将营养素补充予机体。早期营养支持可提高机体的抗病能力和促进受损机体的恢复。肠内营养是将可直接被消化道吸收或经简单的化学性消化能吸收的营养制剂经口或通过鼻置管、胃肠造口注入胃肠道内，供应患者日常所需营养素的方法。肠内营养的可行性主要取决于小肠是否具有吸收各种营养素的功能。基本原则：只要胃肠功能允许，尽量采用经胃肠营养。急危重患者首选肠内营养途径，因为相对于肠外营养，肠内营养有利于维护和修复肠黏膜自我屏障，降低细菌移位风险，防止肠源性感染的发生，具有费用低、感染并发症少等优势。

【护理重点】

（1）肠内营养给予途径。

（2）营养支持评估与监测。

（3）并发症观察与护理。

【护理难点】

难点一：肠内营养给予途径

解析： 肠内营养途径的选择取决于喂养时间长短、疾病情况、患者精神状况及胃肠功能。如严重胃肠功能障碍、食管狭窄进行鼻胃管途径营养支持时，容易发生反流及吸入性肺炎。因此，应选用其他方式，如胃造口途径。适宜的喂养途径是肠内营养安全的重要前提。在护理工作中，护士应熟练掌握肠内营养途径的适应证、禁忌证。根据患者病情及营养状况，选择合适的营养支持途径，并严密观察不良反应，达到预期效果。

难点二：患者的营养评估与监测

解析： 重症患者在严重创伤、感染等应激状态下，存在较高营养风险，需要及时护理干预。肠内营养，尤其是在24~48小时实施的早期肠内营养，既能提供营养底物，还能改善肠黏膜屏障及免疫功能，维护肠道的微生态，现已越来越被临床接受和应用。因此，及时、准确评估、识别出患者是否存在营养不良及营养风险是非常必要的。及时营养评估与监测，阻止营养恶化，增加机体的免疫力，提高疾病治愈力，提升护理质量。

难点三：并发症观察及处理

解析：临床工作中，常将药物治疗及效果评价视为护理观察重点，而忽视营养治疗效果及并发症，从而延迟患者住院时间，加重了患者及家庭身体负担及经济负担。肠内营养是一种简便、安全、有效的营养支持方式，但使用不当，将会引发并发症，临床上常见的肠内营养并发症主要有机械性并发症、胃肠道并发症、代谢并发症和感染并发症等。因此，在使用营养支持治疗前认真评估、使用时严密观察病情变化，及早发现、及早处理各项并发症。

【护理对策】

对策一：肠内营养给予途径

经鼻胃管注入流质食物，在临床上应用多年，是一种不完全型营养配方，常用淀粉糊、奶糕、米粉糊以及蔗糖、菜叶、鱼、肉、鸡汤等通过鼻胃管进入胃肠道。由于鼻饲流质的方法简单，目前仍有应用的价值，特别是对于病期较短患者，可作为营养补充的过渡方法。根据临床的需要，各个医院都有鼻饲流质的配制方法。

肠内营养除部分患者适合口服外，大部分均需采用置管的方法将营养液直接输送至消化道。特别适合厌食症、吞咽障碍以及肠道疾病的患者。有两种方法可供选择。

1. 经鼻置管

包括鼻胃管、鼻十二指肠管和鼻空肠管。鼻胃管用于短期营养或在需长期喂养患者中间歇使用。鼻十二指肠管或鼻空肠管，适合胃排空障碍或使用机械辅助呼吸的患者以免产生吸入性肺炎。以上经鼻导管管饲适合于短期的肠内营养支持（一般小于4周）。经鼻置管的肠内营养供应方法比较简单，但喂养管常对鼻腔和咽喉部形成压迫，长时间留置会引起局部炎症。有的产品设计的喂养管末端有盖片，当喂养结束后可将管口关闭，减少感染和避免液体反流。

2. 经腹胃、肠造口

鼻腔、口腔、食管等肿瘤、严重感染或手术等原因无法经鼻置管，又无幽门梗阻、明显腹水和门静脉高压的患者，可通过经腹胃造口、十二指肠造口的方法，将喂养管插入胃腔、十二指肠或空肠供应营养。胃、空肠造口多采用在内镜引导下经皮穿刺将喂养管直接插入胃腔或空肠内。空肠造口目前临床应用广泛，既可作肠内营养输入，还可作十二指肠减压使用，患者还能同时经口摄食。医生可根据患者不同的情况，选择不同的肠内营养给予方法。胃和空肠造口管饲常应用在需长期肠内营养支持的患者。

对策二：肠内营养评估与监测

1. 患者一般状况

包括神志、脉搏、呼吸、血压、体温、消瘦程度、是否有皮下水肿或脱水等。

2.胃肠道耐受性

胃内喂养时，不能耐受者常表现为上腹饱胀、恶心、疼痛，甚至出现呕吐和腹泻。可通过测定胃残液量观察，正常者应＜150 mL。空肠喂养不能耐受者除出现腹胀、腹痛、恶心、呕吐和腹泻外，常伴有肠鸣音亢进，应减缓滴速，或降低营养液浓度。

3.代谢监测

包括每日记录24小时的出入量，开始3天应每日测定血糖和电解质浓度，以后每周1～2次。每周测定周围血细胞1～2次。每周测定肝、肾功能1次。氮平衡测定可采用公式计算：每日摄入蛋白质量（g）÷6.25−［24小时尿中含氮量（g）+其他氮消耗量（4 g）］。

4.营养疗效监测

包括每周一次体重（正常人体重指标为20～25 kg/m²）、上臂周径和三头肌皮褶厚度的测定以及血中蛋白、转铁蛋白和前白蛋白的测定，来评估营养支持的疗效。营养素的缺乏和客观的监测存在差距，机体存在强大的潜力进行自我调节和适应可能掩盖实际的营养素缺乏，而且，每种营养素的缺乏程度和表现也不同，公式化的治疗往往忽视了这一作用，片面追求平衡往往适得其反。因此，实验室的检查结果应结合临床实际来综合分析，使定制的营养配方更切合实际需求。

对策三：并发症预防及处理

肠内营养的并发症主要分为感染性并发症、营养素代谢并发症、胃肠道并发症和置管引起的并发症。

1.感染性并发症

主要由营养液误吸入肺或污染引起，吸入性肺炎常发生在幼儿、老年和意识障碍者，临床发生率为1%～44%，鼻胃管喂养患者多见，其严重程度与吸入量有关，是肠内营养最严重和致命的并发症。一旦发生误吸应立即停止肠内营养，促进患者气道内的液体与食物微粒排出，必要时应通过纤维支气管镜吸出。营养液污染由配置操作和放置时间过长引起，应注意配液器具的严格消毒和医护人员的消毒，暴露在空气中的营养液在4℃冰箱内储存时间不得超过24小时。

2.营养素代谢并发症

最常见的代谢性并发症是高血糖和低血糖。高血糖常见于处于高代谢状态的患者、接受高碳水化合物喂养者及接受糖皮质激素治疗的患者；而低血糖多发生于长期应用肠内营养而突然停止时。对于接受肠内营养的患者应加强对其血糖监测，出现血糖异常时应及时报告医生进行处理。此外，在患者停止肠内营养时应逐渐进行，避免突然停止。

3.胃肠道并发症

最常见表现为腹泻，腹泻是指每24小时便量超过500 mL，发生率为10%～20%。发生腹泻的常见原因为：

（1）在胰液、胆液分泌障碍患者的营养液中脂肪含量过高。

（2）营养液渗透压过高且滴速过快，造成肠腔水分反向渗出，或营养液中加入抗生素、含镁抗酸药及高渗透药物等。

（3）胃肠道功能障碍如假膜性肠炎等。

（4）营养液在配制过程中或喂养管受到细菌污染。其次为恶心、呕吐与腹胀，主要见于营养液输注速度过快、乳糖不耐受、膳食口味不耐受及膳食中脂肪含量过多等。少数严重者发生胃肠道出血和肠梗阻。发生上述消化道症状时应针对原因采取相应措施，如减慢输注速度、加入调味剂或更改膳食品种等。同时仔细找出原因，及时纠正和治疗。

4.置管引起的并发症

（1）黏膜损伤：可因喂养管置管操作时或置管后对局部组织的压迫而引起黏膜水肿、糜烂或坏死。因此，应选择直径适宜、质地软而有韧性的喂养管，熟练掌握操作技术，置管时动作应轻柔。

（2）机械压迫和局部创伤：应注意经鼻置管和胃、空肠造口引起的机械压迫和局部创伤并发症，包括插管时造成的上消化道黏膜损伤和鼻咽、出血和穿孔，以及插管后发生的上消化道压迫和鼻咽、感染、溃疡形成导致局部狭窄、声带水肿、食管瘘形成以及胃造瘘口、空肠造瘘口的局部渗漏、感染、坏死等，均应注意预防和及时治疗。

（3）喂养管堵塞：最常见的原因是膳食残渣或粉碎不全的药片黏附于管腔壁，或药物与食物不相容形成沉淀附着于壁所致。发生堵塞后可用温开水低压冲洗，必要时也可借助导丝疏通管腔。

（4）喂养管脱出：喂养管固定不牢、暴力牵拉、患者躁动不安和严重呕吐等均可导致喂养管脱出，不仅使肠内营养不能顺利进行，而且经造瘘置管的患者还有引起腹膜炎的危险，因此，置管后应妥善固定导管、加强护理与观察，严防导管脱出，一旦喂养管脱出应及时重新置管。

【前沿进展】

（1）肠内营养不耐受，或不能满足机体需求量，应考虑联合肠外营养，但联合肠外营养的时机选择备受争议。有研究认为，过早（<8天内）联合肠外营养，会增加感染率的发生，且不能改善预后。但最新研究认为，对肠内营养受限的患者，早期（<24小时）肠外营养不增加感染发生率及60天住院死亡率，可明显缩短呼吸机使用时间，但不影响重症监护室和住院总时间。

（2）肠内营养途径分为胃内营养和幽门后营养（十二指肠/空肠营养）。国际营养指南虽不推荐未尝试胃内营养患者直接选择幽门后营养途径，但有研究认为对于部分危重患者如基础营养差（BMI>35或BMI<12）、病情重（APACHE Ⅱ评分>20）、住重症监护室时间长（>7天）、处于高营养风险状态、累积营养不足（10 000 kcal/w）时，应选择幽门后肠内营养途径，这是因为相对于胃内营养，幽门后肠内营养耐受性好，能早期达到足量营养的目标，因而可避免患者病情恶化及减少不良预后的发生。

（周　莉）

第二节 肠外营养支持护理

【概述】

肠外营养是指通过中心静脉或周围静脉插管的途径，输入包括葡萄糖、氨基酸、脂肪、电解质、微量元素、水溶性及脂溶性维生素等静脉营养液的一种方法。肠外营养是通过静脉途径为机体提供营养素的临床营养治疗方式，分为完全肠外营养和补充性肠外营养。

【护理重点】

（1）肠外营养输注途径。

（2）营养支持评估与监测。

（3）并发症观察与护理。

【护理难点】

难点一：肠外营养输注途径

解析：肠外营养自20世纪70年代开始在我国应用，已成为临床所有科室营养治疗的重要手段。有研究指出，通过静脉给予肠外营养时，容易发生高血糖、静脉炎等。因此，选择合适的静脉通路是肠外营养支持发挥作用的主要保障，理想的输注途径可满足肠外营养输注需要和尽可能减少静脉导管相关并发症。

难点二：营养支持评估与监测

解析：营养支持评估对患者的代谢状态和疾病对代谢的影响明显，营养支持前，应确定治疗目标、制定订营养计划。肠外营养的配方组成必须根据不同患者的器官功能、疾病状态、代谢情况及其他治疗措施，准确设计给予。如无周密评估及监测，静脉给予的营养物质容易造成营养过剩，甚至其他严重不良反应。因此，正确的营养支持评估与监测有报道提出，可以改善患者营养摄入和营养状况，改善患者临床结局。及时营养评估与监测，阻止营养恶化，维持细胞、组织器官的功能，增加患者抗病能力，促使患者早日康复。

难点三：并发症观察及处理

解析：肠外营养是风险最大的用药方式之一，具有涉及面广、配比复杂、处方组分多样等特点，不同专业医生对把握适应证，处方组分、输注途径的选择等方面存在差异，可导致肠外营养相关用药的安全性问题，使用不当甚至会对患者造成伤害或死亡。肠外营养常见并发症有机械性并发症、代谢性并发症和感染性并发症等，因此，在使用前认真评估、使用时严密观察病情变化，及早发现、及早处理各项并发症。

【护理对策】

对策一：肠外营养输注途径

1.经外周静脉滴注

经外周静脉滴注肠外营养液，不建议超过10天；每日检测、评估穿刺和输液部位血管情况；营养液的渗透压宜<900 mmol/L。外周静脉置管能够快速建立静脉营养输注通道，穿刺部位操作较为简单，避免因中心静脉置管所导致的导管相关感染以及气胸等并发症，可在临床广泛应用。由于周围静脉管径小、管壁薄、血流缓慢等特征可导致机体无法耐受高渗透压及大剂量的液体输注，输注不当可导致血栓性静脉炎等并发症，目前临床普遍接受相对低渗透浓度的肠外营养液进行外周静脉滴注。因此，外周静脉滴注肠外营养液的最终渗透浓度不宜超过900 mmol/L；同时，氨基酸浓度不宜超过3%，葡萄糖浓度不宜超过10%。不宜超过14天连续输注。

2.经中心静脉滴注

肠外营养超过10天或者输注高渗透浓度（≥900 mmol/L）的患者，推荐经中心静脉途径输注，置管路径包括锁骨下静脉、颈内静脉、股静脉和经外周静脉穿刺中心静脉置管（PICC）。

（1）经锁骨下静脉穿刺中心静脉置管输注。首选经锁骨下静脉穿刺中心静脉置管实施肠外营养。建议中心静脉置管后常规行影像学检查，确定导管位置，并除外气胸。必须坚持无菌操作原则。锁骨下静脉穿刺是中心静脉置管的首选部位，优点显著：导管皮肤出口位置固定，容易护理和感染并发症较少。导管尖端应接近上腔静脉，以降低血栓形成的风险。但操作不当可导致动脉损伤和血气胸等并发症，应常规接受影像学检查，明确导管尖端的位置。但某些特殊情况下，病理性纵隔移位、颈部手术史或此部位之置管。长期卧床患者亦可选择股静脉穿刺，但临床证据表明血栓形成和感染的风险明显增高。

（2）PICC时，穿刺静脉首选贵要静脉。常规经超声引导穿刺，置管后经影像学定位，确定导管尖端最佳位置应在上腔静脉下1/3段到上腔静脉与右心房连接处。必须坚持无菌操作原则，规范护理。优点：与经锁骨下静脉穿刺中心静脉置管比较，PICC并发症更少，成功率更高。近年来，随着超声技术在深静脉穿刺中的广泛应用，在PICC置管中将穿刺部位由肘下血管改为肘上的肱静脉，明显减少了机械性静脉炎的发生。导管位置特别是PICC头端的位置容易发生异常，因此需常规进行影像学检查。研究显示，PICC导管头端位置放置的正确率为44%～99%。头端位于非中心静脉可以增加PICC置管患者血栓形成、静脉炎、导管堵塞、导管渗漏等并发症的发生率。PICC头端位置过深，其头端异位进入心脏，可能引起心律失常，严重者可能引起心脏穿孔，甚至死亡。

3.静脉输液港

静脉输液港适用于需要长期肠外营养的患者，可采用超声引导穿刺技术辅助穿刺。静脉输液港是安全性相对较高的一种输液途径，发生并发症风险较低。植入过程中的并发症主要与手术操作相关，包括气胸、血胸、空气栓塞和心律失常等。使用超声实时引导穿刺，避免盲目穿刺，可预防以上并发症的发生。

对策二：肠外营养监测

对肠外营养治疗者进行全面的监测至关重要。主要内容包括：

（1）全身情况：观察神志改变，有无水钠潴留或脱水，有无低钾、低钙症状，有无发热等。

（2）导管监测：导管皮肤出口处有无红肿、渗液，导管接头有无裂损，是否有扭曲或脱出。

（3）输液速度：均匀输入可减少并发症，宜用输液泵控制速度。

（4）记录24小时出入水量。

（5）血生化测定：开始肠外营养治疗的3天内，应每天测血糖、血电解质（钾、钠、氯、钙、镁及磷）。稳定后每周测2次。每天测尿糖3次。

（6）肝肾功能：每周测血胆红素、转氨酶、尿素氮及肌酐1~2次。

（7）血气分析：开始时每天测1次，稳定后每1~2周测1次。

（8）氮平衡测定：计算方法为：人氮量（g）=24小时输入氨基酸重（g）×0.16。出氮量（g）=24小时尿中尿素氮量（g）+3。氮平衡=人氮量−出氮量。

（9）营养评价：包括体重及其他人体指标（如上臂周径、三头肌皮褶厚度、肌酐−身高指数等）、血浆白蛋白、转铁蛋白和前白蛋白浓度测定等，每1~2周测1次。

对策三：并发症预防及处理

1.机械性并发症

（1）置管操作相关并发症：包括气胸、血胸、皮下气肿、血管与神经损伤等。应熟练掌握局部解剖知识，以及规范的操作流程，注意穿刺置管时患者的体位，操作过程中应动作轻柔，以减少置管时的机械性损伤。

（2）导管堵塞：是肠外营养常见的并发症。输注营养液时输液速度可能会减慢，在巡视过程中应及时调整，以免因凝血而发生导管堵塞。输液结束时应根据患者病情及出凝血功能状况使用生理盐水或肝素溶液进行正压封管。

（3）空气栓塞：可发生在置管、输液及拔管过程中。经中心静脉肠外营养置管时应让患者头低位，操作者严格遵守操作规程，对于清醒患者应嘱其屏气。输液过程中加强巡视，液体输完应及时补充，最好应用输液泵进行输注。导管护理时应防止空气经导管接口部位进入血循环。拔管引起的空气栓塞主要由于拔管时空气可经长期置管后形成的隧道进入静脉，因此，拔管速度不宜过快，拔管后应密切观察患者的反应。

（4）导管脱落：与导管固定不牢、外力牵拉、患者躁动等有关。置管后应妥善固定导管，加强观察与护理，进行翻身等操作时预先保护导管，避免牵拉。躁动、不合作患者给予适当镇静、约束，避免自行拔出导管。

2.代谢性并发症

1）电解质紊乱

在肠外营养时也容易发生电解质紊乱。各种电解质的补充不存在固定的参考值，用量因病、因人而异。唯一的办法是定期监测血浓度，及时调整补充量。肠外营养时最常见的电解质紊乱是低钾、低钙及低磷。其中，磷在合成代谢及能量代谢中有重要作用，严重低磷甚至可能危及生命，应注意充分补充。

2）低血糖

持续输入高渗葡萄糖，可刺激胰岛素分泌增加，若突然停止输注含糖溶液，可致血糖下降，甚至出现低血糖性昏迷。因此，严密监测血糖与尿糖变化，及早发现，并配合医生实施有效处理。

3）高血糖

肠外营养最常见的代谢性并发症是糖代谢紊乱所致的高糖血症。在应激状态下，糖氧化率降低，且存在胰岛素抵抗。若葡萄糖输入过多、过快，或外源性胰岛素补充不足，就可导致血糖水平明显升高。若未及时发现和处理，高血糖的高渗状态可使脑细胞脱水，引致高渗性非酮性昏迷。此时血糖水平可超过 40 mmol/L，血浆渗透压大于 350 mOsm/L。这种情况将使病情急剧恶化，应采取紧急措施予以纠正。应立即停用肠外营养，改用低渗（0.45%）盐水以 250 mL/h 速度输入，降低血浆渗透压。同时用胰岛素 10～20 U/h 静脉滴入以降低血糖。但需注意血糖不要下降太快，以免因此发生脑细胞水肿。应严密监测电解质及血糖与尿糖变化，及早发现代谢紊乱，并配合医生实施有效处理。

4）肝功能损害

在实施肠外营养的过程中常有发生，这是另一种常见的代谢性并发症。患者有轻度黄疸，肝酶谱值升高。肠外营养影响肝功能的因素较多，有些与营养液的某些成分有关；营养液用量过大，肝功异常的发生也会较多，其中尤其是葡萄糖的用量过大。除此之外，氨基酸液中的某些成分（如色氨酸）的分解产物、溶液中可能存在的抗氧化剂（亚硫酸钠）等也可能影响肝功能。为保护肝功能，对重症患者可选用含支链氨基酸较多的氨基酸溶液，以及改用兼含中、长链甘油三酯的脂肪乳剂发生肝功能异常后，需考虑减少葡萄糖用量，肠外营养的总供给量也要减少。另外，补充谷氨酰胺二肽在预防和治疗肝功能损害方面有积极作用。还可给予腺苷蛋氨酸。

3.感染性并发症

1）导管堵塞和血栓

（1）强调规范化操作的重要性，全营养混合液在保证相容性和稳定性前提下使用。保持静脉导管输液过程中的连续性，在停止使用中心静脉导管后导管接口用肝素帽进行封闭，在导管内定期注入少量肝素生理盐水，不提倡向全合一营养液添加肝素类制剂或长期肝素溶液冲洗导管腔。评估静脉血栓高危患者；在满足治疗需求前提下，选择外径最小、管腔数量最少、创伤最小的输液装置；推荐在置管环节使用超声引导，避免反复穿刺提高成功率。

（2）发生导管相关血栓后，不推荐常规拔除导管。除非存在以下情况：治疗已不需要该导管；导管功能已丧失；导管位置异常；合并导管相关性血流感染。如果患者治疗仍需要该导管通路，可在抗凝治疗下继续保留并正常用于临床治疗。当合并抗凝禁忌证或在规范抗凝治疗下症状仍持续进展，则需要考虑拔管，但在临床实际中是否拔管，还需要评估治疗对导管的依赖程度，以及重新建立静脉通路的可行性。对于导管高度依赖且建立新静脉通路困难的患者，需要权衡保留导管的价值和血栓带来的其他潜在风险，可在密切观察随访下保留导管。输液导管相关静脉血栓形成防治可参考相应专家共识。

2）导管性脓毒症

（1）中心静脉导管置入过程及全营养混合液的制备过程如果没有严格遵守无菌原则，或置管后的护理不当，都可被细菌污染。营养液是细菌的良好培养基，导管对机体来说是异物，患者体内其他部位还可能存在着感染灶，这些都是引起导管性脓毒症的条件及因素。

（2）在肠外营养实施过程中，如果患者突然出现寒战、高热，而无法用其他病因解释时，则应考虑导管性脓毒症已经存在。应立即抽血培养，剩余药液送细菌培养后弃去更换新的输液袋。观察8~12小时若发生热仍不退，则应立即拔管，并作导管头培养及血培养。多数患者在拔管后体温即逐渐恢复正常，无须使用抗生素。若发热不退且血培养阳性，则需根据药敏试验选用抗生素。

（3）预防导管性脓毒症的措施包括：置管过程需严格无菌技术；导管经15~20cm皮下隧道引出；在超净工作台内配制营养液；采用全封闭的输液系统；定期消毒皮肤穿刺点并更换敷料等。

（周　莉）

第十一章

常见并发症护理

第一节　呼吸机相关性肺炎护理

【案例】

患者，因"反复头痛头晕10+月，头部摔伤6+天，呼吸困难1+天"就诊，诊断：a.脓毒症（脓毒性休克）；b.颅内占位性病变（肿瘤?炎性?脱髓鞘性病变?）；c.重症肺炎；d.呼吸衰竭（气管插管术后）；e.类风湿关节炎；f.头皮血肿（右侧额部皮下血肿）；f.肝功能不全；h.低蛋白血症；i.电解质代谢紊乱（低钙、低磷）。

患者镇静镇痛，有创呼吸辅助通气。既往史：类风湿关节炎病史2+年，高血压5+年。辅助检查心肌标志物：肌红蛋白 113.10 ng/mL，肌酸激酶同工酶MB质量 7.71 ng/mL，B型钠尿肽前体 3 580 ng/L，肌钙蛋白T 514.5 ng/L，降钙素原 1.73 ng/mL，C反应蛋白94.60 mg/L，IL-6 17.31 pg/mL。凝血常规检查：凝血酶原时间13.4秒，国际标准化比值1.24，纤维蛋白原6.61 g/L，纤维蛋白及纤维蛋白原降解产物 19.4 mg/L，D-二聚体6.45 mg/L，胆红素＜51.270 μmol/L。生化：：丙氨酸氨基转移酶431 U/L，门冬氨酸氨基转移酶538 U/L，谷氨酰转肽酶104 U/L，总蛋白50.7 g/L，白蛋白29.3 g/L，葡萄糖 16.04 mmol/L，尿素 8.7 mmol/L，尿酸 147 μmol/L，肌酸激酶 257 U/L，乳酸脱氢酶1161 U/L，羟丁酸脱氢酶616 U/L，氯110.5 mmol/L，钙1.86 mmol/L，无机磷0.59 mmol/L。血细胞分析：红细胞计数 $3.22×10^{12}$/L，血红蛋白101 g/L，白细胞数 10.231 0/L，中性粒细胞百分率97.3%。床旁血气分析：全血碱剩余-4.8 mmol/L，葡萄糖 15.48 mmol/L，氯 14.0 mmol/L，阴离子间隙 8.7 mmol/L，缓冲碱41.6 mmol/L，细胞外液碱剩余 -5.2 mmol/L，碳酸氢根 20.8 mmol/L，血红蛋白总浓度 112.5 g/L，血细胞比容计算值33.4%，还原血红蛋白 0.4%，钙离子0.970 mmol/L，氧合血红蛋白浓度98.1%，pH值7.329，标准碳酸氢根浓度20.4 mmol/L，氧饱和度70%。

床旁X线胸片显示双肺血管充血。住院的第4天，体温40℃，氧需求增加，从气管内吸出的痰量大且黄色黏稠。床旁X线胸片显示左下叶出现一个新的不透明的点。实验室检验显示白细胞计数显著升高，抬高床头30°～45°，保持呼吸道通畅。

【概述】

呼吸机相关性肺炎（VAP）是指气管插管或者气管切开患者在接受机械通气48小时后肺部感染性炎症。呼吸机撤机、拔管48小时内出现的肺炎亦属于VAP。它是ICU机械通气患者常见并发症，可严重影响重症患者的预后。国外报道，VAP的发病率为6%～52%，致死率为14%～50%；其中多重耐药菌或泛耐药菌引起感染患者病死率可达76%。我国VAP发病率在4.7%～55.8%，病死率为19.4%～51.6%。VAP是气管插管和机械通气的并发症，非创伤性机械通气并发肺炎亦属医院获得性肺炎（HAP），但不是VAP。

国外报道，早发呼吸相关性肺炎（发生在机械通气≤4天）主要对大部分使用抗菌药物敏感的致病菌，如对甲氧西林敏感的金黄色葡萄球菌、肺炎链球菌等引起的VAP；晚发VAP（发生在机械通气≥5天）主要见于多重耐药菌或泛耐药菌，如铜绿假单胞菌、鲍曼不动杆菌、耐甲氧西林金黄色葡萄球菌等引起的VAP。我国VAP的致病菌多见于铜绿假单胞菌和鲍曼不动杆菌，部分早发VAP也可见于多重耐药的铜绿假单胞菌或金黄色葡萄球菌等引起。

呼吸道及全身防御机制受损长时间使用人工呼吸机或气管切开患者均可因呼吸道自身的防御机制下降而引发感染。此外，免疫系统功能低下或机体抵抗力下降的机械通气患者也会增加对感染的易感性。致病菌侵入与定植机械通气时口咽部定植菌的误吸、胃肠内细菌移位、吸入带菌气溶胶及气管导管内吸痰操作等均可使致病菌侵入呼吸道，并定植于呼吸道，从而引发感染。

1.临床症状

（1）发热：多为弛张性高热，体温大于38℃，可伴寒战，部分患者可体温可不升或低于正常。

（2）呼吸道分泌物增多，分泌物颜色改变，痰液多为脓性。

（3）呼吸道阻力增加、呼吸做功增加、缺氧和CO_2潴留加重。

（4）血常规示白细胞、中性粒细胞增多。

（5）痰培养常见铜绿假单胞菌、不动杆菌、克雷伯杆菌、变形杆菌、真菌。

（6）VAP的诊断主要依靠胸部X线片及痰菌培养阳性。

2.治疗

（1）一般对症治疗。加强患者的营养支持，给予高蛋白、高能量饮食、增加患者抵抗力。

（2）积极治疗原发病。如原发病并不能去除，其他的治疗无同谈起，因而只有原发病得以解除，抗感染治疗才能有效地进行。

（3）抗感染治疗。早期正确的抗生素治疗，可使VAP患者病死率显著降低。应用联合方案治疗革兰氏阴性菌加甲万古霉素，以覆盖耐甲氧西林的金黄色葡萄球菌，是最佳的抗生素治疗方案，待患者血培养结果回报后，立即更改敏感的相关菌谱的抗生素。

（4）免疫治疗。调节患者的免疫力，直接作用于细胞，有利于疾病的早期恢复。

【护理重点】

（1）加强职工教育和感染检测：呼吸相关肺炎的预防关键是医护人员思想上对其高度重视，认真执行消毒隔离制度及无菌操作，加强人工气道的管理，树立气管黏膜的保护意识。因此，VAP相关理论知识、技能操作培训是预防VAP的关键。同时应加强细菌学监测，人工气道的患者应定期留取痰培养标本，但不必对患者及其呼吸治疗设备或配件等带菌状态常规细菌培养检测。

（2）阻断致病菌传播：所有要灭菌或消毒的相关呼吸治疗仪器设施均需先彻底清洁。凡直接或间接接触呼吸道黏膜的物品均需进行灭菌消毒，并防止再污染。用于呼吸道的物品经化学剂消毒后，要用无菌水冲洗。同一患者使用的呼吸机管路，若肉眼未见呼吸道分泌物污染，建议每周更换一次；不同患者之间使用时要经过严格消毒。一次性用品不要重复使用。呼吸机的集水瓶应放在环路的最低位，冷凝水要定期引流倾倒，操作时要注意避免流向患者气道。湿化器用水要用无菌蒸馏水。使用热湿交换器可能会减少呼吸相关肺炎的发生。

（3）手卫生与戴手套：接触黏膜、呼吸道分泌物及其患者的污染物品后，接触人工气道和使用呼吸治疗设施前后，均应洗手。紧急或洗手设备使用不便时可用快速手消毒，处理呼吸道分泌物或其污染的物品时应戴手套。接触患者后，接触呼吸道分泌物或其污染物品后，接触另一患者、物品或环境表面之前，接触同一患者污染的身体部位与呼吸治疗设备之间，应更换手套。

（4）针对易感人群，进行改善宿主易感性：预防应激性溃疡的发生，倡导使用硫糖铝；避免使用抑制呼吸中枢的镇静药、止咳药，对已昏迷患者要定期清理口腔分泌物；如无禁忌证，患者应取30°～45°的半卧位以减少胃液反流和吸入危险的发生；提高肠内营养的管理，定期检查胃管放置是否正确和观察肠动力，调整营养液入量和速度，以免反流；对呼吸道使用药物要避免局部避免用药；加强声门下分泌物引流及吸引，气囊放气或拔管前应吸引气囊上方分泌物并确认是否清理到位。

（5）其他：严格控制ICU人员数量，保持环境空气流通，可以应用空气净化装置；气管切开和更换气管套管等操作应严格执行无菌操作；避免用大容量雾化器对室内空气进行湿化。除非对其每天进行灭菌或高水平消毒处理，而且湿化液要用无菌蒸馏水；如条件许可，应使用无创通气模式；应实施动态监测医院内或ICU内环境的病原微生物分布情况、各类细菌流行病学史和药敏史资料，这样可以帮助临床医生在获得致病菌培养和药敏结果之前预测呼吸相关性肺炎的致病菌，从而指导抗菌药物应用。

【护理难点】

难点一：VAP危险因素

解析：VAP危险因素主要有自身因素和医源性因素。自身因素如老年人，有严重的慢性基础疾病者，上机前使用抗菌药物，特别是广谱抗生素引致菌群失调；消化道细菌易位：长期使用抑制剂，胃酸缺乏致使细菌在消化道定植等。医源性因素如机械通气，患者机械通气时间长是医院内获得性肺炎发生的主要危险因素，连续机械通气者发生医院获得性肺炎的危险性比未用机械通气者高6～12倍。气管插管术令细菌定植更容易发生，气管插管术12小时后会有一层生物膜（口腔分泌及细菌）形成于导管内壁。当进行气管内吸痰患者咳痰、咳嗽及导管移动时都可能令生物膜的细菌被送入肺部，增加患VAP的风险。对于接受机械通气的患者，由于吞咽反射和咳嗽反射减弱或消失，加上气管插管过程损伤气道上皮细胞，气道黏膜基底层暴露，口咽部与下呼吸道的屏障直接受到损害，黏性分泌物增多，使致病菌极易进入支气管及肺部组织并定植。气管导管、呼吸机管道、吸痰管的污染，特别是呼吸机雾化器、湿化器、输氧管、冷凝水管的污染，定植于呼吸机回路管道内的细菌随着喷射吸入气流形成的气溶胶或通过污染的冷凝水反流进入气道。因此，机械通气时间愈长，VAP的发生率愈高。

难点二：VAP的传播途径

解析：发生VAP的原因主要有两个途径：细菌定植及误吸。患者的防御功能发生障碍，有足够数量的致病菌达到患者的下呼吸道定植并破坏患者自身防御机制。细菌入侵下呼吸道的途径为：a.口咽部细菌的吸入；b.吸入含有细菌的气溶胶；c.远部位感染经血流到肺部。

难点三：VAP有效预防方法

解析：（1）降低口咽部和上消化道定植：经常进行口腔卫生护理；选择性消化道脱污染；通气时间较长的患者避免鼻腔插管。

（2）防止口咽部分泌物吸入：半卧位患者应经常校正鼻饲管位置，调整进食速度和量以避免反流；使用超过幽门的鼻饲管如鼻十二指肠、空肠管；使用气管插管，能进行声门下吸引。

（3）保护胃黏膜的特性：尽可能肠内营养；使用硫糖铝，胃黏膜保护剂；治疗休克和低氧血症。

（4）减少外源性污染：合适的手卫生；气管腔内吸引时保持远端无菌；密闭气管腔内吸引系统；使用湿鼻器替代加热的湿化器；减少回路管道的更换频率。

【护理对策】

对策一：正确掌握VAP患者的评估

1.健康史

除评估患者的年龄、性别、临床诊断、病程等一般情况外，应重点评估患者使用呼吸机的起始时间、连接呼吸机的方式、用药史、医源性操作史、患者的免疫功能状态等。

2.临床表现

VAP的临床表现缺少特异性，可有肺内感染常见的症状与体征，包括发热、呼吸道有痰鸣音等。

3.辅助检查

（1）胸部X线影出现新发生的或进展性的浸润阴影是机械性相关性肺炎常见的胸部影像学特点之一。

（2）检查。a.标本的留取：早期病原学检查对呼吸机相关性感染的诊断和治疗具有重要意义。疑为呼吸机相关性感染的患者使用抗菌药物前应留取相关标本行病原学检查。经纤维支气管镜肺泡灌洗虽然是侵入性方法，但较经气管导管内吸引获取呼吸道分泌物样本诊断呼吸相关性肺炎的准确性更高。b.气道分泌物涂片：是一种快速检测的方法，可在接诊的第一时间区分革兰氏阳性菌、革兰氏阴性菌和真菌，利于VAP的早期诊断与指导早期抗菌药物的选择。

（3）气道分泌物定量培养。周期一般需要48～72小时，不利于VAP的早期诊断与指导早期抗菌药物的选择，但有助于感染和定植的鉴别分析。下呼吸道分泌物定量培养结果用于鉴别致病菌是否为致病菌，经呼吸道分泌物分离的细菌菌落计数$\geq 10^5$CFU/mL可考虑为致病菌；若细菌浓度低于微生物学诊断标准，需结合宿主因素、细菌种属和抗菌药物使用情况进行综合评估。

（4）其他。肺组织活检培养是肺炎诊断的金标准。这项检查属于有创检查，临床取材困难，故前期不常进行。血培养是诊断菌血症的金标准，但对VAP诊断的敏感性一般不超过25%，且ICU患者因置入较多的导管，即使血培养阳性，细菌大部分来自肺外，对于VAP的诊断意义不大。

4.VAP的诊断

（1）临床诊断同时满足下列至少2项条件可考虑诊断：a.体温>38℃或<36℃；外周血白细胞计数$>10\times10^9$/L或$<4\times10^9$/L；b.气管支气管内可见出现脓性分泌物。

（2）临床肺部感染评分可对呼吸相关性肺炎的诊断进行量化该评分系统用于诊断并评估感染的严重程度，由6项内容组成：a.体温变化；b.外周血白细胞计数变化；c.气管分泌物情况；d.PaO_2/FiO_2变化；e.胸部X线片显示肺部浸润进展；f.气管吸出物微生物进行培养。简化的评分去除了对痰培养结果的要求，总分为10分，得分≥5分提示存在呼吸相关性肺炎，更利于早期评估患者肺部感染的程度。

总之，呼吸相关性肺炎的诊断治疗是一个十分棘手的难题，尽管此方面的研究已取得一定进展，仍需进一步深入的研究。对高危存在的患者要细心观察，及时妥善的制订诊治计划，尽可能地降低发病率和死亡率，提高治愈率。

对策二：做好机械通气的气道管理

（1）吸入气体的加温和湿化：气管插管或气管切开的患者失去了上呼吸道的湿化功能，因此机械通气时使用加温加湿器。注意湿化罐内只能加无菌蒸馏水，禁用生理盐水或加入药物，因为溶质不蒸发，会造成沉淀物的形成。

（2）吸痰：机械通气患者自己不能清理呼吸道内的分泌物，需要依靠机械吸引。每次吸痰前后给予高浓度氧吸入2分钟，一次吸痰时间不超过15秒，注意严格执行无菌操作，手法操作正确，避免产生肺部感染、支气管黏膜损伤以及支气管痉挛等不良后果。

（3）呼吸治疗：a.雾化吸入：常用药物有受体激动药和糖皮质激素等。b气管内滴入生理盐水或无菌蒸馏水，以稀释痰液，利于更好引流。每次注入液体量不超过5 mL，每30～60分钟一次。c.定期翻身叩背，促进痰液排出，预防肺部并发症发生。

（4）气囊充放气：一般6～8小时放气一次，放气时，先抽吸气道内分泌物，再放气，每次放气5~10分钟再充气。气囊充气要适当，使得气管黏膜表面所承受的压力最小。

（5）气管切开护理：每天进行更换气管切开处敷料和清洁气管内套管1~2次，防止继发感染。

（6）防止意外：a.妥善固定，防止移位、脱出。气管插管或气管切开套管要固定套牢，每天记录气管插管的深度。b.及时倾倒呼吸机管道中的积水和冷凝水杯的水，防止误吸入引起气管内呛咳和肺部感染。

对策三：进行VAP的预防与护理

1.与机械相关的预防措施

（1）呼吸机清洁与消毒指对呼吸机整个呼吸回路系统及机器表面的消毒，应遵照卫生行政管理部门规定和呼吸机相关说明书规范进行，一次性部件使用后应按照规定丢弃。

（2）呼吸回路管道污染是导致呼吸相关性肺炎的外源性因素之一，循证医学研究结果虽不支持定时更换呼吸回路管道，管路破损或污染时需及时更换。

（3）湿化器的选择。机械通气患者可采用恒温湿化器或含加热导丝的加温湿化器。

（4）吸痰装置及更换。密闭式吸痰装置和开放式吸痰装置在机械通气患者的呼吸相关性肺炎发病率、致死率方面均无明显差异。开放式吸痰装置和封闭式吸痰装置应每日进行更换。

2.与操作相关的预防措施

（1）气管插管路径与鼻窦炎防治。气管插管可通过经口腔途径和经鼻途径建立。气管插管经鼻插管继发鼻窦炎，鼻窦炎是呼吸相关性肺炎的高危因素，经口气管插管可降低鼻窦炎的发病率。

（2）声门下分泌物引流。上呼吸道分泌物聚集于气管导管球形气囊上方，引起局部细菌繁殖。分泌物可顺气道进入肺部，导致肺部感染。声门下分泌物吸引可明显降低VAP的发病率。

（3）改变患者体位。机械通气患者通常取半坐卧位，半坐卧位对呼吸相关性肺炎的预防方面有重要作用，尤其利于行肠内营养的患者，可降低胃内容物反流导致的误吸。但长时间保持相对静止的半坐卧位，会诱发气管黏膜纤毛运输能力下降、肺不张及肺静脉血流改变等并发症，因此，可为机械通气患者进行人工翻身或动力床治疗，以改变患者体位，减少相关并发症。

（4）肠内营养。机械通气患者常存在胃肠道革兰氏阴性肠杆菌肺部定植，可根据患者的情况进行调节管饲的速度与量，并行胃潴留量监测，避免胃胀气，减少误吸。经鼻肠管营养与经鼻胃管营养相比，前者可降低VAP的发病率。

（5）气管内导管套囊的压力。管理套囊是气管内导管的重要装置，防止气道漏气、口咽部分泌物流入气道及胃内容物的反流引起误吸。套囊应保持一定的压力，以确保其功效并降低气管损伤。定期监测气管内导管的套囊压力，控制压力在20~30 cmH$_2$O，可有效降低VAP的发病率。

（6）控制外源性感染。引起VAP的病原体常可通过医护人员及环境感染患者。因此，严格手卫生、加大对医护人员进行宣教、加强环境卫生及保护性隔离均可在一定程度上切断外源性感染途径，降低VAP发病率。

（7）口腔卫生。机械通气患者建立人工气道在一定程度上破坏了口鼻腔对细菌的天然屏障，造成细菌大量繁殖。进行严格有效的口腔护理是对机械通气患者气道的重要保护。

3.药物预防

（1）雾化吸入。雾化吸入可一定程度使呼吸道局部达到较高的抗菌药物浓度，理论上可作为预防VAP的措施。但循证医学研究结果不支持机械通气患者常规进行雾化吸入预防VAP。

（2）选择性消化道去污染。选择性消化道去污染通过清除患者消化道内可能引起继发感染的潜在病原体，从而达到预防严重呼吸道感染或血流感染的目的。

4.集束化方案

机械通气患者集束化方案最早由美国健康促进研究所提出，主要包括：a.抬高床头，改变体位；b.每日唤醒和评估能否脱机拔管；c.预防应激性溃疡发生；d.预防深静脉血栓。随着研究的深入，许多护理措施被加入到集束化方案中，包括口腔护理、清除呼吸机管路的冷凝水、手卫生、戴手套、翻身等。在循证医学原则基础上，可根据具体临床情况和条件来制定适合、有效、安全并易于实施的集束化方案。

（李 佳）

第二节 导管相关性血流感染护理

【案例】

患者，男，64岁，因"右侧腹痛3月，反复发热、呼吸困难1月"就诊，入ICU住院治疗。

诊断：a.重症肺炎；b.呼吸衰竭（气管插管状态）；c.胸腔积液（双侧）；d.胃恶性肿瘤（胃腺癌全胃切除术后）；e.上消化道出血（？）；f.贫血（中度）；g.腹膜炎（？）；h.肝功能不全；i.低蛋白血症；j.凝血功能异常；k.电解质代谢紊乱（低钠、低钙、高磷）；l.高血压；m.2型糖尿病；n.髂动脉夹层（左侧髂动脉夹层？）；o.导管感染。

给予患者镇静镇痛，有创呼吸机辅助通气，右侧锁骨下深静脉置管。既往史：高血压10+年，不规律服用降压药；糖尿病10+年。入ICU 10天后导管血培养发现革兰氏阳性球菌。

【概述】

导管相关性血流感染（CRBSI）是指现已在血管内导管或者拔除血管内导管48小时内的患者出现菌血症，并伴有体温升高（＞38℃）、寒战或低血压等感染表现，除血管导管外没有查出其他明确的原因。随着血管内导管的广泛应用，CRBSI已成为医院血液感染的最常见原因。静脉导管感染占医院感染的13%，90%的静脉导管感染发生于中心静脉置管。

感染的病原微生物主要源自定植于导管内的细菌或经导管输入被污染的液体。主要的致病菌是皮肤细菌，以革兰氏阳性球菌为主，以凝固酶阴性葡萄球菌、金黄色葡萄球菌、念珠菌及肠杆菌科细菌最常见。

a.导管外途径于管穿刺部位局部的病原微生物经导管与皮肤间隙入侵，并定植于导管尖端，是CRBSI最常见的感染途径。b.导管内途径于导管接触污染的病原微生物经导管腔内移行至导管尖端，并在局部定植。

1.临床表现

（1）局部感染。导管穿刺的皮肤、沿导管行程周围的皮肤局部感染表现为红、肿、热、痛；严重者并发脓肿、蜂窝织炎及化脓性血栓性静脉炎。

（2）全身性感染。有血管内导管的患者若出现全身感染症状应首先怀疑与导管有关，即使存在其他可能的感染灶，也不能除外导管相关性感染。插管局部的炎症性改变并非全身感染的特征性改变，如导管拔除后症状消失，强烈提示存在导管相关性感染。

（3）导管相关性全身感染可并发感染性休克、感染性心内膜炎、细菌性血栓栓塞和其他转移性感染病灶。

2.治疗

一旦怀疑CRBSI，首先决定是否拔管，是否开始抗菌药物治疗；对于特定需要长期或永久留置导管的患者，当诊断CRBSI并培养出特定细菌时，应考虑使用"抗生素锁"治疗，抗菌药物的使用在无病原学证据时可经验治疗，一般策略为"降阶梯"治疗原则。a.首先拔出导管，消毒导管处皮肤，勤换穿刺处敷料。b.抗生素治疗：在细菌培养获得结果之前，应用广谱抗生素；明确感染病原体后，针对病原体使用药物。c.支持治疗、营养治疗等。

【护理重点】

（1）每日评估观察穿刺点局部皮肤（红、肿、热、痛），并做好记录，汇报医生。

（2）严格无菌操作及手卫生规范。更换敷料时按CVC导管维护流程进行。

（3）无菌纱布常规1~2天更换一次；贴膜常规一周更换二次。敷料若出现松动、潮湿或沾污时，及时更换敷料。

（4）对于输注血液、血液制品、脂肪乳，输液管路24小时内必须更换；输注丙泊酚，给药装置12小时更换一次；无针给药装置尽量与输液管路同时更换；尽量保持输液管路密闭性。

（5）接头及肝素帽无须频繁（＜72小时）更换；发现有污渍或残留血液时及时更换。使用导管及液路开口前后必须使用消毒剂消毒（70%乙醇或安尔碘或氯己定）；尽量减少开口开放次数。

（6）血液和血液制品必须在4小时内输注完毕；含有脂肪乳的液体必须在24小时内输注完毕。不常规使用抗感染药物封管，封管按照CVC封管流程。

【护理难点】

难点一：关于导管相关性血流感染的危险因素

解析：

（1）导管类型：导管越粗、越硬、管道多、越复杂，越容易发生感染。

（2）置管部位：经外周静脉植入导管感染率最低，股静脉置管感染率最高。

（3）导管留置时间：导管留置时间延长，会使皮肤细菌沿静脉导管侵入血液的概率大大增加，致管腔内细菌定植。

（4）医护人员操作技能：目前认为操作人员和患者皮肤上的葡萄球菌是最主要的细菌来源，医护人员不严格执行无菌操作、技术不熟练、对导管操作频繁、导管留置期间护理不当等都可增加导管相关性血流感染风险。

（5）患者的基础疾病：有严重的基础疾病及免疫力低下的危重患者，感染的发生率高。

（6）静脉营养液等药物因素：药物配置过程中多次加药及穿刺均会导致微粒污染，输入全静脉营养及血液制品会增加感染概率。

（7）管理因素：病区的管理不规范或无专业的护理团队，容易发生感染。

难点二：正确操作

解析：一定条件下，留置血管内导管是必需的医疗操作。但是，置管患者存在发生感染的危险，因此有以下条件：a.对医护人员加强防治静脉导管感染的教育和培训。b.严格掌握适应证，除非有医学指征，否则避免导管插入。c.严格无菌操作及认真护理，导管插入和护理要保持高水平无菌状态。插管时皮肤消毒最好使用2%氯己定，较10%的碘伏或75%乙醇更能降低感染率。d.医护人员在进行触诊、置管、更换敷料和插管的前后应洗手，可以用抗菌型皂液或无水洗手液按照适当步骤洗手，即使是戴手套同样需要洗手。

难点三：临床微生物实验室诊断CRBSI方法

解析：临床微生物实验室诊断CRBSI的方法有多种，包括快速诊断、导管培养诊断及血培养诊断。

1.快速诊断

有革兰氏染色、吖啶橙白细胞旋转器法（AOLC）试验，及AOLC试验和革兰氏染色并用的方法。革兰氏染色有助于CRBSI的诊断，但敏感性不高。导管中抽血做AOLC试验，是快速诊断CRBSI的另一种方法，特异性高但敏感性报道不一。

2.导管培养诊断

当怀疑CRBSI从而拔除导管时，取导管培养是诊断CRBSI的金标准肉汤定性培养敏感性高，但特异性差。半定量（平皿滚动法）或定量（采用振荡、激光技术，可测定插管内不同片段的细菌，可比较混合感染不同细菌数；选择哪种方法取决于插管已应用的时间）培养技术是目前最可靠的诊断方法之一，与定性培养技术对比，诊断的特异性更高。当怀疑CRBSI而拔除导管时，应同时对导管尖端及导管皮下段进行培养。对于多腔导管，由于每一个导管腔都可能是CRBSI可能的感染源，为提高阳性检出率，需对每一个导管腔进行培养，即使该导管腔为空置，都应对其进行培养。完全植入式中央静脉导管系统，静脉入口、硅酮隔膜下感染灶的聚集均可成为血行感染的来源，因而需同时对导管尖端及导管静脉入口处都进行培养。

3.血培养诊断

传统观点认为，CRBSI的诊断依赖于拔除导管或导管尖端的培养。然而，对于拔除导管后对导管进行定量培养诊断CRBSI往往是回顾性诊断，并且在怀疑其感染而拔除导管的患者中，只有15%～25%被证实存在感染。因此很多情况下需要不拔除导管的诊断方法，尤其是病情危重的患者或在新位置重新置管危险较大时。

同时从外周静脉与导管抽血定量培养菌落数比较：取两份血液样本进行定量培养。一份来自外周静脉，一份来自中心静脉导管，若中心静脉导管血样本菌落数大于外周静脉血培养的菌落数的5倍及以上时，可诊断。该方法操作费时，费用较高，但对于长期留置导管的感染诊断有较高的敏感性和特异性，对于短期留置导管其意义不大。

难点四：感染预防

解析：

（1）严格保证手部卫生清洁，选择最佳置管位置，皮肤消毒、输液接头处均给予消毒，每日评估留置导管的必要性。

（2）对年老体弱，尤其是患有糖尿病、恶病质等免疫力极差的患者，应加强基础疾病的治疗，同时注意保护和提高机体免疫力。

（3）密切观察置管局部皮肤有无红肿、触痛、分泌物等，监测患者生命体征。

（4）可疑CRBSI时，应立即停止输液，拔出导管。

（5）无菌纱布每48小时更换1次，透明敷料及输液头每7天更换1次，敷料潮湿、污染、松动及时更换。

（6）为减少全身毒性，抗菌药物使用结束后应进行抽吸而不是导管冲洗。

（7）每天评估血管内导管的必要性，撤去非必要的导管。

【护理对策】

对策一：导管相关性血流感染患者的评估

1.健康史

主要评估患者年龄，发病过程，血管条件，血管损伤史，导管置入的目的、时间，导管种类、置入途径等。此外，还应评估患者的免疫功能状况、意识状态、心理反应与合作程度等。

2.临床表现

CRBSI症状常不典型，缺少特异性。不同程度的发热及脓毒症为最常见的表现形式。少数患者可出现静脉炎、心内膜炎或迁徙性脓肿的症状与体征。

3.辅助检查

（1）拔除导管后的检查取导管尖端5 cm进行致病菌培养，如果定植菌与血培养菌为同一菌株即可诊断CRBSI。

（2）保留导管时的检查

①阳性时间差法：使用抗生素前同一时间分别经导管与经皮肤抽血并进行致病菌培养，如果经导管及经皮肤采出的血标本致病菌培养均为阳性，且经导管采出的血标本呈现阳性时间较经皮肤采出的血标本早2小时以上，可诊断CRBSI。

②定量法：使用抗生素前同一时间分别经导管与经皮肤抽血并进行致病菌培养，如果经导管采出的血标本菌落计数是经皮肤采出的血标本菌落计数的3倍以上，可诊断CRBSI。如果经导管采血多次致病菌培养为同一种病原微生物，且定量计数≥10 CFU/mL，也提示发生CRBSI。

对策二：导管相关性血流感染的护理

1.置管前准备

（1）医护人员的培训。对实施和护理导管的医务人员进行教育和培训，内容包括：血管内导管的使用指征、血管内导管置管及其护理的规范化操作、防止血管内导管相关感染的最佳预防措施等。经过培训并通过考核的医护人员方可进行外周或中心静脉导管置入与护理工作。

（2）评估导管置入指征。对于ICU患者在进行血管内导管置入前要认真评估是否具备指征，尤其是中心静脉置管时更应注意，尽量减少不必要的中心静脉导管置入。

（3）导管及插管部位选择。①外周静脉导管：成人应选择上肢作为插管部位。当预计静脉输液治疗＞7天时应使用中等长度周围静脉导管或PICC。②中心静脉导管：选择置管部位前须权衡降低感染并发症和增加机械损伤并发症的利弊，成人非隧道式中心静脉置管时应首选锁骨下静脉。ICU患者PICC导管出现感染的风险等同于锁骨下静脉或颈内静脉。血液透析患者应避免选择锁骨下静脉，以防静脉狭窄。预期置管超过5天的患者可选用抗菌材料导管，此种导管表面附有抗菌药物或导管材料中加入了抗菌药物。

2.置管操作及导管的维持

（1）消毒隔离措施。置管过程中进行严格的手消毒与无菌操作是减少穿刺部位致病菌经导管皮肤间隙入侵的最有效手段。置管前采用消毒剂（含有效碘5 000 mg/L的碘伏、氯己定酊剂、2%碘酊与75%乙醇或氯己定及其葡萄糖盐酸混合液）进行皮肤消毒；插入导管过程中应使用最大限度地消毒隔离防护屏障。

（2）导管穿刺部位皮肤保护。使用无菌纱布或无菌的透明、半透明敷料覆盖插管部位。一般纱布敷料每48小时至少更换一次，透明敷料每7天至少更换一次，当敷料潮湿、松弛或可见污渍时应及时更换。

（3）穿刺部位的观察。应每天透过敷料观察与触诊穿刺部位，当局部肿痛或有感染迹象时应移除敷料来观察穿刺部位。

（4）导管连接部位保护。反复进行导管连接部位的操作会增加感染的机会。研究表明，密闭的导管连接系统能减少导管腔内致病菌定植。在连接导管前应做好局部消毒，不需要使用抗生素封管来预防感染。

（5）导管的更换无须常规更换导管以预防导管相关感染。一般短期外周套管针可维持72～96小时，短期的中心静脉导管一般为14天左右，PICC导管可根据供应商提供的期限。

（6）全身性抗菌药物预防。避免在插管或留置导管间常规使用全身抗菌药物以预防导管内细菌定植或CRBSI。

对策三：并发症预防

（1）严格保证手部卫生清洁，选择最佳置管位置，皮肤消毒、输液接头处均给予消毒，每日评估留置导管的必要性。

（2）对年老体弱，尤其是患有糖尿病、恶病质等免疫力极差的患者，应加强基础疾病的治疗，同时注意保护和提高机体免疫力。

（3）密切观察置管局部皮肤有无红肿、触痛、分泌物等，监测患者生命体征。

（4）可疑CRBSI时，应立即停止输液，拔出导管。

（5）无菌纱布每48小时更换1次，透明敷料及输液头每7天更换1次，敷料潮湿、污染、松动及时更换。

（6）为减少全身毒性，抗菌药物使用结束后应进行抽吸而不是导管冲洗。

（7）每天评估血管内导管的必要性，撤去非必要的导管。

（李　　佳）

第三节　导尿管相关性尿路感染护理

【案例】

> 患者，男，58岁，因"血便、呕血1+月，心脏停搏复苏4+天"就诊。诊断：a.脓毒症（脓毒性休克）；b.重症肺炎（气管插管状态）；c.心脏停搏复苏成功；d.多脏器损伤（心、肝、肾）；e.慢性肾脏病4期；f.肾病综合征（IgA肾病）；g.十二指肠球部溃疡伴出血；h.贫血（重度）；i.低蛋白血症；j.电解质代谢紊乱；k.尿路感染。6月13日3:00再次发热，急查血常规并留取血、痰、尿培养，给予对症处理后。体温下降。查体睾丸红肿，泌尿外科医生会诊诊断为睾丸炎。治疗：予以重症监护、有创呼吸机辅助呼吸；抗生素抗感染、抑酸护胃、止血、血管活性药物维持血压、维持内环境稳定等治疗；严格执行无菌操作，规范导尿管护理；密切观察病情变化，观察尿液颜色、量及有无沉淀物，及时处理；使用头孢他啶（3g，每12小时一次，静脉滴注）（临床药师建议2g，每8小时一次，静脉滴注）及如意金黄膏外用，3天后患者体温降至正常。抗感染治疗有效；17尿培养结果回示肠球菌及大肠埃希菌，肠球菌对头孢类药物天然耐药，大肠埃希菌亦对头孢他啶耐药，但因临床治疗有效。继续头孢他啶治疗2周后复查尿常规及尿培养未见异常，停用抗生素。

【概述】

导尿管相关性尿路感染（CA-UTI）主要是指患者保留导尿管后或拔除导尿管48小时内发生的感染，其发生率仅次于肺内感染，在医院感染中最常见的感染类型之一。导尿管相关性无症状性菌尿症（CA-ASB）是指患者虽然没有症状，但在1周内有内镜检查或导尿管置的人，尿液培养中革兰氏阳性球菌菌落数≥10^4CFU/mL，革兰氏阴性杆菌菌落数≥10^5CFU/mL，应当诊断为CA-ASB。医院CA-UTI几乎是专有的器械相关性感染，且绝大部分患者无尿路感染相应的症状或体征。CA-ASB是全球范围内最常见的卫生保健相关感染，约占美国每年医院感染的40%。在医院有28%的患者留置了导尿管。一项研究发现，留置导尿管的患者中有31%被不适当地插入了导尿管。另一项研究发现，所有保留导尿管大约有36%是不必要的。

病原微生物：绝大多数为革兰氏阴性杆菌，其中以大肠埃希菌最常见。感染途径：CA-UTI主要为逆行性感染，细菌侵入主要通过a.导尿时无菌操作不严格，可将细菌带入膀胱内；b.细菌可经导尿管与尿道黏膜间的空隙逆行进入膀胱，是CA-UTI中最常见的感染方式。此外，细菌还可经导尿管与集尿袋的连接处或经集尿袋的放尿口处侵入。

1.临床症状

医院内 CA-UTI 患者大多数表现为无症状性菌尿；仅 25%～35% 有 CA-UTI 症状，如尿频、尿急、排尿困难和血尿等；有腰痛、发热和其他肾盂肾炎症状者仅占菌尿症的 1%。与导尿有关的无症状性菌尿拔管后易于控制，经前瞻性观察预后好。菌尿症中的 1/4 发生上行感染，上行性感染包括肾盂肾炎、前列腺炎、附睾炎及精囊炎等，一般发生在持续留置导尿管第 10 天之后。菌尿症的主要全身并发症是菌血症和败血症。菌血症常发生在菌尿症开始的 24 小时内，只有沙雷菌感的菌血症发生较迟，常在菌尿症数天后才出现，据报道，慢性肾盂肾炎患者约 80% 有尿路插管史，且多与膀胱输尿管尿液反流有关这是导尿相关性尿路感染的主要后遗症。

2.治疗

尿路感染的治疗措施主要有去除易感因素、抗感染治疗、对症处理、积极防治并发症等，其中以抗感染治疗最为重要。

CA-UTI 无症状者（无症状性菌尿），暂不需使用抗菌药物，拔管即可或直至拔管后再治疗，只在有可能上行感染或并发菌血症时才加用抗菌药物治疗。有症状的尿路感染患者一般应予抗菌药物治疗，并更换导尿管。在白细胞减少、肾移植使用免疫抑制治疗及尿路梗阻等特殊情况时，一般主张使用抗菌药物。

【护理重点】

导尿和留置导尿管是临床经常应用的一项基本操作，也最容易造成尿路感染。而在尿路感染的病例中，大概 70% 都是由留置导尿管所引起的。

因此护理要点有：

（1）根据患者年龄、尿道口大小等，在确保引流通畅基础上，选择使用外径合适的尿管以减少置入尿管导致尿道损伤置入时操作应尽量轻柔，如出现导入困难不可反复强置，应立即请泌尿专科医生会诊，置入导尿管后要适当加以固定保护，预防尿管滑动不要随意牵拉导尿管。

（2）必须采用密闭式无菌引流持续维护密闭无菌引流系统，定时消毒，不要分离导尿管和引流管，除非必须冲洗导尿管。如果违反了无菌操作，或出现了分离或渗漏应消毒导尿管和引流管连接处后，再用无菌技术重新放置集尿系统。

（3）无菌冲洗器使用后应立即丢弃。冲洗时，操作者应使用严格的无菌技术操作，除非必要，应尽量避免使用大容量无菌注射器反复冲洗，如果导尿管出现阻塞，可通过反复的冲洗保持通畅如果导尿管本身是造成阻塞的原因（如凝结物的生成），那么只能更换尿管。

（4）如果需要少量新鲜尿液做检查，先用消毒剂消毒导尿管出口或采样口，再用无菌针或注射器吸取尿液。如果需要大量尿液做特殊分析应运用无菌操作从引流袋内获取。

（5）维持通畅的尿液引流，为达到通畅的尿液引流，导尿管和引流管均应避免扭结，集尿袋应定时排空在每个患者专用的收集容器内（引流管不能接触未灭菌的容器），导尿管功能不良或阻塞时应予以冲洗或必要时重新更换，集尿袋应放置在膀胱水平以下。

【护理难点】

难点一：导尿管相关性尿路感染途径及因素

解析：人体泌尿系统有一套自身的完整的防御机制，正常情况下膀胱内是无菌的。导尿管的使用在某种程度上损伤了泌尿系统的正常防御机制。留置导尿管是细菌侵入的途径：a.插导尿管使细菌进入膀胱；b.尿道周围或肛门周围的细菌沿着导尿管——黏膜接触面（导尿管外表面）迁移进入膀胱；c.违反无菌操作规程，导管护理后细菌从集尿袋沿着导管内腔表面上行进入膀胱。

大多数导尿管相关的 CA-UTI 是由于会阴区的病原体从外腔迁移或导尿管护理操作异常使病原体从内腔迁移进入膀胱引起感染。15% 的 CA-UTI 源自外源性因素，如导尿管系统污染、护士被污染的手、插入导尿管或维护导尿管过程中违反操作规程、应用消毒不达标的设施等而引起感染。而导尿管长时间留置尿道内，又破坏了尿道的正常生理功能，从而削弱了尿道黏膜对细菌的抵抗力，影响膀胱对细菌的冲刷作用，致使细菌容易逆行至泌尿系统生长繁殖引起感染。

难点二：正确操作

解析：导尿管相关性尿路感染的发生与插管方法、导尿管留置时间、导尿管的维护、膀胱冲洗等密切相关。研究显示，引流袋更换时间与发生菌尿有显著差异（$P<0.01$）。每 3 天更换引流袋，菌尿发生率明显低于每天更换引流袋；每天更换引流袋，菌尿阳性率为 20.83%；3 天以上更换引流袋，菌尿阳性率为零。膀胱冲洗与非冲洗菌尿发生率有明显差异（$P<0.05$），每天用抗菌药物冲洗膀胱，菌尿阳性率为 21.74%；不进行膀胱冲洗，菌尿阳性率为 3.23%。留置尿管时间与菌尿发生率有显著差异（$P<0.01$），留置导尿管第四天，菌尿阳性率为 2.13%；留置导尿管第 7 天，菌尿阳性率为 21.28%。膀胱冲洗没有预防尿路感染的作用；相反，有增加感染的可能。

难点三：感染的预防

解析："预防"是降低导尿管相关性尿路感染发生率和治疗费用的最佳方法。有效措施包括导尿管插入时的无菌操作和严密维护，及时取出和使用密闭的集尿装置等。对进行短期插管的高危患者，预防性使用抗生素有效，如出现尿路感染症状，应以复杂性尿路感染时推荐的抗生素治疗。长期插管的患者预防性使用抗生素的效果不佳，鉴于间歇插管者的菌尿发生率明显低于长期插管者，因而推荐采用间歇插管。

【护理对策】

对策一：导尿管相关性尿路感染患者的评估

1.健康史

重点评估患者病情、年龄、导尿管种类、患者导尿管置入时间、导尿操作过程、尿液引流情况、抗生素应用情况及患者的心理反应与合作程度等。

2.临床表现

绝大多数患者没有明显的临床症状，少数人表现出尿道刺激症状，即尿频、尿急与尿痛，膀胱区可有不适，尿道口周围可出现红肿或有少量炎性分泌物。个别患者还可有腰痛、低热（一般不超过38℃），一般无明显的全身感染症状。尿液检查时有白细胞尿，甚至血尿与脓尿。

3.辅助检查与判断

（1）有症状的尿路感染患者会出现尿频、尿急、尿痛等相关尿路刺激症状，或者有下腹触痛、肾区叩痛，伴有或不伴有发热，尿检白细胞结果：男性≥5个/高倍视野，女性≥10个/高倍视野。同时符合以下条件之一：a.清洁中段尿或者导尿留取尿液培养示革兰氏阳性球菌菌落数≥10⁴CFU/mL，革兰氏阴性杆菌菌落数≥10⁵CFU/mL；b.耻骨联合上膀胱穿刺所留取尿液培养的细菌菌落数≥10³CFU/mL；c.新鲜尿标本经离心后应用相差显微镜检查，每30个视野中可见半数视野见到细菌；d.手术病理学或者影像学检查，有提示尿路感染证据。

（2）无症状性菌尿症如果患者没有临床症状，但1周内有内镜检查或导尿管置入，留取尿液培养示革兰氏阳性球菌菌落数≥10⁴CFU/mL，革兰氏阴性杆菌菌落数≥10⁵CFU/mL，应诊断为无症状性菌尿症。

对策二：导尿管相关性尿路感染的预防与护理

1.导尿准备

（1）严格掌握留置导尿的适应证。留置导尿前应评估必要性，避免不必要的留置导尿，并应尽可能缩短导尿管的留置时间。

（2）选择适宜的导尿管。应根据患者的年龄、性别、尿道等情况选择适宜型号和材质的导尿管，检查无菌导尿包、引流装置有无过期、破损。

2.导尿及导尿后护理

（1）手卫生与无菌技术。认真洗手后，严格遵循无菌操作原则施行导尿技术，保持最大的无菌屏障。动作轻柔，避免损伤尿道黏膜。防止发生交叉感染

（2）尿管固定。应妥善固定尿管，防止发生滑动和牵引尿道，避免打折与弯曲，始终保持集尿袋高度低于膀胱水平位置，活动或搬运时应夹闭尿管，避免尿液逆流而造成感染。及时清空集尿袋中的尿液，过程中要遵循无菌操作原则，避免集尿袋地放尿口被污染。

（3）无菌密闭引流。对长期留置导尿管的患者应采用抗反流密闭式引流装置，维持引流通畅，避免不必要的膀胱冲洗。一般情况不要分离导尿管与集尿袋的连接管，必须分离时应消毒尿管与连接管口再按无菌技术连接集尿系统

（4）尿道口护理。保持患者尿道口清洁，留置导尿期间应每日做好清洁或消毒尿道口2次。

（李 佳）

第四节　多重耐药菌感染护理

【概述】

多重耐药菌（MDRO）主要指对临使用的三类或三类以上抗菌药物同时呈现耐药的细菌。泛耐药是指对本身敏感的所有药物耐药。MDRO防控是ICU感染控制工作最大的挑战之一。

1.病原微生物

目前国家重点监控的多重耐药菌包括耐甲氧西林金黄色葡萄球菌（MRSA）、耐万古霉素肠球菌（VRE）。此外，耐碳青霉烯的肠杆菌科细菌（CRE）、耐碳青霉烯类的鲍曼不动杆菌（CR-AB）、碳青霉烯类的铜绿假单胞菌（CRPA）。

多重耐药菌的耐药机制十分复杂，不同细菌的耐药机制也不一样。耐甲氧西林金黄色葡萄球菌（MRSA）产生的耐药机制：a.*mecA*基因：是MRSA特有的耐药基因，在耐药性中起决定性作用。b.*vanA*基因：在金黄色葡萄球菌对万古霉素的耐药性中起重要作用，它可以通过质粒自由转移。c.辅助基因：是近年来在金黄色葡萄球菌染色体上发现的一组可帮助MRSA表达高水平耐药性的正常基因点。d.主动外排系统：细菌外排系统是细菌耐药的重要机制之一。当长时间受环境中底物诱导时，系统的基因被激活，表达增加，外排药物的功能大大增强，从而表现出耐药性。肠球菌的耐药机制：a.对β-内酰胺类抗生素的耐药机制：主要是低亲和力的青霉素结合蛋白过度产生，能够替代其他青霉素结合蛋白使细胞壁合成不受影响，从而使细菌成为耐药菌株。b.对氨基糖苷类抗生素的耐药机制：主要是产生氨基糖苷修饰酶作用于相应的氨基糖苷药物使之失去活性，从而消除了氨基糖苷和作用于细胞壁的抗生素的协同作用。c.对万古霉素的耐药机制：耐万古霉素的肠球菌细胞壁肽糖的前体末端由D-丙氨酰-D-丙氨酸改变为D-丙氨酰-D-乳酸盐，导致万古霉素不能与之结合，不能抑制其细胞壁的合成，从而形成耐药。d.对氟喹酮类抗菌药的耐药机制：主要涉及两个方面，即药物靶位-拓扑异构酶的改变和药物的主动外排。

2.临床症状

多重耐药菌感染症状以高热、白细胞增加、中性粒细胞增高、胸部X线片示下呼吸道感染等指标为主，此时应考虑为多重耐药感染，并给予消毒隔离。即便是患者没有相应的症状，但是细菌培养却出现了定植菌，同样应给予消毒隔离，防止交叉感染的发生。不同部位症状不尽相同。如肺部感染有持续咳嗽、咳痰、胸闷、胸痛等，尿路感染有尿频、尿痛、尿急等，术后伤口持续脓性渗出、伤口不愈等。

因为多重耐药菌感染的临床症状无特征性，所以不能根据症状区分是敏感菌感染或多重耐药菌感染。如果出现上述感染症状的患者常规抗感染效果不好，则需考虑多重耐药菌感染的可能，建议通过细菌培养来确定，比如痰培养、血培养、尿培养等。

3.治疗

对于多重耐药菌感染的患者要进行隔离治疗，同时要对患者感染的病原体进行细菌培养，同时进行药物敏感实验，根据药物敏感实验的结果选择有效的抗生素。如果没有做药敏试验，尽量选用广谱抗生素。患者要加强营养，增加抵抗力，对于基础疾病要积极地进行治疗。

【护理重点】

目前，多重耐药不仅对护理安全构成了严峻的挑战，更是对患者的生命构成了严重的威胁。因此，控制感染机制的建立、专科特色措施的增设、观念意识的提高等护理安全管理措施的实施，对重症脑功能损伤伴有多重耐药感染的患者起到了监督、控制、预防的作用。只有护理管理的安全、严谨，方可使患者转危为安，最终才可促进疾病的恢复。

【护理难点】

难点一：防控中的持续改进

解析：多重耐药菌的防控是目前我国感染控制（简称感控）工作所面临的最大挑战之一。在可预见的将来，多重耐药菌仍将会是感控工作的不变主题和主要挑战。我们无法阻止多重耐药菌从社区或别的医院带入，也不可能完全清除医院环境中存在的或由医护人员携带的多重耐药菌，但可通过持续改进来阻断（或至少是显著减少）多重耐药菌在医疗机构内的传播和流行。

预防和控制多重耐药菌感染（定植）是一个动态过程，始终贯穿着整个感控工作，这就需要持续改进，包括PDCA（plan—do—check—action）循环管理（圈），即计划、实施、检查、处理。

难点二：正规操作规程

解析：医护人员在实施各种侵入性操作时，应当严格执行无菌技术操作和标准操作规程，避免污染，有效预防多重耐药菌感染。

【护理对策】

对策一：多重耐药菌感染患者的评估

1.健康史

主要评估患者的年龄、疾病诊断、发病过程、用药史，尤其是抗生素的应用情况等。

2.临床表现

多重耐药菌感染主要包括泌尿道感染、外科手术部位感染、医院获得性肺炎、导管相关血流感染及复杂的皮肤感染等类型，应根据患者的临床感染类型进行临床症状与体征评估。

3.辅助检查

（1）纸片扩散法。将浸有抗菌药物的纸片贴在涂有细菌的琼脂平板上，抗菌药物在板上由纸片中心向四周扩散，其浓度呈梯度递减，纸片周围一定直径范围内的细菌生长受到抑制。在细菌药物敏感性测定中采用纸片扩散法可以判断药物对细菌生长的抑制情况。

（2）稀释法也称最低抑菌浓度测定法，是以一定浓度的抗菌药物与含有被试菌株的培养基进行一系列不同浓度的稀释，经培养后观察最低抑菌浓度。

（3）耐药基因检测采用基因特异引物进行PCR扩增及产物测序，确定菌株是否携带某种基因。

对策二：多重耐药菌感染的防治与护理

1.强化多重耐药菌感染的预防与控制措施

（1）加强医护人员手卫生。配备充足的洗手设施，提高医护人员手卫生的依从性。医护人员在直接接触患者前后、进行无菌技术操作前，以及接触患者后、接触患者使用的物品或处理其分泌物、排泄物后，必须洗手或使用速干手消毒剂进行手消毒；必要时穿隔离衣，完成操作后，要及时脱去手套和隔离衣，并进行手卫生。

（2）严格实施隔离措施。对确定或高度疑似多重耐药菌感染患者，应当实施接触隔离措施，预防多重耐药菌的传播。尽量选择单间隔离，也可以将同类多重耐药菌感染患者安置在同一房间。不宜将多重耐药菌感染患者与留置各种管道、有开放伤口或者免疫功能低下的患者安置在同一房间。没有条件实施单间隔离时，应当进行床旁隔离。与患者直接接触的相关医疗器械、器具及物品等要专人专用，并及时消毒处理。不能专人专用的医疗器械器具及物品要在每次使用后擦拭消毒。实施诊疗护理操作时，应当将高度疑似或确诊多重耐药菌感染患者安排在最后进行。

（3）医护人员实施各种侵入性操作时，应当严格执行无菌技术操作和标准操作规程，避免污染，有效预防多重耐药菌感染。

（4）加强清洁和消毒工作，做好ICU病房物体表面的清洁、消毒处理。对医护人员和患者频繁接触的物体表面采用适宜的消毒剂进行擦拭、消毒。如果出现多重耐药菌感染暴发或者疑似暴发时，应当增加清洁、消毒频次。在多重耐药菌感染患者诊疗过程中产生的医疗废物应当按有关规定进行处置和管理。

2.合理应用抗菌药物

严格执行抗菌药物基本原则，临床使用抗菌药物应落实分级管理，正确、合理地实施给药方案。应根据临床检测结果合理选择抗菌药物，严格执行围术期抗菌药物预防性使用的相关规定，避免因抗菌药物使用不当造成细菌耐药的发生。

3.减少或缩短侵入性装置的应用

尽可能减少不必要的侵入性操作项目，减少侵入性导管的置入时间，避免使用多腔导管，以减少多重耐药菌的定植。

4.加强多重耐药菌监测

及时采集有关标本送检，以早期发现多重耐药菌感染患者。

对策三：多重耐药菌的监测及登记制度

（1）加强多重耐药菌监测工作，对多重耐药菌感染高危患者要进行监测，及时发现、早期诊断。

（2）科室做好多重耐药菌感染患者的登记，一式两份，一份存在科室，一份交院感科。

（3）患者隔离期间，要定期监测多重耐药菌感染情况，做好记录，直到临床感染症状治愈方可解除隔离。

（李　佳）

第五节　深静脉血栓护理

【概述】

深静脉血栓（DVT）是指血液在深静脉系统内不正常凝结，以下肢多见。血液黏度高、血流缓慢及血管壁的损伤是造成本病的三大因素。DVT系指血液在深静脉系统不正常地凝结，好发于下肢，多见于产后，盆腔术后，各种手术后、慢性病长期卧床以及因多种原因造成肢体活动受限的人群，主要表现为患肢肿胀、疼痛。血栓脱落可致PE，危及生命。国内研究显示，入住ICU的患者DVT的患病率为11.9%。来自静脉系统的血栓脱落可导致PTE（PTE）。

深静脉血栓因素：a.卧床时间长，尤其是老年患者DVT的风险性增加。b.外科手术后7天心脏病伴有慢性心衰的患者有较高的DVT发生率。c.临床上患有恶性肿瘤的患者有发生血栓的高度危险性。d.凝血因子V变异的患者，其血栓形成的风险性增加。e.免疫系统异常，如系统性红斑狼疮、类风湿关节炎、淋巴浸润性疾病、艾滋病和各种急性感染性疾病可存在抗心磷脂抗体（ACA）与抗凝物质（LAC），导致获得性高凝状态。

静脉壁损伤、血流缓慢和血液高凝状态是血栓形成有三大因素。静脉壁损伤可启动外源性凝血系统，促进血栓形成。长期卧床、外伤和手术及遗传性因素等可致机体血液高凝状态。肢体长时间处于被动体位，加上手术或创伤引发的疼痛或麻醉作用可导致局部肿胀，使静脉血流减慢或淤滞。手术或创伤所致的血管内皮损伤可激活一些组织因子和凝血因子，使其附于管损伤处加上失血引起的抗凝血酶（AT）－Ⅲ和内生纤维蛋白原减少，血液处于相对高凝状态，最终形成血栓。

1.临床表现

（1）多数并发DVT形成的患者无临床症状或体征，但无症状时不排除血栓形成的可能。

（2）发生下肢DVT时起病急骤，主要为患肢疼痛肿胀、青紫（蓝腿）。检查时发现患肢皮肤暗红，皮肤温度较对侧略高，张力也高，指压时凹陷性肿胀。由于肢体肿胀周径明显增大，患侧肢体浅静脉扩张，严重时可波及近段静脉。

（3）发生PE时患者约80%可出现术后呼吸骤停，这是患者猝死的常见病因，还可出现胸痛、咳嗽、晕厥，少数患者可出现咯血。检查时发现患者呼吸急促、口唇青紫、心动过速或心律不齐。

2.治疗

1）一般治疗

（1）对于已发生深静脉血栓的患者，应采取以下措施：

①卧床，患肢制动1~2周。

②患肢抬高需高于心脏水平，离床20~30cm，膝关节安置于稍屈曲位。

③开始起床活动时，需穿弹力袜或用弹力绷带。弹力袜在不同情况下的使用时间如下。

a.对小腿深静脉或浅静脉血栓性静脉炎，一般不需用，但如踝部及小腿下部出现水肿，可用数周。

b.对腘、股静脉血栓形成，一般使用不超过6周。

c.对髂股静脉血栓形成，先使用3个月，以后间断取除，一般不超过6个月，但如水肿出现，则需继续应用。

（2）抗凝疗法：是目前治疗急性DVT最主要的治疗方法。可以预防血栓继续延伸发展并阻止其他新血栓形成，而且有利于减轻血栓形成，促进血栓静脉的再血管化。临床常用药物为肝素和华法林。

（3）溶栓疗法。临床常用药物为尿激酶或链激酶。溶血栓疗法在发病72小时内可采用。

（4）祛聚疗法。抑制血小板聚集的药物如肠溶阿司匹林和双嘧达莫等。

2）手术治疗

采用Fogarty导管取栓术，适用于下肢髂-股静脉血栓形成者。一般在发病72小时内取栓最好，过迟则易产生血栓与静脉壁粘连和炎症反应，并增加手术后继发血栓形成的风险。取栓后还应配合抗凝治疗。

【护理重点】

（1）患肢有无肿胀：最常见的主要临床表现是一侧肢体突然出现肿胀。观察患肢肿胀、远端动脉搏动情况、皮肤温度和感觉等。每日测量比较记录患肢不同平面周径。

（2）观察患肢疼痛：发生时间、部位、程度，如患者感觉肿痛感或胀痛加重，周径明显增大，皮肤发绀、潮红，皮温升高，可能发生静脉血栓。

（3）每日行1次小腿腓肠肌的扪诊，如有压痛，Homans征阳性者提示腓肠肌静脉丛有血栓的形成。

（4）观察行溶栓患者的穿刺处、皮肤、黏膜、鼻、牙龈、脏器、消化道及颅内出血征象。

（5）PE症状：观察有无胸痛、呼吸困难、咳嗽、出汗、咯血、休克、晕厥等PE症状。

【护理难点】

难点一：如何预防DVT

解析：DVT要进行预防，首先要对DVT的风险因素进行评估，临床上有很多的DVT风险评估表，往往根据风险评估来分成四个等级，a.无风险；b.低风险；c.中风险的；d.高风险，对于高风险的患者一般要给予抗凝、物理措施，以及基本措施三个方面同时预防和使用措施。做到坚持运动、戒烟、减掉多余体重、考虑服用其他药物代替复合避孕药，避孕方法其实有很多种。乘飞机长途旅行时，大约每隔一个小时站起来到处走动一下。穿弹力紧身衣也会有所帮助。如果长时间开车，定隔一段时间停下来走上一小会儿。实在不能走动的时候，比如手术后卧床休养，只要有可能，可以伸展一下双腿，在医生的建议下也可以穿弹力袜来预防。

难点二：并发症的预防、处理

解析：PE是DVT最严重的并发症，PE也是DVT猝死原因之一，也是医院内非预期死亡第一位。若发现患者有咳嗽、胸闷、胸痛、口唇发绀、咯血等应引起高度重视。所以在临床上要高度重视DVT，防患于未然。早筛查：应该对于高危患者群体进行广泛筛查决不能等待患者肢体肿胀后才进行DVT的检查。早发现：尽早发现潜在的、无症状的DVT患者。早治疗：及时有效的抗凝治疗，有条件进行血栓清除治疗。最常见并发症是出血，在治疗及护理过程中，严密观察生命体征变化，局部有无出血、渗血及全身出血倾向。严格执行医嘱，定时查凝血时间、尿常规、大便潜血试验，准确记录凝血酶原时间。采血或静脉注射后按压5分钟。

【护理对策】

对策一：DVT患者的评估

1.健康史

主要评估患者年龄、病情、手术史、卧床时间长短、活动情况及有无血液系统疾病、免疫系统疾病、肿瘤等。

2.临床表现

（1）症状：一侧肢体突然肿胀是最常见的症状，与健侧肢体比较，同一部位的周径之差可达到1 cm。肿胀的同时可伴有疼痛，活动后加重，抬高患肢可有所好转。

（2）体征

①血栓远端肢体或全肢体肿胀，皮肤多正常或轻度淤血，重症患者可呈现青紫色，皮温降低。

②肢体肿胀影响动脉时可出现远端动脉搏动减弱或消失。

③血栓部位压痛一般发生在小腿肌肉静脉丛时可出现。

④DVT时可引起浅静脉压升高，发病1~2周可使浅静脉曲张。

⑤后期血栓机化，可出现静脉血栓形成后综合征，为浅静脉曲张、色素沉着、溃疡肿胀等表现。

（3）Homans征：将患者足向背侧急剧弯曲时，可引起小腿肌肉深部疼痛，为

Homans征阳性。

（4）血栓脱落可引起PE的表现。

3.辅助检查

（1）下肢静脉造影是测定下肢DVT最精确的方法，其灵敏度和特异性几乎达到100%可显示静脉阻塞的部位、范围及侧支循环状况等。

（2）血浆D-二聚体测定用酶联免疫吸附法检测，敏感性＞99%，急性期D-二聚体大于500 μg/L有重要参考价值

（3）多普勒超声血管检查是一种无创检查方法，敏感性为93%～97%，特异性达94%～99%可用于DVT的筛查和监测。

对策二：DVT的预防与护理

1.健康教育

让患者了解DVT的病因、危险因素和常见症状，对高危人群要重点观察及高度警惕。指导患者进行正确的活动。应尽量避免在瘫痪肢体静脉输液，以免药物刺激损伤静脉血管内皮。

2.物理方法预防

（1）抬高患肢（除筋膜室综合征外），穿弹力袜，避免腘窝部垫枕，加强主动或被动等长、等张功能锻炼，以发挥肌泵作用，促进静脉回流。

（2）使用间歇充气加压治疗（IPC）设备，通过序贯地从踝、小腿至大腿周期性地加压与松弛，加速下肢静脉回流，促进淤血静脉排空，同时可预防凝血因子的聚集及在血管内膜的黏附，增加纤溶系统活性，促进内源性纤维蛋白溶解活性，从而防止血栓形成。对药物预防有可能出血的患者，IPC为首选的预防措施。

（3）持续被动活动：可促进血液回流，增加局部血液循环。

3.药物预防

（1）普通肝素对于有血栓形成危险的患者可依据医嘱给予皮下注射肝素溶液。尤其是年龄在40岁以上、肥胖、患肿瘤及静脉曲张者，手术前测定部分凝血活酶时间（APTT）及血小板，如果正常，可给予一定量的肝素，以减少DVT的发生率。

（2）低分子量肝素能与AT-Ⅲ结合并增强其阻断凝血因子Ⅰa、Ⅹa、Ⅹa的作用。与普通肝素相比，有比抗凝作用更强的抗血栓形成效应，在同等抗血栓效应下其产生出血的可能性较小，是目前预防DVT的有效药物。

（3）法林量法林对有发生DVT的高度危险患者可作为预防药物，但华法林有增加出血的危险性，需要严密监护。

（4）右旋糖酐对血栓栓塞性疾病的预防作用同小剂量肝素，可作为华法林的替代药物，且出血倾向相对较低。右旋糖酐可降低血液黏稠度，保护血管内皮，干扰血小板的凝血功能，故可用于DVT的预防。

对策三：并发症的护理

DVT最常见并发症是出血，在治疗及护理过程中，严密观察生命体征变化，局部

有无出血渗血及全身出血倾向。严格执行医嘱，定时查出凝血时间、尿常规、大便潜血试验，准确记录凝血酶原时间。PE是DVT最严重并发症。严重的可在30分钟内死亡。如出现胸闷，气短现象，立即给半卧位，吸氧，同时通知医生，快速静脉滴入尿激酶等治疗。如出现呼吸心搏骤停，即给心肺复苏，行气管插管，快速溶栓等抢救措施。在溶栓治疗过程中应监测各项生命体征的变化，24小时心电监护，绝对卧床，严禁按摩患肢及压迫性检查。注意患肢保暖亦不可过热，冬季保持室内一定温度，以免在缺血状态下增加耗氧量。

饮食护理：给予低盐、低脂、高能量饮食，DVT患者血脂较高，应给低脂肪饮食，以减少血液的黏稠度。低盐可改善血管壁的通透性，减轻组织水肿。高能量、高纤维饮食可补足机体所需能量，可防大便干燥，告知患者饮食对疾病的预防起着重要作用，让患者积极配合治疗。

戒烟：宣教戒烟的重要性，使其自觉戒烟。

（李　佳）

第六节　谵妄护理

【概述】

谵妄是一组以急性、广泛性认知障碍，尤以意识障碍为主要特征的综合征。特点是起病急，病情进展迅速，是一种高级神经系统功能活动失调。

1.发病机制

目前关于谵妄的发病机制尚无定论，主要有以下几种学说：

（1）神经递质学说：谵妄由脑内神经递质功能障碍造成，其中以胆碱能系统功能障碍为主，谵妄的不同症状可能是由于胆碱能通不同部位受损所致。多巴胺系统功能亢进也可能是引发谵妄的机制之一。其他可能与谵妄发生有关的神经递质还包括去甲肾上腺素、5-羟色胺、γ-氨基丁酸、谷氨酸和褪黑素等。

（2）炎症反学说：创伤、感染等引起的炎症反应可使一些细胞因子（IL-6、IL-8、C反应蛋白、肿瘤坏死因子、干扰素）等释放增加，从而增加下丘脑—垂体—肾上腺皮质轴活动度和促进单胺循环，表现为去甲肾上腺素和5-羟色胺化，使多巴胺增加，乙酰碱减少。炎性因子干扰神经活动，影响突触的连接功能，并诱发脑内炎性反应或直接损伤神经元。

（3）细胞代谢学说：广泛认知损害与大脑代谢水平普遍降低有关，其中以大脑葡萄糖代谢水平、耗氧水平和血流量方面最明显，某些毒素，如尿素、乙醇、药物等可损害脑细胞的代谢功能，使细胞相互交换信息的能力下降，或细胞从非皮质结构接收信息的能力受损，因而导致谵妄。

（4）麻醉药物的影响：麻醉过程中镇静药物，如阿片类、糖皮质激素和苯二氮䓬类药物，可通过作用于神经细胞膜、神经递质、受体、离子通道、脑血流和脑代谢等多个环节，引起神经功能障碍，诱发谵妄。

2.临床表现

危重症患者谵妄的发生率非常高，尤其是机械通气患者，其谵妄的发生率高达60%~80%。谵妄可增加ICU成年患者的病死率，延长其ICU住院时间和总住院时间。损害患者的认知功能，给危重症患者的预后和远期的康复都造成非常大的损害。预防谵妄的发生，及时识别谵妄，并采取有效措施进行干预是危重症患者护理的内容之一。

（1）意识紊乱：最严重的症状表现特点是一种意识混浊，对时间、地点、人物定向的能力混乱，意识状态下降，对外界的察觉减退，无法集中和维持注意力。

（2）认知功能变化：定向障碍，人物、地点、时间及视觉空间认知能力受损，短期记忆力下降，幻觉，妄想，睡眠障碍。

（3）其他症状：情绪紊乱，如恐惧、焦虑、愤怒、抑郁、冷漠、兴奋。可伴脉搏快、多汗、瞳孔散大、体温升高等自主神经系统功能障碍的表现。谵妄分为兴奋型、抑郁型和混合型3种类型。兴奋型谵妄表现为躁动不安、易激惹、语言杂乱，幻觉和妄想，过度活动，对刺激敏感。抑郁型谵妄以老年患者多见，表现为情绪低沉、嗜睡、精神运动迟钝等。混合型是危重症患者最常见的谵妄类型，同时具备以上2种类型的表现，或在以上2种状态中波动。

3.治疗

1）一般处理

家人或医护人员的陪伴及周到护理十分重要；家人和医护人员对待患者不能嘲笑挖苦，要像对常人一样尊重，避免约束或禁锢甚至捆绑；最好让患者留在熟悉的环境、保持环境安静；晚上不要熄灯；必要时给氧；避免各种令患者难受的诊疗操作。

2）对因处理

（1）原发疾病的治疗。谵妄症状多继发于急性脑管病、中枢神经系统感染、中毒代谢性脑病、脑部肿瘤、缺氧性脑病、药物中毒等，确定病因后主要先治疗原发疾病。

（2）对症治疗。要积极控制患者的谵妄状态，可遵医嘱给予抗精神症状的药物，例如氟哌啶醇、利培酮、奥氮平、喹硫平等药物治疗。晚期癌症多数情况下抗癌治疗已是有害无益。因此，对因治疗主要是纠正可逆因素。如伴有颅内压增高，应脱水、应用地塞米松治疗；感染和代谢性疾病，予抗炎、吸氧、改善肝肾功能，纠正酸碱失衡、电解质紊乱等；药物性因素，停用或减少引起精神错乱的药物，如类固醇激素，将吗啡改成羟考酮等。

（3）支持治疗。足够的营养支持、维持水和电解质平衡、控制感染等支持治疗对患者症状的恢复也起着重要的辅助作用。

【护理重点】

治疗期间需要注意护理，避免发生跌倒坠床等不良事件，防止患者发生各种意外伤害。还要给予患者加强营养支持，预防各种合并症、并发症出现，如纠正水和电解质紊乱、预防下肢DVT，同时还需要给予患者创造一个安静、舒适的恢复环境，适当地使用一些抗精神类药物进行治疗，同时对患者进行心理疏导，帮助改善不良情绪，还要对原发病加以积极治疗。药物监测：某些药物（如苯二氮䓬类）本身可以引起患者出现躁动等精神症状，肝肾功能低下者慎用，氟哌啶醇（对呼吸没有抑制作用）大量使用会引起低血压、恶性心律失常等不良反应。

【护理难点】

难点一：如何评估谵妄

解析：护士在精神病医院、一般综合医院、患者的家庭都可能遇见谵妄的患者，患者的病态行为不单反映中枢神经系统的功能障碍，也反映患者对本身功能障碍的适应性如何，因此评估患者神志在临床上具有重要意义。评估要点 谵妄的评估主要集中在以下三个方面：a.谵妄的识别；b.确定可能病因以及排除危及生命的情况；c.适当处理谵妄的原因和症状。

难点二：并发症预防、处理

解析：谵妄综合征是一组表现为广泛的认知障碍，尤以意识障碍为主要特征的综合征。谵妄属于意识内容的改变，其病理基础是整个大脑皮质功能的障碍。既往文献也有将谵妄归类或等同于意识模糊，其实谵妄是较意识模糊更为严重的意识障碍类型。谵妄是可以预防的，临床经验显示30％～40％的病例是可以预防的。查找可能引起谵妄的原因并尽量纠正。尽可能避免身体约束。尽量采取措施避免应用对精神起显著作用的药物，避免剥夺患者睡眠等。在冬季的低温状况下，老年人活动减少，躯体代谢相对下降，加上日照减少，或室内空气不新鲜，就更易发生谵妄。因此，老年人在冬季既要多在户外活动，又要注意自身安全，预防疾病或外伤发生而导致老年期谵妄。

【护理对策】

对策一：危重症患者谵妄的评估与判断

对于入住ICU的危重症患者，首先评估是否存在谵妄的易患因素和诱发因素，对高危患者应提高警惕，积极采取措施预防谵妄的发生。其次，应通过临床观察与使用评估工具，尽早识别谵妄的发生，并严密监测谵妄的严重程度。

1.健康史

评估危重症患者是否具有谵妄的易患因素与诱发因素。高龄（尤其是＞70岁）既往罹患瘫痪、高血压和（或）酗酒史及入院时病情严重等是谵妄的易患因素。危重症患者谵妄的诱发因素包括：麻醉、昏迷、代谢异常、缺氧、感染、循环不稳定、电解质紊乱、中枢神经系统病变（脑外伤、脑血管病、颅内感染等）或睡眠障碍等。

躯体功能：评估患者的意识状态、生命体征、营养状况等，特别是晚期患者，因生活自理程度严重下降，患者大小便失禁、终日卧床，注意评估患者的体格检查和阳性体征，有无口腔、肺部感染和压疮等。

智力障碍：评估患者智力下降和人格衰减的程度。包括患者的记忆力，如能否回忆刚刚发生的事情和以往发生的事情，患者是否能回答其姓名、家庭住址、父母职业；与人交往的主动性；对周围事物的关注和参与愿望。是否出现人格衰减的表现，如缺乏羞耻感，随地大小便等。

社会环境因素：评估家庭情况，尤其是家庭中是否有人关心、帮助、照顾患者，经济能力如何，卧室是否有标示记号或日历帮助患者保持空间或时间的定向力等。评估患者工作环境，社会支持系统，能否坚持工作，与同事相处能力和处理事务能力。

2.谵妄的判断

分两步进行。首先确定患者的意识水平，通常使用评估量表，包括 Ramsay 镇静评分（RS）、Riker 镇静-躁动评分量表（SAS）和 Richmond 躁动-镇静评分量表（RASS），然后使用谵妄检测工具确定是否存在谵妄。ICU 内检测成年患者谵妄的最有效工具包括：ICU 意识模糊评估法（CAM-ICU）和重症监护谵妄筛查量表（ICDSC）。CAM-ICU 是供非精神科医生使用的临床谵妄评估工具。谵妄通过 4 个临床特征进行界定：当患者特征 1（精神状态突然改变或起伏不定）和特征 2（注意力障碍）同时为阳性，再加上特征 3（思维无序）或特征 4（意识水平改变）之一为阳性，即认为发生了谵妄。ICDSC 包括意识变化水平、注意力不集中、定向力障碍、幻觉-幻想性精神病状态、精神运动型激越或阻滞、不恰当的语言和情绪、睡眠、觉醒周期失调和症状波动等 8 个方面，得分为 0 ~ 8 分，0 分为正常，4 ~ 8 分为谵妄。

对策二：危重症患者谵妄的预防与护理

谵妄的预防与治疗、护理应相结合。首先采取措施去除可能的原因，如稳定患者心血管状况，改善缺氧等。其次应帮助患者早期活动、避免约束、增进睡眠等。只有在纠正诱因、治疗谵妄原因无效并采取非药物干预措施无效时，才考虑使用药物控制谵妄。

1.谵妄的非药物预防与护理

（1）做好基础护理，保持环境清洁整齐，安静舒适，维持正常的营养代谢，保证摄入量，观察大小便排泄的情况。协助患者养成定时排便的习惯，创造良好的睡眠条件，观察患者睡眠质量，加强早晨和晚间的护理，保证良好的卫生状况。安全护理，营造安全的环境，并使物品简单有序。有一定的活动空间，固定卧室，固定医护人员，固定照顾者，可以减轻患者焦虑不安的情绪，减轻患者的激越症状。如果出现了躁动难以控制，要加床档，限制患者的活动范围，必要的时候系保护性的约束。每 4 个小时测一次生命体征，随时观察患者的意识清晰度的变化，监测患者对时间、地点，一个定向和周围环境刺激的反应，观察其双侧瞳孔的大小以及对光反射的变化，及时发现脑疝的前兆。

（2）加强监测。对有不可更改危险因素的患者，如高龄、酗酒、高血压病史等，应提高警惕，加强监测并纠正各种诱发谵妄的因素。严密观察镇静药物的使用情况及药物不良反应的发生情况。

（3）病室设置钟、日历等时可提供手机、电视机，使患者与外界保持联系。鼓励患者用语言、书写等方式与医护人员及家属沟通。

（4）早期活动。包括被动翻身、鼓励有活动能力的患者坐起活动、坐到床边或者离开床坐到轮椅上等，降低谵妄的发生率。

（5）营造舒适的治疗环境。温度适宜，降低噪声；增加自然日光照射，降低夜间灯光使用；尽量集中执行护理操作，避免剥夺睡眠、建立睡眠周期；条件允许时尽早去除身体约束。

2.谵妄的药物预防与护理

不恰当的镇静可诱发或加重谵妄，护理上应注意：①掌握药物的药理作用，根据医嘱准确用药，严密观察药物不良反应的发生。氟哌啶醇为丁酰苯类抗精神病药物，可用于控制谵妄症状，且抗胆碱能不良反应少，不导致低血压，镇静作用弱。奥氮平是一种非经典抗精神分裂药物。可能会降低成人ICU患者谵妄的持续时间。右旋美托咪啶具有镇静、催眠作用；对于并非由乙醇和苯二氮䓬类戒断引起谵妄的ICU成年患者，持续静脉滴注右旋美托咪啶可减少谵妄的持续时间。②监测药物不良反应：氟哌啶醇会导致QT间期延长、尖端扭转性室性心动过速等心律失常，大剂量使用时需监测心律及血钾、镁等水平。当QTc>450 ms或出现体外系症状时应及时报告医生停用药物。奥氮平可引起患者嗜睡、一过性转氨酶升高、头晕、便秘及锥体外系反应。右旋美托咪啶可能引起低血压、心搏迟缓和房颤，应严密监测患者的生命体征。

（李　佳）

第十二章
心搏骤停后护理

第一节 心肺脑复苏

【案例】

患者，男，55岁，患者患有COPD，于10分钟前突发意识丧失，呼之不应，无大小便失禁，四肢抽搐，无呕吐，无牙关紧闭，无流涎等，家属现场予掐人中未能恢复，立即送至医院抢救，患者到医院呈深昏迷状态，双瞳散大约6 mm，对光反射消失，大动脉搏动不能扪及，无自主呼吸，立即给予胸外心脏按压，球形气囊面罩辅助通气后立即行气管插管术，插管成功后妥善固定，清理呼吸道，从气管导管内吸出大量痰液，接有创呼吸机辅助通气，持续肾上腺素每3分钟1 mg静脉注射。血气分析示：pH值6.937，PCO_2 26.4 mmHg，PO_2 113.2 mmHg，乳酸16.9 mmol/L，血钾6.67 mmol/L，GLU 3.6 mmol/L，血钙1.088 mmol/L，予以碳酸氢钠、葡萄糖酸钙、50%葡萄糖等对症治疗。

【概述】

心搏骤停是指心脏在严重致病因素的作用下心脏有效收缩和泵血功能突然停止，引起大脑缺血缺氧，一般心搏骤停几秒钟内，患者即可发生意识突然丧失，伴有局部或者全身抽搐，可同时伴大小便失禁。停搏20~30秒，逐渐出现呼吸停止，停搏60秒内出现瞳孔散大。停搏4~6分钟，脑组织即可发生不可逆的损害。早期高质量的脑复苏，维持脑供血，保证有效的呼吸和循环功能，以增加患者的抢救成功率。

心肺脑复苏：是指人在心搏骤停的时候，尽快建立有效循环，提高心排血量的一系列抢救措施，包括胸外按压，人工通气和脑复苏。心脏停搏时间越长，全身组织（特别是脑组织）经受缺氧的损害越严重，维持生命的可能性就越小。当心跳停止6分钟之内进行有效的胸外按压，才能提高患者脑复苏的成功，因此，心搏骤停抢救成功的关键是尽早开始抢救。

心肺脑复苏包括三个阶段。a.基本的生命支持（BLS）：此阶段主要支持基本生命活动，包括开通气道，建立有效的人工呼吸和循环。②高级生命支持（ALS）：此阶段主要是维持生命活动，使用药物和电技术，争取恢复自主呼吸和心律，为脑复苏提供良好的基础。③持续生命支持（PLS）：此阶段主要目的是提高生命质量，促进脑复苏和治疗原发病与并发症。

【护理重点】

（1）呼吸心搏骤停时，如何快速有效地评估及开展复苏。

（2）掌握心肺复苏的注意事项、并发症及复苏成功的指标。

（3）掌握常用抢救药品的药物作用。

（4）掌握电击除颤的方法，注意事项及并发症。

（5）心肺复苏成功后脑复苏的重要性。

（6）掌握亚低温治疗的要点及注意事项。

一、基础生命支持

【护理难点】

难点一：掌握现场心肺复苏的基本程序

解析：掌握现场心肺复苏的基本程序的三个步骤，在没有医疗器械的条件下，采取CABD的方式。C为胸外按压，A为开放气道，B为人工通气，D为电除颤。确认现场环境安全，快速评估患者呼吸心搏骤停后，无论什么原因都应将患者置于平地后进行胸外心脏按压，如果周围有自动体外除颤仪（AED），应尽早采取电除颤治疗，增加复苏成功率，每推迟1分钟除颤，存活率下降7%～10%。

难点二：掌握复苏成功的有效指标

解析：通过对患者大动脉搏动恢复，有无自主呼吸，意识状况，瞳孔的变化，面色及口唇颜色的变化，来判断心肺复苏的有效性。

难点三：掌握心肺复苏的并发症及注意事项

解析：心肺复苏常见的并发症有肋骨骨折、胸骨骨折、气胸、血气胸、肝损伤、心脏损伤、腹腔内脏器损伤等。抢救者在按压时注意用上半身力量垂直下压，不能作冲击式按压，应有规律、平稳不间断地进行。若出现肋骨或胸骨骨折，应遵医嘱给予胸壁固定治疗。若发生血、气胸时，量小可先观察，量大应遵医嘱行胸腔穿刺治疗，若发生脏器损伤，应根据病情遵医嘱予以外科手术治疗。

【护理对策】

对策一：有效地掌握现场心肺复苏的基本程序。

初级心肺复苏（CPR）又称BLS，其程序为：C（胸外心脏按压）—A（开放气道）—B（人工通气）

1.判断

做好自我防护，快速评估现场环境安全，识别并判断患者呼吸、心搏是否骤停。

（1）通过视觉，听觉，嗅觉环顾四周查看现场，判断现场能否安全进入救人。根据条件做好自身防护，若现场不安全，要先解除不安全因素或将患者转移至安全环境。

（2）判断患者意识状况，双手拍打患者双肩并靠近耳边大声呼叫，观察患者有无意识反应。

（3）呼救：若患者无任何反应，立即启动急救措施，在院外可请他人帮忙拨打急救电话，在院内可通知医护团队，告知患者现状，并尽早启用AED。

（4）将患者仰卧置于平面，使头、颈、躯干保持在同一直线上，双手放置胸廓两侧，解开患者衣物，充分暴露胸壁，急救人员双膝跪于患者右侧，一腿平患者肩部，一腿平患者腰部。

（5）再次判断患者大动脉搏动和呼吸：将右手示指和中指并拢，从患者气管正中位置向一旁滑动2~3cm，颈动脉位于气管与颈部胸锁乳突肌之间的沟内。在评估大动脉搏动时，观察患者鼻翼、口唇、胸廓有无起伏判断患者有无呼吸，时间为5~10秒，评估后，未扪及患者大动脉搏动及无自主呼吸，应立即行CPR。

2.循环支持，胸外心脏按压

（1）确定部位：按压部位在胸部正中，胸骨中下段，两乳头连线中点的胸骨处。

（2）方法：操作者一只手掌根紧贴患者两乳头连线中点胸骨处，另一只手同向交叉叠放，手指交叉扣紧，尽量向上，避免接触患者胸壁。操作者身体稍前倾，使肩、肘、腕关节呈一条直线，双上肢与胸壁垂直，利用身体重量垂直向下用力按压。按压间隙要求完全放松，但手掌不能倚靠于胸壁上，避免按压点移位。

（3）频率：按压频率为100~120次/分（15~18秒钟完成30次按压），如果按压频率过低，每分钟不足100次，则无法保证达到有效循环地重建，如果按压频率过高，胸廓就无法充分回弹，也会导致循环重建无效。按压时保持频率和节律的规整，做到有效的按压。

（4）深度：按压深度为至少5 cm但不超过6 cm。如果为身材比较瘦小或肿瘤晚期、极度营养不良等患者，则按压深度在4~5 cm。如果按压深度不足，心脏血液排出量的要求不能满足，按压过深，胸骨下陷超过6 cm，可能会导致患者胸骨或肋骨损伤。

（5）连续胸外心脏按压30次后进行下一步开放气道。

3.开放气道

先检查患者颈椎有无损伤，口腔有无义齿、异物，清理口腔呕吐物、分泌物。根据患者自身状况选择以下方式打开气道。

（1）仰头抬颏法：适用于头颈部没有创伤的患者。操作者置于患者右侧，左手手掌小鱼际置于患者额头，用力适中，下压前额部，使头后仰，右手示指和中指放置患者下颌角，抬起下颌，使头后仰，使下颌角与耳垂间连线与地面垂直呈90°。

（2）双手抬颏法：适用于疑似或确诊患者头颈部创伤者。操作者位于患者头部，肘部放置患者两侧，双手同时抓起患者双下颌，使头后仰，从而打开气道。

（3）仰颌抬颈法：操作者右手抬起患者颈部，左手小鱼际置于患者前额，使其后头后仰，从而打开气道。

4.人工通气

患者无效呼吸或无呼吸，都应立即人工呼吸，每次通气维持1秒钟以上，并有明显的胸廓起伏，按压与通气比为30：2。通气方法有：口对口（鼻）通气，口咽通气管通气，球形气囊面罩通气。

（1）口对口人工通气：用按于前额的拇指与示指捏紧患者的鼻孔，另一只手在患者下颌处，抬起患者头部，保持气道通畅，操作者张大嘴巴将患者的嘴巴完全包住，不能漏气，向患者嘴内吹气，吹气时间为1秒，吹气量为400～600 mL，此刻可以看到患者胸廓隆起，第一次吹气结束后，放开捏住患者鼻部的手，让患者的胸廓充分回弹，再进行第二次人工呼吸。当患者口周有外伤或牙关紧闭时，可用口对鼻进行通气，吹气时将口唇合拢。

（2）经口咽（鼻咽）通气：评估患者口腔有无异物、分泌物，选择合适的口咽通气管型号安置患者口腔，用口含住通气管吹气。评估患者鼻腔，选择一侧安置鼻咽通气管，用口包住鼻腔进行通气，吹气时将口唇合拢。

（3）球形气囊面罩通气：此方法用于两人配合心肺复苏时使用，操作者位于患者头顶部，用面罩将患者口和鼻部完全覆盖，一只手固定面罩，另一只手挤压球形气囊，使胸廓隆起，通气量400～600 mL。

5.早期除颤

成人突发非创伤性心搏呼吸骤停的最初心律失常为室颤，室颤在数分钟内转变为心搏骤停，除颤是对室颤最有效的治疗手段。

1）操作

（1）打开AED电源开关，根据语音进行操作。

（2）将AED电极片贴到患者裸露的胸部，按照电极片上的图片位置，一个电极片放置在右锁骨正下方，另一电极片放置左腋前线第五肋间外侧，贴电极片时避开患者皮肤破损处及皮下起搏器等，去除患者身上金属物品。

（3）操作者告知周围人员"请所有人离开"，确保无人接触患者，等待AED分析心律是否需要除颤，确认需要除颤后，等待充电，再次确认无人接触患者后按除颤按钮。

（4）除颤后立即予5个循环CPR。两分钟后AED将再次自动分析心律，操作者可根据提示进行下一步操作。

2）拓展

（1）问：哪些地方会配置AED呢？

答：一般在商场内、地铁站、机场、体育馆等公共场所会放置AED。

（2）问：如何快速找到附近最近的AED呢？

答：可以通过手机地图软件直接输入"AED"，可以搜索到周围AED的位置，确定位置后再根据地图去寻找。AED一般被放在红色或者绿色的盒子里。

对策二：心肺复苏成功的指标

（1）大动脉，比如颈动脉、股动脉等大动脉可以摸到动脉搏动。

（2）自主呼吸恢复，患者胸廓有起伏，也可以从患者鼻孔处感觉到患者自主呼吸的恢复。

（3）上肢的收缩压能维持在60 mmHg以上。

（4）口唇、面色或四肢末端的皮肤颜色由发绀逐渐变的红润，肢体由冰冷转暖。

（5）瞳孔由大变小，对光反射恢复。

（6）恢复自主心率，如果原来有室颤等恶性心律失常转复为窦性心律。

（7）意识逐渐好转，且昏迷程度由深度变浅，伴有躁动；身体表现出不自主动作或抗拒动作，肌张力恢复或肌张力增加。

CPR持续超过30分钟后，患者的动脉搏动及自主呼吸仍没有恢复，瞳孔散大固定，即可判断为CPR无效。

对策三：心肺复苏的并发症及注意事项

1.并发症

（1）肋骨骨折、胸骨骨折，因为在心肺复苏过程中需要大力按压胸部，按压用力过猛或按压手法不对，容易使肋骨出现骨折的情况。

（2）血、气胸，主要是因为骨折的肋骨损伤胸部黏膜、组织等所致。

（3）胃内容物反流、胃胀气，常因胃组织受到压迫及胃过度通气引发。

（4）心肺复苏的患者还容易出现肺部挫裂伤、心脏损伤、脊柱损伤等疾病。心肺复苏后需要尽早送医，可以拨打紧急救援电话。

2.注意事项

（1）心肺复苏应尽早进行，在心搏骤停4分钟内实施时抢救的黄金时间。

（2）将患者仰卧于坚固的平面上，使头经躯干呈一条直线，清理呼吸道，防止舌根后坠，保持呼吸道通畅。

（3）确定按压位置，两乳头连线中点，抢救者用上半身力量垂直下压，手指要翘起不接触胸壁，不能做冲击式按压，应有规律，平稳，不间断进行。一分钟按压100～120次，按压过慢或者按压过快都属于无效的心肺复苏。按压的深度在5～6 cm，按压过浅属于按压无效，按压过深也可能导致胸骨或心脏损伤。每次按压后使胸廓完全反弹，放松时手掌不离开胸壁。

（4）胸外按压与人工呼吸比为30：2，开放气道时，捏紧患者鼻孔，完全包住患者口唇，吹气时观察患者胸廓起伏，每次通气时间1秒以上，保证胸廓充分回弹，回弹不佳，影响通气及心肺复苏的质量。

二、高级生命支持

在基础生命支持的基础上应用急救辅助设备、特殊技术等建立更为有效的通气和血液循环。从而促进心脏搏动恢复，自主循环的恢复。主要包括通气与供氧、循环支持，抢救药物应用、电除颤、心电监测等。

1.通气与供氧

高级气道管理（面罩，气管内插管及气管切开），根据患者病情选用无创或有创呼吸机辅助通气，确保足够的给氧和通气支持，持续监测 CO_2 及 O_2 的水平，妥善固定气管导管位置，防止导管脱出或移位。

2.循环支持

建立深静脉置管或动脉置管，及时纠正低血容量，增加有效循环血量，给予药物治疗，保证有效的心搏出量，时刻监测患者生命体征、ECG、中心静脉压、尿量等，根据监测数据随时调整，防止多器官功能衰竭。

【护理难点】

难点一：心肺复苏时常用的抢救药物

解析：掌握心肺复苏时肾上腺素、碳酸氢钠、葡萄糖酸钙、阿托品、胺碘酮、多巴胺、去甲肾上腺素等药物的使用方法及作用。

难点二：体外电除颤的原理及适应证

解析：掌握电除颤的基本原理是利用高能量的脉冲电流瞬间通过心脏，使窦房结重新发放冲动恢复窦性心律。掌握同步电复律和非同步电复律的区别及相应的适应证。

难点三：电除颤的使用步骤

确认患者心电图是否需要除颤，检查患者皮肤，除颤仪置床旁，接电源开机，确定电击板放置位置，确定周围无任何人员接触到患者后选择适当能量充电，再次确认周围无人接触后放电，立即行5个循环的CPR后再复评。

难点四：电击除颤的并发症

解析：电击除颤后可导致的并发症有皮肤灼伤、心律失常、栓塞、低血压、急性的肺损伤和心肌损伤等。电除颤的过程中，严格、规范的使用除颤仪，减少或者降低并发症的发生。

难点五：电击除颤的注意事项

解析：除颤是治疗室颤和无脉性室性心动过速最有效的办法，因此除颤要趁早，除颤的时候电极板的放置位置要正确，要保证尽可能多的心脏肌肉都被电流击中，最常用的位置是一个电极板放在胸骨右缘锁骨下方的心底部，另一个电极板放在左侧乳头外侧的心尖部，压力适中、松紧适宜。除颤的时候，任何人包括操作者自己，都不能直接或者间接接触患者，以免触电。除颤结束后立即行5个循环CPR，判断除颤效果，仍需除颤的马上再次除颤。

【护理对策】

对策一：心肺复苏时常用的抢救药物治疗

（1）肾上腺素：心肺复苏首选药物，可用于电击无效的室颤、无脉性室速、心脏静止或无脉性电活动。增强心肌收缩性，加速传导，提高心肌的兴奋性，常规给药方法是 1 mg（0.02 mg/kg）静脉注射，每次使用外周静脉给药后应使用生理盐水 20 mL 冲管，以保证药物尽快到达中心循环。若初量无效，每 3 分钟可重复注射一次，直至心搏恢复。

（2）碳酸氢钠：呼吸心搏骤停会导致代谢性酸中毒和呼吸性酸中毒，使血 pH 值明显降低，积极纠正酸中毒，遵医嘱合理使用碳酸氢钠提高复苏成功率有较大意义。

（3）葡萄糖酸钙：用于血钙过低、过敏、碱中毒、镁中毒、心肺复苏时高血钾或低血钙等。根据患者病情，可选择葡萄糖稀释后静脉注射或静脉滴注。

（4）阿托品：降低迷走神经张力，提高窦房结兴奋性，使心搏加快，兴奋呼吸中枢，解除呼吸抑制等，用于有严重窦性心动过缓合并低血压、低组织灌注或合并频发室性期前收缩者。根据患者病情每次给予 0.5～1 mg，皮下、肌内或静脉注射。

（5）胺碘酮：常用于心律失常，如心房扑动、心房纤颤及心肺复苏后室颤/无脉室性心动过速，根据病情给予胺碘酮注射液加葡萄糖稀释后静脉滴入或微泵泵入，胺碘酮具有负性心肌收缩力和扩血管的作用，可引起低血压和心动过缓，注意注射速度，监测血压变化。

（6）多巴胺：适用于任何疾病、创伤及手术引起的补充血容量后休克仍不能纠正者，根据患者血压情况，遵医嘱给予多巴胺加葡萄糖稀释后微量泵匀速泵入。

（7）去甲肾上腺素：主要用于抢救低血压和周围血管扩张引起的休克。是急救时补充血容量的辅助治疗，使血管收缩，从而使血压回升，暂时维持脑与冠状动脉灌注，直到补充血容量治疗发生作用。

（8）硝酸甘油注射液：在心脏血管手术过程中可用来控制心肌缺血。不稳定型心绞痛及急性心肌梗死后继发的隐匿性充血性心衰的治疗。

对策二：体外非同步除颤的原理及适应证

原理：是利用除颤仪瞬间释放出的功率高的脉冲电流，通过胸壁或直接通过心脏，在短时间内使全部或大部分心肌组织瞬间同时除极，导致心脏各部分心肌在瞬间全部处于相同的兴奋状态，从而抑制异位心律，终止快速性心律失常，使具有高节律性的窦房结重新发起冲动，从而恢复窦性心律。AED、抢救设备，固定位置放置，易拿取，每天自检，及时充电，保证处于完好备用状态。

同步电复律：选择除颤仪同步装置，由心电图 R 波的触发复律器放电，使电击脉冲落在 R 波下降支，也就是在心室绝对不允期放电，称同步电复律。应用于快速性心律失常，如室性心动过速、室上性心动过速、心房纤颤和心房扑动。

非同步电复律：电击脉冲的发放与 R 波无关也就是复律器放电发生在心动周期的

任何时期，称非同步电复律。应用于心室纤颤和心室扑动。

对策三：电除颤的操作步骤

1.用物准备

除颤仪，导电糊，碗盘，纱布，抢救车。

2.评估

评估患者意识、呼吸、心跳，确认心电图是否存在室颤波，如存在，立即报告医生并记录时间。

3.步骤

（1）置患者于去枕平卧位，暴露胸部，查看皮肤是否清洁干燥，去除身上所有金属及导电物品，检查患者有无植入性起搏器，有应避开10 cm。

（2）除颤仪开机，若患者无心电监护，将除颤仪电击板放患者胸前获取心电图，分析心律确认是否需要除颤。

（3）电击板C字形涂抹导电膏，选择非同步双向波200 J或单向波360 J。

（4）正确放电击板，90°旋转，压紧皮肤；电击板位置，心底：右锁骨中线与第二肋间隙交点；心尖：左腋前线与第五、六肋间隙交点。

（5）再次确认是否存在室颤心律，按充电按钮，使之充电至所选能量。

（6）放电：稍用力使电击板紧贴皮肤，环顾四周，确认无任何人接触患者及患者床单元，大声呼喊："准备除颤，请所有人离开"，注意自身离开。然后按下"放电"按钮，待放电结束后拿开电击板。

（7）立即予5个循环心肺复苏，再次判断心律是否需要除颤。

（8）复苏成功，心律转为窦性心律，观察患者神志、生命体征及尿量，记录时间，用纱布清理胸壁皮肤，并检查患者皮肤完整性，有无灼伤，头偏向一侧，整理患者衣物及床单元。

（9）关机除颤仪，清理电击板，用物处理。清点物品，除颤仪充电备用，详细记录除颤及抢救过程。

对策四：电击除颤并发症及处理

（1）皮肤灼伤：局部皮肤与电极板接触不良，轻者无须特殊处理，重者按烧伤患者处理。

（2）心律失常：大多在数分钟后消失，不需特殊处理。若为严重的室性期前收缩并持续不消退者，应使用抗心律失常药物治疗。若产生室性心动过速、室颤，可再行电击复律。

（3）心悸损伤：电击，尤其是高能量电击可引起心肌损伤，心电图上出现ST-T波改变，血心肌酶升高，约持续数小时到数天。个别患者出现心肌梗死心电图，持续时间也较长。

（4）低血压、急性肺水肿、栓塞：血压下降多见于高能量电击后，若仅为低血压倾向，大多可在数小时内自行恢复；若导致周围循环衰竭者，应及时使用升压药。

（5）急性肺水肿：急性肺水肿发生率不高，老年人和心功能差者容易发生。一旦发生，应按急性肺水肿抢救。

（6）栓塞：可表现为心、肺、脑及下肢栓塞。一旦发生，遵医嘱予抢救，合理抗凝和溶栓治疗等。

对策五：电击除颤的注意事项

（1）操作者方法正确，保证安全，操作者导电胶涂到操作者手上或把手柄上，确认皮肤清洁干燥，除颤时确定无人与患者或病床接触，没有监护电缆或导联、床档等其他可能使电流通过的路径接触后，按充电按钮，并叫"请大家离开"来提醒旁人离开病床；避免接触患者，以避免触电。

（2）不要在通电时将电极表面互相摩擦来匀开所涂上的导电胶，以免发生电极间偶然放电的危险。

（3）尽量避免高氧环境除颤，电击板不能面向自己，不能放空电，两电击板不能对击，若误充电或带教充电后须在除颤仪上放电。

（4）避开皮肤病变或伤口部位；避开内置式起搏器部位；还须注意保持患者的两个电极之间皮肤干燥，不使导电胶或盐水外溢而相互沟通，以免放电时短路灼伤皮肤，而致穿越心脏的电流减小而引起复律失败

（5）充电要充分（3秒）；听到提示音。

（6）压皮肤要紧；两电极板紧压患者胸部使电极板与皮肤紧密连接，不能有空隙避免灼伤。

（7）CPR过程中除颤时，应在患者呼气终时放电除颤，以减少跨胸动。

（8）除颤仪使用后充分清洁，定点放置，每天自检，定期检查维修，及时充电使之处于备用状态。

三、持续生命支持

此阶段指患者的心跳、呼吸复苏成功后以提高生命质量，促进脑复苏和治疗原发病与并发症为目的。

【护理难点】

难点一：掌握持续生命支持的治疗要点

解析： 持续生命支持在自主循环稳定的基础上围绕脑复苏地进行的抢救和医疗措施。这期间加强治疗，对病情及治疗效果及时评判，争取神志的恢复及亚低温治疗。

难点二：脑复苏时亚低温治疗的重要性

解析： 脑缺氧耐受是时限仅5分钟，因此多数研究者提倡尽早、尽快实施亚低温治疗。ILCOR（国际复苏联合会）声明中认为，降温应尽可能在复苏后立即开始，但临床6小时后开始低温治疗也能获得显著的效果。持续48～72小时，也可持续更长时间，根据病情需要调整。

难点三：亚低温治疗的方法及复温方式

解析： 使用呼吸机辅助通气的条件下，先用冬眠合剂使患者进入睡眠状态，避免降低体温时引起寒战反应，再利用降温毯和冰帽给予降温的方式。及时监测生命体征及出入量，使肛温维持在32～35℃。复温时注意先升温再停冬眠合剂，以防肌颤导致颅内压增高。

难点四：掌握亚低温治疗的护理要点

解析： 严密监测患者颅内压，意识、瞳孔及生命体征，确保肛温维持在33～35℃。加强基础护理及口腔护理，保持呼吸道通畅，防止感染，观察皮肤血液循环，防止冻伤等。

【护理对策】

对策一：心肺复苏后持续生命的治疗要点

（1）维持循环稳定：补充血容量，改善微循环，治疗心律失常，监测CVP，根据病情合理使用利尿剂及血管活性药物。

（2）改善呼吸功能：加强气道管理，持续有效通气。

（3）纠正酸中毒和电解质紊乱。

（4）监测和防止多脏器功能衰竭。

（5）控制及预防感染。

（6）早期脑复苏：防止脑组织肿胀和水肿，亚低温治疗、脱水疗法、应用肾上腺皮质激素等防止急性脑水肿的措施。脑复苏的目的在于促进脑循环再流通，纠正脑缺氧，降低脑细胞代谢率，改善脑水肿，降低颅内压。

对策二：脑复苏时亚低温治疗的重要性

亚低温治疗：是对复苏后昏迷患者脑保护的一种措施，治疗温度一般维持肛温在33～35℃。亚低温治疗持续时间不宜过长，一般为3～5天，最长为5～7天，患者度过危险期后即可停止，因为时间越长，并发症越多。体温每降低1℃，脑代谢率下降5%～7%，当下降到32℃时代谢率下降到正常的50%～60%。

适用于心搏骤停心肺复苏后，重型颅脑外伤，急性脑缺血缺氧，脑出血，脑梗死，颅内感染，中枢性高热等。相对禁忌证：呼吸停止且处于休克状态，处于全身衰竭期；有明显出血倾向者；年老且伴有严重心血管功能不良者，脑死亡者，无绝对禁忌证。

对策三：亚低温治疗的方法及复温方式

亚低温治疗前，先使用冬眠合剂，避免降低体温时引起寒战反应，临床使用冬眠合剂：氯丙嗪100 mg、异丙嗪50 mg与哌替啶50 mg加生理盐水稀释到50 mL，从患者静脉微泵泵入，使患者逐渐进入冬眠状态，用药以少量多次为原则，尽量避免一次大量注射，以免发生血压下降及对呼吸、循环的不良影响。如出现体温上升、肌肉紧张、仍然持续高热或加用物理降温时出现寒战，均提示冬眠合剂剂量不足，应酌情增加药量。

方式：亚低温治疗过程中患者须取平卧，避免体位剧烈变动及头高足低位，以免发生体位性低血压，减轻脑水肿，增加脑血供。将冰毯置于颈部、腋下、腹股沟等大血管经过的地方，头部用冰帽重点降温。循环水温4~10℃，根据情况调节冰毯温度，使肛温下降速度为每1~3小时降低1℃，最终将肛温控制在33~35℃，降温越早越好，达到目标温度后维持水温及冬眠合剂泵入速度。

监测：严密监测生命体征及出入量，一般将肛温维持在32~35℃，若高于36℃则无治疗效果，若肛温低于32℃患者易发生寒战、冻伤，低于28℃易导致室颤等，严密观察患者瞳孔及意识变化。

持续时间及复温：根据患者中枢神经系统恢复状况使用亚低温治疗。冬眠持续至病情好转、稳定，一般2~5天，先停用冰毯和冰帽等物理降温措施，将患者置于室温中缓慢复温，在复温过程中仍需应用冬眠合剂，以防肌颤导致颅内压增高。以平均4小时升高1℃的速度，在12小时以上使体温恢复至37℃左右，再逐渐降低冬眠合剂药物使用剂量，最后停用冬眠合剂，避免直接停止冬眠合剂。复温过快易引起缺氧、心律失常、脑水肿、休克等。

对策四：亚低温治疗过程中的护理要点

（1）首先要做好患者家属的宣传教育工作，使其了解实施护理服务的方法和目的，了解注意事项，积极配合。

（2）将患者置于安静、空气新鲜的单间，定时进行室内空气消毒，净化室内空气，室温20~25℃，避免因室温过高而影响患者体温的下降和稳定，以减少感染发生率。

（3）进行亚低温治疗的患者，可能引起心率减慢、各种心律失常等。密切监测患者ECG、脉搏、血压、面色及肢端循环等。若出现血压下降，心律不齐，面色苍白，肢端发绀，说明微循环障碍。若亚低温治疗有效，患者应表现为微循环改善，脉搏整齐有力，血压正常，面色红润，肢端温暖。冬眠过深或体温太低，应立即停用冬眠合剂并给予保暖，纠正水、电解质及酸碱平衡失调，出现微循环障碍可以使用血管活性药物改善。

（4）医护人员注意观察患者呼吸机参数、血氧饱和度、血气分析结果等，同时应加强口腔护理，及时清除呼吸道的分泌物，保持呼吸道通畅，预防肺部感染。

（5）预防各种感染，减少护理并发症的出现，做好患者的皮肤、口腔、泌尿道等护理，勤翻身，拍背，为患者使用气垫床，以防止肺部感染、泌尿系统感染、冻伤及压疮等发生。氯丙嗪易引起便秘，密切观察患者有无腹胀、便秘出现，必要时进行灌肠或使用缓泻剂。

（6）医护人员实施24小时连续动态监测体温患者的体温和肛温，测温探头妥善放置，更换体位时注意保持探头原位，避免位移或脱落。冬眠合剂应用要适量，根据患者情况及时调整冬眠合剂泵注入速度和剂量，严防寒战。详细记录患者体温波动情况（每小时测量一次），肛温控制在32~35℃，温度过低会导致患者心律失常甚至室颤，温度过高将影响治疗效果。

（7）亚低温治疗过程中应严密观察意识、瞳孔、生命体征的变化，注意颅内压的监测，因低温可能掩盖颅内血肿的症状，若复温过快，可发生肌颤易引起颅内压增高，必要时给予脱水剂和激素治疗。

（8）医护人员应预防患者消化道损伤，通过胃管补充营养，增加养分供给，提高免疫力，并避免应激性胃黏膜损伤。

（9）亚低温治疗结束后应先让体温自然恢复升温，即停止亚低温治疗后使患者每4～6小时复温1℃，在12～20小时以上使其体温恢复至36.5～37.5℃，同时逐渐降低冬眠合剂的量，最后停用冬眠合剂。避免突然停用冬眠合剂，使病情反复。若不能自行复温者可采用温水袋、加盖被子等方法协助复温，复温过快易引起缺氧、心律失常、脑水肿、休克。

（孟　佳）

第二节　体外膜肺氧合技术

【概述】

体外膜肺氧合（ECMO）：是将静脉血从体内引到体外，经膜式氧合器进行气体交换转换为动脉血，后再驱动泵提供动力，将动脉血回输体内。对一些呼吸或循环衰竭的患者进行有效的支持，使心肺得到充分的休息，为心功能和肺功能的治愈及功能恢复争取时间。

1.治疗特点

①有效改善低氧血症；②长期支持性灌注为心肺功能恢复赢得时间，等待心肺移植，供体捐献等；③避免长期高氧吸入所导致的氧中毒；④ECMO治疗期间的保护性通气避免了机械通气损伤；⑤有效的循环支持；⑥ECMO治疗中可联合CRRT对机体进行电解质和内环境的可控性调节。

2.原则

①ECMO是相对复杂、高危的临床操作，须由经验丰富的ECMO救治团队实施；②ECMO的使用应严格把握适应证、禁忌证，避免造成不必要的医疗资源浪费；③医护人员不应过度夸大ECMO的疗效，避免ECMO相关并发症导致疾病进展。

3. ECMO技术的禁忌证

（1）周围血管严重畸形或病变.

（2）合并不可逆的心肺功能、中枢神经系统损伤甚至多器官功能衰竭、严重不可逆的中枢神经系统损伤、晚期恶性肿瘤，无法纠正的感染性休克等无法恢复的原发疾病。

（3）存在严重活动性出血、3个月内发生的脑血管事件、凝血功能严重障碍等抗凝禁忌情况。

（4）免疫抑制。

（5）年龄大于70岁。

4.临床常用ECMO模式及对应的适应证

（1）静脉：静脉（VV）-ECMO模式：将血液从静脉引出，通过膜肺吸收氧，排出 CO_2。经过气体交换的血在泵的推动下可回到静脉，适用于仅需要呼吸支持的患者，如ARDS，重症肺炎，严重呼吸衰竭、急性呼吸窘迫综合征出现严重低氧血症，NCP合并呼吸衰竭，常规呼吸机治疗无效等情况。

（2）动脉：动脉（VA）-ECMO模式：血液从静脉引出，通过膜肺吸收氧，排出 CO_2。经过气体交换含有大量氧气的血液在泵的推动下回到动脉。因血泵可以代替心脏的泵血功能，既可用于体外呼吸支持，又可用于心脏支持，如暴发性心肌炎，体外心肺复苏（ECPR），顽固性室性心律失常，终末期心肌病等待植入心室辅助装置或心脏移植时的过渡；重型NPC导致心肺功能衰竭，心脏外科手术后严重低心排血量，其他治疗方法无效时。

【护理重点】

（1）根据患者病情确定ECMO模式、ECMO置管技术。

（2）ECMO运行过程中的关注重点。

（3）ECMO技术的并发症。

（4）ECMO运行过程中的护理要点。

【护理难点】

难点一：ECMO 技术置管前准备

解析：患者准备，医护人员评估患者病情及血管，做好解释与家属签署同意书。

ECMO技术操作团队准备，应采取标准预防，若患者有明确的传染性疾病，应按照疾病传播方式给予相对应的防护装置。

ECMO技术所需用物的准备，包括置管物质，ECMO机器及所相匹配的连接管道。

难点二：ECMO 技术的置管及操作

解析：根据患者病情选择适当ECMO模式，再根据患者血管评估确定穿刺部位。

置管过程中严格无菌操作，密切观察患生命体征，置管成功后与经过预充排空后的管道相连。

难点三：掌握ECMO运行过程中观察重点

解析：ECMO运行治疗工作中，运用多功能监护仪监测患者的生命体征，治疗前后测定动脉血酸碱度、PO_2、PCO_2、血氧饱和度等，记录每天出入量与尿量，关注凝血功能是否异常，膜式氧合器的颜色变化，注意管道护理，防止脱落。

难点四：ECMO技术的并发症及护理要点

解析：ECMO技术治疗期间，可能出现的并发症有出血（早期常见的）、血栓栓塞、感染、溶血、肝肾功能衰竭、南北综合征等。

难点五：ECMO技术治疗期间患者护理

解析： 在ECMO技术治疗期间，应注意患者循环护理、呼吸系统护理、皮肤护理及管道护理、营养支持及心理护理。

【护理对策】

对策一：做好ECMO技术置管前准备

环境准备：尽量将患者置于单间病房，或有足够的空间摆放ECMO机器，保持整洁，光线充足，加强消毒隔离措施，限制人员进出，避免交叉感染。

患者准备：a.对患者病情变化进行反复评估和预判，如血管评估及凝血功能评估；b.诊疗团队行ECMO上机指征评估，进行RR评分以及生存率评估；c.家属签署知情同意书，如无法获取，应上报并获得单位授权；

用物准备：（根据评估患者后决定）动脉插管包、静脉插管包，氧合器、驱动泵、变温水箱、体外循环环路、激活凝血时间（ACT）测定仪、林格氏液、肝素、无菌手套、无菌手术衣、穿刺包、氯己定、多功能监护仪。

医护人员准备：参与ECMO团队人员，应采取标准预防，若患者有明确的传染性疾病，应按照疾病传播方式给予相对应的防护装置。（若为NPC患者行ECMO技术治疗应行三级防护，所有废物均视为医疗废物；予双层黄色医疗废物袋封口密闭后，并注明"NCP"的警示标签，由专人统一回收）。

对策二：ECMO技术置管流程

1）置管前遵医嘱对患者使用维库溴胺等肌松剂，静脉给予吗啡，局部给予利多卡因。

2）置管

（1）预充ECMO管路，充分排气，确保无气泡，开机；

（2）消毒备皮：根据患者病情选择合适的ECMO模式，从而确定置管部位，常用置管部位为颈部的动脉、静脉、胸腔内的近心端大血管、股动静脉。若股动静脉穿刺部位皮肤准备范围从脐到膝盖水平。消毒铺巾，穿刺建议在X线或者超声指导下进行，严格无菌操作。

（3）置管部位的选择

①VV-ECMO：将血液从股静脉抽出，氧合后泵入上腔静脉，将血液从股静脉引流出，再从另一侧股静脉泵入（易发生再循环），仅对患者的肺部有支持作用，经膜肺氧合后，含大量氧气的血液进入静脉系统，与体循环回流的静脉血（心脏自身的输出量）混合，提高右心房PO_2，降低PCO_2，有利于有效气体交换，减轻肺部高氧损伤及机械损伤。

②VA-ECMO：将血液从股静脉抽出，氧合后泵入股动脉。对患者的心、肺都有支持作用，经膜肺氧合后，含大量氧气的血液进入动脉系统，与左心室射出的血流混合，可以快速恢复患者动静脉血液氧饱和度。降低右心前负荷，增加左心后负荷，对脉搏压力有影响，对血流动力学有影响。冠状动脉及脑部供血来自左心室射血，受自

身肺功能影响。

③VVA-ECMO：将血液从下腔静脉和上腔静脉分别抽出，氧合后泵入动脉。这种模式最接近于体外循环，适用于心脏基本处于停搏状态、射血分数极低、肺循环产生严重的阻力（如大面积的PE）等情况。

④VAV-ECMO：将血液从股静脉抽出，氧合后分别泵入股动脉和上腔静脉。既支持循环功能又支持呼吸功能，适用于心肺功能障碍的患者，改善了心、脑供血，有效解决了南北综合征，减轻了左心后负荷。

（4）置管过程中严格无菌穿刺，时刻监测患者生命体征，置管时尽量采用超声下进行穿刺，避免反复穿刺，损伤血管，置管成功后在导管穿刺处皮肤及距离穿刺处10~15 cm对导管进行外科缝线固定及无菌纱布覆盖，插管缝合好后，再固定管道。ECMO管道连接前应检查管路中是否有残余气泡，若气泡较多，应充分排尽后确保管路中没有气泡方可连接患者置管正确连接引血端和回血端管路，ECMO管路连接成功后，应固定稳妥，避免管路意外脱出。

对策三：掌握ECMO运行过程中观察重点

1.循环系统监测

持续有创血压监测，注意观察动脉波形变化。另外建立静脉通路，以便于监测CVP和供给药物；根据监测心率、血压、中心静脉压等调整最适流量，并根据血气结果调整酸碱电解质平衡。使用输液泵输注液体，保证液体匀速输入，防止过快、过多输注液体引起脏器淤血。

2.氧合器监测

在运行过程中注意观察氧合器前后压力，如果压力过高，应及时检查是否有血凝块，必要时更换氧合器。观察氧合器膜肺的颜色变化，若有颜色变深表示有凝血倾向，应及时更换氧合器并及时调整肝素剂量。

3.管道监测

做好安全管理，避免出现折叠、扭曲、牵拉，注意保持电源及氧合器各管道接头、氧管连接紧密并稳固；观察管道有无渗血、气泡、凝固，氧合器和各管道有无异常振动。不能在管道上加药、输血、输液及抽取血样标本，避免空气进入环路内发生空气栓塞。

4.抗凝监测

ECMO运行过程中通过监测活化凝血时间值以预防血栓形成或出血。ECMO过程中需全身肝素化，置管前静脉注射负荷剂量，避免肝素用量过大。如对于凝血功能紊乱者，若ACT上升，及时调整肝素用量，预防出血，将ACT维持在180~220秒，严重异常及时通知医生处置。

对策四：掌握ECMO技术的并发症及护理要点

1.出血

出血是ECMO最早期常见的并发症，运行中由于所有环路持续肝素抗凝，可能会导致全身出血，常见于置管处、手术切口、鼻腔及口腔、消化道等。医护人员应密切观察患者全身皮肤情况及手术切口，每4小时巡视检查易出血部位并记录；密切监测ACT控制在200~250秒，遵医嘱及时减少肝素用量；若手术切口有渗血，应及时通知医生更换伤口敷料，并予以纱布压迫止血法，加弹力绷带加压固定，在无继续渗血渗液的情况下6小时解除弹力绷带，有渗血渗液时及时更换；若患者出现消化道出血时，遵医嘱静脉注射凝血酶原复合物200U，每4小时给予4℃生理盐水500 mL，加重酒石酸去甲肾上腺素20 mg遵医嘱分次用药。（消化道出血患者遵医嘱予静脉用药，密切关注患者胃内容物及大便出血情况）ECMO最严重的并发症是颅内出血，注意观察患者神志，瞳孔的变化，有无抽搐，防止颅内出血。定时监测出凝血时间，及时调整肝素用量。

2.血栓

动静脉置管后，ECMO运作需下肢制动，容易形成血栓。管路中若出现血栓，应表现为颜色深暗，随血液缓慢移动的条索状区域或不随血液移动。运行中应密切观察ECMO循环系统，用手电照射整个管路看有无暗性区域，用听诊器听泵有无异常声音，出现>5 mm的血栓或仍在继续扩大的血栓应考虑更换ECMO系统；运行过程中密切观察患者四肢动脉，尤其是足背动脉搏动情况、颜色及皮肤温度、水肿情况。用GCS评估患者意识状况，及时评估患者有无肢体血栓及脑血栓形成。

3.空气栓塞

由于管道连接端接口不严，负压过高或操作失误。保证置管，管道和接头连接的完整性，避免静脉端过度负压，少量气泡经过离心泵和氧合器会被滤过，若有中到大量以上气泡应立即停机，重新排气。

4.感染

ECMO治疗过程中动静脉置管较多，报留时间长，感染机会增多，感染是导致患者死亡的重要原因。主要护理措施有：将患者置于单间病房，加强消毒隔离措施，采用专人护理，预防交叉感染；关注呼吸道管理，注意湿化气道，及时清除呼吸道分泌物，预防肺部感染；各项操作均应严格无菌操作，各穿刺部位定期消毒及时更换敷料，每班进行均应注意口腔及尿道护理，密切观察体温变化，若有发热因及时做细菌培养；遵医嘱合理使用抗生素，监测白细胞计数、尿常规。

5.肝肾功能衰竭

用ECMO支持治疗的患者心肺功能已严重受损，大量药物的使用会导致肝功能受损。血容量不足，组织灌注不良，使用血管活性药物易致肾小球滤过率下降而导致肾功能衰竭。在护理过程中要关注患者肝功能变化及尿量，定期复查肝功能和肾功能。

6.溶血

观察患者尿液颜色，如出现肉眼血尿或茶色尿应立即通知医生；如有溶血应立即更换氧合器及管路，监测血浆游离血红蛋白浓度，严重时可行血浆置换。

7.南北综合征

VA-ECMO一般选择股静脉作为引流通路，股动脉作为灌注通路，该模式下氧合血往往很难供应机体上半身，导致机体出现上半身缺氧，影响重要脏器供氧，可导致脑缺血及心肌缺血，将这种并发症称为南北综合征。可以进行静脉-动脉-静脉ECMO（VAV-ECMO）辅助（在膜肺后的回血管路上分出一支管路，将氧合血经颈内静脉回到右心房，以提高回心血流的氧含量），从而缓解南北综合征。

8.ECMO系统意外

若出现氧合器或管道故障，应停止循环，用钳夹夹闭动静脉管路，开放管路桥；接着将呼吸机设置增加全支持，排除或更换故障部位，以防止气体、血液漏出。如管路中出现血气栓，应立即钳夹靠近患者一侧动脉管路，防止气栓进入患者体内。

9.其他

血小板和白细胞减少、DIC、下腔静脉撕裂、腹腔间隔室综合征、输血反应等并发症。

对策五：ECMO技术治疗期间的患者护理

1.持续心电监护观察病情变化

评估全身各系统状况，观察并记录患者每小时的生命体征及观察每小时的进出量，确保进出量平衡，如进出不平衡，及时通知医生调整ECMO参数。注意尿色的变化，观察有无溶血，根据情况遵医嘱及时调整ECMO参数。利用氧合器的血液变温装置保持体温，使体温保持在35~36℃。体温过低会导致血流动力学及凝血机制紊乱，体温过高会增加机体氧耗不利于心肺功能的恢复。

2.呼吸道护理

ECMO技术运行过程中机械通气能提高肺泡氧分压，防止肺泡萎缩，应加强呼吸道管路护理。ECMO稳定是可为翻身拍背，抬高床头，可根据血气分析结果判断是否需要吸痰，及时清理呼吸道分泌物，防止VAP的发生。吸痰时会将气道完全开放，若操作不当会引起缺氧、肺不张及感染，内置式吸痰管操作简便可频繁使用。定期复查胸片，了解患者肺部情况，调整呼吸机参数。

3.皮肤护理：ECMO治疗期间置管侧肢体需制动，使用气垫床防止压疮发生，翻身前先检查导管固定情况，注意保护管路防止脱出，至少3人配合轴线翻身；保持床单及皮肤的清洁干燥，可在枕后放软枕，两侧肩胛部、骶尾部、足跟及骨隆突处用泡沫压疮贴进行预防性保，注意观察下肢血运情况：下肢有无僵硬、苍白、肿胀等异常。如有异常，及时报告医生，防止南北综合征的发生。注意患者会阴部护理，若股动静脉置管处有污染，应及时更换。

4.管道维护

①观察穿刺处有无渗液、渗血，周围皮肤有无红肿。管道受压部位皮肤是否完好及是否存在器械性相关的压力损伤。②保持穿刺部位部周围及会阴部清洁，干燥，患者解便后予及时清洁，穿刺处敷料及避免管道受到污染。一旦敷料污染或打湿敷料，

应立即消毒更换。③受患者有效循环血量及体位影响，管道出现引流不畅时会出现管路震动的现象。可通过调整体位，调整患者灌注平衡，调节 ECMO 参数等处理。若患者管道出现震动应及时处理，长时间的震动使管道内血流减慢而增加了血栓的形成。④确保管道妥善固定，因 ECMO 运行时，血流量大，如发生脱落将造成严重的不良后果，甚至威胁患者生命。每班交接时注意置管深度，检查有无移位，一旦有渗液或敷料卷边等都应及时消毒重新固定。⑤用高光电筒检查氧合器及管道颜色变化，颜色变深表示有凝血倾向，应及时更换氧合器或酌情调节肝素剂量。观察氧合器进出两端血液颜色的变化，如发现出端血液颜色为暗红色时，应采取进出两端的血标本做血气分析，及时做出判断和处理。

5.营养支持护理

ECMO 治疗期间，给予静脉高营养、丙球蛋白、白蛋白、血浆红细胞输注，静脉高营养液中应禁用脂肪乳剂，因为脂肪与 ECMO 机器接触后，会加速微孔膜氧合器的血浆渗漏，缩短机器使用的寿命。予胃肠减压，定时抽胃液，撤离 ECMO 后，给予高能量、高维生素、适量蛋白质、清淡易消化的饮食。避免给予过量蛋白质，加重肝肾功能的损伤。

6.心理护理

护士需对清醒的患者给予强大的心理支持，严重的病情加上各种抢救操作会使患者出现焦虑不安的情绪，治疗期间可听轻音乐放松心情，告知患者医护人员会一直陪伴其左右，并肩作战，亲人也可为患者加油，使其树立起坚定的信念。向清醒患者解释 ECMO 的作用，非计划拔管的重要性，增强患者主动配合性。对给予保护性约束的患者应告知约束的必要性，取得患者理解。翻身时应由护士协助保护管道，避免牵拉、脱出。

（孟　佳）

第三节　动脉穿刺置管

【概述】

动脉穿刺置管术是临床上比较常用的治疗方式，主要是经过动脉穿刺置管来留置动脉鞘，将导丝导管放入动脉腔内，从而达到治疗动脉疾病的目的，也可以通过在表浅的动脉内留置比较粗的针来监测动脉血压，以利于判断或明确疾病的具体状况。临床上常选用桡动脉、股动脉、肱动脉及足背动脉，术后要注意穿刺部位卫生，切勿沾水，保持局部清爽，预防感染。

1.动脉穿刺置管的适应证

（1）脉穿刺置管后可时刻监测动脉血压。

（2）治疗过程中需频繁抽取动脉血标本做血气分析和电解质测定。

（3）主动脉手术者，心肺复苏后期治疗、严重创伤、休克，需大量输液输血者，多器官功能衰竭患者需持续应用血管活性药物者。

（4）心肌梗死、不稳定型心绞痛、严重冠心病及瓣膜疾病、代谢紊乱等急需手术治疗者。

（5）做特殊检查及治疗，如动脉造影及介入治疗等。

（6）不能行无创测压者。

2.动脉穿刺置管的禁忌证

（1）局部感染。

（2）严重的凝血功能障碍。

（3）动脉近端有梗阻。

（4）周围皮肤炎症。

（5）穿刺侧有血栓形成。

（6）侧支循环障碍。

【护理重点】

（1）各动脉穿刺点的定位方法。

（2）动脉穿刺置管的操作方法。

（3）动脉穿刺的并发症及预防措施。

（4）动脉穿刺置管后护理措施。

【护理难点】

难点一：桡动脉穿刺置管的适应证及禁忌证

解析： 桡动脉穿刺前均应做 Allen 试验，昏迷患者可通过 SaO_2 脉搏波和数字来判断，试验阳性者可见侧支循环正常，可以行桡动脉穿刺，反之亦不可。

难点二：掌握各穿刺点定位

解析： 了解桡动脉、股动脉、肱动脉及足背动脉的穿刺点定位。

难点三：动脉穿刺置管的基本操作方法

解析： 确定穿刺部位后予摆体位，消毒，局部麻醉后予穿刺，如抽出暗黑色血液表示误入静脉，应立即拔出，压迫穿刺点 3～5 分钟，尽量一次成功，避免反复穿刺，损伤血管或造成血栓。

难点四：动脉穿刺置管并发症及预防

解析： 动脉穿刺置管的并发症主要表现有前壁疼痛或不适（见桡动脉穿刺），前壁筋膜室综合征（见于桡动脉），出血或血肿，血管损伤，血管闭塞，血栓或栓塞，感染等。操作者经验丰富，穿刺过程中严格无菌操作，避免反复穿刺，若穿刺失败或拔管后要有效地压迫止血，对在使用抗凝剂的患压迫止血至少15分钟，并予胶带加压包扎，注意肢端供血是否良好。

难点五：动脉穿刺置管术后护理

解析：密切观察患者生命体征，注意动脉血压变化，保持置管通畅，固定稳妥，防止脱落，对于烦躁，不配合的患者于保护性约束。注意管道维护，观察穿刺处有无红肿渗血渗液，保持敷料清洁干燥，如有污染应及时消毒更换敷料。密切关注动脉置管肢端有无肿胀及缺血，可做握拳等轻微运动，防止血栓及血管闭塞。抽取动脉血液标本时，严格无菌操作，防止空气栓塞。

【护理对策】

对策一：桡动脉穿刺的适应证及禁忌证

1.适应证

桡动脉搏动好，Allen 试验阳性。Allen 试验用于判断尺动脉循环是否良好是否会因桡动脉穿刺置管后的阻塞或栓塞而影响手部的血液灌注。同时压迫同侧手掌的桡动脉和尺动脉 30～60 秒，随后松开对尺动脉的压迫。松开后若手掌颜色在 15 秒之内恢复，则该试验结果阳性，该侧桡动脉可用于动脉穿刺。松开后手掌颜色不能在 15 秒之内恢复，提示该侧手掌侧支循环不良，该侧动脉不适宜穿刺。如果患者需要再次经已经穿刺过的桡动脉穿刺置管，需重新行 Allen 试验，如果异常，则不宜选择该桡动脉穿刺置管。

昏迷患者可通过 SaO_2 脉搏波和数字来判断，高举穿刺手，同时按压尺桡动脉，波形和数字消失，放低手，松开尺动脉，若出现波形和数字，表示尺动脉供血良好，判断为正常，可进行桡动脉穿刺置管术，反之亦不可。

有以下情况者更宜选择桡动脉穿刺置管：腹主动脉以下的血管病变（髂动脉、股动脉），如严重狭窄或闭塞、血管重度扭曲、夹层等，使之不能选择股动脉路径；服用华法林等抗凝药物；由于心功能差等原因患者不能长时间平卧。

2.禁忌证

穿刺侧无桡动脉搏动；Allen 试验阴性，提示掌弓侧支循环不良；穿刺侧存在肾透析用的动静脉内瘘管。

对策二：掌握各穿刺点的定位特点

（1）桡动脉穿刺定位：手臂外展 70°，手腕保持过伸位。手腕下方垫小卷纱布或夹板样装置以充分暴露动脉。穿刺前首先摸清桡动脉的走行，取腕横纹近端 1～2 cm，距手臂外侧 0.5～1.0 cm 处为穿刺点。

（2）股动脉穿刺点的选择：选择搏动最强侧的股动脉作为血管入路，右侧股动脉为首选。若股动脉在 1 周内曾被穿刺过，应选择对侧股动脉。确定穿刺点应在股横纹下方约 2 cm 处，股动脉搏动的正下方。穿刺点过低，股动脉进入收肌管位置较深，穿刺不易成功，且有动脉分支，另有股静脉走行于股动脉下方，容易造成动静脉瘘。若穿刺点过高会使穿刺针越过腹股沟韧带，术后止血困难。

（3）由于股动脉内径大、技术容易掌握、血液循环不容易受损、可根据需要置入较大鞘管等优点而成为经动脉介入检查与治疗最常选择的方法。

（4）足背动脉穿刺点定位：足背动脉来自胫前动脉，在内外踝连线中点下方（小腿横韧带下缘），保证足背部等部位温暖，在环境和局部温度低的情况下，穿刺不易成功。

（5）肱动脉穿刺点选择：上肢平放伸直稍外旋，掌心向上，肘下垫一卷小纱布，肱动脉在肘窝正中稍下方肘横纹下约1 cm处，分出桡动脉和尺动脉桡动脉走行于肱二头肌腱的浅面肘横纹下约1 cm处为肱骨内侧肌筋膜室远端。选择肱动脉穿刺点为肘横纹下0.5～1 cm处，即肱动脉在肘部分叉前搏动最强处。

对策三：动脉穿刺的操作流程

（1）核对患者信息，向清醒患者及家属解释穿刺的目的及作用，取得患者信任及配合，并签署侵入治疗同意书。

（2）局部消毒：采用碘伏消毒局部皮肤后铺巾。

（3）局部麻醉：采用2%利多卡因局部浸润麻醉。先在皮内注射形成皮丘，然后沿穿刺方向进穿刺针，估计到达股动脉深度后，在其周围进行浸润麻醉。每次注药前先回抽注射器，证实无回血后再行注入。以后边退针边注入，以逐层麻醉。

（4）穿刺：确定好穿刺部位，摆好体位，充分暴露穿刺点，消毒铺洞巾，穿刺针与皮肤成30°～45°，穿刺针斜面向上进针，当持针手感觉到明显的动脉搏动时，即可刺破血管，见搏动性血流从穿刺针喷出，盐水纱布擦拭导引钢丝后，缓慢送入导引钢丝，动作轻柔，一旦遇到阻力，应立即停止送入导丝，调整穿刺针角度或旋转穿刺针调整导丝的前进方向后再送入导丝，切勿强行推送导丝。将导丝送入10～20cm后退出穿刺针，沿导引钢丝送入动脉鞘，（桡动脉穿刺置管时导丝通过尺骨鹰嘴水平后再退出针芯，送入鞘管）。送入鞘管时左手示指和中指固定穿刺点导丝位置，拇指压住导丝的体外部分，右手持鞘的尖端，保持与血管走向一致，缓慢推进。如果经侧管顺利抽出动脉血，可判定鞘管位于血管内，动脉穿刺成功。局部再次消毒后无菌敷贴固定稳妥。注意尽可能第一针穿刺成功，反复穿刺会引起动脉痉挛，使穿刺更为困难。如果穿刺部位出现血肿，须按压至少10分钟的时间，再次穿刺需要在前一次穿刺部位的近心端1～2 cm处。肝素盐水冲洗鞘管。

对策四：动脉穿刺置管的并发症及预防措施

并发症及护理：由于所选择的动脉穿刺路径不同，各种血管并发症也有所不同。

1.桡动脉置管术后并发症

（1）前壁疼痛或不适，因疼痛导致患者紧张，出现桡动脉痉挛。常见于患者精神过度紧张，局部麻醉不充分，操作者动作粗暴，多次穿刺不成功，导管与血管径直径不匹配，血管走行异常。

（2）前壁筋膜室综合征，是动脉穿刺术中最严重的并发症，指前壁筋膜室内容物（血液）增加，压力增加而压迫尺桡动脉，导致前壁肌肉与正中神经发生进行性缺血坏死的临床综合征。典型表现为：无脉，疼痛，苍白，感觉异常和麻痹。如果不及时治疗或处理不当，当发生肌肉坏死后，会导致肢体肿胀和肌红蛋白尿，高血钾的急性肾衰竭。

（3）穿刺点出血，局部多次穿刺后引起皮下渗血，造成皮下血肿。术后压迫止血不充分，腕部制动不好及使用大量抗凝剂等原因，可导致局部出血，皮下淤斑，出血较多时可导致局部或前壁血肿。前壁血肿表现为：前壁肿胀感，疼痛，皮温及张力均增高，局部皮肤青紫。

2.股动脉穿刺并发症

（1）出血与血肿：反复穿刺导致动脉周围小动脉分支或毛细血管丛损伤，引起局部渗血；穿刺针穿透血管后壁，压迫止血困难，股动脉穿刺严重时可出现腹膜后血肿。操作者必须严格、规范、准确的股动脉穿刺，争取一次穿刺成功，避免反复、多次穿刺；穿刺前检查患者凝血功能有无异常，予正确的压迫止血方法；患者卧床期间避免大幅度活动穿刺侧肢体，避免过早下床，观察穿刺部位纱布有无渗血及穿刺部位周围有无肿胀。穿刺局部出血，立即给予压迫止血，并尽可能将皮下淤血挤出。可借助超声检查判断是否有活动性出血。若出血加重，考虑外科手术或介入处理。稳定后可考虑局部理疗，促进血肿吸收；监测患者血压、血红蛋白，根据情况给予补液、输血、升压药物。

（2）血管损伤。

①动脉夹层：多见于股动脉、髂动脉及腹主动脉，动脉夹层一经确诊，密切关注患者生命体征，控制患者血压，嘱患者绝对卧床休息，避免用力过度（如用力排便，剧烈咳嗽等），视病情决定内科保守治疗或外科手术治疗。

②血管破裂：见于髂动脉，腹主动脉及其分支动脉破裂，患者出现腹腔及盆腔内出血，严重可导致失血性休克。

③假性动脉瘤：动脉壁被撕裂或穿破后血液流出与相邻组织包裹形成血肿，血肿与血管破口处相通，可扪及搏动，听诊可闻及明显血管杂音，也可通过超声或血管造影确诊。

④动静脉瘘：穿刺时同时穿透动，静脉，在动静脉之间形成交通，穿刺部位听诊可闻及血管杂音，也可通过血管超声检查确定动静脉之间有相交的通道。

⑤患者原有严重的主动脉硬化、狭窄病变：髂动脉、腹主动脉严重扭曲；穿刺或推送导丝时动作粗暴。操作者术前对穿刺血管进行认真的检查与评价，对可疑血管病变行超声或其他影像学检查明确病变性质与程度；动脉穿刺准确、规范，穿刺针刺入动脉后回血顺畅后再送入导丝；推送导丝过程中，动作轻柔，如遇阻力，切忌盲目用力，调整导丝位置，在X线透视下缓慢推送导丝，沿导丝缓慢送入动脉鞘管。

3.血管闭塞

多见于经桡动脉穿刺或经肱动脉穿刺置管，动脉损伤后远端血管闭合，穿刺部位远端动脉搏动消失，可通过血管超声检查确诊。常见于穿刺血管过细，术后加压包扎过紧或时间过久。若出现远端肢体缺血的症状，须行外科手术治疗。

4.血栓或栓塞

穿刺困难，插管所用时间过长，操作者方法不当，患者处于高凝状态，患者卧床时间过长等因素有关。选择动脉穿刺部位时，应优先考虑穿刺部位侧支循环是否良好，减少同一穿刺点反复穿刺，选择合适的套管针，穿刺动作轻、稳、准，避免反复穿刺造成血管壁的损伤。若穿刺时抽血不畅应检查套管针有无折叠、扭曲、或阻塞，应及时将小血栓抽出或拔除动脉导管，避免将小血栓推入血管内造成动脉栓塞。密切监测动脉穿刺部位远端皮肤的颜色及皮温有无异常。若血栓形成，可遵医嘱予尿激酶溶栓治疗。

5.感染

穿刺点皮肤的感染会引起局部红、肿、热、痛，重度感染会导致菌血症甚至感染性心内膜炎。穿刺时避开皮肤感染部位，严格遵守无菌操作原则。轻度感染可以局部消毒，换药，引流，遵医嘱使用抗生素。如果出现败血症时应根据血培养结果选择敏感抗生素，必要时予以外科手术。

6.空气栓塞

及时检查管道连接，防止松动及脱出，确保整个连接管道及监测管道处于密闭状态，采集动脉血标本后及监测动脉血压校零时应注意防止空气进入，预防空气栓塞。

对策五：动脉穿刺置管的护理

1.密切观察血压变化

通过动脉置管可在监护仪上记录动脉压力波形及压力上升速率，能及时准确地反映血管内有效血容量、心脏每搏输出量、心肌收缩、血管阻力等。若发现波形异常，应立即检查管道是否折叠或堵塞，及时准确判断患者的病情，是否使用了升压药或每搏输出量减少等，报告医生及时处理。定时检查回抽血不畅时，应检查套管针有无折叠、扭曲或阻塞，应及时将小血栓抽出或拔除动脉置管，避免将小血栓推入血管内造成栓塞。若压力换能器或体位发生变化时，须重新进行校零，以确保监测的血压为有效血压。

2.妥善固定，防止导管脱落

预防非计划性拔管的意外，同时采取一定的保护措施，为防止患者因全麻未醒、各置管不适引起的躁动及不配合，护士应及时将导管妥善固定，并用约束带约束四肢（约束前与家属签署约束同意书）。有精神症状而不配合的患者，应尽早使用约束带进行适当约束，防止发生意外拔管事件，及时巡视肢体末梢血运情况，必要时可遵医嘱予以镇静、镇痛药物辅助治疗。意识恢复清醒能配合者可解除约束带，但应做好宣教，强调各置管的放置部位、作用及自护方法。同时协助进行穿刺侧肢体功能锻炼、给予生活护理。患者如果出汗多，容易使贴膜卷边、粘贴不牢，密切观察及时更换贴膜，预防管道脱落。

3.严格无菌操作，防止感染

置管后护理不当可并发局部感染，严重者也可引起血液感染。监测患者体温，一般术后3天内，多数患者可出现短期的体温升高，一般不超过38℃。穿刺后24小时应更换敷贴，若有渗血或贴膜卷边要及时更换，保持穿刺点局部的清洁干燥。如果患者出现不明原因的寒战、发热时，或穿刺周围皮肤发红或有脓性液体渗出时，应尽早从导管内抽血进行血液培养检查，或拔除穿刺导管并做导管尖端细菌培养，更换穿刺部位继续治疗，根据血培养结果选择敏感抗生素。

4.预防远端肢体缺血及肿胀

血管壁损伤、血液黏滞度高、导管过粗及置管时间长等均是引起血栓风险因素。穿刺者动作轻柔，避免反复穿刺造成血管壁损伤。观察动脉穿刺部位远端皮肤的颜色及皮温有无异常。协助患者做置管侧肢体行握拳运动或将手适当抬高以促进血液循环减轻末梢肿胀。

5.抽取动脉血标本的护理

从动脉导管内反复抽取动脉血，避免反复穿刺损伤血管及增加患者的痛苦，三通处连接肝素帽，避免反复脱卸三通盖子引起血液污染，操作时需严格无菌操作、防止空气栓塞。

6.拔管的护理

动脉导管的拔除必须由有经验的护士或医生完成，严禁让患者自己或护工按压止血。导管拔除后用无菌纱布按穿刺部位部压迫止血10~15分钟，若压迫无法止血者，可用绷带加压包扎，松紧适应，注意观察肢端循环。待出血停止后予无菌消毒后，待干后用纱布贴保护穿刺点，48小时后去除贴膜。告知患者及家属拔管2小时内避免穿刺侧肢体进行血压测量及用力握物，密切观察穿刺局部有无渗血、有无皮下血肿形成。

7.心理护理

患者对疾病的知识缺乏，对陌生的环境会产生恐惧和焦虑心情。置管前向患者及家属解释置管的目的、方法及必要性，告知患者穿刺时会给予局部麻醉，穿刺点伤口较小，疼痛感会很小。穿刺时操作者之间谈话尽量使用专业术语，避免在患者面前谈论疾病预后不好等。对清醒患者进行鼓励，随时关注患者表情，询问有无不适，分散患者注意力，可以给患者讲述健康的重要性，出院后要注意哪些方面等，使患者有积极的态度配合治疗。置管后为患者讲解管路的重要性，避免牵拉、折叠、脱出等，鼓励及指导患者轻微运动，如握拳、抬高穿刺侧肢体等，翻身时在护士协助下进行。

（孟 佳）

第四节　深静脉穿刺置管术

【概述】

深静脉穿刺置管术是抢救急危重症患者常用的一项基本技术，也是各种化疗、介入等治疗的基础。深静脉穿刺置管根据置管形式的不同分为：中心静脉导管（CVC）置入术、PICC和完全植入式静脉输液港（TIVAP）。

CVC指经锁骨下静脉、颈内静脉、股静脉穿刺置管，尖端位于上腔静脉或下腔静脉腔内，首选锁骨下静脉穿刺。PICC指经上肢贵要静脉、肘正中静脉、头静脉、肱静脉（新生儿还可通过下肢大隐静脉等）穿刺置管，尖端位于上腔静脉或下腔静脉的一种方法，首选贵要静脉穿刺。临床上常用的穿刺技术有：传统置管技术、改良赛丁格置管技术和超声引导下的改良赛丁格技术。本节主要介绍传统置管技术。

1. 目的

用于测量中心静脉压或进行血液透析、血浆置换等。患者外周静脉穿刺困难，需注射大量药物，补充血容量，给予高渗性药物或胃肠外营养患者补充高营养食物，肿瘤化疗等都需要采用深静脉穿刺置管。无绝对禁忌证，相对禁忌证为穿刺部位的感染、创伤及静脉血栓形成，有严重的凝血功能障碍者，尽量不在锁骨下静脉及股静脉穿刺，可纠正后再穿刺置管。最常选择的路径为经颈内静脉、锁骨下静脉、股静脉穿刺置管。

2. 优势

（1）保护患者的外周静脉。

（2）可减少反复经外周静脉穿刺输液的痛苦。

（3）是危重患者的重要输液途径。

（4）可长时间保留在血管内。

（5）没有威胁生命安全的并发症。

（6）患活动方便，护理简单，利于提高生活质量。

【护理重点】

（1）常见深静脉置管的穿刺定位。

（2）深静脉置管的注意事项，并发症及护理措施。

（3）PICC的管道维护及护理重点。

（4）输液港的管道维护及护理重点。

【护理难点】

难点一：掌握常见的深静脉置管穿刺点的定位

解析：深静脉置管可用于颈内静脉、锁骨下静脉、股静脉、颈外静脉、头静脉和腋静脉，临床上常用的是前三种。

难点二：深静脉置管穿刺步骤

解析： 置管前为患者及家属解释，确认签署置管同意书。确定穿刺部位，消毒铺巾，予以局部麻醉。虽然穿刺点不同，但操作步骤基本一致，穿刺成功后置入导丝，再经导丝引导导管，固定导管，连接输液器。置管过程中，严格无菌操作，避免交叉感染及导管相关性感染的发生。

难点三：置管的注意事项

解析： 置管前向清醒患者及家属详细介绍置管目的，取得患者的积极配合及信任，穿刺过程中严格无菌原则，避免感染。根据患者病情需要选择适当的置管部位，尽量避免反复穿刺，以防形成血肿或损伤血管等，发现异常及早处理。

难点四：深静脉置管的并发症

解析： 常见的深静脉置管并发症有气胸（见于锁骨下静脉置管）、空气栓塞、血栓、心律失常、感染、导管堵塞或脱出等。

难点五：深静脉置管后的护理

解析： 应每班认真交接班，密切观察局部有无肿胀、皮下气肿等异常情况，观察敷贴有无松脱或者卷边并及时处理，以防输液管滑脱，注意管道堵塞及输液不畅的护理，静脉血栓在急性期容易造成血栓脱落，经下腔静脉入心脏，导致PE，所以一旦发生应及早给予治疗及溶栓。

难点六：PICC置管后维护及护理措施

解析： PICC多由上臂头静脉、贵要静脉、肘正中静脉等将导管插入中心静脉。根据导管材质可在体内保持1～2年，适用于长期中心静脉输液。掌握并告知患者及家属PICC置管注意事项、功能锻炼的重要性、日常维护方法，预防静脉血栓、穿刺点渗血、穿刺点渗液、导管堵塞、导管脱出、导管移位、静脉炎的发生。

难点七：掌握输液港护理措施

解析： 输液港是一种置入式的输液装置，其导管尖端位于上腔静脉，还有中间导管潜行与血管内，同时还有一部分是位于皮肤下方的注射座，在人体外面不会看见暴露装置。需要反复化疗、输入强刺激性药物长期或反复做各种静脉治疗，如抗生素、静脉补液、输血及抽血等。严格无菌操作，对导管通畅性定期检查，如果出现阻塞现象，需对疏通及时性做出保证。导管堵塞与药物的沉积相关，在输液前反复抽吸导管，进行X线检查，若出现曲折后需要及时拔除。在输液前后进行冲管，注意药物配药禁忌，在输注白蛋白与脂肪乳等高黏稠的药物时，采用脉冲式冲管护理。使用正确的手法封管处理，预防出现负压导致血液反流，预防血栓性堵塞的概率。如果维护恰当，一个输液港可使用5～10年。

【护理对策】

对策一：掌握常用的深静脉置管穿刺点

颈内静脉：患者呈仰卧位，肩下垫一小枕，头后仰并偏向左侧以充分显露胸锁乳突肌。穿刺点选胸锁乳突肌下端胸骨头和锁骨头所形成的三角，在三角的顶点触及颈总动脉，在动脉的外侧旁开0.5～1 cm为穿刺点，穿刺针与皮肤呈30°～40°，针尖指向同侧乳头。

锁骨下静脉：患者呈仰卧位，肩下垫枕，头后仰15°，头转向穿刺对侧，穿刺部位是锁骨中外1/3交界处，锁骨下方约1 cm处为穿针点，穿刺角度为20°～30°，朝向胸骨上凹进针4～5 cm刺入血管。

股静脉：患者呈仰卧位，大腿平方稍外旋，耻骨结节外两横指处或腹股沟韧带下缘两横指处，可触及股动脉搏动，在股动脉内侧0.5～1 cm处为穿刺点，针头与皮肤呈45°角，针尖指向脐部。

对策二：掌握深静脉置管穿刺步骤

（1）穿刺前详细为患者及家属解释置管的必要性及可能会出现的并发症及不良后果等，并签署置管同意书。

（2）明确穿刺部位，充分暴露穿刺点，常规的碘消毒，铺无菌巾。

（3）以2%利多卡因局部浸润麻醉，以5 mL注射器试探性穿刺，穿刺方向与皮肤呈30°～40°，边进针边抽吸，见静脉回血表明已进入静脉。换穿刺针，按穿刺方向穿刺深静脉，见静脉回血，固定穿刺针，经穿刺针尾端孔隙进入导引钢丝，退出穿刺针，沿导引钢丝插入扩张器，扩张皮肤及皮下组织。然后，退出扩张器，沿导引钢丝送入单腔或双腔静脉留置导管，一般插入深度10～15 cm，退出导引钢丝，双腔导管分别连接注射器，回抽后连接肝素帽，用10～20 mL 0.9%氯化钠溶液进行脉冲式推注，并选择肝素稀释液正压封管，以免管道堵塞。

4.在穿刺点附近用丝线将导管缝扎固定，以无菌纱布覆盖，胶布固定，穿刺完毕。

对策三：掌握深静脉穿刺置管注意事项

（1）置管前向清醒患者及家属详细介绍置管目的、优点、作用及注意事项，让患者及家属了解该操作术中和术后可能发生的并发症，取得患者的合作与理解，并签署置管同意书。使患者对医护人员有充分的信任感和安全感，尽量减轻患者的紧张情绪。

（2）置管术中护理：根据患者病情及治疗需要选择适当的置管部位。穿刺时熟悉解剖结构，避免误伤周围神经及动脉。在置管的过程中，要严格执行无菌操作，与操作者密切配合，维持好体位，可采取超声引导，尽量避免反复穿刺，以防形成血肿或损伤血管，如果操作不当，可发生气胸、血胸、空气栓塞、感染等。穿刺时，密切观察病情变化，发现异常及早采取适宜的处理方法。

对策四：深静脉置管的并发症

1.气胸

气胸见于锁骨下静脉置管，穿刺针进针过深，损伤胸膜顶和肺，造成外界气体进入胸腔内压缩肺部而引起呼吸困难。穿刺时，注射器回抽有气体是损伤胸膜和肺的最早的证据，但要注意注射器与穿刺针连接有无漏气。如肺压缩小于30%，无呼吸困难，可随访观察；如肺压缩大于30%，伴呼吸困难，可行胸腔抽气减压或胸腔闭式引流排气。

2.空气栓塞

穿刺时未使患者处于头低位，穿刺成功后，一旦撤离注射器后静脉与大气相通，由于心脏的舒张作用，空气易进入血管致气栓。因此穿刺时需取头低位，穿刺成功后保持肺在吸气状态下置导丝，这样可以减小胸腔负压，预防空气栓塞的发生。

3.血栓和栓塞

导管在血管内刺激凝血系统，常在导管周围形成明显血栓，导致DVT阻塞，引起肢体肿胀、PE等。

4.心律失常

通常由于导引钢丝进入血管过深，钢丝远端刺激心房、三尖瓣环、心室所致，表现为房性期前收缩、室性期前收缩、短阵房性心动过速、短阵室性心动过速，回抽钢丝后心律失常可自行消失。

5.感染

在深静脉导管留置时间越长，感染的可能性越大。表现为寒战、发热，血白细胞升高等，局部可表现为周围皮肤或组织发生红斑、触痛、硬结或脓点脓肿；可引起严重后果，如心内膜炎、骨髓炎及化脓性血栓性静脉炎。出现感染时，应及时进行血培养，拔除深静脉导管，并留取导管头端2cm行细菌培养及药敏试验，以利于抗生素的选择。

6.导管堵塞或脱出

堵塞发生多与血栓或药物沉积所致。早期出现部分堵塞，表现为导管输液缓慢，不能回抽出血液。导管堵塞晚期时，不能回抽血液也不能输液。导管堵塞早期时可使用肝素生理盐水或尿激酶冲洗，若导管完全堵塞，应拔除堵塞的导管，更换部位重新置管。为患者更换衣物和翻身时，先理顺管路，动作轻柔，避免牵拉，防止导管脱落。

7.出血与血肿

对于有凝血功能障碍者尽量先纠正凝血功能障碍，如需紧急放置导管尽量减少反复穿刺；如有血管损伤应及时压迫，时间要充分。

8.神经及淋巴管损伤

严格执行操作规则，减少反复操作。

对策五：深静脉置管术后护理

（1）置管24小时内要注意观察局部有无肿胀、皮下气肿等异常情况，穿刺成功后应给予二次固定妥善。由于导管管径粗，留置时间较久，易诱发静脉炎及感染等，必须严格无菌，穿刺成功后以碘酊、75%乙醇消毒，待干后再以无菌通明膜紧贴皮肤以固定，应每班认真交接班，观察敷贴有无松脱或者卷边并及时处理，以防输液管滑脱。

（2）管腔堵塞或输液不畅：导管受阻主要是由于体位变化，导管受压、反折等因素导致的，须立即检查及时调整导管；长时间输注氨基酸、脂肪乳、血制品等也容易使导管受阻，残余液的阳离子复合物存留于导管中导致，输注这些药液后必须以生理盐水脉冲式冲管，保证管道通畅；输液时注意合理安排液体顺序，以防导管堵塞，及时更换液体以防输空。每次输液前应该先用10~20 mL的0.9%氯化钠溶液脉冲式推注，回抽见血后进行输液，如果存在回抽不畅的情况，应该利用25 U/mL的肝素稀释液来冲洗，每次在输液结束后，应该利用10~20 mL 0.9%氯化钠溶液进行脉冲式推注，并选择肝素稀释液正压封管，以免管道堵塞。

（3）预防导管脱出：a.穿刺成功后，应用缝线将导管牢靠固定于患者皮肤上，穿刺点距皮肤穿点8~10 cm处分别用胶布交叉固定，穿刺点无出血后消毒待干，更换透明敷料贴膜，注意无张力粘贴，拆除敷料贴膜时应沿导管方向由下向上揭去透明敷料。若患者因发热出汗、烦躁、擦浴等原因影响透明敷料贴膜黏性，应及时消毒皮肤后给予更换。b.告知患者日常生活中切勿剧烈运动，穿刺部位活动勿过大，注意平时置管部位活动幅度不要太大，不要向置管侧翻身或侧躺，避免使管道受压变形，脱衣服时勿牵拉管道，以防止导管脱落。每次换药时应检查置管深度，评估导管有无滑脱出，观察导管固定缝线是否断开或脱落。如发生导管固定缝线断开或脱落的现象，应告知医生，立即再次缝线固定。若导管一旦发生脱落，应压迫止血并立即就诊；c.输液管要有一段适合患者活动的长度。避免因输液管导牵拉而引起管导脱出。躁动患者适当约束双上肢，必要时遵医嘱应用镇静药物。

（4）穿刺部位渗血的护理：出现穿刺部位局部渗血与术中扩张器的使用及手术技巧有关，还与部分患者凝血功能异常有关。在置管过程中，使用扩张器扩张皮肤尽量使皮肤切口在0.5 cm内。扩张的深度要适中，导管置入后对伤口周围组织常规压迫止血可减少穿刺部位局部渗血的发生。若患者活动过大而引起渗血时，予以局部压迫后可止血。术前应检查患者凝血功能，根据监测结果评估能否进行导管置管，若能置管也应对穿刺部位压迫止血时间延长。

（5）血栓形成的护理：导管血栓形成是最常见的并发症之一。股静脉是下肢深静脉，患者往往需要卧床，股静脉穿刺是最容易产生DVT的位置，股静脉置管患者行走、咳嗽、用力大便导致腹压增高时，易形成纤维素凝块悬浮或血小板黏附导管壁导致管腔狭窄堵塞。对于股静脉置管患者，避免剧烈运动，下蹲、弯腰动作，减少行走，可卧床给予四肢按摩治疗。若发生静脉血栓，在急性期容易造成血栓脱落，而经下腔静脉入心脏，导致PE。一旦发生血栓，应遵医嘱尽早使用那屈肝素钙或管内溶栓治疗。患者颈内静脉置管方向与血液回流方向相一致，并且颈内静脉置管导管尖端到上腔静脉根部恰好位于右心房的入口处，此处血流速度快，血栓栓塞管腔可能性相对较小。置管前要对患者进行评估，可优先选择颈内静脉置管。

（6）心理护理：由于深静脉置管因时间久，患者活动受限，液体输入及泵入量大，各种治疗项目多，患者会因此产生恐惧心理，一是担心自己病情严重，怕治疗预后不好，二是对治疗费用的担忧。因此做好生活指导工作、健康教育、相关注意点解释等，还应与患者多沟通，主动关心患者，可为患者播放轻音乐，以缓解其不良心理。

对策六：PICC置管后的维护及护理

（1）置管后24小时内：置管侧上肢尽量避免屈肘或过度活动，以避免出血。置管后为避免肢体肿胀、麻木，可将肢体抬高，做握拳松拳的动作，可按压穿刺点轻微活动，以促进血液循环，防止血栓形成。置管后穿刺点处有少量渗血，不要紧张，可以局部按压止血、冰袋冷敷止血。

（2）置管后一周内可予以热敷，沿贴膜上方1 cm处开始到肩膀，用湿热毛巾包裹整个手臂或在静脉走向热敷，以不烫伤为宜。适当的活动让静脉适应导管，防血栓，减少不适感及渗血。如可多做握拳运动，每日3次，每次10分钟，握拳3秒，松拳3秒。但活动幅度应控制，不宜做肩关节大幅度甩手运动，避免置管手臂重体力活，以不超过一个热水瓶的重量为准。

（3）注意观察伤口情况，2周内穿刺点都有可能出血，如有出血时应及时更换透明敷贴。导管应由专业护士维护，患者及家属请勿直接维护。

（4）注意观察穿刺侧肢体有无出现红肿、疼痛、条索状改变，如有及时告知医生，做血管彩超，看是否有血栓的发生。保持穿刺部位局部清洁干燥，切勿擅自撕下敷贴，若透明敷料出现卷曲、渗液、贴膜下有汗液时，及时找专业护士进行标准程序更换。

（5）禁止在置管侧肢进行血压监测、扎止血带等操作。睡觉时注意不要压住置管肢体，不能通过PICC导管高压推注造影剂。

（6）PICC置管患者可从事一般日常工作、简单家务劳动、体育锻炼，但要避免使用置管这一侧手臂提过重的物体（重量≥3 kg），禁止做引体向上、打篮球等或过度活动患肢的运动。避免蒸桑拿、游泳、温泉等，会浸泡到无菌区的活动。

（7）PICC置管患者根据病情在咨询医生后身体状况允许的情况下可以淋浴，但不能盆浴、泡浴。淋浴时用塑料保鲜膜将穿刺处及导管包裹严密，上下用胶布贴紧，沐浴后检查贴膜下有无浸水，如有浸湿应请专业护士更换透明敷贴。

（8）PICC置管的患者治疗间歇期每周找专业护士对PICC导管进行冲管、封管、更换贴膜、更换正压接头等维护。若对贴膜过敏的患者，可使用通透性更高的敷料（如纱布、无纺布）等，应每24~48小时更换一次敷料。

（9）输液时应注意观察液体滴速，若在没有人为改变的情况下滴速明显减慢，或输液时出现漏液现象，要及时通知护士查明原因，进行妥善处理。

（10）若出现不明原因的发热、置管侧肢体肿胀（臂围≥2 cm）、颈部不适等情况应及时到医院就诊。当患者出现剧烈咳嗽、运动等胸腔内压力增高时，可将置管侧手臂抬高，避免血液反流至导管内，必要时及时冲管，必要时遵医嘱做相关检查。

（11）注意观察导管接头有无脱落、导管体外部分在手臂弯曲时有无出现打折、破损等，如应发生请及时到医院更换接头或固定器。

（12）PICC置管患者出院后，如果不能及时返回原置管医院进行导管维护、治疗时，应于当地正规医院PICC专业护士给予导管维护、治疗。维护、治疗前应仔细阅读所携带的《护理手册》，维护后予以签字登记。

对策七：输液港的维护注意事项及护理措施。

（1）输液时必须使用无损伤针穿刺输液港，一周更换一次，维护时应由经过专业培训的医护人员进行，严格无菌操作，避免感染。密切观察穿刺部位有无局部红肿、疼痛、皮疹等症状。

（2）输液期间每周由专人负责更换无损伤针，针头从输液港中垂直刺入，动作轻柔，避免穿刺力度过大导致针尖弯曲。

（3）每次注射给药前必须抽回血证实无损伤针头位于输液港内方可给药，避免药物注射入皮下，造成局部组织积液、感染、坏死等。抽吸无回血时，应立即停止输液治疗，寻找原因，必要时进行胸部X线检查，确认输液港的位置。

（4）避免10 mL以下的注射器给药，避免用高压注射泵推注造影剂，防止损伤导管。每次输液后用20 mL生理盐水脉冲式冲洗导管，并正压封管，非治疗期间或较长时间不用时，每4周冲封管一次。

（5）不应在连接有植入式输液港的一侧肢体上进行血流动力学监测和静脉穿刺。

（6）避免术侧肢体过度外展、上举或负重，如引体向上、托举哑铃、打球、游泳等活动度较大的体育锻炼。

（孟　佳）

第十三章
急诊常见器官功能监测技术及护理

第一节　呼吸系统功能监测

【概述】

呼吸中枢功能的好坏、肺功能的好坏、呼吸肌功能的好坏、胸廓的完整性、循环功能的好坏可通过呼吸运动的变化来反映。对呼吸运动的监测是临床上最直观，最可靠的手段。其主要目的在于对患者的呼吸运动和功能做出正确的评价，然后诊断出呼吸功能障碍的类型，熟悉患者呼吸功能的动态变化，对患者病情进行准确的评估，从而对治疗的有效性做出准确的评价，进一步指导调整治疗方案。监测内容主要包含RR、呼吸幅度和节律、胸式呼吸、腹式呼吸等。

【难点】

难点一：准确掌握相关概念

解析：呼吸系统功能监测首先要理解与呼吸功能相关的指标及定义，掌握正常的RR、呼吸幅度和节律，以及胸腹式呼吸、胸式呼吸常见于何种情况，才能进一步区分呼吸运动。异常呼吸运动多见于何种情况，对于判断病情有较强的指导价值；临床可用的监测手段有多种，其中之一为通过两个电极置于胸部形成回路，胸廓大小和肺含气量的变化可引起电流阻抗的变化，经特定电流转变为仪表呼吸波而显示出来，根据波形可确定呼吸顷率和节律。另一种方法是通过置于鼻孔附近热敏元件，连续测量呼吸气流的温度来监测RR和节律的方法也是常用方法；新生儿和婴儿通过置于身体下的压力传感器感受呼吸运动过程中压力的周期性变化来监测RR和节律。最重要的还是临床观察不仅可以发现RR和节律的变化，还可观察呼吸的深度、胸腹式呼吸、三凹征等其他临床特征。

难点二：理解通气功能监测内容及指标

解析：人体通过肺和胸廓的扩张及回缩来调整整个呼吸运动，在此过程中，肺内容纳的气体量会产生相应的变化，按照不同呼吸阶段内通气量的变化分为VT、补吸气量、补呼气量、残气量、深吸气量、功能残气量、肺活量、肺总量8种容量。这8项指标是肺呼吸功能监测的基本项目。动态肺容量代表的是某一阶段内肺通气量的变化，反映的是气道的通气功能状况，是在单位时间内进出肺的气体量。

难点三： 理解肺换气功能的监测内容及指标

解析： 气体弥散过程是指肺泡内的气体与肺泡四周毛细血管内气体经过肺泡或毛细血管进行气体交换的过程。呼吸膜厚度增加或呼吸膜面积减少引起的气体交换障碍可导致肺换气功能障碍。临床上引起呼吸过度增加的常见原因包括种水肿、肺纤维化等。肺换气功能除与肺泡-毛细血管膜厚度有关外，还与肺血容量、红细胞质量以及血红蛋白浓度有关。通过血气分析可以明确血液的氧合状态，指导呼吸机的合理调节。也能反映身体的酸碱平衡。与呼吸功能监测氧合可判断时气体交换情况等。

【对策】

对策一：理解呼吸状态相关概念定义

1.RR

RR是指每分钟呼吸肌运动的频次，它反映了患者呼吸功能和呼吸中枢的兴奋程度，是最常见的呼吸功能监测项目。正常值成人为12~20次/分，儿童偏快，20~30次/分，新生儿约40次/分。

2.呼吸幅度与节律

呼吸幅度是指患者在进行呼吸运动时胸廓和腹部起伏的大小，而节律则是指有规律地进行呼吸。

3.胸腹式呼吸

胸式呼吸是指胸廓运动为主的呼吸，腹式呼吸是膈肌运动为主的呼吸。两种呼吸很少单独存在，腹式呼吸一般以男性多见，女性则以胸式为主。

4.RR的异常

RR加快见于缺氧、酸中毒、发热和中枢受损等，而麻醉、药物中毒、脑干疾病等则是RR减慢的表现。

5.呼吸节律的改变

呼吸节律的改变往往反映出神经调控机制的不正常。包括以下几种：a.潮式呼吸：呼吸幅度反复由小到大随后再由大到小，然后进行一段时间的呼吸暂停。血液中PCO_2比能引起兴奋呼吸中枢的阈值还要低，所以出现了呼吸暂停的现象。如此交替，就形成潮式呼吸，多见于中枢系统性疾病，脑循环功能障碍及中毒等，以中毒者多见。b.比奥呼吸：在一次或多次强烈呼吸后，持续较长时间的呼吸暂停，之后又出现几次较强的呼吸，可见循环系统出现明显变化，短则10秒左右，长者可达1分钟；比奥呼吸是死亡前出现的危急症状，目前原因不确定，可能是疾病侵及延髓，使呼吸中枢受损所致。可见于颅脑损伤、脑膜炎和尿毒症等。c.长吸式呼吸：表现为吸气相长且强，与呼吸暂停交替的一种呼吸方式，见于脑栓塞、出血和脑桥肿瘤等。d.有自主呼吸但不能随意控制呼吸节律：见于延髓和高位颈髓水平的双侧锥体束破坏者。

对策二：理解通气功能监测内容及指标

1.VT

VT指指安静呼吸时一口气吸入或呼出的气体体积。正常成人8～12 mL/kg。能在静止状态下反映人体的通气功能。在中枢神经系统病学等疾病中VT增高。在气管梗阻、肺部感染、肺纤维化、肺水肿、血气胸等处均见VT减少。

2.补吸气量

补吸气量是指将气量吸入平静后，再用力吸入，也可称为吸气储备量。能体现胸廓的弹性储备及呼吸肌的强健程度。正常男性在2 160 mL左右，女性在1 500 mL左右。

3.深吸气量

深吸气量是指在安静呼气后，能吸入的最大气量，也就是最大限度地吸气。

4.补呼气量

补呼气量是指平静地呼气后，再用气力将能呼吸到的气体进行呼气。也可以反映胸廓的弹性储备和呼吸肌的力量（正常成人为900～1 200 mL）。

5.残气量

残气量是指最大限度地呼气后，残存在肺中的所有气体体积。又称为余气量，正常成人男性1 500 mL左右，女性1 000 mL左右。

6.功能残气量

功能残气量是指呼吸安静后，肺中残存的气体体积。相当于气量的残留量和补气量的总和。

7.肺活量

肺活量是指吸气最大后迟缓呼出的最大气量，或使劲吸入最大气量后最慢呼气。等于深吸气量和补气量的总和。反映每一次肺通气所具有的最大能力，也就是反应最大呼吸幅度的肺和胸廓的扩张和收缩。

8.肺总量

肺总量最大吸气后存留于肺部的全部气体量。等于深吸气量与功能残气量之和。成年男性正常值为5.0 L，女性为3.5 L。

9.分钟通气量

分钟通气量是指每分钟吸入或呼出的气体量，处于平静状态。与VT和RR的乘积相等。

10.分钟肺泡通气量

分钟肺泡通气量是指肺泡在静息状态下，每分钟吸入人体内的气体。相当于VT减去生理无效腔量的差值再乘以RR。正常时肺泡通气量为每分钟通气量的70%。分钟肺泡通气量缺乏，是导致低氧血症和高碳酸血症的罪魁祸首。而肺泡通气量过大，又可引起呼吸性碱中毒。

11.用力肺活量

用力肺活量也叫用力呼气量,是指在深吸气后,所有的气量都是以最大的力度和最快的速度呼出的。在1、2、3秒内呼出的气量称1、2、3秒用力呼气容量,其中第1秒内呼出的气量,在临床上意义较大,正常值50~80 mL/kg。

12.第1秒用力呼气与用力肺活量之比

该比值约为83%,可以用肺量计测出,若第1秒内呼出的气量降低即反映气道阻力增加。

13.最大呼气流量-容积曲线

最大呼气流量-容积曲线是指在最大限度地呼气过程中,以相应的气流速度将呼出的肺容量描绘成的曲线图形。前半部视受检者呼气用力大小而定,后半部视其肺泡弹性回缩力及周围气道生理机能而定。

对策三:肺换气功能的监测内容及指标

1.氧合指数

氧合指数是监测肺换气功能的主要指标之一。当肺弥散功能正常时,提高吸氧浓度,PCO_2 也相应地升高,氧合指数正常值350~500 mmHg。若吸氧浓度升高,氧分压不能相应地升高,提示可能存在不同程度的肺内分流所致的低氧血症。

2.肺泡 PaO_2 差

指肺浓气体氧分压与 PaO_2 之差,是反映肺内气体交换效率的重要指标。正靠人该数值随年龄的增加而加大,正常值为5~15 mmHg。

3.肺内分流

肺内分流是判断肺内分流最准确的指标,同时取动脉血标本,化验血气,从而计算出分流值,属有创监测。肺内分流增加可见于ARDS肺水肿等,亦可见于肺内通气血流比例失调如肺炎、肺不张以及先天性心脏病等。正常值为3%~5%。

(牛振东)

第二节　循环系统功能监测

【概述】

循环系统功能监测的目的在于能及时、准确发现各种循环功能异常,如容量负荷过重或不足,心律失常导致循环阻力增高等,对于及时合理地指导治疗防止严重并发症及提高患者的救治成功率有重要的意义;传统的循环功能监测项目包括观察意识表情、皮肤色泽、皮肤温度、触摸周围动脉搏动的频率和节律,测量动脉血压等,这些都是评估心功能和循环功能极有价值的指标。目前这些指标仍是临床上循环功能监测的重要内容。随着现代急危重症医学的发展,完整而系统的循环功能监测不仅要有以上的一般监测方法,还需要持续心电监护直接或简单血压监测,如无创伤性和创伤性血流动力学监测等方法来共同实现。

【难点】

难点一：准确掌握一般监测和心电监护内容和注意事项

解析： 一般监测包含患者一般生命体征和临床特征，是危重患者入院后最直观的表现；心电监护是常用手段，是急诊室和重症监护病房最基本的床旁监测项目。临床使用心电监护的直接目的是及时发现，识别和确诊各种心律失常，最终目的是对各种致命性心律失常进行及时有效的处理，降低心律失常猝死率，提高急危重焦患者抢救成功率。

难点二：熟悉动脉血压和中心静脉压监测

解析： 临床上的动脉血压监测能及时熟悉血压的动态改变，使血压保持稳定，对降低器官损害有一定的作用；主要包括无创监测血压、有创监测血压两大类。一般情况下，有创血压监测较无创血压监测准确性高。持续观察中心静脉压的动态变化，对于了解血容量、右心功能以及判断、观察、治疗休克和心包填塞有着重要的临床意义。

难点三：血流动力学监测

解析： 血流动力学研究的是血液在心血管内流动的一系列物理问题，也就是流量和阻力的关系问题。血流动力学监测的适应证包括各种急危重症患者如创伤、休克、呼吸衰竭、心血管疾病及较大而复杂的手术患者等，它可以持续地观察心脏前后负荷、心肌收力、心室舒张末压、心律和心率等反映心血管功能状况的动态指标，为制定治疗措施、及时发现病情变化提供依据。血流动力学监测分为三类：无创伤性、微创和创伤性血流动力子监测。一种为有创性血流动力学监测-肺动脉漂浮导管，利用气囊式血流导向导管，即漂浮导管，测量右心各部压力及肺微血管楔压。一种是微创血流动力学监测——脉动指示连续心排血量（PiCCO），是将经肺热稀释技术与动脉搏动曲线分析技术相结合，采用成熟的热稀释技术测量单次心排血量，通过间断分析动脉压力波型曲线下面积与心排血量之间的关系，获得个体化的每搏输出量（SV）和每搏输出量变异（SVV），从而实现动态监测血流动力学。另一种为无创伤性的血流动力学监测，主要是无创心排血量的一种测量方式，通过测量血流量来获得血流动力学数据，而不是测量血压。它是使用对机体组织器官无机械伤害的措施，间接取得心血管功能的各种参数，通过皮肤或黏膜等途径获得。其特点是简易、安全。监测内容包括：心律、血压以及颈静脉的充盈程度等。目前比较全面的无创监测血流动力学的方法有经胸电阻抗法、经胸超声心动图和经食管超声心动图方法可以在ICU患者的床边进行，因为它的透声窗口距离心脏更近，容易得到清晰的影像。可直接观察心脏解剖、心脏功能和血流动力学等，为诊断、治疗和预后评价心脏和大血管相关疾病提供依据。

【对策】

对策一：正确掌握一般监测内容和意义及心电监护的意义

（1）一般监测。a.意识状态：外周循环系统的功能状态变化可直接引起中枢神经系统的血流灌注量改变，从而影响脑功能的表达是循环功能改变的直接观察指标。患者如出现意识障碍如嗜睡、意识模糊、谵妄、昏迷，或出现表情异常，如烦躁焦虑或淡漠迟钝，甚至意识丧失，在排除了神经系统疾病之后，主要反映循环功能障碍的加重。b.正常成人心率心为60～100次/分，监测心率可反映心血管功能状态的变化，及时发现心律失常如心动过缓、心动过速、期前收缩和心搏骤停等。心率增快，可能是循环血量丢失的表现，这种变化可先于血压及中心静脉压的变化。合并感染的患者，机体代谢率增高，需要有足够的心排血量才能满足需要，适当的提高心率有利于提高心排血量。当心率大于150次/分，心动周期缩短，充盈不足的舒张期，心排血量明显下降，氧气消耗量增加。c.呼吸状态：呼吸状态的改变可以间接反映循环功能的改变，例如休克、创伤或重症感染的患者早期呼吸多浅快，呈现呼吸性碱中毒，严重时可出现呼吸窘迫。d.尿量减少，临床上患者病情危重时出现尿少或无尿时，要每小时需要观察尿量和尿比重的大小。e.面部、口唇及肢端颜色改变是周围小血管收缩，微血管血流减少导致，如急性失血、外伤或剧烈疼痛时，可出现由红润转为苍白，甚至出现青紫的面颊、口唇及皮肤颜色在临床上的表现；急性心功能不全发作时表现为面色青灰、口唇发绀；重症感染发展至微循环障碍时可表现为发绀。f.充盈时间与肢端温度降低是微循环灌注不良、血液淤滞的表现，反映周遭循环状态。如果在保暖状态下，四肢末端温度下降，可确认周围血管收缩，肌肤血流量下降。它是反映周围循环血量不足的一个重要指标。

（2）心电监护具有以下临床意义：a.及时发现和诊断致命性心伴失常，这是心电监护的主要目的，通过动态观察心律失常的发展趋势和规律，可预示发生致命的心律失常。如某些急性器质性心脏病患者出现进行性增加的高危险性室性明前收缩，应警惕和预防随后可能出现的致命性心律失常。b.指导抗心律失常治疗。通过心电监测不仅能及时发现心律不齐的情况，初步确定心律失常的类型和程度，还能有效评价各种治疗措施的疗效及不良反应。c.监测电解质紊乱。电解质紊乱可影响心脏电生理活动，出现心电图的改变，诱发心律失常。通过心电监护可及时发现并对已经处理的患者进行治疗效果评价。d.手术监护。对各种手术，特别是心血管手术的术前、术中、术后及各种特殊检查过程中实行心电监护，以及时发现可能出现的并发症并迅速采取救治措施。e.指导其他可能影响心电活动的治疗。当非抗心律失常治疗措施有可能影响到患的心电活动时，也可进行心电监护以指导治疗。

对策二：熟悉动脉血压和中心静脉压监测

1.动脉血压监测

能反映心室后负荷、心排血量、循环血容量、血管张力和血管壁弹性等。常用的血压监测指标有收缩压、舒张压、脉压值、动脉压值平均值等。收缩压主要是由心肌收缩力和心排血量的大小决定的，是维持重要脏器血液供应的首要指标；舒张压是维持冠状动脉灌注的重要指标；脉压取决于心脏SV和血容量，在失血性休克患者此值变小；动脉压得平均值与心排血量有关，也与周围血管的阻力有关。是体现脏器和组织灌注好不好的一个重要指标。血压监测分为两种方法，一是无创血压监测，二是有创血压监测。无创血压监测常用间断袖带测压法，由监测仪自动完成和显示。有创血压监测为动脉内插管直接监测，可以连续记录压力曲线，显示血压趋势图，反映一段时间内血压波动情况。对于急危重症或无创血压监测有困难的患者，如休克状态或应用血管活性药物时，均需动脉插管直接测量血压。桡动脉多为首选穿刺部位，此外还可用股、髋、足背及腋动脉。血压变化可衡量循环功能，但不是唯一的标准，因为组织灌注取决于血压和周围血管阻力两个因素，若血管收缩，阻力增高，血压虽然不低，但组织血流减少，循环功能还是满足不了组织代谢的需求。所以单纯血压值正常并不完全说明患者有良好的循环状态。

2.中心静脉压

中心静脉压是指血液通过右心房胸段及上下腔静脉时所产生的压力。中心静脉导管向中心静脉穿刺，持续观察中心静脉压的动态变化，对于了解血容量、右心功能以及判断、观察、治疗心包填塞和休克有着重要的临床意义。它的高低与血管内的容量有关，与静脉壁的张力有关，也与右心的功能有关。中心静脉压过低提示血容量不足或静脉回流受阻，应给予补液；中心静脉压过高提示输入液体量过多或存在心功能不全，应减慢输液速度或暂停输液，给予利尿药或强心剂等，正常值为6~12 cmH$_2$O。

对策三：掌握血流动力学监测方法及注意事项

（1）无创血流动力学监测——无创心排血量。a.参数及意义：影响搏出量的主要因素SV。周围血管阻力（SUR）反映的是左心室后的负荷情况。心脏输出量（CO）的变化能够提供早期预警，以满足机体基础代谢率改变。心脏指数（CI）能够直接比较体型差异的患者。胸腔积液程度包含血管内、肺泡内、组织间隙内的液态，反映心脏前负荷大小，指导输液速度，输液量不受机械通气和通气、通气的影响。速度指数/加速指数专门评价心肌收缩能力，指导心脏活性药物的使用。b.临床意义：心功能实时评价；对心脏前负荷/后负荷进行定性/定量评价；对血流动力学变化趋势进行实时监测；一边监测血流动态，一边开展心电监护。c.适应证：成人静息时适宜；监测急危重症患者血流动力学；对心脏功能进行评估，并进行动态监控；高风险外科围术期患者；选择最佳房室传导时间给双腔起搏患者。d.禁忌证：使用起搏器会造成电信号干扰；不适合躁动不配合的患者使用影响准确性。e.操作方法：将监视器打开；正确连接ICG模块箱体，首先接通模块箱体的电源，其次接通电缆；模块箱体正确连接后接通电源，接入AUX接口，监视器接好后监控波形；设定患者信息参数；将选定皮肤表层的毛发刮净；用清水将皮肤表面擦净，再安排感应器；摆放感应器（电极片）的位置；颈感应器沿耳垂正下方的两侧颈项竖放；两组感应器一定要对面直接放；将ICG缆线连接患者。f.影响ICG精确度的因素：包括算法、缆线、阻抗信号数字化。

（2）微创血流动力学监测——脉搏指示连续心排血量。①参数意义：心脏输出量/心脏指数（CO/CI）注一次冰水就能显示两者的准确数值，通常不间断注三次冰水盐水，取平均值，以降低误差。血管外肺水指数（EVLW）指肺的含水量是由肺血的含水量和血管外肺水量组成，是目前较好的定量监测肺水肿的指标。血管外肺水指数（EVLWI）>7 mL/kg 作为肺水肿阈值的敏感度为86%。EVLW是表示急危重症患者病情严重程度的一种指标。而这两种疾病状态的判断，对于临床治疗来说，都是非常有意义的。SVV可用于判断容量反应性。为避免自主不规则呼吸造成心脏搏量周期性变化的不稳定性，测定SVV需患者充分镇静，呼吸机容量控制，使呼吸畅通。SVV在满足上述条件下，比GEDV、CVP等静态指标更能体现容量反应性。通过SVV而不是通过容量负荷试验，临床上可以避免过多的容量负荷，这对于心功能或肾功能不全的患者来说是特别重要的。可以监测收缩压力变异（SPV）和脉搏压力变异（PPV）等指标。b. PiCCO 适应证：PiCCO可用于所有需要监测心血管功能和循环容量状态的患者，如急危重症患者需要中心静脉和动脉插管监测。休克患者合并急性呼吸窘迫综合征，肺动脉高压，急性心功能不全，严重创伤，器官移植等。c.PiCCO 禁忌证：有些为相对禁忌证，出血性疾病，主动脉瘤，大动脉炎等；体外循环过程、严重的心律失常，严重的气胸、心肺压缩性疾病等。d.临床应用技术优势：使用方便，无须应用浮导管，只需一条中心静脉和动脉通道，即可提供多种特定数据，同时反映患者循环功能状况和肺水肿状况；PICCO操作简单，损伤小，减少了操作风险。

（3）有创血流动力学监测——肺动脉漂浮导管是指各种导管或监测探头经体表插入人的心腔及（或）血管腔内。直接利用各种监测仪或监测装置对各种生理参数进行监测。

①重要参数及意义：右房压（RAP）正常值为2～6 mmHg。右室正常收缩压（20～30 mmHg）和早期舒张压（右室压，RVP）为0。舒张终压5 mmHg，右室平均25 mmHg。右室收缩压增高见于原发性或继发性肺动脉高压（如COPD，PE，肺动脉瓣膜，瓣膜上或瓣膜下狭窄者）；先天性心脏病左向右分流（如房间隔、室间隔缺损）。右室舒张压增高：和右室压力增高的原因是一样的。右室舒张压降低常见的有：血容量低、三尖瓣狭窄者。肺动脉压（PAP）正常：收缩压20～30 mmHg，舒张压6～12 mmHg，平均压10～18 mmHg。PAP平均压力为6～12 mmHg。PAP增高：见于左心衰竭引起的瓣膜病、高血压、心肌病等。心排血量将冷生理盐水通过漂浮导管注射到右心房中。这个温度稀释过程是通过导管前端的热敏电阻来感应的，温度时间稀释曲线可以通过记录得到。在静息状态下心排血量为：4～8 L/min；CI为：2.5～4.2 L/(min·m²)。心排血量或CI降低：见于各种原因引起的心衰，心源性休克及心包病变等。心排血量或CI增高见于：感染中毒性休克初期处于高度动态状态；代偿阶段贫血性心脏病。

②主要置管步骤。a.导管插入途径选择：常用的插入漂浮导管部位有颈内静脉、锁骨下静脉、颈外静脉、贵要静脉和股静脉，颈内静脉或锁骨下静脉是置管的理想途径。b.穿刺步骤：以颈内静脉通路为例进行穿刺。先对局部皮肤进行常规消毒，铺上毛巾，做局部浸润的麻醉。术者用手指触摸颈动脉表面，用力向内侧推挤，使其脱离

胸领乳突肌前缘。在其前半部的中点，表示其与中指之间与额部平面呈30°～45°角进针，针头朝向同侧乳头的方向。穿刺针内见静脉回血，证明穿刺成功，将穿刺针放入导丝后拔出，用刀片将穿刺口微扩。顺着导丝的引导方向，外套管用扩张器放在人的颈内静脉。退出导引钢丝和扩张器，再通过外套管将人的心脏导管安装好。c.导管置入：首先要将准备好的心脏导管尾部三通板与换能器连接起来，这样在床边的监护仪上就能直接显示出每个心腔的压力波形，还需要有同步的心电图监测。置入的肺动脉导管。PAC先经上腔静脉或下腔静脉进入人的右心房，在监视器上即出现右心房内压力波形（RAP），然后经三尖瓣经血流导向进入人的右心室，使导管气囊充气，使之漂浮起来。监护仪显示为右心室压力波形（RVP）. PAC经右心室流出道漂浮至肺动脉，压力波形的收缩压基本保持不变，舒张压明显升高表现为肺动脉压力波形（PAP），继续缓慢地向前送入导管，就能发现压力波形又发生了变化，收缩压和舒张压都出现了下降，脉压值明显降低。这种波形是典型的肺动脉嵌顿压力波形（PCWP）。这时需要停止继续移动导管，气囊立即松开，压力波形会立即变为肺动脉压力波形，气囊再次充气1 mL后再排空，如果压力波形从肺动脉嵌顿压力波形到肺动脉压力波形之间反复转换，说明导管的位置是好的。当确认导管位置良好后，再将导管缝合固定在皮肤外，并用无菌敷料覆盖穿刺点，胶布固定。术毕。有栓塞史的患者，复律前后宜进行抗凝治疗2周，以防止新生成的血栓脱落。出现低血压者，清醒后保持头低足高位，静卧休息，不应立刻下床活动，血压下降明显和持续时间长，遵医嘱给予多巴胺等升压药。

　　③禁忌证：在导管经过的通路上有严重的解剖畸形，导管不能通过或导管本身能使原发疾病加重为禁忌证，如道梗阻从右心室流出，狭窄的肺动脉瓣或三尖瓣，以及畸形的动脉血管。

　　④发展症状。a.心律失常：是由于导管尖端接触心肌壁或心瓣膜所致，发生在插管手术中的常见并发症。b.导管式安全气囊破裂：常见于反复使用的导管式安全气囊，因气囊失去弹性而引起气囊破裂。c.感染及血栓性静脉炎：由于置管时无菌操作不严格，导致反复使用的导管消毒不彻底，污染了导管，直接造成血行污染。d. PE：由于导管头端充胀的气囊在肺动脉或插管内嵌入时间过长时，导管多次在肺动脉内活动而引起的PE。e.肺动脉破裂：见于高压肺动脉及血管壁变性的患者，因肺动脉内导管反复运动，气囊充气过多而引起。f.瓣膜损伤，心腔内导管扭曲打结：由于导管柔软，容易弯曲，插入血管长度过长。

　　⑤护理要点：a.留置期间，应用肝素盐水（生理盐水500 mL中加入肝素25 mg）每1～2小时定时冲洗，保持各管道的通畅性，以利于血流动力学的监测。b.监测系统中各个接头均要衔接紧密，避免松脱、出现漏液或漏血；始终保持导管中无气泡及监测系统的封闭状态，以预防气体栓塞。c.严格无菌操作，预防感染：导管以无菌治疗巾覆盖；三通、肝素帽有血迹残留及时更换；保持导管入口处及周围皮肤无菌、干燥及无渗血，观察皮肤有无红肿热痛等炎性反应症状，有污染时随时更换敷料。d.妥善

固定导管；进行翻身、治疗操作时避免牵拉导管，随时观察波形，防止导管脱出、扭曲、打折。e.导管一般放置3~5天。最佳留置时间为48~72小时，血栓性静脉炎或栓塞发生时，导管应拔除。

（牛振东）

第三节　肾功能监测

【概述】

肾脏承担着排泄代谢废物，保持水、电解质和酸碱平衡和维持细胞内外渗透压平衡，保证机体内环境相对稳定的作用，是调节体液代谢平衡的重要器官。在急危重症诊治过程中，加强肾功能监测有重要意义。需要加强肾功能监测的患者主要有三类：a.低血容量、休克、低氧血症或心功能不全者可导致肾脏缺血性损伤；b.各种有毒物质损伤肾脏的患者，特别是在合并由于大块肌肉组织坏死导致的挤压综合征或缺血肢体重建血流后；c.毒物、药物造成肾中毒的患者。

【难点】

难点一：准确掌握一般监测

解析：人体肾脏每天从肾小球中滤出的液体总量为150~180 L。这部分滤过的血浆称之为原尿。约99%原尿在通过肾小管和集合管时被重新吸收。所以排出体外的尿液，也就是终尿只有1 500~1 800 mL。

难点二：准确掌握肾小球功能监测

解析：代谢过程中身体产生的代谢产物，被肾小球部分排出，如尿素、肌酐、尿酸等。

难点三：准确掌握肾小管功能监测

解析：肾小管具有分泌功能，可直接分泌它的一些代谢物，如电解质等，把这些代谢物排出体外。在排泄和分泌的同时，也有一个重新吸收的过程。氨基酸、小分子蛋白、葡萄糖和碳酸氢根等能全部重吸收。$NaHCO_3$经过肾小管细胞的重吸收，保留并维持体内必需的碱储备。

【对策】

对策一：正确掌握一般监测内容

1.尿量监测

尿量的变化是最直接的肾功能改变指标。在临床上通常记录每小时尿量或24小时尿量。每小时尿量少于30 mL表示肾脏血流灌注缺乏，少尿指的是24小时尿量少于400 mL的情况，提示肾功能必然有不同程度的损害，24小时尿量少于100 mL的称为无尿。完全无尿多见于梗阻性急性肾衰、双侧肾皮质坏死、肾血管栓塞及急进性肾炎；短期内无尿或与多尿交替出现则提示下尿路梗阻；如随着有效循环血量的恢复，尿量仍不增多，则考虑患者有是否急性肾小管坏死。

2.电解质水平监测

急性肾衰少尿期的主要表现为高钾血症，血钾偏高时心电图的变化主要有：T波高尖、QRS波增宽、PR间期延长等。高血钾对心肌有抑制作用，可使心音减弱、心率缓慢并出现恶性心律失常。

3.尿毒症并发症监测

对于存在肾功能损伤潜在危险的患者要给予持续心电监护，对生命体征、意识状态及心肺功能变化等进行密切观察。如发现患者出现血压增高、头痛、呕吐、抽搐、昏迷等脑水肿表现或出现进行性呼吸困难、端坐呼吸、咳粉红色泡沫痰等肺水肿表现提示尿毒症并发症出现，应给予急救措施。

对策二：掌握除肾小球功能监测

（1）内生肌酐清除率测定。肌酐（CCR）基本不被肾小管重吸收，也不分泌肌酐。仅由肾小球滤出。临床常用24小时内生肌酐清除率估算肾小球滤过率。由于计算内生肌酐清除率需同时测定尿中肌酐浓度，故对无尿者并不适用。a.肌酐清除量：是指在单位时间内通过肾脏排出相当于血内肌酐多少毫升被彻底清除的肌酐，是肾小球的滤过作用的体现。b.肌酐清除率：正常值为85%～115%，计算出特定患者与正常内生肌酐清除率的比值。

（2）血清尿素氮测定。尿素氮（BUN）是肾功能临床的重要监测指标，是监测肾功能比较感性指标。但增高程度与病情严重程度呈正相关。故BUN对肾功能损伤的诊断、病情的判断和预后的评估有重要意义。正常参考值：成人为3.2～7.1 mmol/L（9～20 mg/dL）。BUN上升后反馈抑制肝脏合成尿素。BUN较易受多种因素影响，如感染、高热、血容量不足、利尿剂滥用、摄入高蛋白、严重分解代谢等因素均可致BCN升高。

（3）血肌酐测定。健康成人每20 g肌肉可代谢产生1 mg肌酐，每天的产生量与身体肌肉的产生量成正比。比较稳定，血液中的肌酐主要通过肾小球过滤后排出体外，而肾小管基本没有吸收，分泌也比较少。a.正常值：53～106 μmol/L。b.无肌肉损伤等情况下，若肾小球滤过停止，每日血肌酐升高88～178 μmol/L。c.尿肌酐/血肌酐（Ucr/Scr）>40，多为肾前性氮质血症，<20为肾后性氮质血症。

（4）当血 β_2 微球蛋白的肾小球滤过率下降时，血 β_2 微球蛋白会升高，正常值为1.5 mg/dL，表示肾小球滤过功能良好。

对策三：掌握肾小管功能监测内容和意义

（1）昼夜尿比重试验。a.方法：试验日正常进食，每餐含水量限制为500～600 mL，上午8时弃尿，8：00—20：00，每隔2小时留尿1次，共6次。从晚上8点到次日8点收集所有尿量，一共7个尿样。b.临床意义：健康成人每24小时尿量为1 000～2 000 mL时，每次尿液的比例固定在1.010～1.012，说明肾功能受到了严重的损害。

（2）尿渗透压测定。反映肾浓缩稀释功能，是指以毫渗量（mOsm/kg·H_2O）为单位，单位容积尿液中溶质分子的总颗粒数。正常值为600～1000 mOsm/kg·H_2O。测量方法①晨尿渗透压的测定：测试前一天正常进食，晨间第一次留取尿液，以渗透压计进行测量。正常成人尿渗透压为700～1 500 mOsm/L；如＜700 mOsm/L提示肾浓缩功能不全，需进一步进行尿比重测定，禁水12小时。②禁水12小时尿比重测定：方法是18：00后禁水、禁食，直至次日晨7：00，次日晨6：00排尿弃去，7：00再排尿留于干净容器内并作渗透压测定。

（3）自由水清除率是目前判断肾髓质功能最可靠的指标。体液的水平衡和渗透压是通过尿的浓缩与稀释功能完成的。自由水清除率正常值范围为-100～-30 mL/h。当自由水清除率越接近0时，肾脏的功能就会变差。-30～-25 mL/h，表明肾功能已开始受损；-25～-15 mL/h，提示肾功能轻度受损；-15～0 mL/h表示肾功能受到严重受损。正常人的自由水清除率的正数，代表的是肾脏的稀释性功能；负值表示的是肾脏的浓缩作用。如果某患者尿少，而自由水清除率没有出现负值，说明尿少是肾损害引起的；反之，如果少尿同时有极高负值的自由水清除率，可能是血容量不足。

（4）血CO_2结合力（CO_2CP）：血中碳酸氢根的浓度是以温度为0℃、大气压为101kPa（760 mmHg），每100 mL血浆中碳酸氢根所含CO_2的体积，通常用CO_2结合力表示。若以浓度来表示，则正常值为22～31 mmol/L。

（牛振东）

第四节　凝血功能监测

【概述】

在生理上，血液是在循环系统内流动的，具有抗凝和促凝的作用。血管收缩和血小板的反应，血液凝结和抗凝系统，纤维溶解系统是正常的止血机制。在健康人群中凝血系统和抗凝系统保持着动态平衡。凝血功能监测一般分为临床监测和实验室监测两大类。在临床工作中，必须根据临床监测和实验室监测结果综合考虑，以准确地诊断出血倾向的疾病。临床监测主要目的在于及时发现出血症状和体征，可为有出血倾向疾病的实验室监测提供重要线索，实验室监测的结果提供了诊断疾病的主要依据。

【难点】

难点一：准确掌握引起凝血功能异常的因素

解析：临床上常见的出血原因主要分为两类，一类是手术中出血、外伤、皮肤黏膜糜烂等局部原因引起的出血。另一类是由于凝血机制异常引起的出血，常常表现为自发性出血或多个部位同时出血，局部因素无法解释该现象，具有明显的出血史遗传史。当患者出现凝血功能异常时，就需要动态监控病情，包括监控患者的生命体征；监测出血部位：颅内、皮肤、口腔、黏膜、伤口、消化系统、泌尿系统、鼻咽部等，警惕并发症的出现。

难点二：出凝血临床监测内容

解析： 出凝血临床监测既要监测基础生命体征、明显的出血体征等，还要对病因和诱因、家族史、职业史等内容进行询问和监测。

难点三：了解实验室监测内容

解析： 机体出血、凝血病理生理机制非常复杂，参与该过程的因素非常多。主要包括以下几个方面：检查实验血管壁与血小板之间的相互作用。检查血小板的实验，检查凝血机制的实验和检查纤维蛋白溶解的实验等内容。

【对策】

对策一：正确分析凝血功能异常的机制

1.血管因素

由于血管壁异常、免疫或感染等因素造成的血管壁受损而致。浅表出血可表现为皮肤淤点、淤斑及黏膜出血，压迫可止血。

2.血小板计数异常或功能缺陷

a.不明原因的血小板的减少症。这类疾病可表现为自发性出血或轻微创伤时大出血，手术时术野渗血不止，皮肤出血最常见，黏膜出血次之，女性患者可有月经增多。b.原发性血小板增多症主要表现为内脏出血和血栓形成。c.血小板功能缺陷：所致出血的特点与血小板减少相似，但正常或接近正常的血小板计数。血小板功能试验则表现异常。

3.凝血因子缺乏

a.遗传性凝血因子缺乏，以血友病最常见，常表现为关节、肌肉等深部组织及手术部位出血，轻者可以皮肤黏膜出血为特征。b.获得性凝血因子缺乏，如 DIC、严重肝病、白血病、大量库存血输入等。DIC 可表现为全身多个部位的广泛出血及原发病的表现，压迫不能止血，补充凝血因子可止血。

4.纤维蛋白溶解亢进

要见于 DIC 纤溶期，常表现为大片状皮下出血、深部出血、肌肉出血及针眼出血等，手术伤口无血块形成。

对策二：掌握出凝血临床监测内容

1.出血患者的临床监测

a.出血情况包含出血点、淤斑、咯血、呕血、便血、血尿。b.出血部位包含皮肤、黏膜（口腔、鼻腔）、肌肉、消化道、泌尿道、关节。c.出血状况包含出血的时间、频率、严重性，自发或外伤出血，拔牙后或手术后出血。d.引起出血的诱因包括出血和食物、接触物、药物等方面的关系。e.过敏史包含发生紫癜、出血的同时，是否伴荨麻疹及低血压状态等。f.是否有接触重金属、有毒化学物品和有毒气体的病史。g.药物历史含解热镇痛药、抗癌药、抗凝药、抗血小板药、血浆代用品、止血药。h.家族中有无类似出血情况，既往史有无尿毒症、肝病、感染、恶性病史。i.对皮肤黏膜情况进行体检，确认是否有淤斑、淤点，监测生命体征，淋巴结是否肿大，肝脾是否肿大，进行腹部和胸部检查等。

对策三：熟悉实验室检查结果的临床意义

1.检查血管壁与血小板相互作用的实验

a.出血时间是指皮肤被刺破后出血所需的时间，直到出血自然停止为止。b.微血管脆性试验又称束臂试验，是根据新出现的出血点的数量及其大小，通过肢体加压的方法保持静脉充血，从而导致微血管受到一定的内压，进而估计微血管的脆性。

2.检查血小板的实验

a.血小板计数正常值为（100～300）×10^9/L，是指单位容积血液中的血小板的个数。血小板减少则该值低于正常值，多见于原发性或继发性血小板减少症。b.血浆中的第四因子正常值为2.89～3.2 μg/L，该指标反映的是激活的血小板，前期血栓或形成血栓是该值升高。

3.检查凝血机制的实验

a.全血凝固时间（CT）也叫凝血时间。主要体现内源性凝血系统凝血作用。正常值：5～10分钟。凝血因子Ⅶ、Ⅸ、Ⅺ缺乏症；凝血因子Ⅱ、Ⅴ、Ⅹ缺乏症和纤溶亢进症等可见CT明显延长。CT缩短出现在高凝状态。这个方法比较简单。b.敏感性及特异性均较差。激活全血凝血时间，正常值为90～130秒，又称硅藻土激活凝血时间血液中加入惰性硅藻土，加速血液凝固进程。临床通常用于鱼精蛋白拮抗肝素量的计算。c.白陶土部分凝血活酶时间（APTT）将白陶土部分凝血活酶试剂加入枸橼酸钠抗凝血浆中，经过一定时间的孵育后加入适量的钙剂。并测定血浆凝固时间。APTT是内源性凝血系统的凝血作用。正常值是32～42秒。APTT的诊断意义比正常对照延长10秒以上。d.简单地凝血活酶生成试验（STGT）临床用于检查内源性凝血过程第一阶段凝血因子是否存在缺陷。比APTT敏感。正常值是10～14秒。e.凝血酶原时间（PT）指将过量的组织凝血活酶和适量的钙加入血浆中，观察血浆凝固时间。PT是以反映外源性凝血系统缺陷为主的筛检实验。PT比正常对照延长3秒以上，具有诊断作用。

4.检查纤维蛋白溶解的实验

a.凝血酶凝固时间又称凝血酶时间。正常人TCT为16～18秒，比正常对照延长3秒以上才有临床诊断意义。b.血浆鱼精蛋白副凝试验（3Ptest），正常人的3Ptest结果通常是阴性。c.纤维蛋白原降解产物（FDP）和D-二聚体检测，FDP正常值为0～6 mg/L，当FDP≥20 mg/L时有诊断意义。D-二聚体为继发性纤溶的标志，正常为阴性，阳性为辅助条件，用于诊断DIC和PE等血栓形成性疾病也具有较重要的意义。

（牛振东）

第五节　中枢神经系统功能监测

【概述】

中枢神经系统与人的知觉、记忆、情感、思维、语言、行为等心理过程息息相关，是人体一切意识和行为的唯一控制系统，其结构和功能十分复杂，也十分重要。临床上各种疾病的终末期均可造成中枢神经系统的严重损害，甚至是不可逆性的损伤。

【难点】

难点一：准确掌握格拉斯哥昏迷量表和脑电图、脑电双频指数监测意义

解析：意识状态是临床上反映中枢功能的重要指标，对于颅脑损伤和脑血管意外患者，通过意识状态可判断颅脑损伤程度、颅内压是否升高以及急性脑血管病的预后，是危重患者病情加重最敏感可靠的指标。可根据 GCS 的评分来评价意识状态。也可通过脑电图（EEG），脑电双频指数（BIS）对患者脑功能进行评估。

难点二：颅内压监测操作

解析：颅内压（ICP）监测方法之一为腰椎穿刺测定，但仅为患者腰椎穿刺时的颅内压结果，不能连续动态观察患者 ICP 变化。对于颅脑损伤患者特别是已行开颅手术的患者，目前常采用持续 ICP 监测。持续 ICP 监测是可以在一定时期内对患者的 ICP 变化进行系统的了解。

难点三：熟悉经颅超声多普勒监测

解析：经颅超声多普勒（TCD）为无创性检查，用于发现脑血管痉挛时脑血流的变化，还可用来观察缺氧、高碳酸血症、低血压等对脑血流的影响。颅内压增高时，脑部血流速度平均降低，在收缩期和舒张期均可发生脑部血流。随着颅内压升高，舒张期脑血流速度进一步减小，仅有收缩前期的脑血流，直至血流信号完全消失。

【对策】

对策一：准确掌握一般监测、格拉斯歌昏迷量表、脑电图和脑电双频指数监测

（1）一般监测的中枢神经系统。a.意识状态是反映中枢功能的重要指标，对于危重症患者病情变化是最早、最可靠的指标。b.瞳孔：正常人的双侧瞳孔和其他人的瞳孔一样，都是圆形的，直径在 2～5 mm，＜2 mm 或＞5 mm 为异常。一侧瞳孔散大，对光反射障碍为诊断颅内病变的可靠依据。脑桥或颅底出血时瞳孔明显缩小，成针孔样改变；双侧瞳孔散大提示脑死亡。c.体温改变：颅脑损伤后体温一般变化不大，但脑干、下视丘等损伤时，持续高热可达 40℃以上，原因是体温调节功能失调。当同时伴有意识障碍时，体温升高还应考虑有无出血、颅内感染等。d.血压和心率：在患者颅内压增高时，可出现血压上升，脉压增大，心率反而下降。e.呼吸状态改变：在严重颅脑损伤的患者出现轻度意识障碍时，可出现换气过度。如出现舌后坠或者呼吸道分泌物增多造成气道梗阻时，可出现呼吸困难的症状，如喘鸣、频率升高等。f.颅脑损伤 1～2 小时发生呕吐，因迷走神经刺激引起呕吐，多为一过性反应。g.局部症状：脑挫裂伤后常有四肢乏力，如中脑或小脑损伤则表现为共济失调和去脑强直等症状。h.尿崩症，出现高热的中枢反应。i.下丘脑损伤，多表现为视力、听力障碍，表现的是神经的局部破坏。

（2）GCS 是一种医学上对患者昏迷程度进行评估的方法，分数越高表示意识状况越好，GCS对患者的意识状况进行判断，较为客观。15分为最高分，表示患者意识清楚；12~14分为患者轻度意识障碍；9~11分为患者中度意识障碍；低于8分为患者昏迷状态；意识障碍越重，分数越低。

（3）EEG监测脑电波是由锥体细胞顶端的树突突触后的电势引起的，以θ波为主。大脑皮质早期受限制时出现β波和间断平波。颅内压增高时，出现弥漫的对称性的慢节律高幅波。脑电图极度异常，提示中枢神经系统受损严重。脑死亡时，无脑电活动。在脑诱发电位图形为直线时，可诊断为脑死亡。脑电图正常时，脑功能可完全恢复。

（4）BIS是指对脑电图中的线性成分（频率和功率）进行测定，同时对成分波之间的非线性关系（位相和谐波）进行分析，选出各种能代表不同镇静水平的脑电信号，进行规范化、数字化处理，最后转化为简单的定量指标。是目前临床上应用比较广泛，判断镇静水平、监测麻醉深度比较准确的一种方法。a.范围和意义：BIS值为0~100，值越大，意识状态越好，完全意识状态为100，0表示患者完全无脑电活动状态（大脑皮质抑制作用）。85~100代表患者属于清醒状态，65~85是患者处于镇静状态，40~65是患者处在麻醉抑制状态，低于40就可能出现暴发性抑制。b.BIS监测的应用：术中监测麻醉深度，评价心肺脑复苏后脑功能和患者预后。c.影响BIS值的因素：肌电图（EMG）干扰和神经肌肉阻滞剂，医疗仪器，严重的临床情况，异常EEG状态，某些麻醉药和辅助用药。d.BIS监测的优点：能降低主要麻醉药物的用量，能缩短苏醒的时间。

对策二：掌握ICP监测操作方法意义

（1）监测方法ICP监测有植入法，也有导管法。基本原理是通过颅骨钻孔或开颅手术后，在脑膜外腔内植入压力传感器，使压力信号转化为电信号，再经信号处理装置将信号放大。将ICP压力数据和波形显示在监视器上，并可在记录纸上连续记录，以便对ICP的变化进行及时动态的观察。常见的ICP监测主要有以下4种：硬膜外监测、硬膜下监测、脑室内插管监测和蛛网膜下腔插管监测。脑室内和蛛网膜下腔监测易引起颅内感染，但ICP数值较准确，硬膜外ICP监测较实际ICP略高。目前临床上使用最多的是硬膜外监控、脑室内监测。

（2）临床意义正常成人平卧时，ICP记录表现为较平直，波幅较低，曲线波稳定，是受脉搏的影响和呼吸运动作用而形成的压力波组成。ICP正常值<2.0 kPa。2.0~2.7 kPa为轻度升高；2.7~5.3 kPa为中度升高；>5.3 kPa为重度升高。一般以2.7 kPa为降颅压治疗的界值，此时脑组织的毛细血管受压，微循环发生障碍。ICP>4 kPa时，颅内静脉回流受阻，脑水肿加重。ICP>5.3 kPa时，脑灌注压下降，血流减少，是难以控制的ICP增高。当ICP接近或超过平均动脉压时，脑血流阻滞，持续5分钟即出现脑死亡。

（3）急性颅脑损伤ICP监测的意义。a.可以协助诊断：伤后早期迅速出现ICP升高，应怀疑形成颅内血肿。ICP>5.3 kPa，高度怀疑形成颅内血肿。伤后早期ICP正常，后期ICP升高，或血肿清除后期ICP仍增高，要警惕可能出现的迟发性血肿。当ICP值与动脉平均压力接近，波形失去搏动，持续时间超过5分钟，即可确诊为脑死亡。b.具有指导治疗的作用：可指导临床用药，一般ICP<2.0 kPa时不用脱水药物，应用ICP监测。当ICP增高，CT检查发现颅内有血肿者，要采取合理及时的治疗措施，如发现血肿要及时进行手术清除。c.病情可动态观察：重度颅脑损伤患者，颅内血肿或严重脑水肿随时可能在术前术后发生，如不能及时发现则有形成脑疝的可能，只有ICP动态观察才能及时发现病情变化。在脑损伤早期，ICP的数据和波形应每隔10~15分钟观察1次，每次观察3分钟。通常ICP越高，基线波越不稳定。观察时要注意，当患者出现躁动，咳嗽或翻身会使ICP突然升高，基线不稳，但这种上升是暂时的，不会超过1分钟，不然临床上就有意义了。d.预后判断：外伤患者经治疗后ICP仍>5.3 kPa，预后不良。ICP不能在治疗过程中降到2.7 kPa以下。在频繁出现波形异常时，病死率、病残率均显著增高。

对策三：TCD 监测方法

TCD是利用超声多普勒效应，对颅内脑底动脉环上各主要动脉血流动力学及血流生理参数进行检测的一种脑血管疾病无创伤性检查手段。因其仪器简单、操作方便、重复性好、反映面广等特点，目前已成为诊断脑血管病的重要手段。对操作者要求较高的超声操作技巧。目前公认的三个检查窗为眶窗、颞窗和枕窗。a.枕窗：在枕外凸起下2~3 cm处，在项目中线左右旁2 cm区域内打开。使用枕窗检测时，应尽量让受检者头、颈前屈，使枕大孔暴露，便于超声穿刺检查。b.眼眶视窗按探头放置的位置，也可分为眼眶前后视窗和眼眶斜窗两种。这一区域在我国也被划分为前、中、后三个区域，称为颞前区、颞中区、颞后区。

（牛振东）

第十四章

急诊常见器官功能支持技术及护理

第一节　紧急人工心脏起搏术

【概述】

紧急人工心脏起搏术通常选择临时性人工心脏起搏器，是一种电脉冲刺激器，一般情况下临时起搏器电极安置时间最长为4周。电源、脉冲发生器、导线和电极组成临时心脏起搏器。运动时心脏节律加速；睡眠时心脏节律变慢。如果心电系统出现异常，心跳就会变得非常缓慢，甚至会出现完全停顿的情况。人工心脏启动器的特点是能有规律性地发出电脉冲，保持心脏有节律地跳动。同时通过放电终止或控制颤动以外的室上性和室性心律失常。

【难点】

难点一：准确掌握适应证

解析：心脏起搏器主要适应范围比较广泛，比如伴有头晕、胸闷胸痛、全身疲乏甚至伴有晕厥发作的患者，由于心跳严重减慢而引起的。也用于外科手术后引起的急性心肌梗死、药物中毒或电解质紊乱、急性心肌炎、心脏外伤或房室传导阻滞等疾病的治疗。

难点二：正确操作

解析：目前急诊可用的起搏方式有5种。a.经皮静脉穿刺心内膜起搏法；b.经表皮电极起搏法；c.经食管起搏法；d.经气管起搏法；e.经胸壁穿刺心肌起搏。后4种起搏方式并发症多，抢救成功率低，现临床已少用。

难点三：并发症的预防和护理

解析：并发症的总体发生率为4%～20%，与操作者的技术水平、安置的起搏器导管保留时间的长短以及术后起搏系统的护理情况有很大的关系。

【对策】

对策一：正确掌握适应证

（1）治疗性起搏包括急性心肌炎、急性心肌梗死，药物中毒或电解质紊乱，心脏外伤或房室传导阻滞，伴有阿-斯综合征的窦性停搏发作或接近晕厥者，病态窦房结；

室性心动过速、室上性心动过速、房颤、房扑、反复药物或电复律治疗无效者。

（2）临床确诊的缺血性心脏病导致的起搏。快速性心房起搏，测定窦房结功能等。

（3）预防性或保护性起搏。虽然患者无临床病症，但电生理检查患者窦房结恢复时间超过1 500毫秒的情况，为保证患者安全，应早期安装心脏人工起搏器。血管迷走性晕厥——心脏抑制型，患者心电图提示RR间期超3秒钟以上，合并晕厥等相应的临床症状者具有心脏起搏器植入的适应证；进行PCI介入性治疗时；心律不稳定的患者需要安置永久性心脏起搏前需要临时起搏过渡；有潜在心律失常需要进行全麻手术者。

对策二：掌握操作过程与方法

（1）患者准备。心理准备、备皮、开通静脉通道、协助排尽大小便、停用抗血小板及抗凝药物等。

（2）术前准备 知情同意书、术前准备单、费用、心电图，插管器械包，起搏电极等。准备除颤器和急救药品。

（3）植入路径为下肢股静脉、颈内静脉和锁骨下静脉通路。右侧颈内静脉入路优势明显，这不仅是最直接地进入右侧心室的路径，而且对导管电极的固定也可以有很好的位置。

（4）穿刺法用穿刺针刺入皮下超声引导下进入静脉，入静脉后确认回血通畅，在血管腔内输入相应的导丝，导丝进入通畅，将穿刺针取出。沿着导丝依次送入不同型号的扩张管进行扩皮，之后放入静脉鞘管，起搏电极导管顺着静脉鞘管推送进入右心房，将电极导管气囊充气约1.5 mL，电极导管顺着血流流向经过三尖瓣口进入右心室。

（5）定位电极导管心腔内心电图出现巨大P波，出现巨大QRS波形的改变，对指导电极导管定位有一定的作用。调整电极位置，直到出现稳定的起搏图形。

（6）观察起搏心律QRS-T波群，在心电监护上产生左前分支阻滞和左束支传导阻滞，心电轴左偏明显。心电图提示 $V_5 \sim V_6$ 导联出现宽大畸形的QRS波。右室心尖是最稳固的位置，起搏会比较稳定。穿刺部位皮肤处缝合固定导管和鞘管和常规消毒包扎。

（7）起搏参数调节。a.起搏频率：一般以6 080次/分为基础心率。b.起搏阈值：3～5 mA的电流。电压3～6V保证最低电脉冲强度引起心脏有效收缩。c.灵敏度：心脏起搏器灵敏度由对P波或R波的感知能力决定。

对策三：并发症预防及术后护理

1.导管移位

心电图提示不起搏或间歇起搏为特征的导管移位是最常见的临时起搏并发症。护理要点：密切观察患者的心电监护变化，一旦发现起搏信号缺失了，马上通知医生；完善心电图，增加输出电压，如果无效则可将起搏电极送入1～2 cm；如有必要，可在X线透视下重新调整电极位置。

2.心肌穿孔

由于导管质地较硬引起，该并发症较罕见。护理重点：观察患者的临床症状和心电监护变化；把起搏器的相关知识和并发症对患者进行详细介绍；当患者出现胸痛时，应及时做完心电图、超声检查并同时通知主管医生。

3.心律失常

任何导管刺激心内膜都有可能诱发心律失常。最常见的是室性异位心律。

4.膈肌刺激

因导管电极插入位置过深，电极靠近膈神经所致。患者可觉腹部跳动。

5.电极断裂

电极断裂是由于经锁骨下静脉穿刺时穿刺点太靠内侧，锁骨肋间隙较狭窄致使电极通过该位置是过紧造成的。护理要点：注意观察心电监护，确认起搏器是否正常工作。

6.穿刺并发症

穿刺的并发症主要有血胸、气胸、皮下血肿、空气栓塞等。护理重点：术前提醒医生停用抗凝血剂；术后对穿刺部位给予沙袋压迫；严密监测患者生命体征及穿刺部位变化。

7.穿刺部位的感染

穿刺部位的感染多是因为放置电极导管过久，造成局部或全身的感染。所以安置临时起搏器时应注意严格无菌操作，导管的放置时间一般不会超过一个星期。

（牛振东）

第二节 主动脉球形气囊反搏术

【概述】

主动脉球形气囊反搏术（IABP）是通过股动脉将固定在导管上的圆柱体气囊安放在胸主动脉部位，在心脏舒张期球形气囊充气，主动脉舒张压升高，冠状动脉压升高，使心肌供血供氧增加；在心脏收缩前气囊排气，主动脉内压力下降，心脏后负荷下降，心脏射血阻力减小，改善了左室射血，使心肌耗氧量减少。

【难点】

难点一：准确掌握适应证

解析： 通过降低左室后负荷，降低了左室收缩压，降低了射血阻力，降低了左室舒张末的容量，增加了心排血量；使主动脉出口处舒张压增高，冠状动脉灌注增加；主动脉内球形气囊反搏可改善肾、肝、脾等全身重要脏器的血流灌注。保证患者全身循环平稳，减轻外周血管收缩的情况，使尿量明显增多。左心室功能提高，心脏排血量上升。能减轻右房压和肺动脉压，提高右心功能。

难点二：正确操作

解析： IABP通过降低左室后负荷，使左室收缩压和射血阻力降低，左心室舒张末期末容量下降，心排血量增加；提高舒张压，增加冠状动脉灌注；增加肾、肝、脾等重要器官血流灌注，改善微循环，尿量增加；降低右房压及肺动脉压，改善右心功能心脏指数；改善循环。

难点三：并发症的预防和术后护理

解析： 安置导管过程可出现多种并发症，如下肢缺血坏死；动脉损伤、撕裂、穿孔；动脉栓塞；气囊破裂等。此外，感染、出血甚至危及生命的情况也可能发生。

【对策】

对策一：正确掌握适应证

（1）急性心肌梗死并发心源性休克或心脏破裂，晚期风心病患者血流动力学不稳定。

（2）急性心肌梗死并发心源性休克或心房（室间隔）破裂，难以维持血压。

（3）顽固性心律失常药物治疗无效的患者或不稳定心绞痛持续24小时的患者。

（4）左心衰竭难以纠正或冠状动脉多支病变的患者，无法进行介入或搭桥手术。心脏直视术后很难脱机，心脏复跳后不能维持血压者。

（5）心脏直视术后心排血量低，合并严重心衰患者。

（6）搭桥术前预防应用于急性心肌梗死，左室射血分数较低者，血流动力学不稳定的患者。

（7）人工心脏的过渡治疗。

对策二：了解IABP的安置

（1）体位准备：准备患者取平卧位。用物准备：压力传感器、肝素生理盐水、无菌纱布，IABP泵及球形气囊包。

（2）选择一侧股动脉，在选好的部位备皮、消毒、局麻。45°角进针，通过穿刺针送入导丝，使导丝顶端到达胸主动脉处，保留导丝，按压穿刺点止血。

（3）检查确认气囊导管与反搏泵功能是否正常；常规消毒，局部麻醉下行经皮股动脉穿刺，插入气囊导管，深度约30 cm，X线透视下根据导管标记使气囊在降主动脉起始端为最佳位置，确认后连接反搏泵。根据动脉波形调节反搏泵充气和排气时间，使气囊的膨胀和收缩与心脏搏动同步，获得最大的反搏效应。

（4）在确定位置正确后，从中心腔抽出导丝，接三通，回抽3 mL血弃掉，立即用注射器注入 3~5 mL毫升肝素盐水用于清洗中心腔和抗凝，避免中心腔形成血块，内腔经压力延长管与标准的压力传感器测动脉血压，拔出单向阀将充气管腔与气路延长管相连，再将气路延长管的另一端与安全盘相连，开始反搏工作。

（5）IABP安置禁忌：a.严重的主动脉瓣闭合不全；b.恶性肿瘤有远端转移的；c.有全身出血倾向、脑出血的；d.脑部不可逆损伤；e.周围血管疾病；f.对纠正心内畸形不满意的；g.心肌病终末期状态；h.主动脉夹层动脉瘤或动脉损伤。

对策三：并发症预防及术后护理

（1）安置导管过程可出现多种并发症，如下肢缺血坏死、动脉损伤、动脉栓塞等。此外，还可能发生感染、出血甚至危及生命。

（2）IABP常规护理：a.体位护理：IABP术后患者应绝对卧床半卧位休息7，使用气垫床。为避免导管打折，术侧肢体伸直，避免屈髋屈膝。每隔2小时就要翻身一次，避免压力性损伤的发生。定期检查导尿管插入的深度，每次搬动患者后要对导尿管的位置进行检查。b.观察反搏作用：皮肤、口唇、甲床、颜面部可见红润，肢端变暖，尿量增加。心泵有力，IABP有效。c.生命体征监测：每小时均有动态记录患者血压、呼吸、中心静脉压、心电监护变化。控制心率每分钟110次以内。避免因电解质紊乱和酸中毒引起的低血钾从而导致心律失常。d.监测抗凝治疗：在肝素抗凝过程中，每2~4小时监测一次出血凝血时间，保持出血凝血时间200~400秒或者维持活化部分凝血活酶时间49~55秒。e.足背动脉监测：检查足背动脉搏动、患者皮温。可用超声多普勒对下肢动脉血流进行检查，是否有下肢动脉血流异常。f.导管护理：每隔1小时用肝素生理盐水将管路抽回确定导管位置后冲洗干净。无菌操作下更换鞘管处敷料。观察是否有穿刺部位渗血、血肿，导管固定的是否牢靠。g.拔管的护理：拔除IABP后弹力绷带包扎，500 mL生理盐水1袋压迫8小时，24小时后结束压迫止血。

（牛振东）

第三节　高压氧治疗技术

【概述】

高压氧是指在1个大气压以上时吸入的纯氧。将患者置于高于一个大气压的环境里吸入100%的氧来治疗疾病的过程称为高压氧治疗。用高压氧治病叫高压氧疗法。高压氧疗法具备常压环境下一般氧疗所远不能起到的治疗作用，在治疗机制、治疗方法和治疗效果等方面较一般疗有很大不同。

【难点】

难点一：准确掌握适应证

解析：高压氧具有较强的穿透力，可增加机体的氧含量，促进血管新生，增加机体抗感染能力等优点，正是由于高压氧如此多的优点，故高压氧的临床应用广泛、涉及内科、外科、神经科、感染科、妇产科、儿科、五官科、皮肤科等几乎所有的临床学科，对许多疾病都有显著疗效，掌握其适应证。

难点二：正确操作

解析：虽然高压氧针对多种疾病有一定的治疗效果。但需要注意，在进行高压氧治疗的同时，还应针对不同的疾病，配合不同的药物和治疗方法，这样才能达到比较好的效果。正确掌握实施的过程是高压氧治疗取得疗效的关键，一次高压氧治疗包含加压吸氧、稳压状态、减压三个相关阶段，必须认真掌握好治疗的全过程。在各个阶段中都要牢记高压氧治疗的注意事项，确保安全而有效的治疗。

难点三：并发症的预防和患者护理

解析：高压氧治疗是在特定高压环境下进行的，高压氧治疗存在相对不安全因素和状况，需要预防危险的发生，防止氧中毒的出现，减少气压伤的产生，对一些有心理问题的患者，需要提前做好心理指导，避免出现幽闭恐惧症。

【对策】

对策一：正确掌握适应证

1.适应证

凡是缺氧、缺血引起的疾病，都可以通过高压氧治疗达到很好的效果。a.神经系统疾病。颅脑损伤，包含脑挫裂伤，脑震荡和弥漫性轴索损伤等；病毒性脑炎后遗症、周围神经损伤、多发性神经炎、多发性硬化、脑梗死、脑萎缩、阿尔茨海默病等。b.急性中毒。主要是硫化氢中毒、CO中毒、氨气中毒、光气中毒、氢化物中毒等有害气体中毒，其他如氰化物中毒、杀虫剂中毒、安眠药中毒等也有一定作用。c.空气栓塞、减压病、肺水肿等。d.气性坏疽和破伤风等厌氧菌感染的细菌。e.心源性休克、心绞痛、心肌梗死、冠心病等心血管系统疾病。f.骨科常见的断肢（指）再植术，烧烫伤后进行的皮肤移植术，挤压伤及骨筋膜室综合征，无菌性骨坏死，放射性骨髓炎，动脉栓塞等。

2.禁忌证

主要包括未经控制的颅内出血、未经手术切除的癌肿、气胸、严重肺气肿合并有肺大疱者、不明原因的高热、严重高血压（血压超过160/100 mmHg）、高眼压、精神失常、有氧中毒病史者、心脏瓣膜置换术后。

对策二：正确操作

1.具体实施措施

a.高压氧是指压力选择在2ATA，婴幼儿为1.6ATA。2.5ATA常用于高压氧治疗心肺脑复苏、休克、严重创伤等疾病的紧急情况下。对气性坏疽则用3ATA，可以迅速有效地杀灭厌氧菌，并破坏其毒素的产生；治疗气栓症使用3ATA，改善缺氧、逆转组织变性。b.吸氧治疗方案：采用间歇吸氧方式，急危重症的高压氧治疗，宜采用2～2.5ATA、40分钟连续两次或30分钟连续三次，中间间隔5分钟的吸氧方案，在加减压阶段均需吸氧。c.减压方案：采用缓慢等速吸氧减压法。d.疗程安排：高压氧治疗通常需要数次、数十次疗程治疗，才会取得最佳的疗效。

2.注意事项

高压氧治疗技术需要高度重视安全，所有的操作都必须强调安全第一。确保治疗安全和设备安全，防范爆燃等恶性事故。a.严禁火种，高压氧环境必须严禁火种和易燃易爆等危险物品。b.严格控制舱内氧浓度，做好通风换气，避免在舱内发生剧烈燃烧和爆燃等恶性事故。c.防止损伤性事故，在舱内的一切操作都必须注意压差改变带来的影响，防止造成损伤。要警惕因输液瓶内压力高于外界压力，使输液速度过快发生气栓等危险。d.抢救危重病患者时要做好陪舱抢救治疗记录。e.高压氧舱必须配备急救药箱，做好预防交叉感染的消毒隔离制度。

对策三：并发症的预防和患者护理

1.减压病

减压病是由于在高压下过快减压，使溶解在血液中的氮气大量逸出，在血管内外形成栓塞和压迫所导致的病变。在治疗过程中，要严把减压速度关。询问患者有无皮肤瘙痒、关节疼痛等不适；指导患者自我观察，保持平稳的情绪。住院保暖等。

2.氧中毒

氧中毒 在高压下吸氧或长时间吸入高浓度氧都会发生氧的毒性作用。治疗过程中仔细观察患者有无氧中毒的表现，严格控制吸氧时间及浓度，如发现患者出现烦躁不安、颜面或口周肌肉抽搐、出冷汗或突然干咳、气急，或患者自诉四肢麻木、头晕、眼花、恶心、无力等时，可能为氧中毒，应立即停止高压吸氧。

3.气压伤

机体某些空腔部位，在加减压过程中，由于受压不平衡而引起相当的压差，会造成局部充血、水肿和疼痛。治疗过程中根据患者病情应及时调整加减压方案。

（牛振东）

第四节　体外心肺复苏术

【概述】

心肺复苏（CPR）是心搏骤停初始治疗的基石，体外心肺复苏（ECPR）是指能够祛除潜在的可逆病因的前提下，快速对使用传统心肺复苏无法恢复自主心律和反复心搏骤停的患者实施-静动脉体外膜肺氧合（VA-ECMO）提供暂时性循环和氧合支持的技术。

【难点】

难点一：准确掌握适应证

解析：ECPR上机后，心脏泵血功能和肺换气功能能够被代替，从而缓解组织器官缺血缺氧，促进恢复心肺功能。可控的温度管理，可产生类似亚低温治疗的效果减轻复苏后脑损伤，增加冠状动脉血流，提供重要器官充足氧合。ECPR能提高远期生存率，提高神经系统预后能力，更快、更平稳地恢复MAP和脑血流。正是由于ECPR有如此多的优势，明确掌握ECPR适应证，进而提高抢救成功率。

难点二：正确操作

解析：体外心肺复苏在需要重点监测血管平均压强、血细胞比容、全血凝固时间、静脉混合血氧饱和度及插管侧肢体灌注。

难点三　并发症的预防和患者护理

解析：VA-ECMO是目前最重要的体外呼吸循环功能支持手段。ECPR的并发症主要是出血、血管并发症、肢体并发症、感染、溶血、血小板降低、急性肾损伤、气体栓塞等。

【对策】

对策一：正确掌握适应证

1.适应证：a.年龄18～75周岁。b.心搏骤停至开始连续高质量CPR时间≤15分钟不间断。病因可逆：严重的酸中毒、严重的高钾血症、严重的低钾血症、严重的低氧、失血性休克、严重低体温、急性心肌梗死、心包填塞、中毒等。c.心肺复苏进行20分钟未能恢复自主心律的患者。d.心搏骤停患者，作为共同需要对其器官进行功能支持者。e.实施ECPR的理想目标时间：最迟不超过心肺复苏后的60分钟。

2.禁忌证：a.心搏骤停前意识状态严重受损；b.多器官功能障碍；c.创伤性出血无法控制，消化道大出血，活动性颅内出血；d.左心室血栓；e.严重的主动脉关闭不全；f.相对禁忌证：主动脉夹层伴心包积液、严重的周围动脉疾病、严重脓毒症和心搏骤停＞60分钟。

对策二：熟悉ECPR实施流程与方法

1.ECPR的实施

一旦确定实施ECPR，CCPR的同时，对体外膜肺氧合设备进行快速有效的置管和连接。a.在超声引导下置管行经皮股动脉穿刺术。b.通过超声心动图可监测心室腔大小和心室排空状况及主动脉瓣开放程度。c.病因筛查及针对性治疗（如PCI、肺动脉造影等）。技术辅助治疗如机械通气、主动脉球形气囊反搏等。d.ECPR后仍昏迷者进行目标体温管理保护神经系统功能和改善预后。e.肝素抗凝需在ECPR期间使用。

2.ECPR的撤离撤机指征

a.没有致命性心律不齐；不存在酸碱不平衡、电解质紊乱的情况；b.血管活性药物小剂量使用，能保持血流动力学稳定；c.辅助流量降低到正常心排血量的20%以内；d.超声心动图显示左室射血分数大于40%。

对策三：并发症预防和护理

1.出血

置管部位出血、颅内出血、消化道出血。护理要点：置管后密切观察穿刺点是否有出血、渗血的情况，如有意识、消化道出血等情况时通知医生积极处理。

2.血管并发症

动静脉瘘、腹膜后血肿、PE。

3.肢体并发症

置管肢体缺血、骨筋膜室综合征、横纹肌溶解。护理要点：观察四肢血运温度计的颜色，保持四肢的温度，观察四肢的肿胀和肌肉的紧张程度。

4.感染

肺部感染、置管部位感染、血流感染。痫性发作。护理要点：做好术前消毒，防患于未然，置管后要保持管路的密闭性，手的卫生也要注意。

5.其他

溶血、血小板降低、急性肾损伤、气体栓塞等。护理重点：观察小便的颜色、性状和量。及时测定血红蛋白。

（牛振东）

第五节　血液净化技术

一、血液透析

【概述】

血液透析疗法（HD），简称血透，是将患者血液引出体外与透析液同时引进透析器，运用透析膜的半透性原理，在膜两侧溶质、渗透压、水压梯度的帮助。通过弥散、超滤等方法将体内废物排出，纠正水分过多，电解质和酸碱平衡失调，再回输血液进入体内。维持内环境稳定，分子量超过 35 000 的物质如蛋白质、致热原、病毒、细菌以及血细胞等不能通过。血液透析疗法可以对急慢性肾衰竭、严重电解质紊乱等疾病患者进行抢救。

【难点】

难点一：准确掌握适应证

解析： 血透适合药物或毒物急性中毒、急性肾衰竭和慢性肾衰竭等患者。对于难治性充血性心衰、肝性脑病、急性肺水肿、高胆红素血症、肝硬化顽固腹水、肝肾综合征、严重电解质紊乱及酸碱失衡、肾病综合征、高尿酸血症等，可进行血液透析治疗。

难点二：正确操作

解析： 透析前做好环境及机器的消毒准备；透析过程中要记录患者的心率、呼吸、血压、体温等，透析后须继续对患者生命体征进行监测。

难点三：并发症的预防和护理

解析： 血液透析中存在多种并发症，会直接影响患者的存活率。常见的并发症有低血压、高血压、发热、心脏并发症，应及早发现、及早处理各项并发症。

【对策】

对策一：正确掌握适应证

1.急性肾衰竭

a.明显少尿3天或无尿2天。b.体重至少增加2 kg/d。c.水肿，胸腔积液，肺水肿急性。d.出现以出血倾向、恶心、呕吐、神经精神症状等尿毒症症状。e.高钾血症，血钾＞7.0 mmol/L。f.血清肌酐＞5 mg/dL、血清尿素氮＞50 mg/dL。g.存在高分解代谢状态，每日血清尿素氮上升＞20 mg/dL、血清肌酐上升＞2 mg/dL。h.急性溶血反应致急性肾衰竭者，游离血红蛋白≥800 mg/L。i.血 pH 值<7.25、血清实际碳酸氢根<15 mmol/L。

2.慢性肾衰竭

内生肌酐清除率为10～15 mL/min 时，即可开始血液透析治疗。糖尿病肾病致慢性肾衰竭患者出现明显症状后可始血液透析。出现电解质紊乱和严重的酸碱平衡失调；出现药物难以控制的水超负荷表现；尿毒症症状明显；肾移植前准备。

3.急性药物或毒物中毒

主要适用于引发中毒的物质，分子量比透析膜截留的分子量要小一些。a.镇静、催眠药物，如地西泮、巴比妥、氯丙嗪、水合氯醛等。b.解热镇痛类药物，如对乙酰氨基酚、阿司匹林等。c.三环类抗抑郁药，如苯丙胺、甲基苯丙胺、三环仲胺类、反苯环丙胺等。d.洋地黄类、硝普钠等心血管药物。e.化疗药物。f.毒物，金属类的如砷、汞、钙、铁、铝、镁、钾、锂，化合物类的如卤化物、溴化钠、氯化物、碘化物、氟化物、硫氰酸盐、苯胺等。g.具有耳毒性或肾毒性药物。h.氨、尿酸、乳酸、胆红素等内源性毒素。

对策二：熟悉临床实施的技术与方法

a.透析前的准备：包括透析室的消毒，透析液供给装置和透析器的消毒、冲洗，以及对患者进行全面检查等。b.透析开始：包括动-静脉外瘘或内瘘和透析器的动-静脉管道连接，抗凝，开动血泵进行血液透析。c.每一次透析时，患者的血压、呼吸、体温、心率等都要记录在案。对透析液流速、温度、负压、血流在导管内进行监测，注意是否漏血、溶血、凝血，严防脱出透析导管导致大量出血。d.终止透析：包括透析器内血液还归患者，结束透析。e.透析后处理：透析后须对患者监测生命体征、体重、抽血查肌酐、尿素氮、K^+、Na^+、Cl^-等

对策三：并发症预防和患者护理

（1）低血压：有效血容量减少（灌注透析器或超滤脱水均可引起血容量减少），血管收缩力降低，心源性及严重贫血及感染等。表现为先兆症状为打呵欠、有便意、后背酸痛，典型症状为出冷汗、恶心、呕吐，重症患者往往表现为全身乏力、面色苍白，心率加快，呼吸困难，意识丧失甚至出现昏迷不醒的症状。预防：尽量避免有效血容量突然减少。脱水不宜过快过多；血液透析前，停服使血管收缩力降低的降压药；更换生物相容性好的膜性透析器等；同时改善心功能，纠正贫血，控制感染等。

（2）透析失衡综合征：发生在透析结束前或透析后以神经系统症状为主的一组综合征，症状有头痛、烦躁不安、恶心、呕吐、血压升高，严重者可出现视物模糊、震颤，甚至癫痫样大发作，惊厥、昏迷而导致死亡。目前认为其主要发生机制是血透后患者血中代谢产物下降速度快，而肌酐、尿素氮等通过血脑屏障较缓慢，导致脑实质及脑脊液与血浆渗透压差，引起脑水肿，颅压升高。常见于体液潴留、氮质血症及酸中毒较明显、行高效透析患者。充分合理的诱导透析、提高透析液钠浓度、降低初次透析血流量及超滤量可预防其发生。症状较轻患者可静推高糖或甘露醇、使用镇静剂，症状严

重者应中止透析，静脉注射甘露醇、地西泮等，注意呼吸道通畅、生命体征支持等。预防：初始透析应缩短透析时间，增加透析频率透析过程中可适量提高钠浓度。

（3）发热、寒战：常见原因包括透析管路细菌感染或毒素残留等感染性因素、透析管路消毒剂残留、输液反应、过敏等非感染因素。除予以对症处理外，应仔细查找原因，严重者须中止透析。表现：发冷、寒战，继而发热，伴有全身不适，体温达38℃，持续数小时后体温恢复正常。可伴有血压升高或血压下降。预防措施如透析用水最好采用反渗水，可除去致热原。

（4）首次使用综合征：是指患者在使用新透析器时出现的一系列临床症状。临床上分为甲型（即刻变态反应）和乙型（非特异性胸背痛）两种。a.甲型：为严重过敏反应（Ⅰ型反应），多发生在开始透析的20～30分钟，而以前5分钟多见，症状包括呼吸困难、内瘘部位灼热感、荨麻疹、流涕、流泪、腹部痉挛性疼痛、腹泻，严重者可有濒死感甚至心搏骤停。发生后应立即停止透析，将血液从透析器中丢弃。并使用异丙嗪、糖皮质激素、肾上腺素等。预防：其发生主要应预冲透析器、避免使用环氧乙烷消毒透析器等。b.乙型：为非特异性反应（Ⅱ型反应），与透析器有关。这种情况多发生在透析开始的60分钟之内。症状包括胸痛或背痛，原因不明，一般不必停止透析，予以吸氧及对症处理后可缓解。

（5）血液透析远期并发症：a.贫血，尿毒症原已有不易纠正的贫血，加上透析中需反复抽血检查以及透析器中残留血液的丢失，可加重贫血，因此，应减少种种原因的失血，补充铁剂、叶酸及适量输血。b.透析性骨病，主要与继发性甲状旁腺功能亢进、透析性骨软化症、淀粉样变及腕管综合征有关。c.透析性脑病，即透析痴呆，起病呈亚急性，进行性发展，表现为表达能力减退、言语迟钝、肌阵挛、行为失常、癫痫，甚至痴呆，每于透析后加重。d.血源性传染病，与长期多次输血有关，多见于病毒性肝炎（乙型，丙型，庚型）。

二、腹膜透析

【概述】

腹膜是具有半透膜性质的生物膜，具有良好的渗透和扩散功能，还有吸收和分泌功能，成人腹膜面积为2.0～2.2 m^2。位于腹腔内的腹膜的毛细血管内血浆和腹膜腔内透析液的溶质和渗透浓度不同，水分则从渗透浓度低的一侧向高的一侧移动，小分子溶质从浓度高的一侧移动到浓度低的一侧达到动态平衡，大分子物质则不能通过。腹膜透析（简称腹透）时，通过向腹腔内反复灌入和放出透析液，可达到消除体内代谢产物、脱水、纠正酸碱失衡和电解质紊乱的目的。

【难点】

难点一：准确掌握适应证

解析：腹腔是由腹腔包绕而成的腹腔。腹膜紧表面有很多细小的孔洞，这些孔洞能够过滤掉血液中的生物化学成分和代谢产物。绝大部分患者都能接受腹透治疗。腹膜透析相对禁忌证为：腹膜粘连或肠粘连广泛；腹腔内脏器损伤；腹部有手术用的导流管；疝气未修复者；腹腔皮肤广泛性感染，结肠瘘或粪瘘不能置管者；弥散性恶性肿瘤；盆腔内有局限的炎症，也可有脓肿；妊娠、不合作者或精神疾病患者；肠麻痹、严重肠胀气等。

难点二：正确操作

解析： 腹透治疗开始前，首先需要建立换液通道。通过手术把柔软可弯曲的管子插入腹腔。随透析液交换周期不同，分为非卧床持续性腹透、全自动腹透、连续循环腹透、间隔性腹透等。

难点三：并发症的预防和患者护理

解析： 最常见的腹透并发症是腹膜炎。其他常见的是电解质紊乱、高血糖等，在治疗中监测患者生命体征的变化，注意观察有关腹膜炎的阳性征象。严格无菌操作，观察患者引流液的颜色等，做好护理观察。

【对策】

对策一：正确掌握适应证

（1）慢性肾衰竭内生肌酐清除率在 10 mL/min 以下，血肌酐≥8 mg/dL，伴有尿毒症症状者。尿毒症症状明显者，如有消化道症状、明显水钠潴留症状、严重电解质紊乱、酸碱失衡等患者可行腹透。不宜行血液透析者包括糖尿病患者、儿童、伴急性心肌梗死或血流动力学不稳定、基础情况差无法耐受血液透析者，血管条件差无法造瘘、明显出血倾向、经济条件差等患者也可考虑行腹透。

（2）对急性肾衰竭应提倡早期透析，主要适用于有下列临床表现或各项生化指标达到下述水平时：患者无尿2日或少尿3日；发生DIC者；全身水钠潴留明显患者；全身重度水肿，发生急性肺水肿；有明显的尿毒症症状；发生高钾血症、代谢性酸中毒等酸碱失衡；血清肌酐＞6 mg/dL，血清尿素氮＞80 mg/dL。

（3）急性药物或毒物中毒时无血液净化装备又需紧急处理者。

对策二：掌握操作流程

1.准备工作

准备好所需物品，戴好口罩，洗净双手。取出透析液并检查。

2.连线

确认短管处于封闭状态，将透析短管取出。拉开接口拉环，将双联系统与短管快速连接，短管方向向下，连接双联系统管路，并拧紧。注意无菌操作。

3.引流

首先夹住液体管路，掰开出液塞，悬吊透析液。放低引流袋引流，观察引流液颜色状态等。

4.排气冲洗

将夹子打开排完气后夹紧。

5.灌注

打开透析短管开关，使透析液进入腹腔。灌注完毕关闭短管。

6.分离

检查挤压包装袋是否有漏气现象，保持其无菌。分离短管，整个过程保持无菌

7.记录与处理

观察透出液体的总量、颜色、有无絮状物等，并记录在透析记录本上。

对策三：并发症预防和患者护理

（1）腹膜炎是腹透中最常见的一种综合征，感染来源多为透析管路，偶来源于血液、肠壁及女性生殖系统，分为化学性、细菌性和真菌性腹膜三类。

（2）代谢性并发症。a.水电解质失衡：水钠潴留引起的肺水肿、脑水肿等。b.血糖偏高。c.高张力脱水现象。d.营养缺乏综合征，由于在透析过程中透析液带走了人体中蛋白质、氨基酸和水溶性维生素导致全身乏力，食欲减退，嗜睡，严重者可出现昏迷，因此腹透患者要注意营养的补充。

（3）肺部感染的发生与长时间卧床有关。

（4）机械性并发症表现为腹痛腹胀，透析液渗漏，是由于引流不畅或透析管堵塞导致。

（5）护理要点：a.对有无腹膜炎症状和体征者应进行重点观察患者有无发热，恶寒。是否有腹痛伴有腹透液混浊的压痛。b.出口有无感染：出口处的护理操作都要求严格按照无菌操作。开始操作前，洗手要按照七步洗手法进行。观察出口有无红肿，有无结痂。用指环按住出口周围的皮肤，看看有没有被压痛的感觉。顺着管路从纵切口挤压到出口，检查有没有痛感，检查一下出口有没有渗出。观察渗液是否为脓性的，是否是血性的。对出口周围皮肤用碘剂消毒。如果发生感染在医护人员的指导下发生感染而用药。c.腹腔引流液：主要是观察透析液的颜色和性状确认引流液是否浑浊，引流袋内是否有蛋白凝块，透析导管容易被蛋白凝块堵塞，对透析造成影响。d.保护透析管路。

三、血液滤过

【概述】

血液滤过，简称血滤，通过模拟肾小球滤过原理在超滤技术基础上，以对流形式来清除血液中的水分和有毒物质。血液滤过是肾脏代替疗法，相比血液透析更能接近正常的肾小球滤过功能。基本原理血液滤过技术是使血液在体外回路中流经含有高通透性膜的滤器，在压力的作用下过滤出大量的液体和溶质，同时补充电解质溶液，防止容量流失，从而达到净化血液的目的。

【难点】

难点一：准确掌握适应证

解析：血液滤过适应于复杂性急性肾功能不全，急性肾功能不全伴MODS感染性

休克，急性重症胰腺炎和挤压综合征，严重水、液体潴留于体内导致的急性呼吸窘迫综合征，急性溶血，药物及毒物中毒，肝功能不全。

难点二：正确操作

解析：主要有以下几个因素影响血液滤过溶质清除率。滤器性能及流体力学特征，包括滤器的膜材料、长短、口径等；血浆胶体渗透压产生的跨膜压是主要力量，受血浆蛋白的影响；血流量、血流速度、血液黏滞度等均与超滤率相关。

难点三：并发症的预防和护理常规

解析：血滤和血液透析的原理是不一样的。血液滤过整个过程水和溶质清除方式主要为等渗性对流，无重吸收及排泄功能；它的滤过膜具有很高的通透性，对中分子物质血液滤过清除率较高，可造成氨基酸、小分子蛋白、生长激素等一些低分子量激素的流失。

【对策】

对策一：正确掌握适应证

（1）液体容量过大导致的心衰和急性肺水肿，各种感染性休克，ARDS，MODS，急性坏死性胰腺炎等。

（2）顽固性高血压的治疗，肝肾综合征的治疗等。

（3）各种疾病导致的水、电解质失衡，酸碱平衡异常，如严重的机体代谢性酸中毒和碱中毒，严重的高/低血钠，严重的高/低血钾等。

（4）药物或毒物中毒，特别是对多种药物或毒物的复合中毒更为合适。

（5）中分子毒素导致的尿毒症、心包炎、周围神经病变、皮肤瘙痒等症状。

（6）当出现以下症状时：急、慢性肾衰竭，血压低或血透时循环不稳定者；伴有全身多个脏器功能衰竭；病情急危重的患者；严重继发性甲状旁腺亢进症、高磷血症。

对策二：掌握技术与方法

（1）建立动静脉血管通道，抗凝血。

（2）将患者的动静脉端依次与血液滤过器的管道衔接，依附血泵的泵力产生的动力，使血液引入到滤过器进行连续过滤。

（3）同时按需要量补充置换液，根据患者的实际情况和病情需要确定置换液的摄入量后用输液泵匀速泵入。

对策三：并发症预防

1.全身并发症

a.超滤过多、过快导致低血压。b.补液不当，可致电解质、酸碱失衡。c.长期血滤治疗患者可致氨基酸与蛋白质丢失，每次血滤治疗氨基酸平均损失3~6 g。d.长期血滤尚可使部分中分子激素丢失，引起内分泌紊乱。e.置换液的大量输入，污染概率增加，所以血液感染是有可能发生的。f.抗凝相关并发症 肝素用量过大或敏感体质患者可致全身多部位出血，严重者可危及生命。g.滤器及管道相关并发症，滤器及管道血栓堵塞、管道破裂、滤器内漏血、气体栓塞等。

2.护理要点

a.各种体征和监测指标的记录：患者心率、血压、呼吸、体温的记录，凝血检查结果的记录，抗凝药用量的记录，生化检查结果的记录，特殊用药的标记。b.治疗中机器监测动脉压和静脉压。c.空气监测。利用体外循环的血液净化，在侧部设置气泡监测装置，并能全部必须在静脉侧设置气泡监测装置，自动报警，停止血泵及静脉管闭合，确保治疗安全；d.漏血监测，监测是否有血细胞存在于废液。e.其他：滤压变化等。

四、血液灌流

【概述】

血液灌流是将患者的血液从体外引出，引入含固态吸附材料的灌流器内通过吸附的方式清除体内的外源性和内源性毒物，进一步把净化后的血液回输回患者体内，达到净化血液的目的。这种方法具有良好的生物相容性，目前临床上主要用于急性中毒，吸附材料以药用炭及树脂常用。血液灌流只能清除血液内毒物，不能纠正毒物已经引起的病理生理改变，所以在灌流同时应根据病情采取相应治疗措施。

【难点】

难点一：准确掌握适应证

解析：血液灌流清除血液中的毒物，对毒物已造成的病理生理变化不能起到纠正作用。所以在灌水的同时要根据病情采取相应的处理办法。适用于急性中毒、顽固性高血压、尿毒症等症。

难点二：正确操作

解析：血液灌流血管与血液透析是相通的。血液灌流一般使用血液透析机的体外循环部分，灌流器吸附剂、微囊膜和灌流槽组成。

难点三：并发症的预防

解析：血液灌流因其技术操作类似于血液透析。故血液透析中的很多并发症在血液灌流中亦同样可见到，要予以重视。

【对策】

对策一：正确掌握适应证

（1）血液灌流主要应用于急性药物及毒物中毒。如镇静催眠类药物中毒，首选血液灌流。a.毒物或药物临床症状严重者，如昏睡或昏迷、严重低血压、合并有脏器功能衰竭者。b.如对不明成分和数量的药物中毒，需进行保守处理者。c.药物或毒物的血浓度已经达到饱和状态，存在继续被吸食者。d.对药物或毒物的摄取量已达到致死的程度。e.原肝、肾疾病毒物或毒物中毒的者。

（2）急、慢性肾衰竭、血液灌流与血透结合应用治疗肾衰竭的效果较好。

（3）相对禁忌证是患者具有出血倾向，且血小板低于$70×10^9$/L就需要提高警惕，严密监护。

对策二：掌握临床实施过程与方法

血液灌流的临床实施与血液透析相同，使用血液透析机的体外循环部分或血泵，在装透析器的部分换装血液灌流器。如与血液透析联合治疗，则灌流器装在透析器之前。灌流器应垂直固定在同心脏水平的位置，动脉端在下，静脉端在上。灌流器在连接到动–静脉管道之前，应先用大量生理盐水冲洗，以除去吸附剂可能脱落的微粒，使吸附剂充分湿化并驱除灌流器内空气。血液灌流的血流量从 50 mL/min 开始注意监护，若血压、脉搏和心率稳定，灌流器及管道内预充液已完全为血液代替时，可逐渐提高到 150～250 mL/min。灌流结束时把灌流器倒置，用空气回血，不能用生理盐水，以免被吸附的物质重新释放入血。血液灌流时间为 2～3 小时，因为目前大部分灌流器的吸附能力在 2～3 小时已接近饱和。对于脂溶性高，分布容积大的部分药物及毒物中毒，可多次灌流以预防反跳现象，直至病情好转

对策三：并发症预防

（1）血液灌流最典型的并发症就是血液灌流过程中或前后血液中的血小板出现减少，这与吸附剂材料有很大关联。

（2）对氨基酸等生理性物质的影响：血液灌流能够吸附氨基酸等小分子，对生长激素、甲状腺激素及胰岛素等激素亦有吸附作用，应警惕相关激素减少引起并发症。

（3）循环系统的影响：由于血量的波动，可引起血压过低、心脏功能不全等。

五、血浆置换

【概述】

血浆置换是将血液引入血浆交换装置，将全部或部分病理血浆分离并弃去，从而清除上述致病因子及与蛋白结合的毒物，同时加入正常血浆或含蛋白的置换液中回输至体内的治疗方法。目前血浆置换装置包括非选择性及选择性两类，选择性血浆置换通过双重过滤、冷滤过等方式，保留白蛋白而将含大分子蛋白的病理性血浆分离弃去。通过上述血浆置换过程，对致病因子进行及时、快速、有效的清除。通过增加吞噬细胞的吞噬功能和单核–吞噬细胞系统清除功能起到调节免疫系统功能的作用，也可以补充身体所需的物质。

【难点】

难点一：准确掌握适应证

解析：血浆置换属于对症处理，而不是病因处理，所以对疾病的基本病理过程没有影响。所以，在进行血浆置换时，对于病因的治疗也是不容忽视的。

难点二：正确操作

解析：血浆分离装置是设备进行血浆置换的依据。主要采用与人体组织相容性好的高分子材料薄膜制成的膜式血浆分离器。利用不同孔径的滤过膜将不同分子量的物

质分离，通过双重滤过及冷滤过等方法可进行选择性血浆分离，常须使用血泵。

难点三：并发症的预防

解析： 血浆置换过程中应确保患者电解质、胶体渗透压的稳定，应选用类似血浆成分的等容量和等渗透浓度的置换液，常用置换液有新鲜血浆、4%人血白蛋白、血浆代用品等。密切关注患者并发症，及时进行处理。

【对策】

对策一：正确掌握适应证

（1）急性肾小球肾炎、IgA肾病及多发性动脉炎引起的肾脏损害等。

（2）免疫性疾病，如风湿性关节炎、系统性红斑狼疮、系统性硬化症、吉兰-巴雷综合征、天疱疮、多发性神经根炎，自身免疫性溶血性贫血，重症肌无力危象，溶血性尿毒症等。

（3）甲状腺功能亢进的危象，肝性脑病及其他疾病。

（4）急性药物或毒物中毒。

（5）恶性黑色素瘤、雷诺病、冷球蛋白血症、高黏滞综合征、结肠癌、肺出血-肾炎综合征等。

对策二：掌握技术与方法

血浆置换的血管通路同血液透析，外周及中心静脉均可选用。血浆分离装置是血浆置换的设备基础，目前主要使用膜式血浆分离器，由通透性高，生物相容性好的高分子材料膜制成，利用不同孔径的滤过膜将不同分子量的物质分离，通过双重滤过及冷滤过等方法可进行选择性血浆分离，常须使用血泵。血浆置换过程中应确保患者电解质、胶体渗透压的稳定，应选用类似血浆成分的等容量和等渗透浓度的置换液等。

对策三：并发症预防

血浆置换的并发症和不良反应较少，主要与鲜血浆应用引起的输血过敏反应有关，如发热、低血压、恶心、呕吐、血栓、低血钙、出血、心律不齐等。

六、连续性肾脏替代治疗

【概述】

连续性肾脏替代治疗（CRRT），又称持续性血液净化，是指所有缓慢、连续清除水和溶质的体外血液净化治疗方法，目的是替代受损的肾脏功能，其治疗持续时间较长，每天应用或计划应用24小时，以清除毒素、炎症介质、细胞因子及血管活性物质，调节水、电解质及酸碱平衡。CRRT基本克服了血液透析或血液滤过的不足，简便易行，疗效确切，成为抢救急危重症患者的主要措施之一，是近年来危重病治疗中最重要的进展之一。

【难点】

难点一：准确掌握适应证

解析：CRRT基本克服了血透或血滤的不足。简便易行，疗效确切，成为抢救急危重症患者的主要措施之一，是近年来危重病治疗中最重要的进展之一。相对于间断性血液透析和腹透而言，在治疗急性肾衰竭、MOF等疾病时，CRRT的优越性主要包括：血流动力学稳定；血浆溶质浓度的稳定性好；利于保持水、电解质平衡；细胞外液容量的稳定性高；溶质清除率高；有较好的生物相容性；清除炎症介质、中分子物质效果好；改善组织氧代谢；利于急性肾衰竭时肾功能的恢复；便于营养支持治疗的进行等。

难点二：正确操作

解析：CRRT机制是模仿肾小球滤过原理，在通透性高、生物相容性好的半透膜滤过器中引入动脉血或静脉血。毒素、炎症介质、细胞因子等通过弥散、对流、吸附等方式清除；通过超滤脱水的方式，排除身体中多余的水分；通过调节输入置换液中钾、钠、氯、碳酸氢根等离子的浓度，用于纠正电解质紊乱及代谢性酸中毒等病症。保持内部环境的平稳；对于高热的患者。可进行物理降温。

难点三：并发症的预防、处理

解析：CRRT即采用一种长时间、连续的体外血液净化疗法，每天持续24小时或接近24小时，以取代受损的肾脏功能，模拟正常肾小球的滤过。近年来在ICU急、危、重病中得到广泛应用，降低了重症患者的临床病死率，提高了患者的生存概率和生存质量。临床治疗过程中密切观察其相关并发症进行预防和处理。

【对策】

对策一：正确掌握适应证

当重症患者出现急性肾衰竭时，包括血流动力学不稳定，液态负荷过大，高分解代谢状态等，以下情况均应注意：慢性肾衰竭合并严重并发症包括尿毒症脑病、尿毒症心包炎、尿毒症性神经病变等。

系统性炎症反应综合征或全身性感染；难治性心衰；肝功能衰竭；重症急性胰腺炎；MODS和肝移植手术后的替代方案；严重水、电解质及酸碱失衡如严重水钠潴留、严重血钠异常、高钾血症，严重酸中毒等。挤压症候群、横纹肌溶解症候群；肿瘤溶解症候群；毒品毒物中毒；高热不退等。

对策二：了解掌握常见的几种类型

1.连续动-静脉血液滤过

连续动-静脉血液滤过是经皮将导管插入动脉后，经通过导管将血液经体外循环径路进入血液滤过器，由静脉管道通路流回体内的方法。

2.连续动-静脉血液透析滤过

透析液流动方向与血流方向相反，即从血液滤过器静脉端出口流入，经动脉端出口流出，可同时补充置换液。

3.连续静-静脉血液滤过

连续静-静脉血液滤过是将血滤器的两端连接到同一条静脉（用双腔静脉管）或分别连接到两条静脉上，并在静脉管道上连接一血泵驱动血液流动的方法，血管通路并发症减少。

4.连续静-静脉血液透析滤过

连续静-静脉血液透析滤过可避免动-静脉短路引起的分流，使血管通路并发症降至最低，清除水分及溶质更充分。

对策三：并发症预防和护理注意事项

1.并发症

a.滤器凝血、空气栓塞造成机器保护性停转，中断治疗；b.凝血功能紊乱，引起出血或血栓、栓塞；c.循环功能紊乱；d.医源性低温；e.水和电解质紊乱；f.医源性感染甚至发生脓毒血症；g.营养物质及药物的额外丢失；h.生物相容性和过敏反应。

2.注意事项：a.尽量避免经锁骨下静脉建立临时血管通路；b.个体化治疗，根据不同的病理生理状态选用不同的治疗模式、置换液配方、抗凝方案，随时调整治疗参数以保证患者的水、电解质及酸碱平衡；c.对电解质、凝血功能、血气分析等进行定期监测。为参数调整提供依据；d.妥善固定体外循环通路，保持体外循环管路密闭、通畅；保持穿刺部位干净、干爽。e.严密监测体外循环管路的各压力变化，及时发现管路或滤器凝血，及时更换；f.开启加温器并监测体温以防医源性低体温。

七、人工肝

【概述】

人工肝又称体外肝脏支持装置，本质是一种血液净化系统，它是在肝功能急性衰竭时通过人工措施部分代替肝脏功能，为肝细胞恢复正常或再生创造条件，为其他治疗赢得时间和机会的一种治疗措施。

【难点】

难点一：准确掌握适应证

解析： 人工肝的应用，具有重要的临床意义，能够遏制病情进展，促进肝脏自发恢复，局部代偿衰竭肝脏的根本功能，防止和改善MOF，作为判断肝衰竭患者能否自然恢复的诊断方法，改善肝移植患者的术前条件，顺利度过术中无肝期以及术后肝脏无功能期。

难点二：正确操作

解析： 人工肝脏是借助体外机械、化学或生物性装置，暂时或部分替代肝脏功能，从而协助治疗肝脏功能不全或相关疾病，人工肝主要包含血液/血浆灌流，血浆置换，连续性血液净化技术，分子吸附再循环系统、生物型或组合生物型人工肝等。

难点三：并发症的预防及护理要点

解析：人工肝是一种临时治疗手段，对于基础病并无治疗疗效，对于临床患者常见的并发症有低血压、高血压、发热、心脏疾病及出血、凝血等并发症，应及早发现、及早处理各项并发症。

【对策】

对策一：正确掌握适应证

（1）重型肝炎、慢性肝功能衰竭急性加重、暴发性肝功能衰竭、严重肝脏疾病等。

（2）肝功能衰竭（包括药物、毒物、手术、外伤、过敏等）的其他原因。

（3）晚期肝病肝移植围术期的处理。

（4）各种原因引起的高胆红素血症（肝内胆汁淤积、术后高胆红素血症等），内科治疗无效者

对策二：掌握技术与方法

1.血液、血浆灌流

主要用于重型肝炎肝昏迷、重型肝炎伴有败血症、胆汁淤积及瘙痒等。不能有效地吸附小分子毒物，活性炭对与白蛋白结合的毒素吸附能力也很差。由于使用非特异性的吸附剂，所以除了毒性物质被清除外，也清除一些肝细胞生长因子和激素。如果吸附剂的生物相容性差，还可能激活补体系统而引起系统炎性反应。

2.血浆置换

血浆置换是目前较为成熟的肝脏替代疗法，是目前肝衰竭患者主要的人工肝治疗方法。对大多数疾病而言，该疗法并不影响基本病理过程，仍不属于病因性治疗，因此在进行治疗的同时，应针对病因进行其他治疗。

3.分子吸附再循环系统

分子吸附再循环系统人工肝主要用于改善重型肝炎肝性脑病的脑功能、改善血流动力学及肝脏合成功能，对于肝肾综合征有较好的治疗效果。

4.生物型或组合生物型人工肝

生物型人工肝一般专指人工培养的肝细胞为基础构件的体外生物反应系统。它不仅具有肝脏的特异性解毒功能，而且具有更高的效能，目前的生物人工肝一般先用活性炭吸附或血浆置换去除患者血浆中的部分毒性物质，再与反应器中的肝细胞进行物质交换。

对策三：并发症预防

1.出血

a.插管处出血临床表现为插管处渗血、皮下出血或血肿，严重者可危及生命。b.消化道出血。临床表现为呕血、血便、黑便，一旦发生消化道大出血，应正确估计出血量，及时予扩容、制酸剂、止血等治疗。c.皮肤黏膜出血。d.颅内出血。

2.凝血

若抗凝药物用量不足，则易出现凝血，表现为灌流器凝血和留置管凝血等。

3.低血压

及时补充液体、输血、输血浆、蛋白等维持患者血浆渗透压，纠正电解质紊乱和酸碱失衡。

4.继发感染

包括因管路有关的感染及继发性的血源性感染。

5.过敏反应

血浆代用品在人工肝治疗中应用导致。

护理要点：a.治疗前患者心理护理，目的是要减轻患者心理紧张和焦虑，努力把患者从心理危机中解救出来。b.人工肝治疗技术的护理操作方法及消毒隔离，治疗时并发症的观察及处理。c.人工肝治疗后患者的监测及护理，人工肝治疗后，仍需对患者进行严格认真地观察及护理，包括检查患者生命体征，血生化的变化，血管管路的护理，减少脱落或污染的风险。

（牛振东）

第六节　人工气道建立

【概述】

人工气道是指运用各种辅助设备及特殊技术在生理气道或其他气源之间建立的有效连接，以保证气道通畅，维持有效通气。人工气道是连接患者与呼吸机的重要桥梁，是挽救危急重症患者常用的措施之一。紧急人工气道技术分为确定性和非确定性。确定性人工气道是指能保证有效的、可靠的通气并适合长时间使用；而非确定性人工气道则相反，但是具有操作便捷与迅速，易于掌握的优势。

其目的为a.解除气道梗阻；b.防止误吸；c.及时清理呼吸道内分泌物；d.严重高碳酸血症和低氧血症时施行正压通气治疗。

人工气道紧急建立：紧急情况下，首选为患者提供足够的通气和氧气，操作前迅速清理呼吸道、口咽部分泌物及异物，使患者头部后仰，托起下颌，放置口咽通气管，使用简易呼吸器经面罩加压给氧等措施。

人工气道建立方式的选择：气道的建立分为喉上途径和喉下途径，喉上途径是指经口或经鼻气管插管，喉下途径是指气管切开、环甲膜穿刺或环甲膜切开。

一、口咽通气管置入术

口咽通气管置入术：是指将口咽通气管插入到口咽部，使其维护气道通畅的技术。口咽通气管是临床使用中，最简单的辅助气道通气工具，操作简单快捷，易于掌握。院外急救时，常用于重症昏迷患者、呼吸困难低氧血症者，此操作能维持患者有效呼吸，保持呼吸道畅通，改善呼吸困难，且节省体力及物资。口咽通气管还可替代牙垫，便于患者打开口腔，及时清理口腔内分泌物。因此，口咽通气管置入术是每个急诊一线人员必备技能之一。

【护理重点】

（1）准确掌握口咽通气管置入术适应证及禁忌证。

（2）掌握口咽通气管置入术操作步骤及方法。

（3）掌握口咽通气管置入术口咽通气管置入术并发症。

【护理难点】

难点一：院前急救护理

解析： 院前急救时保持患者呼吸道通畅十分重要，窒息是院前损伤重要危险因素之一。院前心肺复苏术，在医生行胸外按压和人工呼吸的同时，护士立即协助行气管插管，清除口腔及呼吸道内的呕吐物、分泌物，保持呼吸道通畅。对有自主呼吸，但存在舌后坠的患者时，使用口咽通气管可以使舌根离开咽后壁，解除气道梗阻，可较好地预防舌后坠引起的窒息。口咽通气管置入术是院前急救时最常用且方便快捷的操作方法，主要用于抢救昏迷患者，清理呼吸道分泌物，使呼吸道保持通畅，改善重症患者缺氧状态，有着节省急救人员体力的优势。急诊一线医护人员应熟练掌握该方法，以提高抢救成功率。

难点二：掌握口咽通气管置入术的适应证及禁忌证

解析： 口咽通气管置入术是经口腔插管术，常用于昏迷患者、舌后坠或气道肌肉松弛患者及癫痫发作时。此操作简单有效、经济快捷、避免紧急状况，如气道梗阻、吸气困难、通气不畅等情况下发生窒息、呕吐和误吸的症状，院前急救人员，接到120指挥中心调动后，应提前电话联系患方，急救人员应提前预判患者是否需要紧急建立人工气道，做好物资准备，以最快且行之有效的方式建立人工气道。因此，准确掌握口咽通气管置入术的适应证、禁忌证，提前做好准备，提高救治效果。

难点三：掌握口咽通气管置入术的操作步骤及方法

解析： 院前或院内急救时，特别在创伤现场急救时，首先应清理患者呼吸道异物，如果患者昏迷或其他原因导致呼吸道不通畅时，应立即放置口咽通气管，安置口咽通气管是当时权宜之计。因此，对急救人员安置口咽通气管操作技能要求技术娴熟，方能保障患者安全。

难点四：注意事项

解析： 紧急情况下安置口咽通气管时，首先，应保持管道通畅，及时清理呼吸道分泌物，避免误吸，甚至发生窒息。置入口咽通气管时，动作应轻柔，防止因暴力置入口咽通气管而引发口咽部受损如出血、缺血、坏死。安置口咽通气管后，注意密切观察有无导管脱出而致阻塞气道的现象。严密监测生命体征及时发现病情变化，随时记录，并备好各种抢救物品和器械，必要时配合医生行气管内插管术。严密观察病情变化，记录安置口咽通气管前后的外周血氧饱和度，提高抢救成功率。

【护理对策】

对策一：院前急救精准评估与干预

1.急救前的准备与护理评估

（1）及时电话沟通。急救人员在接到调度电话指派后，立刻与求助者电话联系。简要询问病史、既往史、进食及服用药物情况，从而对需救助患者的病情进行初步了解。

（2）急救前准备充分，争取在最短的时间内到达事发地点。接就近派车指令后，3分钟内迅速出诊，救护人员尽可能在5~10分钟抵达现场，救护车必须配备有气管插管包及各种型号口咽通气管等急救物资和抢救药品。

（3）询问病史时必须注意对患者既往病史、用药史的采集，并监测患者生命体征，分析患者病情，做好抢救准备。

（4）护士对患者进行评估时应加强警惕，正确识别呼吸困难，提高预防及处理能力，掌握口咽通气管置入术的适应证和禁忌证，以便提高抢救成功率。

2.急救现场的护理评估与干预

（1）到达现场后，急救人员需确认现场环境安全后，迅速查看患者，明确诊断。

①立即使用氧饱和度监测仪进行血氧饱和度监测，将检测结果与患者临床症状综合评估。

①当患者发生呼吸困难、低氧血症时，立即处理：

a.立即将患者平置于地，头偏向一侧，解开衣服领口及裤带，并及时清理口、鼻腔分泌物，安置口咽通气管，保持呼吸通畅，改善缺氧。

b.为保持脑血流量充足，避免脑部及其他组织缺氧，应根据患者呼吸状况，给予低流量吸氧或球囊辅助通气。当患者出现抽搐时，应给予安全性约束，切忌强行按压肢体，预防肢体发生脱位或骨折，并安置固定好口咽通气管，避免患者自行抓伤舌咬伤，引发窒息。

c.建立静脉通道，维持水、电解质平衡，避免循环衰竭。

③解除危险症状，保证患者安全转至院内。

④搬运和转送危重患者过程的注意事项。

a.搬运患者时，动作轻稳。

b.使患者平卧，头侧向一侧，保持气道通畅，以防口咽通气管脱落引发误吸或舌根后坠阻塞气道，及时清除呼吸道分泌物。

c.给予持续氧疗，以防脑部或其他器官气管缺血缺氧导致不可逆损害。

d.密切监测生命体征、意识、瞳孔等的变化，做好抢救记录。

e.对神志已清醒患者和家属进行心理护理，讲解相关疾病知识，缓解焦虑情绪，增加患者依从性，主动配合治疗，并在适当时机向患者及家属履行告知义务。

（2）做好院前与院内病情交接：在院前急救同时，与院内120指挥中心保持电话联系，并通知院内人员做好接诊准备，缩短院内交接时间，保证患者安全到达院内，实现安全交接。

对策二：掌握口咽通气管置入术的适应证及禁忌证

（1）适应证：a.无咽反射或咳嗽的昏迷患者；b.舌后坠致呼吸道梗阻；c.上气道肌肉松弛者；d.气道分泌物多需吸引、抽搐时防舌咬伤；e.气管插管时使用，取代牙垫作用。

（2）禁忌证：口咽通气管不能用于神志清楚或上呼吸道反射活跃的患者；呕吐频繁者，咽反射亢进者，牙齿松动、上下颌骨严重受损者；口咽部占位性病变、喉头水肿、急性发作哮喘、气管异物者；容易引起呛咳、恶心、呕吐、喉痉挛和支气管痉挛等反射者；导管脱落或移位时会导致气道梗阻者禁用。

对策三：掌握口咽通气管置入术操作步骤与方法

1.物资准备

根据患者体型选择型号合适的口咽通气管，正确测量长度，为口角至耳垂或下颌角的距离。选择的原则是宁长勿短、宁大勿小，因为口咽通气管太短不能经过舌根达到开放气道目的；当口咽通气管外径太小，容易误入气管。口咽导管有两种外形即普通形和S形，后者其内有单向活瓣，可防止患者的唾液反流和交叉感染。

2.操作步骤

a.操作时体位摆放，取平卧位，头部向后仰，保持口、咽、喉三轴线尽量重叠；b.通畅呼吸道，给予吸痰，清除口腔及咽喉部分泌物；c.轻轻插入口咽通气管，改善呼吸困难。

3.置管方法

置管方法分为反向插入法和横向插入法两种。

①反向插入法：操作者站于患者一侧，打开口腔，先反向插入口咽管用叶片压住舌头，并推进使其尖端达硬腭，当其内口接近口咽后壁时，即将其旋转180°，当患者吸气时顺势向下推送，弯曲部分下面压住舌根，上面抵住口咽后壁。

②横向插入法：将口咽通气管咽弯曲凹面部分朝向一侧的脸颊内部插入，然后在插入过程中朝着咽后壁旋转90°向下翻转口咽通气管，使口咽通气管弯曲部分凹面向下压住舌根进入。口咽通气管末端应位于患者的上咽部，将口咽后壁与舌根分开，使下咽部及声门的气道通畅。

4.操作完成后的检查

人工气道安置完毕后，应检测气道是否通畅，以手掌放于口咽通气管外口，感觉有无气流呼出，或以少许棉絮放于外口，观察有无跟随患者的呼吸运动。还应观察胸壁运动幅度和听诊双肺呼吸音。检查口腔，以防止舌或唇夹置于牙和口咽通气管之间。

对策四：注意事项

（1）安置口咽通气管时，动作轻柔，防止暴力安置及舌或唇夹置于牙齿与口咽通气管之间，避免造成损伤、缺血、坏死。

（2）固定好口咽通气管，防止脱落移位。及时清理呼吸道分泌物，保持管道通畅，防止误吸，甚至窒息。注意密切观察有无导管脱出而致阻塞气道的现象。详细记录口咽通气管型号、大小、时间，并做好交接。

（3）加强呼吸道湿化，口咽通气管外口可盖一层生理盐水纱布，既湿化气道又防止吸入异物和灰尘。

（4）随时观察病情变化，严密监测生命体征并记录。备好各种抢救物品和器械，必要时配合医生行气管内插管术。

【前沿进展】

口咽通气管有简易、方便、实用、易于固定的优点，在院前急救过程中抢救休克、心跳呼吸骤停的患者时，置入口咽通气管打开气道，球囊面罩辅助呼吸，进行基础生命支持的抢救，提高了抢救成功率。但由于胶布受潮后，黏性下降，易脱落，且胶布紧贴皮肤，患者会产生不适，甚至有对胶布过敏者，胶布粘贴处皮肤易出现皮肤瘙痒、红疹、发烫或破溃等。临床工作中，常以扁带系住口咽管，或在口咽管翼缘两侧各打一孔，用绷带穿过两孔，将扁带或绷带绕至患者颈后部妥善固定，以确保护理安全，但容易引发枕部皮肤受损。有研究表明，使用双重弹力固定带固定口咽通气管，即可防止管道脱落、减少皮肤破损，又可节省护士工作量，提高工作效率及工作质量。

（郝丽群）

二、鼻咽通气管置入术

鼻咽通气管置入术是指鼻咽通气管插入鼻咽部，使其维持气道通畅的技术。鼻咽通气管置入术在院外急救时，常用于各种原因引发上呼吸道不完全性梗阻、放置口咽通气管困难或不耐受口咽通气管的患者，此操作能维持患者有效呼吸，保持呼吸道畅通，此操作简单快捷，易于掌握。院外急救时有节省体力的优势。并且，针对无法张口的患者，可以通过鼻咽管及时清理呼吸道内分泌物。因此，鼻咽通气管术是每个急诊一线人员必备技能之一。

鼻咽通气管是一个类似于气管插管的软管道，适用于各种原因导致上呼吸道不完全性梗阻、无法耐受口咽通气管者或舌后坠等所致的上呼吸道梗阻的患者，鼻咽通气管对咽喉部刺激小，恶心反应轻，容易固定，患者端可有侧口，气路端加粗，可防止滑入鼻腔。最大特点是操作简单、实用、有效，且特殊情况下可替代口咽通气管，清理呼吸道，改善呼吸困难。因此，鼻咽通气管置入术是每个急诊一线人员必备技能之一。

【护理重点】

（1）掌握鼻咽通气管置入术适应证和禁忌证。

（2）掌握院前急救鼻咽通气管置入术操作步骤与方法。

（3）掌握安置鼻咽通气管注意事项。

【护理难点】

难点一：院前急救护理评估

解析： 外出急救前的评估和准备工作，对抢救工作的开展有至关重要的作用。120指挥中心派发指令后，急救人员与患者联系，通过电话沟通，提前判断病情，根据患者病情准备急救用物。

难点二：鼻咽通气管置入术后转运途中的观察及院内交接

解析： 院前急救是在对危重患者到达医院前的急救转运。各种原因引起的不完全性呼吸道梗阻，可通过安置鼻咽通气管，打开气道，快速改善呼吸困难，防止窒息发生。当鼻咽通气管安置成功后，应妥善管道，在将患者由院外转入院内的过程中，可因路途颠簸或患者烦躁不配合，鼻咽管脱出，而引发呼吸呼吸困难甚至窒息等不良事件。且到达院内，进行交接，包括院前安置鼻咽管前患者呼吸情况及安置管道深度、管道情况等，因此，转运途中的管道管理，以及院内交接尤为重要。

难点三：注意事项

解析： 无论院前或院内，紧急情况下进行通气时，置入鼻咽通气管动作轻柔，体现出人文关怀，禁止暴力安置，定时检查口腔、鼻腔，保持管道通畅，定时清理鼻腔内泌物，防止脱管窒息。安置鼻咽通气管后，要加强口腔及鼻腔护理，保持湿化气道，适时吸痰。安置好鼻咽通气管后，严密监测生命体征及病情变化，随时记录，并备好各种抢救物品和器械，必要时配合医生行气管内插管术。

【护理对策】

对策一：院前急救准确评估与干预

同口咽通气管置入术。

对策二：掌握鼻咽通气管置入术适应证及禁忌证

1.正确掌握鼻咽通气管置入术适应证及禁忌证

护士对患者进行评估加警惕，熟练运用鼻咽通气管置入术的适应证和禁忌证相关知识，提高预防及处理能力，避免不良事件发生。

（1）适应证a.各种原因导致上呼吸道不完全性梗阻，安置口咽通气管后，呼吸困难无法改善或放置口咽通气管困难者；b.昏迷患者舌根后坠造成的不完全呼吸道梗阻患者；呼吸困难通过鼻咽管进行氧气吸入者如睡眠呼吸阻塞性呼吸暂停患者发病时；c.咳痰无力，需经上呼吸道进行吸引者；d.牙关紧闭不能经口吸痰者等。

（2）禁忌证：鼻息肉、鼻出血或有出血倾向、鼻外伤、鼻腔畸形、鼻腔炎症、明显的鼻中隔偏曲、凝血机制异常、颅底骨折、脑脊液耳鼻漏等。

对策三：掌握鼻咽通气管置入术与方法

1.物资准备

选择患者适宜的鼻咽通气管，将通气管外径和患者鼻孔的内径进行对比，使用外径大又易通过鼻腔的导管，导管长度为鼻尖至耳垂的距离。

2.患者准备

评估患者神志、呼吸、鼻腔情况，患者取仰卧位。选择可以插管的一侧鼻腔进行清洁、润滑，必要时使用局部麻醉药和收缩血管药物。

3.操作步骤

评估患者鼻腔后，选择通畅的一侧鼻腔安置导管。插管前可遵医嘱在鼻腔内滴入适量收缩血管药物，如麻黄碱等，预防鼻腔出血风险。将石蜡油或含有局部麻醉药的医用润滑剂涂抹于导管表面。将鼻咽通气管弯度向下、弧度朝上，内缘口向下，沿垂直鼻面部方向缓慢插入鼻腔，直到通气管的尾部抵住鼻腔外口，插入深度约 13～15 cm。插入动作应缓慢、轻柔，当遇到阻力不可强行插管，应回撤 1 cm 左右，稍稍旋转导管直至无阻力感继续插入，若插管时遇到障碍，可更换为外径较小鼻咽管再行插管。

4.操作后评估

导管插入后需再次评估气道是否通畅，以达到解除舌后坠、鼾声消失、呼吸通畅为标准。

5.固定导管

安置成功后，妥善固定导管，以免脱出。

对策四：注意事项

（1）鼻咽通气管置入术注意事项有以下几点：a.置入鼻咽通气管时动作轻柔，禁止暴力安置，以免引发鼻黏膜损伤；b.保持管道通畅，定时查看鼻腔并及时清理鼻腔内泌物，防止窒息；c.鼻咽通气管安置后，要加强鼻腔及口腔护理，注意定时湿化气道，适时吸痰。需要长期带管患者，应每 1～2 天更换鼻咽通气管 1 次，从另一侧鼻腔插入；d.严密监测生命体征及病情变化，随时记录，并备好各种抢救物品和器械，必要时配合医生行气管内插管术。

（2）鼻咽管置入后，以对患者刺激小且舒适度高，易于更换及固定、患者生命体征变化小为佳。

（3）每日做好鼻腔观察及护理，保持气道湿化，防止鼻黏膜干燥出血。

（4）置管成功后，用胶布固定于鼻翼两侧，以防滑脱。

（5）确定鼻咽管是否通畅，以呼吸困难得到改善，鼾声消失、呼吸顺畅、舌后坠解除为标准。

（郝丽群）

三、喉罩置入术

【概述】

喉罩置入术是指将喉罩经口插入，使其勺状套囊口覆盖于喉的入口，可行短时机械通气的技术。喉罩是介于面罩和气管插管之间的一种维持呼吸道通畅的新型装置，多由硅胶或塑料制成。常见于现场急救，如呼吸困难时，紧急情况下人工气道的建立和维持，代替气管插管或气管切开。

【护理重点】

（1）掌握喉罩置入术适应证和禁忌证。

（2）掌握喉罩置入术方法。

（3）掌握安置喉罩的注意事项。

【护理难点】

难点一：掌握喉罩置入术适应证及禁忌证

喉罩置入术是采取盲探插入法，置入喉罩，能短时间机械通气的技术。适用于现场需要紧急通气时、患者气道为困难气道时，可代替气管切开导管术或气管内插管，缓解呼吸困难。插管时，根据患者体重及年龄，选择适宜患者的喉罩，及时准确安置喉罩，达到急救治疗效果。护士准确掌握喉罩置入术的适应证、禁忌证，可提高救治成功率。

难点二：掌握喉罩置入术操作方法

解析： 当各种原因引起呼吸道梗阻，需要通过急救通气时，特别是困难气道，气管内插管困难时，采用喉罩置入术改善呼吸道梗阻。熟练掌握喉罩置入术方法，可快速改善呼吸困难，防止窒息发生，挽救患者生命。

难点三：注意事项

解析： 紧急情况下进行喉罩通气时，插管动作轻柔，插管过程中严密观察有无呼吸道梗阻征象，定时清理鼻腔内泌物，防止窒息。安置喉罩后，要加强气道管理，保持湿化气道，适时吸痰，保持管道通畅。

【护理对策】

对策一：护士正确掌握喉罩置入术适应证及禁忌证

1.适应证

a.现场需要紧急通气者、患者气道为困难气道时，可代替气管切开导管术或气管内插管；b.外科手术时间较短时；c.颈椎活动度差等因素引发气管异常，不适宜使用气管内插管和喉镜患者；d.紧急状态下人工气道的建立和维持等。

2.禁忌证

a.颈部瘢痕重度挛缩或颈部置有巨大扩张器者、口腔张口度小于1.5 mm；b.当存在胃内容物反流和呼吸道误吸风险者，如饱食、肥胖、腹内压力过高、孕期超过14

周、急性胸腹部外伤、多发伤或大面积创伤；c.禁食前使用过阿片类药物、食管裂孔疝、肠梗阻等；d.咽喉部病变，如组织损伤、血管瘤等；e.喉部及喉部以下气道梗阻者；f.肺顺应性降低或气道阻力高需要正压通气者。

对策二：掌握喉罩置入术

1.物资准备

根据患者年龄和体重选择患者适宜的喉罩（见表5），并检查喉罩是否漏气，将喉罩勺状套囊背面润滑备用，准备吸引装置、注射器、固定时使用的胶布等。

表5　不同型号喉罩的适用人群

患者类型	喉罩型号	套囊最大充气量（mL）
新生儿或婴儿（体重<5 kg）	1	4
婴儿（体重5~10 kg）	1.5	7
婴儿或儿童（体重10~12 kg）	2	10
儿童（体重20~30 kg）	2.5	14
儿童或矮小体型成人（体重>30 kg）	3	20
正常体型成人	4	30
肥胖体型成人	5	40

2.患者准备

操作前嘱患者禁食，评估患者神志、呼吸、外周血氧情况，患者取仰卧位或侧卧位，清理呼吸道，保证气道畅通。

3.操作步骤

（1）体外摆放：患者仰卧位，头颈部轻度后仰。

（2）清理口腔分泌物，保持呼吸道通畅。

（3）放置喉罩：临床工作中有以下两种操作方法。

①普通置入法：开放气道，操作者站于患者头侧，将患者头颈轻度后仰，操作者左手固定头部，右手持喉罩（罩口朝向下颌方向），沿舌正中线贴咽后壁向下置入，直至有明显阻力感为止。

②逆转法：在全麻或表面麻醉后，将患者头颈部轻度后仰，操作者左手固定患者头部，右手拇指和示指持笔式握住喉罩的通气管，握持部位尽量靠近通气罩与通气导管的结合处。中指向下推下颌使患者口张开，通气罩开口面向硬腭方向置入到咽喉底部，再轻轻旋转180°（喉罩口对向喉头），继续向下推入喉罩，直到有阻力感，不能继续推进为止。

4.喉罩置入后，气囊充气封闭

一手固定导管外端，进行充气，使喉罩自行密闭，可见导管自行向往退出约1.5 cm。亦可采用气囊检测仪进行压力检测。

5.位置识别

会厌位于喉罩的勺状凹陷内，喉罩置入的最佳位置罩体进入喉咽腔、会厌腹面的底部与喉罩的上端紧贴、罩的下端伸入食管上口、罩内的通气口正对声门与喉罩内的通气口正对。初步判断方法是通过连接简易呼吸器进行正压通气，如观察患者呼吸时胸廓起伏是否良好，听诊咽喉部无明显漏气，表明喉罩置入位置良好。

对策三：注意事项

（1）鼻咽通气管置入术注意事项有以下几点：a.置入喉罩前嘱患者禁食；b.安置喉罩过程中，密切观察患者有无呼吸道梗阻征象；c.使用喉罩过程中，密切观察呼吸状况，防止胃内容物反流误吸、喉罩周围漏气及气囊压力过高等引发精神损伤等并发症发生，及时清除呼吸道分泌物，保持呼吸道通畅；d.喉罩不宜用于长期机械通气；e.注意观察使用喉罩后，患者呼吸是否改善，双肺呼吸音是否清晰对称。

（2）临床工作中做好口鼻腔观察及护理，保持呼吸道通畅，防止发生窒息。

【前沿进展】

有报道提出，对解决困难气道插管时，可选择插管型喉罩，它是引导气管插管的专用喉罩。Fastrach 插管型喉罩、Cookgas 插管型喉罩、CTrach 喉罩，以上三种喉罩是临床常用喉罩，其均具有操作简单、通气好、盲探插管成功率高等优点。临床研究表明此三种常用插管型喉罩对困难气道处理，具有较高的有效性及安全性，郑娟等研究表面喉罩比 Fastrach 和 CTrach 喉罩的适用范围更广，与 FOB 联合 Cookgas 喉罩可成功应用于张口度小于 15 mm，及（或）颈部瘢痕重度挛缩和颈部置有巨大扩张器的重度困难气管插管患者。当一种类型插管型喉罩置入次数＞3 次或置入时间超过 2 分钟仍未获得满意肺通气视为喉罩置入失败，应立即使用其他类型插管型喉罩或行气管切开术。

（郝丽群）

四、环甲膜穿刺/切开术

【概述】

环甲膜穿刺术是施救者通过用刀、穿刺针或其他任何锐器，从环甲膜处刺入，建立新的呼吸通道，快速解除窒息或气道阻塞的急救方法。为气管插管失败或面罩通气不充分患者提供紧急通气的抢救措施。

环甲膜切开术是一种从气管切开术演变而来的气道急救术，它的雏形始于公元前3600 年。Brofeldt 等在 1996 年提出的环甲膜切开四步法，当今仍广泛使用于临床，该方法要求 30 秒内完成环甲膜切开。环甲膜切开术是一种简单易学且快速有效开放气道的方法。环甲膜切开是严重上气道阻塞的急救手段，根据病例具体情况选择使用，本章节重点介绍环甲膜切开术。

【护理难点】

难点一：准确掌握环甲膜切开术适应证及禁忌证

解析：紧急环甲膜切开术是快速打通气道最有效的急救方法，为临床气道急救中最基本和最重要的操作技能之一。在严重额面部外伤或上呼吸道梗阻以及禁忌证或无法进行气管内插管的危急状况下，常采取环甲膜切开术，快速解除气道阻塞和窒息。因此，熟练掌握环甲膜切开的适应证，提前做好患者及物资准备，能提高抢救成功率，为患者生命安全提供保障。

难点二：熟练掌握环甲膜切开术的手术步骤

解析：环甲膜解剖位置是环状软骨和甲状软骨之间，此部位无重要血管，不易出血，其厚度为2~3 mm，容易穿刺或切开。环甲膜切开术常见并发症包括出血、喉狭窄及皮下或纵隔积气、气胸、食道损伤及肺部感染等。因此，要求护士对环甲膜切开术步骤熟练掌握，以实现环甲膜准确定位，出血处置合理，气道切开顺利，避免造成气管损伤。

难点三：护理观察、评估、预防

解析：环甲膜切开术是紧急情况下作为呼吸复苏的一种急救手段，临床实施环甲膜切开术，分秒必争，在最短时间内完成。环甲膜切开术后严密观察病情变化，做好气道管理对患者愈后康复更为重要。护士应熟练掌握可能出现并发症及相应的处理方法，及早发现，快速分析，及早处理，减少不必要的气管损伤。

【护理对策】

对策一：严格掌握环甲膜切开术适应证、禁忌证

（1）环甲膜切开术适应证：①气管插管、面罩通气和声门上气道失败导致的不能建立气道和氧合；②不紧急处理，将出现缺氧性脑病甚至死亡。

（2）环甲膜切开术的禁忌证：①解剖标志无法识别；②病情允许且有条件时，应做气管造口术或插管；②凝血功能障碍者（相对的）。

准确掌握环甲膜切开术的适应证、禁忌证，是提高救治效果的关键。

对策二：掌握环甲膜切开术操作流程

1.环甲膜切开术操作流程

（1）患者取平卧位，双肩胛下垫以薄枕，头保持正中，尽可能后仰以使气管暴露充分。

（2）一名助手立于患者左侧固定双肩，另一助手立于患者头端固定头部，操作者立于患者右侧。常规消毒皮肤，铺无菌巾及局部浸润麻醉（紧急情况下，皮肤可不消毒、不麻醉）。

（3）确定切开位置，在环状软骨与甲状软骨之间可触及一凹陷，此部位即环甲膜，沿颈前正中线环状软骨与甲状软骨间做横向切口，小心切开环甲膜约1cm，将刀柄深入切口并旋转90°，以扩大切口（也可用气管撑开器代替刀柄）。选择适合直径的带气囊气管导管通过环甲膜切口插入并送入气管远端。打胀气囊，采用呼吸气囊进行人工通气，同时将插管安全固定。插管时套管易向上进入咽腔，要注意调整插管方向。采用带气囊的气管套管是为了人工通气和防止上气道出血患者的血液下流入气管。紧急情况下，可插入橡皮管或塑料管暂时代替使用。病情十分紧急时，用16号粗注射器针头，经环甲膜直接刺入声门下区，暂时缓解喉阻塞症状。

操作者应谨慎操作，避免损伤环状软骨而引发后期出现喉狭窄或发音困难；插管时间不可大于24小时，避免使用金属套管，以免损伤环状软骨，目前临床常用硅胶管。

对策三：并发症与预防

出血、气胸、皮下或纵隔积气、喉狭窄、食道损伤及肺部感染等，均为常见并发症，其中出血是最常见的并发症，喉狭窄是最危险的并发症。操作时由于颈前正中处浅静脉和环甲动脉断裂，可造成出血，操作者应立即用示指压迫出血部位，达到止血目的。

1.伤口出血

主要因素为在紧急情况下行环甲膜切开，患者躁动容易误伤周围大血管而未能彻底止血，故手术时对躁动且有禁忌使用镇静剂的患者，必要时进行约束，操作时应细致，做到精、准、快。患者窒息缓解后，应彻底止血，若发生术后切口出血应再次止血。

2.喉狭窄

操作时出现喉狭窄的最主要因素有：a.操作不当导致环状软骨受到损害，严重时引发环状软骨坏死；b.正常解剖结构因素，环状软骨后部较前部高，而颈前正中向两侧逐渐升高，若强行横形切开，容易造成很环状软骨受伤，造成喉狭窄；c.不能正确识别环甲膜解剖位置，是导致喉狭窄的重要因素。

3.皮下气肿

多见于环甲膜切口过大，而插入的套管偏细，气体从套管周围漏入皮下。

4.气胸及纵隔气肿

在操作暴露气管时，操作不当，如向下分离过多、过深，损伤胸膜后，可导致气胸。右侧胸膜顶位置较高，与左侧相比，损伤概率更高。一般情况，患者无明显症状，但严重者可窒息。临床观察发现患者气管切开后，呼吸困难得到改善或消失，而不久后再次出现呼吸困难，此时应考虑气胸，如行X线检查，可确诊。应立即行胸膜腔穿刺术，抽除气体。严重者可行闭式引流术。发生后应将皮肤缝线拆除并更换大小合适的套管。

5.气管食管瘘

患者发生喉源性呼吸困难时，气管内处于负压状态，气管后壁及食管前壁将向气管腔内突出，切开气管前壁时可导致后壁受损。瘘孔较小且时间较短者，有自愈的可能；但瘘口较大或时间较长，入瘘口已长上皮者，需进行修补。

6.切口和肺部感染

因在紧急情况下切口，手术野消毒不严或未消毒或手术野直接污染；术中或术后吸痰操作时未遵守无菌原则。故术后除应严格按照无菌操作原则，遵医嘱合理使用抗生素治疗，防治感染。熟练掌握环甲膜切开术并发症，临床工作中严密观察，正确操作，及早发现、及早处理各项并发症，提高抢救成功率，减少并发症。

对策三：注意事项

（1）环甲膜切开术操作简便、迅速，且所用器械少，操作时间短，是容易准确定位的急救方法，护士应配合医生进行病情诊断及抢救。对需要行环甲膜切开的患者，护士应积极配合医生做好术前准备工作，如术前清洁皮肤，摆好手术体位，准备气管切开包及气管套管、吸痰器、吸痰盘、生理盐水、呼吸机或简易呼吸气囊等抢救用品，并严密观察详细记录患者生命体征、意识、瞳孔、血氧饱和度等情况。

（2）进行切开不宜过深，避免损伤气管后壁黏膜，切口若明显出血应及时止血，防止误吸。

（3）环甲膜切开术后的插管时间，一般不超过24小时。护理工作中，应及时观察，做好班班交接，防止气管套管脱出引发窒息。

（4）环甲膜切开术后从以下几点对气道进行观察管理。

①保障床旁设备完好齐全，如氧气、吸引器、同号气管套管、气管切开包及急救药品等。

②保持套管通畅：内套管每日定时清洗，煮沸消毒处理数次。术后一周内外套管不宜更换，防止因气管前软组织尚未形成瘘管，使插管困难发生意外。

③保持下呼吸道通畅：要求病室保持适当温湿度，如温度22℃左右；湿度90%以上，可以采取地面洒水、蒸汽吸入，遵医嘱按时将少许生理盐水或0.05%糜蛋白酶等向气管套管内滴入，防止痰液黏稠，便于咳痰。

④防止伤口感染：术后伤口易发生感染，遵医嘱给予伤口按时换药，必要时遵医嘱使用抗生素治疗。

⑤预防外套管脱出：随时查看病情，注意观察套管是否脱出，以免引发窒息。检查固定带松紧是否合适，当气管切口太低，颈部肿胀或开口纱布过厚，均易引发外套管脱出。

⑥拔管：当病情好转，考虑拔管时，拔管前先试堵管1～2天，如患者活动和呼吸均不受影响，可选择上午进行拔管，利于观察。一般创口不必缝合，用蝶形胶布拉拢创缘即可。

【前沿进展】

急性喉阻塞时，须在短时间内开放气道。紧急环甲膜气管切开术为抢救患者生命赢得宝贵的时间。环甲膜切开术是紧急处理上气道狭窄的最有效方法。研究表明，改良环甲膜切开术与传统环甲膜切开术相比，前者更加快捷有效，能在10秒内完成。改良环甲膜切开术步骤：第1步，迅速定位，并固定好喉部框架，操作者站于患者侧面，定位环甲间隙时采取，左手（优势为右手时）拇指及中指合诊，迅速固定两侧甲状软骨板，并用示指触摸到环甲膜；第2步，于颈正中口，当切开皮肤及皮下组织时，由于颈前正中处浅静脉断裂导致出血，应立即采取示指按压法压迫出血位置；第3步，确认手术部位无误后，立即用尖刀片于颈正中处垂直刺入环甲膜；第4步，气管套管尽量选用最细的，从上往下插入气管套管。

（郝丽群）

五、气管内插管术

【概述】

气管内插管术指将一个特制的导管经口或经鼻置入气管内的技术，此技术为气道通畅、通气供氧、减少气道阻力及无效腔、气道雾化或湿化等提供条件。按气管插管时是否用喉镜显露声门，可分为经口明视插管和盲探插管。临床常用经口明视插管术，本章节重点讲述经口明视插管术。

【护理难点】

难点一：气管插管方法及气管导管插入长度的估算

解析：气管插管作为呼吸复苏的一种应急抢救措施，应分秒必争，争取最短时间内完成插管，因此要求操作者应提前估算好导管插入深度，充分暴露患者喉部，以柔和的动作，迅速完成插管，解除呼吸困难。

难点二：确认气管插管是否插入到位的方法

解析：气管导管插入气道后，需要立即确认是否在位，以免引发胃胀气，胃扩张，甚至引发呼吸衰竭而死亡。

难点三：正确掌握适应证

解析：急诊护士需熟练掌握其适应证，提前做好患者及物资准备，提高抢救成功率，为患者生命安全提供保障。

难点四：注意事项及并发症的预防、处理

解析：气管插管术的并发症常因操作者经验不足和患者异常的解剖结构、机械特点导致病理变化，如气管误吸、牙齿缺损、气胸等，因此熟练的操作技能和严格执行无菌操作原则，是预防和减少并发症的重要方法。

【护理对策】

对策一：掌握气管插管方法及气管导管插入长度的估算。

插管方法分为经口明视插管法和盲探插管法，临床常用明视插管法。

1.用物准备

喉镜分两种即镜片直型、弯型，规格分成人、儿童、婴幼儿，根据患者实际情况进行选择。成人一般选择弯型喉镜镜片，使用时必须保证光源充足，照明度好。

（1）一次性气管导管：有两种即有气囊型和无气囊型，成人使用有气囊型硅胶管，婴幼儿选无气囊硅胶管。气管导管内径为 2.5～11.0 mm，根据患者实际情况（身高、性别、年龄、插管途径）选择导管。一般成人男性选 7.5～8.5 mm 导管；一般成人女性选 7.0～8.0 mm 导管；紧急情况时选 7.5 mm 导管；不同年龄阶段儿童应使用公式计算：导管内径=患儿年龄（岁）÷4+4.0。初步估计，成年女性插管长度为20～22 cm，成年男性插管长度为22～24 cm，小儿参照公式为插管深度（距门齿）=年龄（岁）÷2+4+12；经鼻插管深度（距鼻孔外）通常比经口插管长2～3 cm。插管前需确认导管气囊有无漏气，并插入导丝进行气管导管塑性，导丝距离导管前端开口约1 cm，以增加导管硬度，有利于插管。

（2）其他用物：导管固定器，导管固定带或胶布，听诊器，简易呼吸器，吸引装置，吸痰管等；20 mL空针，护目镜、防护围裙等。

2.患者准备

（1）向患者做好解释工作，使其放松并积极配合。

（2）去枕仰卧位，低氧血症时予简易呼吸器辅助给氧，提高SaO_2水平。

（3）双肩胛下垫以薄枕，头保持正中，尽可能后仰以使气管暴露充分。

3.插管过程

观察患者口咽部分泌物，及时吸净痰液，为医生插管做好准备，以免影响插管视野。将喉镜递给操作者，操作者右手执笔姿势持气管导管，在明视声门的情况下，对准声门轻轻将导管尖端插入，通过声门后1 cm处时，由助手协助"取出"导管内芯，吸痰；协助固定插管位置，另一助手行球囊辅助通气3～5分钟，观察患者胸廓起伏情况，听诊双肺呼吸音是否对称，观察SaO_2是否下降，然后向气囊注气25～30 cmHg左右，用牙垫、胶布固定，测气囊压力，气管内给氧，根据病情需要连接呼吸机。

对策二：确认气管插管是否插入到位的方法

确认气管插管是否插入到位的方法有以下3种。

（1）出气法：轻压患者双侧胸部，听和看导管开口在呼吸时有温热气流呼出。

（2）进气法：挤压呼吸囊，观察两侧胸廓是否有起伏，同时听诊双肺呼吸音是否对称、清晰，而上腹部无气过水声。

（3）使用呼气末CO_2监测仪，监测导管外端口呼气末CO_2波形及数值。

对策三：气管内插管术适应证

（1）气管内插管术适应证为以下几点：

①呼吸心搏骤停，需高级生命支持。

②呼吸功能衰竭需接人工呼吸机。

③呼吸道分泌物增多，无法自行排出，需行呼吸道吸引和防止误吸。

④各种全麻手术时。

（2）临床工作中，气管插管没有绝对禁忌证，当出现以下情况时操作需谨慎：

①喉头水肿、急性喉炎、插管创伤引发的严重出血等。

②肿瘤压迫或侵犯气管壁，导致插管时肿瘤破裂者。

③会厌炎。

④面部骨折。

⑤主动脉瘤。

对策四：掌握注意事项及并发症

1.气管插管术注意事项

（1）插管时充分暴露患者声门，插管动作轻柔敏捷，若30秒内插管失败，应给予100%纯氧吸入，待缺氧改善后重新插管。

（2）操作者必须熟练掌握气管插管术，尽量减少胃扩张导致误吸。

（3）导管留置一般不超过72小时，如病情需要在长期有创机械通气治疗时，应改行气管切开术。

（4）气管导管留置期间，妥善固定好导管，每班交接并记录导管外露长度，严格执行气囊充气、放气时间，保持气道通畅，并做好记录。

2.气管插管并发症

（1）低氧血症：见于呼吸道分泌物增加阻塞气道，或气道开放不充分；面罩过大或密闭性差；或面罩过度通气时。采取措施有充分开放气道，随时观察呼吸道，及时清理呼吸道分泌物，防止窒息；选择适宜的面罩，插管前后充分氧疗，提升血氧饱和度。

（2）误入支气管、食管：在插管前评估患者支气管开口位置和选择合适的插管辅助用药可减少误吸的发生。选择大小合适的导管，插入后要及时固定，记录插管距门齿的距离，并固定妥善，防止导管下移至一侧支气管，导致单侧肺通气。

（3）心律失常：多见于有心动过缓或心搏骤停，病情危重及全身状况不稳定的患者。插管时常因导管刺激咽喉部反射性引起迷走神经或交叉神经兴奋。插管时一旦出现心律失常，应立即汇报病情，遵医嘱予抗心律失常药物。发现心搏骤停后，要立即行心肺复苏，同时要继续完成气管插管。

（4）口腔、牙齿、声带受损：因插管前未使用辅助用药（如咪哒唑仑）或使用药物后肌肉松弛不完全或操作粗暴不熟练所致。可在操作前选择大小适合的喉镜，放置在适宜位置，使用喉镜时动作轻柔，肌紧张者待肌肉松弛后再行置管。

（郝丽群）

六、气管切开术

【概述】

气管切开术是指切开颈上段气管前壁，插入气管套管，建立新的通道进行呼吸的一种技术。其目的是预防和解除呼吸梗阻，保持气道通畅、改善呼吸功能失常或下呼吸道分泌物潴留所致的呼吸困难。减少气道阻力，维持气道通畅，减少呼吸道解剖无效腔，在紧急情况时首选气管内插管，以保证有效通气。气管切开术可分为常规气管切开术和经皮气管切开术。

【护理难点】

难点一：准确掌握适应证

解析：气管切开术部位在颈部，而颈部又有支撑人体呼吸的气管、丰富的血管、神经及甲状腺等组织器官。此操作常伴有多种并发症，如出血、皮下气肿、低氧血症、气管后壁损伤等，因此，正确操作，熟练掌握其适应证，在一定程度上可以提高治疗效果，促进患者康复，减少并发症发生，娴熟的气管切开技能，能反映出操作者对颈部复杂的人体结构的理解程度。

难点二：掌握正确操作步骤

解析：气管切开术采取人工方式，为患者提供所需的氧气，直接将氧气从外界送入肺部，而非原始方式从鼻腔将气流进入喉腔再进入肺部。气管切开术需要切开颈部气管，而颈部分布有丰富的血管、神经、气管、甲状腺等组织器官。颈部气管前方由深向浅依次为带状肌、深筋膜、颈阔肌、浅筋膜、皮下组织、皮肤。颈前静脉丛存在于在颈阔肌和浅筋膜之间。颈前正中骨性体表标志自上而下有舌骨、甲状软骨、环状软骨和胸骨。气管切开是通过手术的方式使气管跟颈部皮肤直接相通。经皮切开术是在Seldinger经皮穿刺插管术基础之上演变而来的新型气管切开术。常规气管切开术部位以甲状软骨下缘至胸骨上窝，约7~8个气管环，沿颈前正中线切开皮肤和皮下组织，气管一旦切开后，立即有分泌物咳出，护士应做好配合，及时吸引干净。正确掌握气管切开术步骤，提高气管切开成功率，减少术后并发症。

难点三：并发症的预防、处理

解析：气管切开术常见并发症有出血、栓塞、心搏呼吸停止、气胸和纵隔气肿及皮下气肿等，气管切开术前、过程中及术后，应严密观察病情变化，记录部位及气切口大小、出血等，及早发现、及早处理各项并发症。

【护理对策】

对策一：正确掌握适应证

1.气管切开术适应证

（1）上呼吸道梗阻。由喉部炎症、异物、肿瘤、外伤等引起的喉阻塞和颈部气管阻塞，导致呼吸困难而病因不明且又不能立即解除时，喉部邻近组织病变导致咽喉腔变窄，某些诱因下突发呼吸困难。临床护理观察评估，可通过临床呼吸困难分度，及时采取急救措施，改善呼吸困难。

临床呼吸困难分度及切开时机如下：

①Ⅰ度：安静时无呼吸困难，运动后呼吸困难。

②Ⅱ度：安静时轻度呼吸困难，活动时加重。

③Ⅲ度：烦躁不安、鼻翼扇动、出汗、轻度发绀，缺氧代偿期。

④Ⅳ度：濒临窒息，缺氧失代偿期。

⑤切开时机处理：Ⅰ度和Ⅱ度呼吸困难灵活机动，Ⅲ度呼吸困难原则上应该切开，Ⅳ度呼吸困难行环甲膜切开术。

（2）气管支气管分泌物潴留。针对呼吸道烧伤、严重胸部外伤、重度颅脑损伤、颅脑肿瘤、神经系统疾病、意识障碍、昏迷等各种因素引起的下呼吸道分泌物潴留，可有效排除分泌物，保持呼吸道通畅，改善肺部气体交换促进肺功能恢复，可考虑气管切开。

（3）保护性气管切开。破伤风引发严重喉痉挛，面部及咽喉部各类大手术，为了方便麻醉，防止血液反流进入下呼吸道，术后气道保持通畅，可提前评估患者后行气管切开术。

（4）去除气管异物。急性气管异物导致呼吸困难，经内镜下钳取失败，评估患者有窒息风险者。

（5）严重颈部外伤伴喉阻塞或气管、颈段食管损伤。损伤后立即出现困难时，应严密观察鼻腔，做好一切气管切开术的准备工作。

（6）人工呼吸机。见于急性呼吸衰竭、各种中毒等。如需长期机械通气者。

2.气管切开术禁忌证包括

（1）气管切开部位以下有占位性病变。

（2）严重出现性疾病。

（3）颈部恶性肿瘤。

对策二：熟练掌握气管切开术的操作方法

1.常规气管切开术

（1）气管切开术是临床常见的外科操作。主要适用于上呼吸道堵塞及需要较长时间机械通气的患者，可以减少气道阻力，便于气道管理，保证有效通气，防止窒息。常规气管切开术（ST）需要两人协作，手术创伤较大，操作时间长。在接受手术前均与直系亲属签署了相关医疗文书。

（2）具体操作方法如下。

①用物准备：气管切开手术包，不同型号气管套管，如吸氧装置、吸引器、吸痰管以及必备抢救药品。

②患者准备：放平床头，协助患者取仰卧位，肩部垫高，头后仰并固定于正中位，使患者下颌、喉结及胸骨切迹呈现在同一直线上，气管向前突出，气管上提接近皮肤，充分暴露气管，利于手术操作。

③将气管外套管内置入管芯作为引导，插入气管内，拔出管芯后放入内套管。患者摆好体位后，依次对其前颈、前胸部皮肤进行消毒、铺单。如患者清醒，充分暴露面部，以便观察病情变化。局部注射1%普鲁卡因或利多卡因，紧急情况或昏迷患者可不必麻醉。在环状软骨下一横指处，最好是环状软骨下约3 cm处，沿皮纹皱褶作水平横切口。紧急情况下可作垂直切口，切开皮肤及皮下组织直到肌层，在中线分离胸骨舌骨肌及胸骨甲状肌，肌束分离开后并牵向外侧。沿中线钝性分离将甲状腺峡部暴露。处理甲状腺峡部有几种方法，临床多倾向于在可能情况下将其向上或下牵引开，尽量保存肌层。有时，峡部过大则需切断以暴露气管。在两把Kelly钳之间切断，断端

以4-0铬制肠线全层缝合。然后用气管拉钩将气管牵向头侧并固定。采取第3、4软骨环之间作水平状切口，直接通过气管韧带，避免损伤软骨，水平状切开气管。临床常规并不切除任何气管壁或做成气管瓣。肥胖患者或颈部过短者，在水平切开处两端的软骨环上留置两根2-0丝线。这有利于帮助调整气管插管直到气管切口完全合适。选择型号合适的插管并置入管芯，插入气管内，取出外套管芯。确定插管位置无误后，插入内套管（根据插管种类而定），连接人工呼吸机，进行机械通气。通常将新置入的插管用2-0丝线缝于皮肤上以防止术后早期插管移位或脱出。如果患者头部保持在屈曲位，可用气管切开的带子绕过颈部打结固定，松紧度以可容一指为宜。术后通过胸部平片检查，以排除插管移位或气胸等早期并发症手术效果佳。

2.经皮气管切开术

经皮气管切开术是由Seldinger经皮穿刺插管术基础之上发展而来的一种新的气管切开技术。这种方法的优点是简便、迅速、安全、有效，并已部分取代常规气管切开术。

（1）用物准备：手术刀片、穿刺套管针、导丝、注射器、扩张器、气管套管及专用的尖端带孔的气管扩张钳。其他用物还有吸氧装置、吸引器、吸痰管以及必备抢救药品。

（2）患者准备：患者体外准备同常规气管切开术。

（3）操作步骤：患者术前体位、皮肤消毒、铺巾定位同常规气管切开术。插管前先给予患者纯氧吸入并监测血氧饱和度、心率、血压、心电情况，充分吸痰。术前麻醉部位，在第2、3气管环处或第3、4气管环之间的正前方，在此部位皮肤处，使用含1：100 000肾上腺素的利多卡因进行浸润麻醉。在行插管部位的皮肤上做一长约1.5 cm的横行或纵行直切口，皮下组织可用气管扩张钳钝性或小指分离。表皮、真皮麻醉，将注射器连接穿刺套管针并抽吸2%利多卡因或生理盐水5 mL，沿中线穿刺回抽见气泡，确认进入气管内，拔出穿刺针，套管留置在原位，沿穿刺套管送入导丝，导丝进入约10 cm，抽出穿刺套管。使用直径逐步增大（12—36 Fr）的扩张器扩张气管开口，直到达到合适大小。沿导丝放入带内芯的气切套管，拔出内芯和导丝，留气切套管于原位，根据套管类型，进行气囊充气或把插管缝于皮肤上。

对策三：并发症预防与处理

1.气管切开术常见并发症

（1）出血：关注患者伤口出血情况并做好记录，气管切开术后伤口及套管内可见少许血性物是正常情况。当观察到伤口及气管套管内不断渗血或咯鲜血，应立即通知医生，随即将患者送入手术室，按气管切开术重新打开伤口，结扎出血点，防止血液流入气管，引起窒息。为防止出血、使伤口凝血，应在术后24小时给予气管切口换药，并观察伤口，做好记录。

（2）皮下气肿：皮下气肿常因手术处理不当或患者剧烈咳嗽导致。一般发生于颈部及胸部，严重者可蔓延至头部、外阴、四肢。临床工作中应仔细观察并做好记录。

详细记录皮下气肿的范围，有无发展趋势。轻度皮下血肿约2周可自行吸收消退。若发现皮下气肿，应及时报告医生，协助患者行相关检查如胸部透视，排除纵隔气肿、气胸的可能。巡视时要注意观察气管导管是否固定妥善，防止发生脱管引发窒息。

（3）纵隔气肿、气胸：纵隔气肿、气胸是气管切开术后最严重的并发症，如果观察处理不及时、准确，将危及患者生命，行胸部透视检查，早发现早治疗，保证患者生命安全。

（4）内套管堵塞：内套管是患者呼吸的唯一通道，但内套管被黏稠的痰痂和血凝块或其他异物阻塞，患者出现呼吸困难和发绀，气道阻力增加，应立刻检查气管内套管是否被堵塞，并立即报告医生，保障患者呼吸通畅。

（5）气管套囊滑脱阻塞气道：使用金属气管套管进行呼吸支持的患者，常发生气管套囊滑脱。滑脱因素是气囊固定不牢固，滑脱后气管套管移向内口处，充气后导致阻塞气道。当患者出现严重的呼吸困难时，取出内套管后呼吸困难仍不能改善，无气体进出气管套管口，将气囊放气后缺氧症状反而有所缓解，此现象说明气管内套管没有阻塞，而是气管套囊滑脱阻塞气道，应立即将气囊放气，增大吸入气体潮气量或吸氧浓度，并配合医生立即更换气管套管。预防措施为使用前必须先检查气囊是否完好，有无漏气，并将气囊固定牢固，防止滑脱，避免增加换管次数，防止不良事件发生。

2.气管切开术的注意事项

（1）专人护理。气管切开后的观察患者呼吸深度、节律、频率、血氧饱和度的变化，当发现血氧饱和度降低，提示呼吸道阻塞，应彻底吸痰，检查气管内套管是否堵塞，定时翻身、叩背。确保气管内套管通畅是治疗关键，且关系患者的生命安全。

（2）有出血倾向及气管切口以下阻塞者不宜气管切开。

（3）操作中避免损伤颈部血管及甲状腺，以免引发大出血。

（4）术中气管应保持在颈部正中线，牵拉力均衡。

（5）对呼吸有抑制作用的药物，术前禁用，以免抑制呼吸。

（6）观察痰液和周围分泌物的量及形状，痰液黏稠色黄或有臭味，提示肺部感染。气管内管取出刷洗时间不宜过久，避免外套管内分泌物干结，导致重新放置内囊困难。术后一周内，如无特殊需要，不宜更换外套管。因瘘口窦道未形成，取出后不易放回。紧急情况需要更换时，应准备好气切包，拆除缝线以拉钩拉开切口，更换外套管。

（7）套管系带松紧适宜，注意观察套管系带松紧是否适宜，及时调整，松紧度以带子与颈部间可以放入一指为宜。防止太松，套管随咳嗽时脱出切口，太紧患者不舒适。术后颈部肿胀消退后要及时收紧系带。

（8）长期戴管者，拔管前应先行气管镜检查，观察气管收口内是否有肉芽组织，若有肉芽组织，应先摘除后再拔管，拔管最好选择上午，以便日间观察。

（9）病房环境设置：对气管切开的患者要选择通风良好，温湿度适宜的病房，每天消毒2次，减少陪护数量。

（10）气管切开呼吸机辅助呼吸时要观察呼吸机的运转情况。

（郝丽群）

第七节　气管异物清除术

【概述】

气管异物常见于学龄前儿童，偶见于成年人，玩耍打闹时口含食物或物品不慎吸入气道，产生病理变化而引起气管、支气管内黏膜炎症反应，甚至充血肿胀，分泌物增加，引起支气管不完全或完全阻塞，表现为突发呛咳、憋气、呼吸不畅、面红耳赤，严重者可迅速出现意识丧失，甚至呼吸、心搏停止。

【护理难点】

难点一：气道异物梗阻征象的病情评估及适应证的准确掌握

解析：气道异物梗阻征象主要表现为进食过程中突发剧烈呛咳，呼吸困难，不能说话，甚至口唇及面色青紫，患者表现出手掐咽部呈V形手势。国际公认的海姆立克急救法由美国外科医生亨利·海姆立克发明，是针对气道异物的急救方法。其原理是通过外力使其腹部受到冲击压迫，腹腔内压力会突然增高，通过给膈肌下软组织突发向上压力，膈肌快速上移，造成肺部残留气体迅速排出，形成气流快速排出，形成人工咳嗽，最终达成驱动气道内异物向大气管和口腔、向上移除异物的目的。准确掌握海姆立克急救法的适应证、禁忌证及急救手法，可提高抢救成功率。

难点二：操作方法正确

解析：海姆立克法的并发症有以下几种。a.腹腔脏器损伤，如肝破裂；b.胸部损伤，如双侧肋骨多发骨折；c.心血管的损伤，动脉血栓等。操作方法正确可减少并发症发生率。

【护理对策】

对策一：气道异物梗阻征象的病情评估

1.气管异物的临床表现

（1）气管内吸入异物，突发剧烈呛咳，顿时面红耳赤，呼吸不畅，憋气等，随后可能会因异物黏附于气道壁或固定于一侧支气管，症状暂时缓解。

（2）若异物体积较小、表面光滑，当患者呼吸时，可随呼吸上下活动。当异物随气流移动与声门相撞时，可发出拍击声响。当异物体积较大时，会堵塞气管，引发窒息。进行体格时可检查发现，气管内异物，双肺呼吸音相仿，但气流通过狭窄气道时，可闻及哮鸣音。

（3）当支气管内吸入异物较多，支气管炎症明显，常表现为发热、咳嗽咳痰，且痰量较多等症状。呼吸困难程度与异物大小和异物具体位置相关，如双侧气管均有异物堵塞，查体患者呼吸音明显减弱或者消失，应提高警惕，防止发生窒息。

2.海姆立克征象

异物卡喉的患者，突然出现剧烈呛咳、不能说话，不能呼吸、口唇及面色青紫。此时患者可能会用一只手或双手抓住自己的喉咙，此即海姆立克征象。

3.气道异物梗阻征象

a.气道部分阻塞时，患者能用力咳嗽，但咳嗽停止时出现喘息声。气道完全堵塞者，患者无法说话和咳嗽，痛苦面容并用手掐住自己颈部；b.有人目睹异物被吸入者；c.昏迷患者在开放气道后，仍无法急性有效通气者。

对策二：气道异物梗阻的自救及他救操作方法

面对不同异物梗阻患者，能快速评估和选择正确有效的操作方法十分重要。常见的气道异物梗阻急救方法操作体位和具体步骤有：

1.海姆立克法

此方法适用于1岁以上、清醒患者站立或坐着，弯腰、头部前倾位，救护人站于患者背后，从背后双手环抱其腹部，一手握拳，将拇指一侧紧顶放在患者上腹部正中线（脐上两指处）；另一手握住握拳之手，突然用力急速冲击性地向内上方压迫其腹部，反复有力量、有节奏地进行，驱使肺内残留的空气形成气流把异物冲出。患者积极配合，头部略低，嘴要张开，以便异物地吐出，去除堵塞气管内的食物或异物。

2.自行腹部冲击法

此方法适用于清醒患者自救，用自己的一手握拳，用拳头拇指侧顶住上腹部正中线（脐上两指处），另一只手紧握该拳，急速有力挤压腹部。如果失败，在危急情况下，现场任何钝角物件都可以用来挤压腹部，重复此动作，直至使阻塞物排出。

3.胸部冲击法

此方法适用于即将临盆的孕妇或非常肥胖导致施救者双手无法环抱患者腹部做挤压时，可使用胸部冲击手法，施救者站于患者身后，上肢放于患者腋下，将患者胸部环抱。一只拳头的拇指侧在胸骨中线，避开剑突和肋骨下缘，另一手握住拳头，突然向后冲击，直到气道阻塞解除。

4.卧位腹部冲击法

此方法适用于意识不清或施救者身材矮小不能环抱患者腰部时，患者取仰卧位，保持头部尽量后仰，救护人两腿分开跪在患者大腿外侧地面上，以一手的掌根置于其上腹部正中线（相当于脐上）；另一手与之交叉重叠，突然用力向上向内、快速地、向前上方压迫，然后打开患者下颌，如异物已被冲出，迅速从患者口腔内清除。

5.意识丧失患者操作方法

取仰卧位，立即进行徒手心肺复苏，按压/通气比为30：2操作。如通气时，患者胸廓无起伏，重新摆放头部位置，再次开放气道，并尝试通气，每次打开气道进行通气，需仔细检查咽喉部是否异物堵塞，发现易于移除的异物，应小心取出，如清理异物困难，胸廓无法起伏，应考虑进一步抢救措施（如Kelly钳、环甲膜切除术等）。开放气道后，施救者两腿分开跪在患者大腿外侧地面上，双手叠放用手掌根顶住腹部

（肚脐稍上），进行冲击性地、快速地、向前上方压迫，然后打开下颌，如异物已被冲出，迅速从患者口腔内清除。

6.小儿气道异物梗阻急救手法

1岁以上儿童发生气道梗阻处理方法同成人海姆立克急救手法。对意识尚存的婴儿推荐使用拍背或冲胸法，即施救者单膝跪地或坐位，前臂放于大腿上，将患儿俯卧位于大腿上，手指张开拖着患儿下颌骨并固定头部，保持头低位；用另一只手的手掌掌根部在患儿背部肩胛骨之间用力叩击5次，拍背后保护患儿颈部。小心将患儿翻转过来，使其仰卧于另一只手的前臂上，前臂置于大腿，仍维持头低位，实施5次胸部冲击，位置与胸外按压相同，每次1秒钟，并观察孩子是否将异物吐出。随时观察孩子嘴里有没有东西出来，如果有东西，救护应该用手指将异物勾取出来。以上所有动作一定要保证抱好患儿，都是在患儿的头低脚高位保持情况下完成的。

对策三：注意事项

（1）尽早甄别气道异物梗阻征象同时呼救。

（2）神志清楚、呼吸道部分阻塞而气体交换良好者，鼓励并指导患者尽量自行咳嗽，促使异物排出。

（3）实施异物梗阻急救手法时，定位和施力方向应准确无误，不可偏移，冲击动作应果断、有力，冲击力仅限于手上，力度适宜，不可用力量过猛，以免损伤胸腹部重要脏器或使胃内容物反流导致误吸。

（4）在使用海姆立克法成功抢救患者后应检查患者有无并发症的发生。

（郝丽群）

第八节　球囊-面罩通气术

【概述】

球囊-面罩又称简易呼吸器，是最简单的借助器械加压的人工呼吸装置，与口对口呼吸相比供氧浓度更高，且易操作。尤其是病情危急，来不及行气管插管时，可利用加压面罩直接给氧，使患者得到充分氧气供应，改善组织缺氧状态。

【目的】

（1）增加或辅助患者的自主通气。

（2）改善患者的气体交换功能。

（3）纠正患者的低氧血症，缓解组织缺氧。

（4）为临床抢救争取时间。

【适应证】

1.人工呼吸

各种原因导致的呼吸停止或呼吸衰竭的抢救及麻醉期间的呼吸管理，无自主呼吸或呼吸弱且不规则的患者。

2.运送患者

适用于机械通气患者做特殊检查、住院、进出手术室途中等情况。

3.临时替代呼吸机

遇到呼吸机因故障、停电等特殊情况时，可临时应用简易呼吸器替代。

【相对禁忌证】

（1）急性心肌梗死。

（2）未经减压及引流的张力性气胸，纵隔气肿。

（3）中等量以上的咯血和严重误吸引起的窒息；重度肺囊肿和肺大疱。

（4）低血容量性休克未被充血容量之前。

（5）严重面部软组织损伤或骨折的患者。

（6）大量胸腔积液。

【装置组成】

1.四个部分：面罩、球形气囊、储氧囊、氧气连接管。

2.六个阀：鸭嘴阀（单向阀）、压力安全阀、进气阀、呼气阀、储氧阀、储气安全阀。

球囊－面罩通气装置见图1。其中储氧安全阀及储氧袋必须与外接氧气组合，未接氧气时应将两项组件取下。

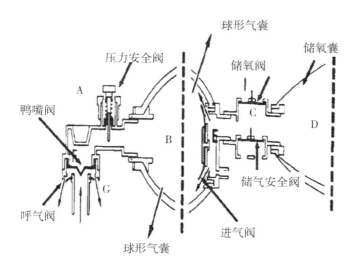

图1　球囊－面罩通气装置

【工作原理】

氧气进入球形气囊和储氧囊，通过人工指压球形气囊打开前方活瓣将氧气压入与患者口鼻贴紧的面罩内或气管导管内，以达到人工通气的目的。

1.吸气的动作流程

挤压球形气囊→球形气囊产生正压→鸭嘴阀开放，进气阀关闭→同时鸭嘴阀向下移动，堵住呼气阀→气体进入人体 。

2.呼气的动作流程

球形气囊松开→球形气囊内产生负压→鸭嘴阀关闭，呼气阀打开→进气阀开放，气体送入球形气囊。

【简易呼吸器测试】

1.面罩

挤压无漏气，氧气连接管连接到氧气装置进行检查。

2.球形气囊

将储氧囊及储气阀取下，挤压球形气囊后将手松开，球形气囊很快就自动弹回原状，如无法恢复，请检查进气阀、鸭嘴阀是否工作正常；将出气口用手堵住，压下球形气囊后，将会发现球形气囊不易压下，如若发现球形气囊慢慢漏气，请检查球形气囊是否破裂、进气阀是否组装正确。

3.储氧阀、进气阀

压缩球形气囊数次后，如无法恢复至原来的位置，请先检查储氧阀、进气阀是否工作正常。

4.储气安全阀、储氧囊

将储气安全阀接上简易呼吸器进气端，将气体经储气安全阀吹入储氧囊使其膨胀，堵住接头，压缩储氧囊，气体将自溢出。若无气体溢出，请检查储气安全阀。

5.鸭嘴阀

双手挤压球形气囊，球形气囊易被挤压，鸭嘴阀张开；将手松开，球形气囊很快自动弹回原状，鸭嘴阀闭合，说明鸭嘴阀功能良好。

6.压力安全阀

为避免过高的氧气流量及过低挤压次数而造成球形气囊及储氧囊内压力过高，特设计压力安全阀释放出过量气体，以便保持低压的氧气供应，保障患者的安全。安全阀装置，自动提供调节肺部的压力，使其维持在 $40\pm5\ cmH_2O$，压力 $>60\ cmH_2O$ 时，气体会自动排出。

【操作流程与步骤】

1.用物准备

球囊-面罩装置、麻醉面罩、氧气吸入装置、纱布、负压吸引器、手消毒液。必要时准备口咽通气管、手套、胶布。环境需安静、整洁，必要时屏风遮挡。调节氧流量为 8 ~ 10 L/min。

2.患者准备

（1）评估患者的意识状态、呼吸、血氧饱和度及配合性。

（2）向患者及家属解释使用球囊-面罩辅助通气的目的及过程，取得患者及家属的同意。

（3）放下床头板，放平床头，协助患者取去枕后仰位。

3.操作步骤

球囊–面罩通气术分为单人操作法和双人操作法，双人操作法通气效果优于单人法。通气术必须在呼吸道通畅前提下使用，使用前开放气道，清除口腔中义齿与咽喉部任何可见的异物，松解患者衣领。

（1）单人操作法：操作者位于患者头部的后方，将一只手置于患者的前额，使患者头部向后仰，将另一只手的示指和中指提起下颌使其朝上，保持气道通畅。将面罩扣在患者口鼻处，左手拇指、示指呈"C"形按压面罩，中指、无名指、小指呈"E"形托起下颌，保持面罩与脸部紧贴不漏气，右手均匀地挤压球囊，反复有规律地挤压与放松，挤压、放松呼吸时间之比为1:（1.5~2），潮气量要适中，成人400~600 mL，频率为8~10次/分，儿童或婴儿频率为12~20次/分。

（2）双人操作法：由一人站在患者头部后方，双手提起下颌开放气道，保持呼吸道通畅。用"E–C"手法固定面罩，保持面罩与脸部紧贴不漏气，另一人站在患者身体一侧，反复有规律的挤压与放松，挤压、放松呼吸时间之比为1:（1.5~2），潮气量要适中，成人400~600 mL，频率为8~10次/分，儿童或婴儿频率为12~20次/分。

4.操作后处理

整理用物，医疗垃圾分类处置，并详细记录。

【护理重点】

（1）观察面罩与患者面部接触是否紧密贴合。

（2）控制通气的频率，切勿过快或过慢。

（3）通气时，观察有无气体进入消化道造成腹胀或通气质量不佳。

（4）患者的心理护理：缓解焦虑。

（5）健康教育。

【护理难点】

难点一：球囊–面罩的正确通气

解析：正确地开放气道、按压球形气囊、适中的潮气量，有效地保障患者的通气，改善患者的呼吸和氧合。

难点二：预防球囊–面罩的不良反应

解析：简易呼吸器可能存在性能不良，气道没有充分开放，或者是由于气道的阻塞造成了通气的不良。人工操作导致RR过快，因而引起流量不足，面罩与患者的面部接触不良造成患者潮气量的不足。使用面罩通气的时候，部分气体会进入消化道，造成腹胀或者是通气质量不佳等情况。

【护理对策】

对策一：球囊–面罩的正确通气

（1）使用前应保持呼吸道通畅，正确开放气道，及时清除气道分泌物。抢救者应位于患者头部的后方，将头部向后仰，并托牢下颌使其朝上，使气道保持通畅。开放气道方法：仰头举颌法、仰头抬颈法、双手抬颌法。如怀疑患者头颈部损伤时，使用推举下颌法。

（2）选择合适的球形气囊和面罩，以便得到最佳使用效果。

（3）固定面罩："E-C"手法（E手势保持呼吸道通畅；C手势压紧面罩）。

（4）挤压球形气囊时，压力适中，挤压约球囊的 1/3 ~ 2/3 为宜，节律均匀，勿时快时慢，以免造成肺组织损伤，或造成呼吸中枢紊乱，影响呼吸功能恢复；每次挤压球形气囊的时间持续1秒，并可见胸廓起伏。

（5）有自主呼吸的患者，对球形气囊的控制应与患者呼吸同步，患者吸气时顺势挤压球形气囊，达到一定潮气量便完全松开球形气囊，让患者自行完成呼气动作。

（6）对清醒患者做好心理护理，解释应用简易呼吸器的目的和意义，缓解患者紧张情绪，使其主动配合，并边挤压气囊边指导患者呼吸。

（7）在无氧源的情况下，应该取下储氧袋及氧气连接管。有氧源时，使用储氧袋，应使氧气储气袋充满氧气鼓起，并调节氧流量至 8 ~ 10 L/min。储氧袋作用：提高氧浓度，可使氧浓度达99%。

（8）使用时间不宜过长，球囊–面罩的通气效果易受人为因素的影响，如果长时间使用，易使通气量不足，必须及时行气管插管。

对策二：预防球囊–面罩的不良反应

（1）挤压球形气囊时，注意观察患者胸部起伏情况（是否随着压缩球形气囊而起伏）。

（2）观察患者自主呼吸恢复情况。

（3）经由透明盖，观察单向阀是否适当运用。

（4）观察患者面色、口唇发绀、血氧饱和度的变化，观察呼吸改善情况。

（5）行心理护理，缓解患者紧张、焦虑的情绪。

（6）球囊一人一用，不回收消毒。

【前沿进展】

球囊–面罩预处理用于急性心力衰竭行无创机械通气治疗患者中，利于纠正缺氧状态，改善呼吸功能，预防并发症，延长首次佩戴口鼻罩耐受时间。

球形气囊–面罩叩背相对于传统的徒手叩背在新生儿排痰中具有一定优势，且具有以下优点：

（1）新生儿球囊–面罩为硅胶材质，边缘光滑，质地比较柔软，有一定弹性，叩击的同时兼有按摩作用，使患儿舒适，且大小比成人手掌小，接触皮肤表面均匀，拍背力度和频率容易控制。

（2）该方法不容易对新生儿造成疼痛感，有助于保护新生儿，同时避免了手掌叩背的局限性，能够触及新生儿整个背部，叩背的面积更广泛，适用于新生儿。

（3）可有效减轻护士疲劳感，是传统徒手叩背很好的替代品。传统的徒手叩背是护士五指并拢握成空心掌直接叩在患儿背部，不同护士有不同的用力方式和力度，节律不容易控制，操作时间难以持久，费时费力。

建立人工辅助呼吸是心搏骤停患者心肺复苏过程中的关键环节。以气管插管方式建立人工辅助呼吸对医护人员操作熟练度要求较高，成功实施存在一定难度，建立通气耗费时间会有所上升。在具体操作过程中气管插管会造成患者唇黏膜擦伤、喉咙黏膜擦伤等并发症，喉镜置入期间也可能损伤牙齿，造成牙齿脱落。然而球形气囊辅助呼吸能够克服上述缺点，操作更为便捷。球形气囊辅助呼吸并不需要在患者头部上方进行操作，适合不同体位的患者。同时，球形气囊辅助呼吸操作期间并不需要准备管芯、喉镜等，可迅速建立通气，并简化抢救流程，缩短整体抢救时间。另外，球形气囊辅助呼吸不会对唇黏膜、喉黏膜擦及牙齿产生损伤，并能够保护呼吸气道。球形气囊与气管插管辅助呼吸在心搏骤停院前急救过程中均能够发挥作用，从复苏效果来看差别并不大，但球形气囊建立通气时间更短，操作简便，能够为患者赢得更多的抢救时间，且并发症发生率较低。

人工气道的建立与管理是机械通气治疗成败的关键，当人工气道建立后，球形气囊上方的滞留物是引起呼吸机相关性肺炎（VAP）发生的重要来源，有效清除球形气囊滞留物是人工气道管理最重要的基础操作，是有效降低VAP发生率、缩短患者住院时间和机械通气时间的最根本保证。在提供有效声门下分泌物引流（SSD）间断声门下吸引的基础上联合简易呼吸器气流冲击法，可有效提高机械通气患者球形气囊上滞留物清除效果，而且该方法简单实用、安全有效，对预防控制VAP发生具有重要临床意义。

（龙丽西，赵洪玥）

第九节　有创机械通气

【案例】

> 患者，男，75岁，因"头晕、乏力伴呕吐、腹泻3天，发现心搏骤停5分钟"由急救中心送入抢救室。患者3天前无明显诱因出现头晕、全身乏力，多次呕吐胃内容物，非喷射性呕吐，多次解黄色水样便。伴咳嗽、咳黄白色痰，伴右髋部疼痛及右上肢水肿。无头痛、发热、意识障碍，无抽搐、胸闷胸痛等不适。就诊于当地医院，诊断为"a.休克待诊：垂体危象？低血容量休克？感染性休克？b.脓毒症？c.2型糖尿病、糖尿病胃肠道自主神经病变、糖尿病周围神经病变、糖尿病肾病；d.电解质代谢紊乱；e.双肺肺炎；f.低蛋白血症；g.急性肠胃炎？"予气管插管辅助呼吸，抗感染、补液、补充激素、维持内环境稳定等治疗，患者病情未见明显好转，为求进一步诊治，转入我院急诊。5分钟前，发现患者心搏骤停，给予胸外心脏按压，去甲肾上腺素及多巴胺持续泵入。

既往史：患者患2型糖尿病30+年

体格检查：患者神志昏迷，双侧瞳孔不等大，左侧瞳孔直径约3 mm，右侧瞳孔直径约3.5 mm，对光反射消失，气管导管接呼吸机辅助通气，双侧肺呼吸音对称，双肺呼吸音低，双肺可闻及干湿啰音，患者全身水肿，全身皮肤散在淤点淤斑，全身皮肤大面积破皮伴渗液。

实验室检查：查血气分析示 pH 值 7.445，PaO_2 182.6 mmHg，$PaCO_2$ 26.1 mmHg，HCO_3^- 17.5 mmol/L，BE −5.4 mmol/L，Lac 8.40 mmol/L。

影像学检查：CT示脑白质脱髓鞘改变，颅内散在小缺血腔梗灶可能；双肺散在炎症，合并肺水肿；双侧胸腔少量积液，领近肺组织受压不张；心脏稍增大，心包少量积液；胸、腹及盆部皮下软组织广泛肿胀。

【概述】

有创机械通气是通过建立人工气道，对患者进行呼吸功能支持的治疗手段。机械通气的生理学作用：改善肺泡通气；改善氧合；提供吸气末压（平台压）和PEEP以增加吸气末肺容积（EILV）和呼气末肺容积（EELV）；缓解呼吸机疲劳。

1.有创机械通气目的

（1）纠正急性呼吸性酸中毒，降低呼吸功耗，缓解呼吸机疲劳。

（2）纠正低氧血症。

（3）辅助或维持呼吸。

（4）防止肺不张。

（5）为大手术提供保障。

（6）保障镇静剂和肌松剂的安全应用。

2.有创机械通气的适应证：

（1）窒息。

（2）严重呼吸困难或呼吸窘迫，呼频率＞35～40次/分或＜6～8次/分。

（3）严重低氧血症：$FiO_2 \geqslant 60\%$，$PaO_2 \leqslant 60$ mmHg。

（4）严重高碳酸血症。

（5）经无创机械通气治疗后病情无改善，或仍继续恶化的患者。

3.有创机械通气的禁忌证

有创机械通气无绝对禁忌证，但患者出现下列情况时可能会导致病情加重

（1）肺大疱和肺囊肿。

（2）气胸和纵隔气肿未行引流者。

（3）气管-食管瘘。

（4）严重DIC有出现倾向、大咯血、呼吸道积血等肺出血症状。

（5）严重的低血容量休克未补充血容量前。

（6）多发性肋骨骨折，断端未固定者。

（7）急性心肌梗死合并严重心源性休克或心律失常者等。

【通气准备】

1.医护人员准备

建立包括医生、护士、呼吸治疗师、营养师等在内的治疗小组，敏锐地观察和判断患者的疾病状态，动态调整治疗方案和机械通气方案，及时、正确处理机械通气过程中出现的突发情况。

2.患者准备

a.明确患者的基本情况，包括年龄、性别、身高、体重、诊断、病情、既往病史和对呼吸机支持的特殊要求等；b.根据患者病情和治疗需求建立合适的人工气道，如气管插管、气管切开等；c.选择合适的体位，若无禁忌，建议床头抬高30°～45°。

3.呼吸机准备

a.根据患者基本情况选择合适的呼吸机、呼吸机管道、过滤器和湿化装置等；b.连接呼吸回路、电源和气源；c.设置呼吸机支持模式、参数和报警限度；d.用模拟肺测试呼吸功能是否正常工作或机器自检各功能部件有无故障；e.检测呼吸机是否正常工作，各功能部件无故障后关机备用于床旁，在呼吸机醒目处标记"备用"。

4.物资准备

床旁常规备吸引装置、给氧装置和简易呼吸器，以备紧急时行吸痰、给氧和人工呼吸等。

【模式与参数设置】

1.模式选择

常用通气模式包括控制通气、辅助通气、辅助/控制通气、同步间歇指令通气、压力支持通气、持续气道正压等。

（1）控制通气（CV）：呼吸机完全代替患者的呼吸，RR、潮气量或吸气压力、吸呼气时间比（简称吸呼比）、吸气流速由呼吸机控制，属于完全的呼吸支持。适用于自主呼吸消失或很微弱或伴有呼吸暂停者需要抑制患者较强的自主呼吸，如呼吸、心搏骤停、严重脑外伤等情况。

（2）辅助通气（AV）：依靠患者的自主吸气触发呼吸机按预设的潮气量或吸力进行通气支持，呼吸功由患者和呼吸机共同完成。该模式通气时可减少或避免应用镇静剂，保留自主呼吸以减轻呼吸肌萎缩，改善机械通气对血流动力学的影响。适用于呼吸中枢驱动正常的患者，如COPD急性发作、重症哮喘等。

（3）辅助/控制通气（ACV）：是辅助通气和控制通气两种模式的结合，当患者自主RR低于预置频率或患者吸力不能触发呼吸机送气时，呼吸机即以预置的潮气量及通气频率进行正压通气，即CV。当患者的吸气能触发呼吸机时，以高于预置频率进行通气，即AV。

（4）同步间歇指令通气：呼吸机以预设的频率向患者传送正压通气，在两次机械通气周期之间允许患者自由呼吸，指令通气和患者的自主呼吸同步进行，适用于有自主呼吸但不强的患者和撤机过渡。

（5）压力支持通气（PSV）：属于部分通气支持模式，是患者在自主呼吸的前提下，当患者触发吸气时，呼吸机以预设的压力释放出气流，患者每次吸气都能接受一定水平的压力支持，以克服气道阻力，减少呼吸做功耗，增强患者吸气能力，增加吸气幅度和吸入气量。主要用于机械通气的撤机过渡。

（6）持续气道正压（CPAP）：是在自主呼吸条件下，整个呼吸周期内气道均保持正压，患者完成全部的呼吸功，是PEEP在自主呼吸条件下的特殊技术。用于通气功能正常的低氧患者，可防止气道和肺泡的萎陷，增加肺泡内压和功能残气量，增加氧合，改善肺顺应性，降低呼吸功耗。CPAP过高可增加气道压，减少回心血量，出现低血压、气压伤等表现。

2.参数设置

参数的设置与实际输出参数可能不同，同时应考虑不同参数之间的相互关系，根据患者病情、治疗需求与目标等合理设置参数。

（1）潮气量（VT）：通常依据体重选择5～12 mL/kg，并结合呼吸系统的顺应性阻力进行调整，避免气道平台压超过30～35 cmH$_2$O。在压力控制通气模式时，潮气量主要由预设的压力、吸气时间、呼吸系统的阻力及顺应性决定。最终应根据动脉血气分析进行调整。小潮气量4～6 mL/kg一般用于SRDS、严重气流阻塞患者。VT过低，会出现肺不张，低氧血症，低通气；VT过高，会出现气压伤，呼吸性碱中毒并减少心排血量。

（2）吸气压力（PI）：一般成人优先预设15～20 cmH$_2$O，小儿12～15 cmH$_2$O，然后根据潮气量进行调整。原则上以最低的PI获得满意的潮气量，避免出现气压伤和影响循环功能。

（3）RR：RR的选择根据静息每分钟通气量（VE，简称每分钟通气量）、目标PaCO$_2$水平进行，RR一般为12～20次/分，每分钟通气量为7～10 L/min。

RR过快，可能会出现呼吸性碱中毒、内源性PEEP、气压伤等；RR过低，则会出现低通气，低氧血症、增加呼吸功。

（4）吸呼气时间比：吸气时间与呼气时间的比值，简称吸呼比：基于原发疾病、自主呼吸水平、氧合状态、血流动力学及人-机同步性，一般将吸气时间定在1，吸呼比以1:（1.5～2）为宜。有阻塞性通气功能障碍，可选择1:（2～2.5）；有限制性通气功能障碍，多选择1:（1～1.5）；必要时，可应用反比通气（1～2）:1。

（5）峰值流速：采用容量控制通气时通过调节峰值流速来调节吸气时间，V=峰值流速×吸气时间。理想的峰值流速应能满足患者吸气峰流速的需要，成人常用的流速设置在40～60 L/min，根据每分钟通气量和呼吸系统的阻力和肺的顺应性调整，流速波形在临床用减速波或方波。

（6）触发灵敏度：一般情况下，压力触发常为-1.5～-0.5 cmH$_2$O，流速触发常为2～5 L/min。灵敏度过高会引起与患者用力无关的误触发，灵敏度过低会增加患者的吸气负荷，消耗额外呼吸功。

（7）吸入氧浓度（FiO_2）：机械通气初始阶段，可给予高浓度的氧（甚至是纯氧）以迅速纠正严重缺氧，以后依据目标 PaO_2、PEEP 水平、MAP 水平和血流动力学状态，酌情降低 FiO_2 至 50% 以下，并设法维持 $SaO_2 > 90\%$，若不能达到上述目标，即可加用 PEEP、增加 MAP，应用镇静剂或肌松剂。若适当 PEEP 和 MAP 可以使 $SaO_2 > 90\%$，应保持最低的 FiO_2。如果患者处于明显低氧血症，起始 FiO_2 可 $\geqslant 60\%$，甚至 100%，PaO_2 应 > 60 mmHg。长时间吸氧逐渐至 $< 50\%$。建议：FiO_2 为 60% 时不宜超过 24 小时，FiO_2 为 80% 时不宜超过 12 小时，FiO_2 为 100% 时不宜超过 6 小时。

（8）PEEP 设置 PEEP 的作用是使萎陷的肺泡复张，增加功能残气量，提高肺顺应性，改善通气和换气功能。常用范围 20 cmH_2O，最大不超过 20 cmH_2O，然后根据血氧饱和度进行调整，直至获得满意的血氧饱和度。避免发生气压伤或影响循环系统功能。PEEP 可增加胸膜腔内压，设置过高易出现气压伤和低血压等表现。

（9）报警设置：每分钟通气量的上下限设置在每分钟通气量的上下 20%～30%；气道压的报警上限为气道峰压之上 5～10 cmH_2O；RR 的上下限，控制通气是为设定值的上下 5 次/分。

【护理重点】

（1）观察呼吸节律、呼吸深度，评估有无呼吸困难、人机对抗等。保持气道的通畅，适时吸痰，做好气道湿化。

（2）密切检测患者的意识状况、吞咽、咳嗽反射、瞳孔及生命体征变化，缺氧和（或）CO_2 潴留所致意识障碍患者，若呼吸机支持适当，患者意识状况应逐渐好转。若意识障碍程度加重应考虑呼吸机支持是否适当或患者病情发生变化，发现异常及时通知医生，对症处理。

（3）检测每小时尿量，准确记录出入量。

（4）做好基础护理：如口腔护理，呼吸回路的管理，协助患者被动或主动运动，预防深静脉血栓，翻身拍背，促进肺部分泌物的排出和预防压疮。

（5）根据患者营养状况给予肠内或肠外营养支持，保障机体的需要量，提高机体的抵抗力。

（6）保持各个管道的通畅，妥善固定，对于烦躁的患者给予镇静、保护性约束。

（7）正确设置呼吸机参数，处理呼吸机的报警，定期检测动脉血气分析，根据血气分析结果调整呼吸机参数。

（8）对使用镇静剂的患者，需每天停用镇静剂对患者进行唤醒，评估患者的意识状态。

（9）加强心理护理，及时了解患者的需求，做好解释工作。

【护理难点】

难点一：有创呼吸机报警如何处理

解析：有创呼吸机有高度报警、中度报警和低度报警指示。当呼吸机报警时，要立即到患者床旁，找出原因，纠正原因，继续通气。

难点二：气管导管的固定

解析： 患者烦躁时，易牵拉到气管导管，引起气道导管的滑出，造成不良事件，妥善固定气管导管，保持呼吸道通畅。

难点三：气道的通畅和湿化

解析： 使用有创呼吸机时需要建立人工气道，但这会造成患者呼吸道丧失对吸入气体的湿化、过滤和加温功能，导致呼吸道分泌物水分丢失增加，使分泌物黏稠不易排出，形成痰栓，堵塞气道，引起呼吸机相关性肺炎，湿化罐内的湿化液对患者气道起湿化作用，过高的温度会灼伤呼吸道，过低的温度达不到湿化气道、稀释痰液的目的。

难点四：气囊的管理

解析： 理想的气囊压力要求既要阻断气囊与气管壁间的漏气，又可防止气囊对气管黏膜的压迫性损伤，即为保持有效封闭气囊与气管间隙的最小压力。

难点五：机械通气引起的并发症的预防、处理

解析： 有创呼吸机的并发症有心脏血管受损、胃肠道并发症、电解质紊乱、气管外伤、氧中毒、呼吸机相关性肺损伤、呼吸机相关性肺炎，参数设置不当可能造成患者出现气胸、纵隔气肿、皮下气肿等呼吸相关性的肺损伤。气管插管破坏患者生理气道的防御功能，患者可能合并存在呼吸相关性的肺炎，对患者的预后会造成很大影响，尤其是耐药菌感染造成的呼吸相关性肺炎，对患者预后影响会更大。严密观察患者病情变化，及早发现、及早处理各项并发症。

【护理对策】

对策一：有创呼吸机报警如何处理

第一等级：立即危及生命的情况（重要，红色声光报警，需要紧急处理）。

第二等级：可能危及生命的情况（重要，黄色声光报警，需要及时处理）。

第三等级：不危及生命的情况（不那么重要，黄色声光报警，需要处理）。

1.气道压高限报警

（1）呼吸机回路或人工气道原因：气管插管位置变动、气管插管过深、人机对抗、咳嗽、肺顺应性低、限制性通气障碍。

处理：检查管道是否畅通；调整插管的位置；气道湿化，清除气道分泌物及管道积水。

（2）患者因素：人机对抗；气道痉挛、咳嗽、气道阻塞，肺部改变。

处理：镇静，平喘；清除气道分泌物。

（3）设置不当：呼吸机参数设置不合理，如高压报警上限设置过低。

处理：调整呼吸机各参数。

（4）呼吸机机械因素：传感器失灵，阀门故障。

处理：联系厂家处理。

2.气道压低限报警

（1）呼吸机回路或人工气道漏气。

处理：首先检查呼吸机管道是否连接紧密，呼吸机管道破损应及时更换。

（2）气囊因素：气囊漏气或破裂。

处理：气囊漏气时应及时更换，气囊注气不足应重新注气并检查，气囊破裂应更换导管。

（3）患者因素：患者吸气力量过强。

处理：重新调教呼吸机参数。

（4）设置不当：下限报警阈值设置不当。

处理：调整呼吸机各参数。

（5）呼吸机机械因素：压力传感器异常，呼吸机内部漏气（呼气阀漏气，如阀门破裂或漏气，封闭不严或连接不恰当）。

处理：联系厂家处理。

3.每分钟通气量高限报警

（1）患者因素：患者紧张烦躁，有严重缺氧状况。

处理：查明原因，对症处理，加大通气量、给氧浓度，遵医嘱给予镇静剂等。

（2）呼吸机回路或气道因素：呼吸机管道积水造成频繁假触发，频繁送气。

处理：清除呼吸机管道内的积水和堵塞物。

（3）人为因素：每分钟通气量高限报警设置太低，呼吸机模式参数设置不当。

处理：合理设置报警限。

（4）呼吸机机械因素：传感器失灵。

处理：联系厂家处理。

4.每分钟通气量低限报警

（1）患者因素：自主呼吸减弱。

处理：增加通气量，更换通气模式，调整触发灵敏度。

（2）呼吸机回路或气道漏气。

处理：检查气管插管气囊漏气，呼吸机回路或气道是否松动、破裂或未连接。

（3）设置不当：报警设置过高，参数设置不当。

处理：合理设置呼吸机模式参数及报警限度。

（4）呼吸机机械因素：传感器失灵。

处理：检查或更换传感器。

5.呼出潮气量高

常见于患者自主呼吸增强的情况下，如呼吸窘迫、严重代谢性酸中毒、患者病情好转但通气支持过高等，多预示患者可能存在自主呼吸与呼吸机对抗或不协调。

处理：合理设置呼吸机模式参数，遵医嘱使用肌肉松弛药物。

6.呼出潮气量低

管道漏气、潮气量设置过低、报警设置过高、自主呼吸模式下患者吸气力量较弱、模式设置不当、气量传感器故障。

处理：合理设置呼吸机模式参数。

7.窒息报警

（1）患者因素：在辅助通气20秒内无呼吸发生或每分钟呼吸次数少于5次。

处理：根据患者情况，考虑更换通气模式。

（2）呼吸机回路因素：回路大量漏气或脱管。

处理：及时纠正回路漏气，重新连接脱落的管道。

（3）设置不当：窒息报警时间短、每分钟通气量低。

处理：正确设置参数。

（4）呼吸机故障：流量传感器检测不良，定时板等机械故障。

处理：检查流量传感器。

8.电源报警

外接电源故障或蓄电池电力不足。

处理：更换电源线或蓄电池。

9.呼吸机报警的检查顺序

（1）检查患者是否存在呼吸窘迫，检查患者氧合和通气状况。

（2）检查管路是否有漏气、积水、打折。

（3）检查参数设置、报警设置是否合适。

（4）必要时将患者与呼吸机脱离，手动通气。

对策二：气管导管的固定

（1）气管插管固定：可使用气管插管固定器或牙垫固定气管导管，将牙垫放置在导管的一侧，采用蝶形交叉固定法，先固定气管导管和牙垫，再交叉固定气管导管，胶布末端固定于面颊部；气管插管固定器可固定不同大小的插管，操作过程简单。

（2）气管切开固定：将两根寸带，一长一短，分别系于套管两端，将长的一端绕过颈后，在颈部左侧或右侧打一死结，以防脱出，松紧要适度，以留有一指的空隙为宜。

（3）每班护士记录导管固定的深度，及时发现导管移位、器械相关压疮和医用黏胶相关性皮肤损伤等并发症，保持导管的清洁、干燥，定时或及时进行更换。

对策三：湿化

向湿化器内定时加入无菌蒸馏水进行气道湿化，切忌吸入温度超过40℃的气体，否则会灼伤呼吸道，理想的气道湿化状态是使吸入气体温度36～37℃，相对湿度达到100%，集水杯位于整个管路的最低位，及时清理集水杯里的冷凝水。人工气道湿化对吸入气体进行温化和湿化补充治疗是维持气道黏膜完整、纤毛正常运动及气道分泌物的排出，降低呼吸道感染发生的重要手段之一。常见的温化和湿化方法包括加热湿化器加热湿化、常温水-气接触加湿、雾化加湿、使用热湿交换器（人工鼻）和气管内滴注（或输注）加湿等方法。机械通气时使用加热湿化器对吸入气体进行温化和湿化，湿化器内需加入无菌蒸馏水，不能加入生理盐水或其他药液。为保证温化、湿化效果，可使用吸气回路带加热导丝的加热湿化器。

（1）湿化过程中，适时吸痰，保持呼吸道通畅。

①吸引原则：气管内吸引是一种具有潜在损害的操作，不应该把吸引作为一个常规，应在有临床指征时进行，尽量鼓励患者把分泌物自行咳出。

②吸引指征：a.在气管导管内看见明显分泌物；b.患者频繁或持续呛咳；c.听诊在气管和支气管处有明显痰鸣音；d.呼吸机流速-时间曲线呼气相出现震动；e.呼吸机出现高压或低潮气量报警；f.可疑为分泌物引起的SaO_2降低；g.患者突发呼吸困难等。

③吸引压力：一般适宜的负压为$150 \sim 200$ mmHg。

④吸引方式：包括开放式和密闭式吸引方式，目前有条件者推荐后者。

⑤声门下吸引：气管插管时气囊上、声门下积聚的分泌物，传统的吸痰管和常规吸引方法很难消除。声门下可吸引气管导管的使用可减少"黏液湖"的形成和口咽部、胃肠道致病菌逆行吸入的机会，同时进行局部冲洗，减少局部细菌量，声门下吸引迅速排出滞留在气囊上、声门下的痰液或口腔分泌物，阻止滞留物下行进入下呼吸道，降低VAP的发生率和减少机械通气时间。"黏液湖"减少或消失，可以提高局部药物浓度，减轻细菌耐药性，促进临床的治疗效果。

（6）其他：吸引时有氧合明显降低者吸引前应充分氧合；对于婴儿和儿童，推荐浅吸引代替深吸引；不主张吸痰前常规向气管内滴入生理盐水。对于儿童和成人，吸痰管直径不超过气管导管内径的50%，对于婴儿，吸痰管直径不超过气管导管内径的70%；每次吸痰间不超过15秒，以降低低氧血症发生率；为颅脑损伤患者吸痰时，吸引的间隔时间应尽量超过10分钟，以免引起颅内压累积性升高。

对策四：气囊压力

高容低压气囊压力在$25 \sim 30$ cmH_2O时既可以有效封闭气道，又不高于气管黏膜毛细血管灌注压，可预防气道黏膜缺血性损伤和气管食管瘘，以及拔管后气管狭窄等并发症。定时（推荐每4小时）监测气囊压力，及时调整。采用测压法进行气囊注气，不需要对气囊进行常规放气。脱机状态下建议气囊充分放气，利于咳嗽排痰。一些专用气囊测压表可以精确保持气囊内压在$20 \sim 30$ cmH_2O，是安全有效的，且操作简单、精确度高。

对策五：并发症的预防和处理

（1）心脏血管受损：原因是胸膜腔内压力增加，导致右心房静脉回流下降，心排血量减少。表现为血压下降，尿量减少，中心静脉压升高，意识状态改变。可使用PEEP模式、缩短吸气时间，降低胸膜腔内压力（减少呼气末压力、吸气流量、潮气量），做好病情观察，控制好出入量。

（2）胃肠道合并症：因吞咽空气或焦虑引起。表现为腹胀、血性胃液、黑便、血红蛋白下降等。避免给予过高的压力，减轻患者的精神压力。给予置胃管、输血、抑酸剂，避免使用激素，适当镇静，注意大便的隐血反应。

（3）电解质紊乱：温度过高、抗利尿激素分泌增加，患者表现为体重增加、低血钠、肺活量减少、足踝水肿、肺下叶湿啰音、胸片示肺水肿。给予限制液体量，测体重，记录出入量。

（4）气管外伤：长期放置气管内插管，其气囊对管壁造成压迫。表现为肺活量降低，气管出血，气管、食管瘘。护理中要注意气囊的选择和维护，选择高品质的气囊、充气适度，气囊定时放气，注意交接，做好记录。

（5）氧中毒：长期高浓度吸氧所致（氧气浓度在60%以上），可引起肺纤维化而导致死亡。表现为恶心、呕吐、厌食、疲倦、胸痛，呼吸困难、烦躁不安、呼吸过快、肺顺应性低、肺活量低，晚期可发绀，窒息。如病情允许时尽快降低氧浓度。每小时监测生命体征，监测血气分析，并评估意识。

（6）呼吸机相关性肺损伤（VALI）：指机械通气对正常肺组织造成的损伤或使已损伤的肺组织进一步加重的现象，包括气压伤、容积伤、萎陷伤和生物伤，临床表现为肺间质气肿、皮下气肿、纵隔气肿、心包积气、气胸和肺水肿等。为了避免和减少VALI的发生，机械通气应避免高潮气量和高平台压，吸气末平台压不超过35 cmH$_2$O，以避免气压伤、容积伤，同时设定合适 PEEP，以预防萎陷伤。出现张力性气胸应立即行胸腔闭式引流。

（7）呼吸机相关性肺炎详见第十一章第一节。

【呼吸机的撤离】

1.撤离呼吸机的指征

（1）患者一般情况好转和稳定，神志清楚，感染控制，循环平稳，能自主摄入一定的能量，营养状态和肌力良好。

（2）呼吸功能明显改善：

①自主呼吸增强，常与呼吸机对抗。

②咳嗽有力，能自主排痰。

③吸痰等暂时断开呼吸机时患者无明显的呼吸困难，无缺氧和 CO$_2$ 潴留表现，血压、心率稳定。

④降低机械通气量，患者能自主代偿。

（3）血气分析在一段时间内稳定，血红蛋白维持在100 g/L以上。

（4）酸碱失衡得到纠正，水、电解质平衡。

（5）肾功能基本恢复正常。

（6）向患者讲明撤离呼吸机的目的和要求，患者能够予以配合。

2.撤机后的并发症及处理

（1）喉痉挛：吸气性或呼气性呼吸困难伴有尖调气流通过声，有缺氧征象。一般托起下颌或面罩吸氧后即可解除；持续不止者，静脉注射地西泮 10～20 mg 或琥珀胆碱 20～50 mg 后加压给氧，必要时再插管。

（2）胃内容物反流误吸：多见于饱胃、消化道梗阻或出血、虚弱的患者。一旦发生，立即将头偏向一侧吸引，并面罩给氧，必要时采用头低位。严重误吸、咳不出者应再行气管插管吸引。

（3）咽痛：因咽部黏膜上皮细胞剥脱引起，一般48～72小时痊愈，无后遗症，严重时可局部喷1%丁卡因。

（4）喉痛：常伴声嘶及咽异感，多为声带、假声带充血、水肿和黏膜下出血所致，一般可自愈，必要时行雾化治疗。

（5）喉或声门下水肿：小儿及婴幼儿易发生，常见原因：插管机械损伤、上呼吸道感染、过敏、输晶体液过多。若发生应面罩辅助给氧，遵医嘱给予肾上腺皮质激素抗感染；若水肿严重，应考虑气管切开；紧急时迅速行环甲膜穿刺术，缓解呼吸困难和缺氧。

（6）喉溃疡：多见于声带后部、勺状软骨声带突部位，女性多见，经口插管更易发生。一般经严格控制声带活动即可自愈；伴有肉芽肿者行肉芽肿切除术，并保证声带绝对休息。

（7）气管炎：予对症消炎处理。

（8）气管狭窄：较少见，若发生行气管扩张或狭窄段气管切除术。

（9）声带麻痹：不影响呼吸时，不需处理。

（10）勺状软骨脱臼：罕见并发症，早期予复位治疗，严重者行关节固定术。

【前沿进展】

循证护理在有创呼吸机护理中对改善患者肺功能、稳定生命体征、提高治疗效果有显著作用。人工气道患者应用声门下吸引护理能够有效预防呼吸机相关性肺炎，减少患者通气时间，有利于患者恢复。早期有创呼吸机辅助通气治疗能改善用胸膜全肺切除术治疗结核性毁损肺的患者的肺功能和氧代谢指标，降低并发症的发生率和病死率。压力控制SIMV通气模式、压力控制有创呼吸机通气模式在呼吸衰竭患者治疗中均有一定效果，其中前者更利于患者氧合指标的改善和肺功能的保护。

对非肺部感染性患者实施有创机械通气治疗时，引发早发性VAP的因素主要有患者的年龄、合并COPD疾病史等，术前使用抗生素可能与患者对致病菌的高度耐药因素有关。

（龙丽西）

第十节　无创机械通气

【概述】

无创机械通气（NIV）包括经气道无创正压通气及胸外无创负压通气，其中经气道正压通气最为常见，也称无创正压通气。无创机械通气属于临床上机械通气的一种，通过鼻罩、鼻面罩、口鼻罩或者接口器的方式进行呼吸机治疗，是不经过气管插管或气管切开而提供的正压通气技术，属于无创性的操作。相对于有创机械通气，无创机械通气具有不需要建立人工气道、创伤小、患者舒适度高、依从性高、适应证广、容易脱机的特点。但无创机械通气也存在一些局限，需要患者清醒配合、气道引流不畅、与有创机械通气相比较效果不确切等。

【护理重点】

（1）无创机械通气的评估。

（2）无创机械通气的正确安装。

（3）无创机械通气患者的观察。

（4）无创机械通气报警原因与处理。

（5）患者的心理护理。

（6）安装无创机械通气患者的健康教育。

【护理难点】

难点一：准确掌握适应证及禁忌证

解析： 无创机械通气是人工辅助呼吸的重要治疗手段，在临床中应用越来越广泛，准确掌握无创机械通气的适应证、禁忌证，选择正确的鼻罩、鼻面罩、口鼻罩或者接口器的方式进行呼吸机治疗，提高救治效果。

难点二：无创机械通气的使用流程

解析：（1）评估是否做好无创机械通气的准备：

①患者的准备：使用无创机械通气前需向患者解释使用呼吸机的目的、注意事项等，取得患者的配合；选择合适的体位，若无禁忌，建议床头抬高30°~45°。

②医护人员的准备：医护人员需要准确的观察和判断患者的疾病动态变化，适时调整治疗方案和机械通气方案。

③呼吸机的准备：根据患者病情和治疗需求选择合适的机型和管道；操作前检查呼吸机是否正常工作，各功能部件无故障后关机备用于床旁。

④物质准备：床旁常规准备吸引装置、给氧装置和简易呼吸器。

（2）无创机械通气能增加肺通气量，改善呼吸功能，减少呼吸功耗。使用时选择合适的呼吸机；选择和佩戴合适的连接器；开启呼吸机、参数的初始化和连接患者；逐渐增加辅助通气的压力和潮气量（适应过程）；密切监护（漏气、咳痰等）；治疗2小时后评估疗效；决定治疗的时间和疗程；监控和预防并发症和不良反应；视情况辅助湿化、雾化。

难点三：无创机械通气面罩类型的选择

解析： 呼吸机面罩是用来辅助呼吸机进行通气的工具，如果面罩选择或佩戴不当会导致患者频繁觉醒、睡眠片段化，在很大程度上影响治疗效果。呼吸机面罩类型包括鼻面罩、全脸式面罩、鼻罩。

难点四：无创机械通气的模式选择及参数设置

解析： 原则上所有的无创机械通气都可用于无创正压通气，但由于漏气的存在，故使用控制压力的模式优于控制容量的模式。

难点五：无创机械通气常见的报警原因

解析： 无创机械通气过程中，由于患者病情、呼吸回路、气源、参数设置等原因，容易出现各种报警。

报警原因：气源报警、电源报警、高压报警、低压报警、窒息报警、漏气报警、人机对抗等。

难点六：并发症的预防及处理

解析： 无创机械通气的常见并发症有吸入性肺炎、VAP、胃肠道胀气、压迫性损伤、口咽部干燥、漏气、排痰障碍、刺激性结膜炎、幽闭恐惧症等。

难点七：无创机械通气撤机时机

解析： 当患者需要进行机械通气的病理基础已基本去除、心血管功能稳定、自主呼吸能维持机体适当地通气时可考虑撤机，在撤机前须做好充分准备，并通过评估患者的呼吸功能和气体交换功能把握撤机时机。

【护理对策】

对策一：正确掌握适应证

严格掌握适应证及禁忌证，准确地观察患者和判断患者的疾病状态，动态调整诊疗方案和机械通气方案。

（1）适应证：无创机械通气主要治疗各种急性呼吸衰竭、慢性呼吸衰竭和轻中度呼吸衰竭。可用于治疗常见的各种肺部疾病，比如重症肺炎、COPD、重症哮喘、成人呼吸窘迫综合征、间质性肺疾病的疾病；也可用于治疗急性、慢性心力衰竭所引起的呼吸功能障碍；同时也可以用于治疗胸廓和神经肌肉病变所引起的呼吸功能衰竭和没有紧急插管指针，生命体征相对稳定和没有NIV禁忌证的患者和辅助撤机，对于重度睡眠呼吸暂停低通气综合征首选无创机械通气。准确掌握无创机械通气的适应证及禁忌证，选择正确的无创通气方式，可以提高治疗效果。

（2）禁忌证：患者心搏或呼吸停止；自主呼吸微弱、昏迷；上呼吸道机械性梗阻；误吸危险性高；面部创伤、烧伤或畸形；合并其他器官功能衰竭（血流动力学不稳定、消化道出血/穿孔、严重脑部疾病等）；未引流的气胸；明显不合作或极度紧张；严重感染；气道分泌物多或排痰困难；严重的低氧血症（$PaO_2 < 45$ mmHg），严重酸中毒（pH值≤7.20）；近期上腹部手术后；休克；肺大疱；面部创伤/术后畸形等。

对策二：掌握无创机械通气的使用流程

（1）第一步：评估。

在使用无创机械通气前首先需要对患者的病情进行充分的评估，了解患者是否具有使用无创机械通气的适应证及禁忌证。对于急性发作或急性加重的患者，需要从患者的意识、呼吸、心率、血压、血气分析（PaO_2、$PaCO_2$），以及有无禁忌证等内容进行评估。根据患者的病情选择合适的呼吸机机型、呼吸机管道、过滤器和湿化装置。

（2）第二步：查对。

备齐用物携至床旁，通过"三查七对"查对患者的基本信息。

（3）第三步：解释。

使用无创机械通气前，需要向患者解释进行无创机械通气治疗的目的、必要性和重要性，尤其是无创机械通气治疗能带来的好处，以及在治疗过程中可能出现的不适和需要患者配合的内容等，要与患者进行有效沟通，安抚患者的紧张情绪，并争取理解和配合，帮助患者提高治疗的依从性和信心，减少人机对抗。

（4）第四步：清除。

口腔残渣、口腔和鼻腔的分泌物会增加阻力或无效腔，甚至有可能在使用无创机械通气时被吹入下呼吸道而继发感染；呼吸道痰液较多或因痰栓引起肺不张时，会影响呼吸道的通畅性，增加阻力，肺通气换气效率会下降，影响治疗效果，甚至有发生窒息的危险。所以，在使用无创机械通气前，需要对患者的口腔分泌物、鼻腔分泌物、痰液、食物残渣等进行清除。

在平时的护理工作中，要注意保持患者的呼吸道通畅和减少阻碍，及时翻身拍背，协助排痰，必要时遵医嘱使用雾化、导管吸痰，或者进行纤维支气管镜下吸痰；教会患者紧急摘取面罩的方法，防止痰液排出不畅和窒息；有胸腔积液的患者，必要时可考虑行胸腔穿刺引流以减免对肺的压迫，改善肺的顺应性和通气功能。

除非紧急情况下，一般在使用无创机械通气治疗前，应避免过饱饮食，一般建议患者在进食后 0.5～1.0 小时再使用无创机械通气。如果是连续使用无创机械通气的患者，在使用过程中需要进行进食的，在进食过程中根据患者的病情使用鼻导管进行替换，并严密观察患者的病情变化、呼吸、外周氧饱和度等。抬高床头 30°～45°，协助患者取半坐卧位，以避免患者使用无创机械通气时出现恶心、呕吐等症状导致误吸，特别是老年患者。

对于上腹部饱胀感或有腹胀症状的患者，可遵医嘱使用促胃动力的药物，或者留置胃管，进行胃肠减压，并保持大便的通畅。

（5）第五步：安置湿化罐。

安置湿化罐，并在湿化罐内加入湿化液，临床上常用无菌蒸馏水。

（6）第六步：安装呼吸机管道。

连接好呼吸机管道。

（7）第七步：连接氧源。

现在医院一般使用的氧源为中心供氧装置，连接好氧源（家用型的无创机械通气外接制氧机或氧气罐）。

因为面罩具有 CO_2 贮存效应，而且面罩内的压力较大，一般当小于 5 L/min 的氧流量时，氧气不能很好地进入面罩内，自然也无法进入到气道和肺内，同时也不能将呼气的 CO_2 冲出至面罩外，氧气进入面罩内还会被面罩内的气流量稀释，所以一般建议氧流量≥6 L/min。

（8）第八步：连接电源并打开呼吸机。

连接呼吸机电源，按开关按钮打开呼吸机，等待呼吸机开机自检，然后调节好合适的湿化温度档位。

（9）第九步：选择模式和调整参数。

根据患者的病情、血气分析结果，选择合适的模式和参数。最常用的模式有持续气道正压通气模式（CPAP模式）和自主呼吸/时间控制自动切换模式（S/T模式）。

（10）第十步：选择呼吸机"待机"状态键。

设置好呼吸机的模式和参数后，使用模拟肺试机，确保呼吸机工作正常，点击呼吸机上的"待机"状态键，暂不启动呼吸机送气。

（11）第十一步：戴面罩并固定。

给患者戴好面罩并固定，调节好头带的松紧度，指导患者进行有效呼吸。

（12）第十二步：呼吸管道和面罩连接，并启动呼吸机送气。

连接呼吸管路与面罩，患者吸气触发或手动通气。很多人先开机送气，后戴面罩，是错误的。因为开机空吹，会使机器计算的基线严重飘移，导致呼吸机的漏气补偿量过大，远超实际漏气量，当连接上面罩时，就会使患者感到气流很大、很冲，不能耐受，造成患者初次使用舒适性下降而排斥使用无创机械通气，出现人机对抗。

（13）第十三步：观察呼吸机工作状况并适时调整。

观察呼吸机工作状况，监测患者气道压力、潮气量、通气量等。根据患者的耐受情况、血气分析结果、血氧、心率等情况适时调整参数；要观察患者呼吸情况，监测面罩漏气情况，观察患者的反馈以及监测值调整模式或参数；使用呼吸机30~60分钟根据血气分析的情况调整模式或参数。

（14）第十四步：整理用物。

整理好相关的用物并做好处理，固定好无创机械通气管道，并告知患者不能折叠、弯曲管道，并整理好患者的衣服、被子、床单元等。

（15）第十五步：再次查对。

再次核对患者基本信息以及用物。

（16）第十六步：观察、记录并签字。

严密监测患者的主观反应（呼吸困难缓解程度、舒适度和精神状态等）、生命体征、血氧饱和度、血气分析以及人机协调性、呼吸机参数和相关监测值、呼吸机的工作情况、不良反应等，做好相关记录并签字。

使用无创机械通气时，床旁应常规准备吸引装置、给氧装置和简易呼吸器，以备紧急时行吸痰、给氧和人工呼吸等。

对策三：患者面罩类型的选择

呼吸机面罩是直接与患者接触的，因此，一定要选择合适的面罩才能发挥呼吸机的性能，保证治疗效果，有助于减少漏气和增加患者的舒适度。不同的面罩有不同的优缺点，需要根据患者自身病情选择合适的面罩类型。

（1）鼻面罩。优点：易于固定在患者面部；减少幽闭恐惧感、吸入的风险小；无效腔小。缺点：眼部刺激；口腔干燥；鼻塞；壁面部的压力性损伤。

（2）全脸式面罩。优点：减少经由口部的漏气；减少气道阻力。缺点：吸入的风险增加；窒息的风险增加；无效腔增加；易引起幽闭恐惧感；难以固定和安装。

（3）鼻罩。优点：方便进食、交流；减少幽闭恐惧感；吸入的风险小；可不用移除鼻罩有效清除分泌物；无效腔量小。缺点：鼻部周围的压力性损伤；口部漏气；鼻腔阻力较高；形成鼻窦炎。

由于不同患者的脸型和对接方法的偏好不一样，应提供不同大小和种类的连接器供患者试用。

通常轻症、配合度好的患者可先试用鼻罩，否则多用口鼻罩，老年或者无牙齿的患者的口腔支撑能力较差，可选用全脸式面罩。

佩戴面罩时，在脸部和每根头带之间，允许1~2个手指的空间。如果在不同的尺寸的鼻罩中犹豫，请选择较大的那个；如果是口鼻罩，那么选择尺寸较小的那个。

对策四：无创呼吸机的模式选择和参数的设置

无创机械通气的模式选择和参数的设置，需要根据患者的病情进行。

（1）通气模式：自主呼吸模式（S模式），时间控制模式（T模式），S/T模式，CPAP模式，压力控制模式（PC模式），成比例辅助通气模式（PAV模式），平均容量保证压力支持模式（AVAPS模式）。

最常用的模式有CPAP模式和S/T模式。

①CPAP模式：呼吸机给予患者一个基线压力，在吸气时不增加压力来降低呼吸功能。该模式的特点是，患者需要较强的自主呼吸，全部的呼吸功由患者完成，呼吸机在工作过程中无触发、无切换环节，而是持续在吸气相和呼气相提供一个相同的压力，帮助患者降低气道阻力、维持上气道开放状态等。当系统探测到患者持续无有效自主呼吸的时间超过预定窒息时间，系统将启用备用通气模式继续通气。此模式适用于阻塞性睡眠呼吸暂停综合征、急性心源性肺水肿、Ⅰ型呼吸衰竭等患者。CPAP一般设置为6~10 cmH$_2$O。FiO$_2$根据患者氧和情况调整，一般不超过60%。

②S/T模式：是临床上应用最广泛的模式，适用于自主呼吸相对稳定，但同时潜在可能出现呼吸停止或呼吸无力的患者。有自主呼吸时，患者在吸气相正压通气（IPAP）/呼气相正压通气（EPAP）和FiO$_2$的帮助下进行呼吸。在规定时间内没有自主呼吸的，患者的吸气由呼吸机预设的吸气时间、IPAP、EPAP压力上升时间和FiO$_2$等参数设定。一般IPAP设置为8~12 cmH$_2$O，EPAP为2~4 cmH$_2$O，RR为10~16次/分，吸气时间占总呼吸周期的30%左右。

（2）参数设置时要兼顾患者舒适性和人机同步性，同时根据患者病情变化随时调整。常用参数的设置以维持基本正常的血气值为目标，常为PaO$_2$>60 mmHg或PaCO$_2$<55 mmHg，pH值7.35~7.45。

①VT：VT是指患者平静呼吸时每次吸入或呼出的气体量，VT反映患者的通气功能，设定的VT通常指吸入气量。设置VT的原则是避免气道压过高。VT的设定并非恒定，应根据患者的胸部起伏、听诊两肺进气情况、血气分析等进行调整。近年越来越

主张使用低的 VT，低 VT 的益处不仅在于可以减少气压损伤，还有助于避免血流动力学影响，减低 VAP（生物伤等），甚至还能降低死亡率，通常依据体重选择，一般成人正常的 VT 水平是 8～12 mL/kg（低 VT 一般为 6～8 mL/kg），儿童 5～6 mL/kg，并结合呼吸系统的顺应性、阻力，根据动脉血气分析进行调整，需与 RR 配合，以保证一定的每分钟通气量。

②呼吸频率：RR 是患者每分钟的呼吸次数，正常 RR 为一般 12～20 次/分，根据患者的病情调节。RR 反映患者的通气功能及呼吸中枢的兴奋性，适当减少 RR 可以减少无效腔通气量，减少呼吸做功，有助于患者自主呼吸与呼吸机的协调。

设置原则为与 VT 配合，以保证足够的每分钟通气量；根据病情如阻塞性通气障碍的患者宜用缓慢的 RR，一般 12～20 次/分，有利于呼气；而 ARDS 等限制性通气障碍的患者选用较快的 RR，配以较小的 VT，有利于减少由克服弹性阻力所做的功和对心血管系统的不良影响；且 RR 的选择根据每分钟通气量、目标 $PaCO_2$ 水平进行，一般成人 12～18 次/分（接近生理频率），儿童 20 次/分。

③每分钟通气量（minute Ventilation，MV）：是指患者每分钟呼吸所吸入的气体量，为 VT 与 RR 的乘积（MV=VT×RR）。每分通气量成人为 90~120 mL/kg，儿童 120～150 mL/kg。每分钟通气量的正常值为 6～8L/min，其监测可反映患者的通气功能，并指导呼吸机调整，设置 MV 时，一般先确定 VT，间接设置 MV。

④吸气时间与吸呼比：吸气时间一般为 0.8～1.2 秒。呼吸功能基本正常者，一般将吸呼比按（1∶1.5）～（1∶2.5）调节；阻塞性通气障碍的患者吸呼比选择为（1∶2）～（1∶2.5），并配与慢频率，有利于 CO_2 气体排出；限制性通气障碍的患者：可增大吸呼比，（1∶1）～（1∶1.5）；ARDS 的患者，可增大吸呼比；甚至可采用反比通气，一般只在 PEEP 治疗无效的 ARDS 和重症哮喘时应用。

⑤吸入氧浓度：选择范围为 21%～100%，只要目标 PaO_2/FiO_2 能够满足，PaO_2 维持在 60 mmHg，FiO_2 应尽量低，FiO_2 高于 60% 为高浓度氧，当 FiO_2 大于 50% 时，应警惕发生氧中毒，所以氧浓度尽量在 50% 以下。肺内病变轻者可以吸入 30%～40% 的氧，中度或中度病变者，可吸入 40%～60% 的氧。在机械通气之初或存在低氧血症时可给予高浓度氧，甚至短时间内吸入 100% 纯氧，但一般纯氧时间不宜超过 30 分钟，以后依据目标 PaO_2、PEEP 水平和血流动力学状态，酌情降低 FiO_2 至 50% 以下，并设法维持 $SaO_2>90\%$。FiO_2 为 80% 的时间不宜超过 12 小时，60% 以上的 FiO_2，吸入时间不要超过 24 小时，以防氧中毒。如 FiO_2 已达 60%，而低氧血症仍不能改善的患者，不能盲目提高吸入氧浓度，可试用 PEEP 或延长吸气时间。低氧血症明显改善的患者，应将 FiO_2 一般设置在 40% 左右。

⑥湿化气体温度：常设定为 32～35℃，相对湿度 100%，或者根据患者的具体情况调节，临床上一般将吸入气体温度控制在 30℃ 即可。可根据患者的耐受程度调整湿化器温度，以保证痰液的引流。

PEEP 原则是使肺顺应性和氧运输达到最大、吸氧浓度达到最低、对循环无不良影响的最小的PEEP值。常用范围为 $5\sim10\ cmH_2O$，根据患者的情况采用最佳的PEEP值，避免发生气压伤或影响循环系统功能；若PEEP$\geqslant15\sim20\ cmH_2O$，可以使胸腔内压力上升而至回心血量减少，心排血量下降。

对策五：呼吸机常见的报警原因的处理措施

当无创机械通气出现报警时，如不了解呼吸机报警原因而盲目消除报警，可造成严重的后果。处理报警最重要的一条原则是：在未查清楚引起报警的原因时，先断开呼吸机，使用简易呼吸器接高浓度氧进行人工呼吸，然后寻找并解除引起报警的原因或检修无创机械通气。

（1）气源报警原因：呼吸机气源报警有吸入氧浓度报警或空气压力不足报警、气源插头未插到位、氧浓度分析错误。FiO$_2$报警仪以设置FiO$_2$低于10%或超过20%为报警限。

处理：将患者与呼吸机断开，给患者进行人工通气支持，氧气或空气压力不足时，要及时检查中心供氧装置是否正常运行，并进行相关的处理；同时调整或更换气源，或校对FiO$_2$分析仪，必要时更换电池。

（2）电源报警原因：停电、电源插头松脱、蓄电池电量低等相关。

处理：以预防为主，提前做好准备，如发生电源报警，及时将呼吸机与患者断开并行人工通气支持，同时修复电源。

（3）高压报警原因：多见于患者呛咳、分泌物过多至堵塞，呼吸道阻力增加、呼吸回路阻力增加（如管路积水、扭曲、受压等），吸入气量太多致胃肠胀气或高压报警限设置不当，自主呼吸与呼吸机拮抗或不协调等。

处理：吸痰，清理呼吸道分泌物，解除支气管痉挛，检查呼吸回路并保持通畅；改变呼吸机模式或重新设置各参数；给予心理护理，安抚患者，遵医嘱使用镇痛、镇静药物；遵医嘱进行胃肠减压。

（4）低压报警原因：呼吸机管道脱开或连接不牢固，报警设置不正确；患者病情加重，自主呼吸减弱或停止触发灵敏度过低。

处理：检查呼吸机管道的密闭性，检查患者气路管道、各管道接口，及时发现管道的脱落，并及时连接好管道，连接模拟肺检查呼吸机状况，无故障后方可应用于患者；重新评估低压报警设置；如果患者病情发生变化，立即进行抢救。

（5）窒息报警原因：患者与呼吸机脱离或呼吸机回路内有大量漏气；患者病情发生改变，无力触发呼吸机或自主RR过低，无自主呼吸；设定窒息报警的时间短，分钟通气量太低。

处理：连接好呼吸管道与面罩，连接模拟肺检查呼吸机状况，无故障后方可应用于患者，纠正回路漏气；根据患者的病情变化，考虑调整通气模式和参数；设置正确窒息报警阈值。

（6）漏气报警原因：口鼻罩型号不相符，患者脸部太瘦导致面罩无法紧贴脸部皮肤；患者躁动导致呼吸机管道脱落；湿化容器未密闭。

处理：选择合适的面罩，如果患者脸部太瘦，可以在面部受压皮肤处张贴保护膜和减压贴（或敷料）；对患者进行心理护理及相关健康宣教，取得患者的配合；及时检查室化容器。

（7）人机对抗原因：患者呼吸过快、呼吸道阻力过高、精神紧张等。

处理：使用无创机械通气前对患者进行相关健康宣教及心理护理，指导患者放慢呼吸，练习腹式呼吸，遵医嘱使用排痰、解痉药物；要有敏锐的观察力，清楚患者需要喝水、感觉不舒服等现象，和患者建立非语言性沟通，增加患者的信任感依从性；一旦出现严重的人机对抗，立即脱开呼吸机，用呼吸球形气囊辅助呼吸。

对策六：并发症的处理措施

（1）吸入性肺炎：主要与胃内容物反流误吸有关。

处理：使用无创机械通气时，需抬高床头30°~45°，采取半坐卧位；减少胃肠胀气；进食应少食多餐；如出现咳嗽、咳痰或呕吐时应迅速拆除装置，避免误吸。

（2）VAP主要与通气压力过高有关。

处理：使用无创机械通气时，应合理设置通气压力，可降低呼吸机相关性肺炎的发生率。

（3）胃肠道胀气：主要为患者在使用无创机械通气时，患者的依从性差，出现频繁地吞咽、张口呼吸等动作，从而引起大量的气体进入到胃肠道内而导致的；或者在使用过程中设置的气道内压过高，使气体直接进入胃内造成的。

处理：在进行无创机械通气过程中，应根据患者情况选择合适的通气压和面罩，指导患者学会配合呼吸机进行呼吸。在保证疗效的前提下，避免患者吸气压力过高。使用无创机械通气前要对患者进行相关健康宣教及心理护理，使用时告知患者尽量闭口呼吸，减少说话，要配合呼吸机，先做缩唇呼吸，再闭嘴鼻吸气的腹式呼吸锻炼。如果患者出现了明显的胃肠胀气，可以留置保留胃管进行胃肠减压。

（4）压迫性的损伤：是由于在使用无创机械通气时，无创机械通气面罩、鼻面罩、鼻罩等可对面部皮肤有一定的压迫感，长时间的压迫，可造成鼻梁皮肤的破损。也与固定方式和面部潮湿等有关。

处理：在使用无创机械通气面罩时，需选择合适、舒适性较好的面罩，保持面部皮肤的清洁干燥，并调整好固定的张力，进而减轻面罩对面的压力；间断停用呼吸机（需在病情允许的情况下采用）可使受压面部皮肤得到充分的减压，降低压力性损伤的发生率，从而有利于减少对鼻梁受压皮肤处的压迫，避免损伤。同时也可以使用皮肤保护膜和减压贴（或敷料），佩戴需松紧适宜，一般以伸入1~2个手指即可。

（5）防止口咽干燥：在使用无创机械通气时，患者可能会出现口咽干燥的情况，与经口漏气较多、通气量大、气温低且干燥、使用时间长等情况有关，从呼吸道丢失水分增多，造成鼻腔、口咽部干燥，多见于使用鼻罩的患者。

处理：使用无创机械通气时应选择合适的面罩、鼻罩、口鼻罩，应调整好松紧度，减少漏气的发生，多饮水保持机体水平衡，对吸入气体进行合理的温化湿化等可改善口咽干燥。

（6）漏气：漏气一般与患者留置鼻胃管、面罩性能、面型、固定方式、固定程度和气道封压、管道接头脱落、积液杯未拧紧等有关。一般呼吸机有漏气补偿，允许60 L/min 以下的气体漏出。

处理：使用无创机械通气时，应选择密闭性和舒适性好的鼻罩、口鼻罩或面罩。在使用无创机械通气通气期间，应严密观察漏气状况，及时发现患者不耐受、不适应的原因；经常检查是否存在漏气，若漏气过多，及时调整面罩及口鼻罩位置；有假牙者带上假牙，必要时可适当增加固定带的拉力或更换合适的鼻罩、鼻面罩，减少漏气的发生；选择定压型或自主性通气模式，降低通气压力或VT，减少漏气。

（7）排痰障碍：使用无创机械通气时，患者通气量较大，呼吸道内的分泌物会使痰液增多，呼吸道水分容易丢失，从而使得痰液黏稠难以排出体外。

处理：使用无创机械通气期间，应鼓励患者适量多饮水，保证患者水、电解质平衡，可以协助患者叩背排痰并且指导患者正确咳嗽、咳痰，必要时遵医嘱进行雾化治疗或使用吸痰管或纤维支气管镜进行吸痰。

（8）刺激性结膜炎：与面罩漏气有关。

处理：使用无创机械通气时减少面罩的漏气可降低其发生率。

（9）幽闭恐惧症：与使用口鼻罩、全脸面罩等有关。

处理：对患者进行健康教育和心理护理，减轻患者恐惧程度，必要时可遵医嘱改变呼吸机与患者的连接。

对策七：无创机械通气撤机的标准及方法

当患者病情稳定，已经具备撤机指征，可考虑撤机，撤机前应详细告知患者撤机的方法及步骤，以增强患者的信心。

1.撤机的标准

（1）撤离呼吸机的指征

①进行机械通气的原发病已基本痊愈或得到有效控制，病情趋于稳定。

②患者自主呼吸能平稳维持机体适当的通气，咳嗽和吞咽反射良好。

③神志清楚，反应良好，发病感染基本控制，无痰或少痰。

④氧合良好，FiO_2 小于 60% 时，PaO_2 大于 60 mmHg，且能维持 $PaCO_2$ 在相对正常的范围内。

⑤血气分析正常。

（2）撤机的方法

①对于病情较轻的、使用呼吸机时间较短的患者，可试验性停机，给予低流量吸氧，如患者无明显异常可直接撤离呼吸机。

②对于不能快速撤机的患者，可进行定时呼吸机撤离，逐渐降低压力支持，逐渐减少无创机械通气治疗时间（对于有 CO_2 潴留患者，先减少昼夜通气时间，再减少夜间通气时间），开始时间不宜过长，停机时间根据患者的病情从短时间开始，随着患

者耐受程度的提高，逐渐延长撤机时间（一般在白天进行间隙辅助呼吸，然后过渡到白天撤机，夜间辅助1~2天直到完全撤机）。

在逐渐停机的过程中，如果停机失败，要立即给予无创机械通气辅助治疗，待患者病情稳定后再积极撤机。

撤机时协助患者取半卧位，以减轻腹腔脏器对膈肌的压迫，以改善膈肌的运动。

（李丽萍）

参考文献

[1]韩涛,蔡恒烈.急性肺栓塞患者的临床特点及危险因素分析[J].中国医学创新,2021,18(34):115-118.

[2]Duplyakov D,Kurakina E,Pavlova T,et al. Value of syncope in patients with high-to-intermediate risk pulmonary artery embolism[J]. Eur Heart J Acute Cardiovasc Care. 2015,4(4):353-358.

[3]中华医学会心血管病学分会肺血管病学组.急性肺栓塞诊断与治疗中国专家共识(2015)[J].中华心血管病杂志,2016,44(3):197-211.

[6]中华医学会呼吸病学分会哮喘学组.支气管哮喘防治指南(2020年版)[J].中华结核和呼吸杂志,2020,43(12):1023-1048.

[7]LinJ,WangW,ChenP,et al. Prevalence and risk factors of asthma in mainland China: The CARE study[J]. Respir Med,2018,137:48-54.

[8]HuangK,YangT,XuJ,et al. Prevalence,risk factors,and management of asthma in China: a national cross-sectional study [J]. Lancet,2019,394(10196):407-418.

[9]Global Initiative for Asthma. Global strategy for asthma management and prevention: update 2019[EB/OL]. [2019-04-13]. http://www.ginaasthma.org/.

[10]李玉峰.ARDS患者应用体外膜肺氧合联合俯卧位通气治疗的护理分析.世界最新医学信息文摘,2019,19(A1):299,301.

[11]马中富,王瑞儒,宋祖军.急诊医学[M].北京:军事医学科学出版社,2007:668.

[12]黄春,刘琼,周发春.严重胸外伤致急性呼吸窘迫综合征的机械通气治疗[J].现代医药卫生,2004,20(23): 2475-2477.

[13]Fan E,Del Sorbo L,Goligher EC,et al .American Thoracic Society, European Society of Intensive Care Medicine, and Society of Critical Care Medicine. An Official American Thoracic Society/European Society of Intensive Care Medicine/Society of Critical Care Medicine Clinical Practice Guideline: Mechanical Ventilation in Adult Patients with Acute Respiratory Distress Syndrome.[J].Am J Respir Crit Care Med,2017,195(9):1253-1263.

[14]赵倩,杨丽萍.优化气道管理预防机械通气患者呼吸机相关性肺炎的效果观察[J].护理实践与研究,2018,15(13):29.

[15]Torbic H, Duggal A. Neuromuscular blocking agents for acute respir-atory distress syndrome[J].J Crit Care,2019,49:179-184.

[16]Mccullough M,Kholdani C,Zamanian RT.Prevention of Deep Vein Thrombosis and Pulmonary Embolism in High-Risk Medical Patients[J].Clin Chest Med,2018,39(3):483-492.

[17]Murray MJ,Deblock H,Erstad B,et al.Clinical Practice Guidelines for Sustained Neuromuscular Blockade in the Adult Critically Ill Patient[J].Crit Care Med,2016,44(11): 2079-2103

[18]李青青,王路,魏璐.优质护理对老年慢阻肺患者肺功能与生活质量的影响研究[J].黑龙江医学,2021,45(20):2224-2226.

[19]周敏,许震娟.慢阻肺急性加重期患者延迟就医与家庭动力学的相关性研究[J].临床肺科杂志,2022,27(2):222-225,236.

[20]刘君,张静,徐超.噻托溴铵联合多索茶碱在慢阻肺患者中的疗效及对呼吸阻抗的影响[J].中国医学创新,2022,19(6):127-130.

[21]王殿芝,张鹰.肺癌患者术后并发大面积皮下气肿1例护理[J].上海护理,2013,13(3):86-87.

[22]曹雄,李秀霞,蔺瑞江,等.不同吸氧方式对保守治疗自发性气胸疗效的系统评价与Meta分析[J].中国胸心血管外科临床杂志,2019,26(3):245-250.

[23]许可,熊荣生,冯晓延,等.无管化单孔胸腔镜肺大疱切除术治疗青年自发性气胸临床观察[J].山东医药,2022,62(8):51-53.

[24]徐涑坤,石昌国,张晓伟.单孔胸腔镜下肺大泡切除术治疗肺大泡伴自发性气胸的效果及对肺功能及生活质量的影响[J].医学信息,2022,35(5):108-110.

[25]谷松涛,李月川,贾玮,等.吸氧对特发性自发性气胸胸腔气分压的影响及其临床意义[J].天津医药,2021,49(2):175-178.

[26]张敏,王泽学,梁磊,等.透明敷料在自发性气胸术后引流口闭合治疗中的效果评价[J].中国医学装备,2021,18(1):94-97.

[27]姚志刚,吴艳军,何馨,等.成人气道异物诊治分析[J].临床和实验医学杂志,2020,19(5):497-499。

[28]吴立新,陈媛珍,赵宗辉,等.湿化高流量鼻导管通气在全麻下小儿气道异物硬支气管镜窒息插管期预充氧应用的安全性[J].广东医学,2021,42(9):1052-1055.

[29]汪莉萍,黄敏,杜丽娟,等.认知功能在急性一氧化碳中毒后患者焦虑与日常生活能力中的中介效应[J].中国医药导报,2022,19(4):194-197.

[30]王艳君,孔艳霞,全雪丽,等.利用体外膜肺氧合救治儿童大咯血1例并文献复习[J].临床小儿外科杂志,2022,21(4):380-385。

[31]杨冬,邓晓明,郅娟,等.三种插管型喉罩在预测重度困难气道管理中的应用.临床麻醉学杂志,2015,31(1):42-46.

[34]郅娟,杨冬,邓晓明.插管型喉罩的临床应用及进展.临床麻醉学杂志,2014,30(2):204-206.

[35]Brofeldt BT, Panacek EA, Richards JR. An easy cricothyrotomy approach: the rapid four-step technique. Acad Emerg Med,1996,3:1060-1063.

[36]用文明,李小林,乔泰峰.环甲膜切开术的临床应用[J].中华耳鼻咽喉科杂志2003 (2):55.

[37]樊韵平,文卫平,史剑波.急性喉梗阻情况下的环甲膜切开术16例[J].广东医学, 2004(10):1168-1169.

[38]康健,佘永华.环甲膜前部的测量及其临床意义[J].四川解剖学杂志,1998(2):83- 85.

[39]李杨,张立朋,李强,等.神经重症患者经皮气管切开与常规气管切开效果比较[J]. 武警医学,2021,32(3):228-230,234.

[40]张燕慧.简易呼吸器预处理对急性心力衰竭行无创呼吸机治疗患者救治效果的 影响[J].医疗装备,2021,34(13):177-179.

[41]吴昕,叶继.球囊与气管插管辅助呼吸在心脏骤停院前急救中的效果比较[J].医 药前沿,2018,8(31):92-93.

[42]王爱贞,郑兰华,王秀,等.呼吸器辅助声门下分泌物引流导管对机械通气时气囊 滞留物清除的临床研究[J].中国医学装备,2020,17(3):96-99.

[42]薛倩.个性化情志护理应用于急性出血性脑卒中患者的效果评价[J].护理实践与 研究,2022,19(6):849-852.

[43]涂通今.急症神经外科学:第2版[M].北京:人民军医出版社,2007.

[44]朱碧峰,彭涛,刘建林,等.Sofia Plus导管直接推进技术在急性缺血性脑卒中患者 血管内治疗中的应用[J].中华老年心脑血管病杂志,2022,24(2):120-123.

[45]任涛,田超,靳松.多时相CTA在急性缺血性脑卒中的研究进展[J].国际医学放射 学杂志,2022,45(1):61-64

[46]葛均波,徐永健.内科学:第8版[M].北京:人民卫生出版社,2013.

[47]Khwaja A. KDIGO clinical practice guidelines for acute kidney injury[J]. Nephron Clinical Praeice.2012,120(4):c179-184.

[49]张彩山.糖尿病饮食调养全书[M].天津:天津科学技术出版社,2014.

[50]祝之明.代谢手术治疗糖尿病的光明前景与现实挑战[J].中国糖尿病杂志,2015 (9):769-772.

[51]许曼音.糖尿病学[M].上海:上海科学技术出版社,2004.

[52]邢玉华,刘锦声.急诊医学手册[M].武汉:华中科技大学出版社,2014.

[54]于学忠,陆一鸣.急诊医学:第2版[M].北京:人民卫生出版社,2021.

[55]全国卫生专业技术资格考试用书编写专家委员会.2020全国卫生专业技术资格 考试指导:护理学(师)[M].北京:人民卫生出版社,2019

[56]茅志成.实用急诊鉴别诊断学[M].北京:中国协和医科大学出版社,2005.

[57]庞国明.院前急救指南[M].北京:中国医药科技出版社,2011.

[58]蔚百彦.实用院前急救学[M].西安:西安交通大学出版社,2010.

[59]卢根娣,席淑华,叶志霞.急危重症护理学[M].上海:第二军医大学出版社,2013.

[60]谢超宇,许硕贵.热射病综合治疗方法进展[J].中华急诊医学杂志.2021,30(9):1153-1156.

[61]陈琳,唐发娟,肖东琼,等.2019年美国野外医学会实践指南——急性高原病的预防与治疗指南更新解读[J].华西医学,2020,35(11):1331-1337.